U0188678

膝关节手术学
（第2版）
Surgery of the Knee
（Second Edition）

主编

Philippe Neyret

Chris Butcher

Guillaume Demey

主译

冯建民　王　毅

上海科学技术出版社

图书在版编目（CIP）数据

膝关节手术学 ／（法）菲利普·内雷等主编 ；冯建民，王毅主译. -- 2版. -- 上海 ：上海科学技术出版社，2024.1
书名原文：Surgery of the Knee (Second Edition)
ISBN 978-7-5478-6431-9

Ⅰ．①膝… Ⅱ．①菲… ②冯… ③王… Ⅲ．①膝关节—外科手术 Ⅳ．①R687.4

中国国家版本馆CIP数据核字(2023)第230667号

First published in English under the title
Surgery of the Knee (2nd Ed.)
edited by Philippe Neyret, Christopher Butcher and Guillaume Demey
Copyright © Springer Nature Switzerland AG, 2020
This edition has been translated and published under licence from
Springer Nature Switzerland AG.

上海市版权局著作权合同登记号　图字：09-2022-0299号

膝关节手术学（第2版）

主　编　Philippe Neyret　Chris Butcher　Guillaume Demey
主　译　冯建民　王　毅

上海世纪出版（集团）有限公司 出版、发行
上海科学技术出版社
（上海市闵行区号景路159弄A座9F-10F）
邮政编码201101　　www.sstp.cn
山东韵杰文化科技有限公司印刷
开本 889×1194　1/16　印张 29.75
字数 800千字
2016年4月第1版
2024年1月第2版　2024年1月第1次印刷
ISBN 978-7-5478-6431-9 / R·2902
定价：298.00元

内容提要

膝关节是人体功能最重要、结构最复杂的关节之一，也是最容易发生病损的关节之一，其结构复杂，部分手术对年轻关节外科医生而言，难度较大。《膝关节手术学》（第2版）由43章构成，是一部介绍膝关节手术方法与技术的专著，涵盖了膝关节外科领域内常见、少见和有难度的各类手术方法，包括膝关节术式与入路、各种膝关节骨及韧带损伤的关节镜手术、膝关节炎的全膝关节置换术等，还包括了术后并发症及康复训练等内容。相较于上一版，本书对所有的章节进行了更新，增加了不少当今膝关节外科领域中，特别是在运动创伤、膝关节组织结构修复与重建领域中的热点、难点和创新点，如全膝关节置换术的步骤与策略、机器人辅助膝关节手术等。

本书由多位国际膝关节外科领域的专家编写而成，包含1 000余幅高清手术照片、影像学照片及手术示意图，是各年资骨科与关节外科医生实施膝关节手术不可或缺的参考书。

译者名单

主　译

冯建民　王　毅

参译人员

（以姓氏笔画为序）

王　毅　王弘毅　冯建民

叶庭均　刘志宏　刘敬锋

何　川　张　炅　周恺棣

审　核

杨庆铭

主编名单

Philippe Neyret

Infirmerie Protestante

Lyon

Caluire

France

Chris Butcher

Healthpoint

Abu Dhabi

UAE

Guillaume Demey

Clinique de la Sauvegarde

Lyon Ortho Clinic

Lyon

France

中文版序

由两位著名的膝关节外科专家Philippe Neyret教授和Guillaume Demey教授主编的《膝关节手术学》（第1版）中文版已于2016年正式出版，得到国内同道的普遍欢迎和广泛好评。好消息是，Philippe Neyret教授再次执笔，于2021年隆重推出了《膝关节手术学》（第2版）。这个信息受到读者广泛关注，也激励着上海交通大学医学院附属瑞金医院从事关节外科专业的同道，在当前繁重而又紧张的医疗业务之余，全心协力、一丝不苟地尽快完成了第2版的翻译工作。期待广大读者能从本书中获益，服务并造福于广大患者，让他们拥有更健全的双腿，迈向人生美好的未来！

尽管第2版在目录编排上与第1版区别不大，但增加了不少当今膝关节外科领域中，特别是在运动创伤、膝关节组织结构修复与重建领域中的热点、难点和创新点，并用更多的篇幅介绍了微创、导航、机器人辅助手术，使读者更深刻地领悟到精准手术的重要性和必要性，让我们的患者能获得更多、更快、更好的康复效果！在第2版最后部分增加的一章"膝关节手术治疗原则：病例分析"，也是值得大家关注的，特别对我们晚辈后生可能会有更多帮助，可以从每个实际案例中得到更多启发。另外，阅读了本书后，读者可以更深刻地领略到作者的写作风格。每个章节主题突显、论述全面且详尽，描述手术操作步骤细致、精准。全书还配置了1 000余幅术中操作插图，这种图文并茂的编写方式在同类书中并不多见。而且，作者在介绍手术操作时处处从主刀医生角度出发，阐述如果术中遇到困境，主刀医生该如何应对和处置、如何规避手术风险。这也是每一位手术医生，哪怕是已经积累了相当多经验的医生，都应该好好学习的。

在本书英文版序二中，国际著名的膝关节外科专家W. Norman Scott教授提到了"看一个，做一个，教一个"[1]（See one, Do one, Teach one）的箴言。以我的理解，这就是我们常说的"学习、实践、交流总结"的处世哲学，这对于从事骨科专业的人士来说尤为重要，是在专业道路上获得成功的必经之路。我们每位医生可以回顾自己的成长历程，无不印证着"学习、实践、交流总结"的真谛。我还是重复我在本书第1版中文版序中所提到的那段话："读书是重要的，它给你启示，但更重要的是实践、实践、再实践。从实践中得出自己的心得，才是自己的财富。"我愿意在这段话中再加一句"去交流总结"，知识不是个人的私有财产，知识是大众的共有财富。愿以此与同道共勉，为我国骨关节外科的蓬勃发展做出新的贡献！

杨庆铭

上海交通大学医学院附属瑞金医院

2023年5月

---

[1] "看一个，做一个，教一个"：1890年，约翰·霍普金斯医院的第一任外科主任 William Stewart Halsted 创建了外科住院医师培训体系，提出"See one, Do one, Teach one"的教学模式，即在外科手术训练中，学员在观看一项手术操作后，应能完成该操作，继而能教给另一学员该操作方法。住院医师亲手实践后向他人讲解，将使他更容易记住这一操作。此模式改写了外科教育的历史。这一模式的目的，是使住院医师在训练中逐步增加业务难度，锻炼能力，积累经验，最终能独当一面。此模式不仅着眼于外科医生的技术训练，更关注他们日后成为带教老师后的教学能力。

英文版序一

20世纪70年代初，Albert Trillat 和他的团队，包括 Henry Dejour、Gilles Bouspuet 和 Jean Luc Lerat，以他们在"里昂膝关节外科日"的膝关节手术教程，风靡欧洲。Albert Trillat 的"从小小的半月板开始"的手术课程通常都会吸引很多人来观看他的手术演示，这其中自然也包括我。参与"里昂膝关节外科日"的医生人数如滚雪球般逐步增长。

早期的里昂膝关节手术学院（以下简称里昂学院）的一个重要工作是对手术结果进行严格的随访和评估，并在下一个一年两度的"里昂膝关节外科日"上报告。这些分析报告促使每个手术在技术和指征上得以改进和发展，通过不断的试验和对错误的修正，专项手术知识和技术不断累积，逐渐形成了令人信服的"里昂建议"。

第2版延续了"里昂模式"，并在膝关节外科领域逐步扩展。它依然以严格的科学原则为指导，以 Philippe Neyret 及其团队的精神为指引，依托不断扩大的国际团体编写而成。

为什么里昂学院所做的工作这么重要？做一个手术的目标是"第一次就做对"，而不再是从失败中逐步积累经验。翻修手术绝不应该是初次手术的潜在问题造成的失败所致。现在，一个外科医生如果要做一个新的手术，除了必须从文献和会议的幻灯片中学习，他更应该从这个手术的发明者那里学习，从已经在学习曲线期间处理过意料之外问题的医生那里学习。

在本书的本次修订中，对每个手术的逐步拆解和图片说明，可进一步提高"第一次就做对"的可能性。在初次手术时，应该遵循这些源自经验的操作指南，不要去改变，决不要做未经思考、未经生物力学及功能学原则验证的操作。

这是一本共有43章的全面的膝关节外科手术图谱。从患者体位摆放的基本原则和运动医学关节镜手术术前准备开始，依次介绍了半月板手术、前/后交叉韧带重建及其翻修手术（包括后交叉韧带重建的关节镜技术）、外侧韧带和后外侧角重建，以及双交叉韧带病损分类及其治疗选择。滑膜切除和软骨病损的章节引导我们进入膝关节退变的问题，有8章内容讨论了各种截骨术和膝关节单髁置换术。全膝关节置换及其翻修手术的策略和步骤包括在后续的8章内容中。

书中有很大一部分讨论了髌骨的问题，这部分是里昂学院的强项，并有专门的章节详述了这些问题。接下来的章节论述了僵硬膝的处理。本书最后部分包含了一些精心收集的近10年来的临床病例，这些病例揭示了一些特别的手术原则。

Werner Muller

Former Head of Ortho-Trauma Department, Kantonsspital Bruderholz

Basel-Landschaft, Switzerland

英文版序二

"看一个，做一个，教一个"是上一代人学习外科技术的原则，这个原则特别适用于骨科——更具体地说，在今天，我们特指运动医学和退变性膝关节炎的手术。幸运的是，对于无论是膝关节炎患者还是要学习做手术的学生，模拟教育已经被数码学习替代。现在，我们能够通过教科书、插图、色彩逼真的照片和在线转播做到"看一个"，相比在拥挤的手术室内旁观有了明显的进步。

这本由 Philippe Neyret、Chris Butcher 和 Guillaume Demey 主编的《膝关节手术学》（第2版），给所有读者真正的"看一个"的机会。介绍退变性疾病手术的文字部分，包括原则、适应证、禁忌证和在具体章节中详述的技术步骤，这是以膝关节炎和运动医学著名的里昂学院为特色的技术方法。里昂学院由 Albert Trillat 于1958年初创，Henry Dejour 于1978年继任院长，由 Phillippe Neyret 于1998年起主持至今。Phillippe Neyret 周围有他优秀的年轻搭档 Sebastian Lustig 和 Elvire Servien。

"做一个"是另一个关键！本书编者以非常专业的方法讲述了复杂的手术操作技术。本书的最大部分聚焦于膝关节退变性疾病，主要介绍了截骨术、部分膝关节置换术和全膝关节置换术。截骨术作为治疗退变性膝关节炎的方法，是一种在欧洲比美国更盛行的手术。作为一个对股骨和胫骨截骨术经验丰富的医生，我非常高兴并钦佩作者对细节的关注。基于股骨和胫骨重新对线的技术对精度的要求非常苛刻，因为不正确的对线或不合适的固定会影响截骨或骨折的愈合。详细的手术技术说明和截骨固定的改进对提高膝关节周围截骨术的成功率是显而易见的，而上一代手术只是"锯一个"（截骨）然后"完成一个"。

介绍部分膝关节置换和全膝关节置换的章节同样非常详尽，配上精美的照片和插图，使我们能更好地抓住做好关节置换术的要点。这种图文并茂的呈现方式有助于读者的学习和实操，以达到令患者满意的手术效果。

作为一本教科书，《膝关节手术学》（第2版）与时俱进。全新章节"全膝关节置换术：步骤与策略"和"机器人辅助的膝关节单髁置换术"是当今必需的教学内容，本书很好地抓住了这点。感谢本书的编者，让"做一个"变得更容易。

"教一个"通常只是由教授简单地告诉学生如何正确地做什么或不做什么。因为教授是这么说的，所以就要这么做——那样的日子已经过去了！第一个必须被教导并不断受到挑战的人是教授自己，他最大的批评者也一定是他自己。作者们分享了他们不断更新的经验。但新的并不总是正确的，对任何新方法，学生们必须先自己熟稔其优缺点，然后才能在培训中"教导"同行和医生。显然，本书的作者们理解这种方法，因此丰富了我们的教育经验。

祝贺本书的出版。本书将向专注于退变性膝关节炎手术的医生们展现"看一个，做一个，教一个"的全新内涵。

W. Norman Scott
NYU Langone Medical Center, New York, USA

英文版序三

我很荣幸受到我亲爱的朋友 Philippe Neyret 教授的邀请，为其主编的优秀著作《膝关节手术学》（第2版）撰写序言。

在1969年至1978年期间，自从 Albert Trillt 教授成立了里昂学院，法国里昂一直是专注膝关节手术的中心之一，这也使他成为真正的膝关节手术大师。第二任院长 Henry Dejour 教授时至今日仍是膝关节手术领域的领军人物之一。里昂学院为推动膝关节手术学的发展所做的贡献，值得赞颂。毫无疑问，该贡献还将一直持续下去。

除了欧洲和美洲地区，亚太地区的膝关节疾病诊治因当地文化和社会习俗而同样备受关注。在沿土耳其到日本轴线上的地区，人们都喜欢席地而坐，导致膝关节疾病尤为突出，而全球约3/5的人口生活在亚太地区。现今，许多国家参与了学会或学术团体，如欧洲创伤骨科协会（EFORT），美国骨科医师协会（AAOS），亚太骨科协会（APOA），泛阿拉伯骨科协会（PAOA），国际关节镜-膝关节外科-骨科运动医学学会（ISAKOS），欧洲运动创伤、膝关节外科和关节镜学会（ESSKA），国际矫形与创伤外科学会（SICOT）等，这将在国家与国家之间的合作、文化的融合、科学共识的达成及世界和平的维护中扮演重要的角色。

现在年轻外科医生越来越多，我们应该认识到他们是我们大家庭的未来。因此，我们的主要职责之一就是支持他们出席学术会议、加入协会，给他们机会去拓宽视野，最终骨科学、创伤学和运动医学领域也将得以拓宽，就像多米诺效应一样。欧洲骨科实习医师联合会（FORTE）身负重要使命。鉴于此，我们强烈支持前任主席 G. Huri 博士及其朋友们、APOA 秘书长 O. Bilge 博士，以及由 Philippe Neyret 教授、Sebastian Lustig 博士、Elvire Servien 博士及其同事们支持的欧洲骨科培训学院（ESTRO）研究小组。另外，我也诚挚祝贺我的朋友

Philippe Neyret教授，他投身于教育事业，热心支持和培养了许多年轻骨科医生。通过这部优秀的、高质量的著作，我也想与大家分享我的想法。

作为ISAKOS和里昂学院的前任院长，Philippe Neyret教授熟知我们领域的现状和未来的发展，他为膝关节外科学、运动医学和关节镜手术学的进步，做出了巨大的贡献，其中之一就是你手中的这本书。它集全球多位顶级膝关节手术专家经验之大成，涵盖了膝关节疾病的各个方面，还包含了对未来发展的思考。最后，我个人也体会到筹备本书编写之艰难，以及能够分享知识给求知若渴的年轻同行的喜悦。

为此，我强烈推荐这本由Philippe Neyret、Chris Butcher和Guillaume Demey主编的《膝关节手术学》(第2版)。我深信，各位读者能够从本书中获益，并期待下一版《膝关节手术学》的早日到来。本书的编辑工作值得赞许，并预祝你们在全球范围内继续取得成功。

Mahmut Nedim Doral

Department of Orthopedics and Traumatology
Faculty of Medicine
Ufuk University
Dr. Rıdvan EGE Hospital
Ankara, Turkey

Department of Orthopaedics and Traumatology
Department of Sports Medicine
Faculty of Medicine
Hacettepe University
Ankara, Turkey

英文版序四

膝关节手术在过去几年进展飞速，大家对膝关节正常解剖的探索和对膝关节重建的研究，促进了膝关节手术学的进步。以前交叉韧带为例，最早在1800年左右就有关于其解剖的描述：Weber兄弟记载，前交叉韧带有两束。前交叉韧带的重建手术，始于1900年前后，采用的技术是切开的单束技术。对于年轻医生，现在很难想象为前交叉韧带去做一个大的切开手术，但是就当时而言，该手术技术是非常符合解剖的。1939年，Palmer医生提出双束重建技术，但文章发表时该技术的重要性还未被充分理解。

从传统手术向关节镜手术的转变始于20世纪80年代。当初的主要目标是避免大的切口、缩短手术时间、减少制动。然而，在关节镜手术开展的早期，主要致力于建立快速、标准的手术技术，而非重建必要的解剖结构。尽管关节镜下重建前交叉韧带的早期效果不错，但是到术后中、后期，有较高的骨关节炎发生率。过了相当长一段时间，人们才意识到这个问题。

随着影像学技术的进步，解剖结构的三维成像、解剖标志的精准测量、膝关节生物力学和动力学研究都表明，如果新建的前交叉韧带放置于非解剖位置，会改变膝关节的生物动力学。所以，回归到解剖，我们需要个性化的关节镜下前交叉韧带重建技术，以便重建前交叉韧带的自然形态、胶原纤维的走向，以及韧带止点。这也促进许多从事膝关节手术的医生回归到解剖重建以保护膝关节长期健康的技术革新中。

Philippe Neyret教授为编撰本书做了大量工作。本书针对许多膝关节疾病（从前交叉韧带撕裂到骨关节炎），提供给外科医生前沿的手术方法，以便患者尽可能得到最好的治疗效果。本书是骨科医生的必读书。作为医生，我们一直在为恢复和维持患者的生活质量和膝关节的长期健康而努力。无论是膝关节的常见病还是罕见病，本书都给出了全球化的解决方案。许多由Philippe

Neyret教授及其同事制作的插图，进一步增加了本书的可读性。祝贺本书的顺利出版。

Freddie H. Fu

Division of Sports Medicine, Department of Athletics

School of Health and Rehabilitation Sciences

School of Education, Swanson School of Engineering

Pittsburgh, PA, USA

英文版前言

这本膝关节手术的"治疗报告"记录了过去30年我们在里昂学院研发、使用和改进的技术。第2版不仅详细介绍了我们在日常实践中使用最频繁的手术，而且还介绍了我们在遇到异常情况时使用的一些新的解决方案。

本书包括了许多示意图和1 000多幅手术照片，为缺乏经验的住院医师提供了全面的技术描述。其目的不仅在于提供技术步骤，还在于提供一些简单可靠的基础概念原则。

我们更新了之前的所有章节，并增加了几个新章节，包括一个有关机器人在关节置换术中的应用的章节和一个题为"全膝关节置换术：步骤与策略"的章节。我们最初于1999年在"里昂膝关节外科日"由Paul Rivat介绍了这个专题，现在已由Chris Butcher做了全面修改。在这个专题中，我们关注了适用于所有器械或植入物的手术原则，尽管新技术使手术的创伤更小、精度更高，但在未来的几十年中，骨科医生仍可能需要对膝关节手术学有一个全面的认识，包括对手术治疗患者的所有解剖及其他因素的全面理解。

我们还选取了一些临床病例，介绍了一些原创的手术方法。我们的目标是通过分享我们在"里昂模式"实践中做出的一些有争议的治疗方案，激发读者的思考。

手术的成功取决于可靠的和可重复的技术（"如何做"），也取决于恰当的适应证和时机（"为谁做"，以及更困难的"何时做"）。在过去的30年里，我追随我的导师Albert Trillat和Henri Dejour，在里昂学院担任骨科主任。为了与同事们学习、分享和实践我的膝关节手术经验，我走遍了各大洲。那些不同的实践经验让我有机会确认本书中所描述的技术是可靠的：这意味着它们在那些缺乏专门培训和设备的地方也能被可靠地复制。

我要以多种语言向前一版的所有编者表示感谢，感谢 Peter Verdonk 和 Tarik Aitsiselmi 的统筹工作。感谢 Guillaume Demey 统筹了英文版第 1 版的编写工作，感谢 Chris Butcher 统筹了本书，即英文版第 2 版的编写工作。

　　我要特别感谢 Werner Muller、Mahmut Doral、Freddie Fu 和 Norman Scott 教授欣然同意为本书作序。

　　我真心希望新版的"治疗报告"能帮助年轻的骨科医生，也能给我的同行提供一些进一步研发的想法。

Philippe Neyret

Lyon, France

目　录

1

Part Ⅲ 髌骨疾病的手术

导　言

Introduction

在本书中，作者详细描述了膝关节手术最常见的操作技术。一般认为，手术知识是言传身教的，老师对学生的影响是潜移默化、无法抹除的。老师医疗技术水平的高低，会影响年轻医生未来的发展。这可能是好事，也有可能是坏事。

并不是每个人都有机会受到 Albert Trillat 及之后的"传奇三人组"Henri Dejour、Gilles Bousquet 和 Jean Luc Lerat 的教诲。Albert Trillat 最著名的教导就是："对于老师的教导，学生要扬长避短。"这也正是我们想对读者说的，虽然你会发现书中有些内容是有争议的，但你也肯定能够发现许多对你而言有价值的手术技术。

我也想提醒读者容易犯的两项错误：第一项是不顾及患者的疗效而完全照搬书中介绍的手术技术；第二项是不按部就班地做手术。手术过程中每一个步骤的设立，都有其自身的特殊原因，就如同 Henri Dejour 教导我们的："头3年必须严格遵循我的方法，然后你可以去寻找你自己的方法。"

充满才能和幻想的年轻医生，一旦离开他的教学医院，就容易冲动地受到打破他所受的传统教学的诱惑，这完全是在浪费时间和精力。

不同于以往，现在的骨科医生更受制于时间的限制，他不仅要安排手术计划，还要安排不同手术的顺序；而且，他还要了解，手术中哪些步骤可以加快速度，哪些关键步骤必须花时间慢慢操作。这些知识，只有通过实践才能体会到。

若要创建自己的手术方法，就不能反复做同一个手术，而是要通过3～4种手术，甚至8～10种手术，才能将这些手术方法融会贯通。医生应该要有术前计划，以减少术中意外的发生。手术顺序要认真考虑，术前计划不能迟于术前当晚，因为诸多的影响因素（手术部位、麻醉种类、手术护理、可用的手术器械、可用的手术人员、麻醉医生、感染病例等）还有待考量。一般情况下，一组手术由一系列经典的、易于时间管理的操作步骤组成，不会发生意外情况，但是有时候你精心安排的手术计划，会被手术困难的、需要花费时间和体力的病例所打乱。在我的科室每天的正常手术计划里，这种病例只允许排一台。偶尔，这种手术需要两名有经验医生共同实施，集合他们各自的经验，可能会为手术提供最佳解决方案。

手术技术一直在发展，但是无论未来基因学、生物学、计算机辅助将如何革新手术技术，现今的手术技术仍是这一切的基石。这些技术革新会在相关章节讨论。

总之，本书的目的就是传播这些知识，正如 Talleyrand 所言："言传身教固然好，但著书立说才能惠及更多人。"

Philippe Neyret

如同许多技术的演变一样，本版针对前一版做了改进，汇集了许多人的经验。初版的《膝关节手术学：我的10个手术》(*Précis de chirurgie du genou: Mes 10 opérations*) 就是里昂学院数十载手术技术演进的汇集。本书并不单单描述当今的手术技巧，还讲述了手术是如何演进的。本书相较于前一版的改进主要体现在以下两方面：首先，本书包含了一些少见的、富有挑战的病例，在给读者指导的同时，也促进读者自己去思考；其次，

本书由多位全球专家协作完成，其中也包含了里昂学院的创建者。

本版继续秉承这一理念，汲取前人经验，适应全球各地不同医生和患者的文化背景，寻求手术治疗技术的自然发展。所有的教育都是一种平衡，即在追寻已知知识的同时去拓展未知领域。我们希望本书也能达到这一目的：在给读者指导的同时，也促进读者思考。

Chris Butcher

1 患者的体位和术前准备的一般原则
The General Principals of Patient Positioning and Setup
G Demey, R Magnussen, P Neyret, and C Butcher

在本书中，我们介绍了许多手术技术，有些手术是技术要求比较高的。尽管这些手术在很多方面有显著的差异，但患者基本体位的摆放还是相同的。

- 手术在全身麻醉或脊椎麻醉下进行，少数也可在神经阻滞和轻度镇静下手术。

- 患者仰卧于手术台上，在手术台的远端安放一个带衬垫的水平杆，可让膝关节在台上维持在屈曲90°位。用这个装置的好处是维持膝关节在屈曲90°位（足跟放在杆上）和屈曲110°位（足趾放在杆上）时不用改变杆的位置（图1.1a）。可在手术台的较近端放置第二个杆，使膝关节能过度屈曲（图1.1b）。水平杆不能阻碍膝关节完全伸直（图1.2）。膝关节僵直屈曲受限时，第二个杆可以

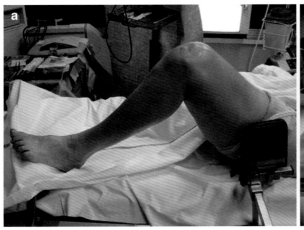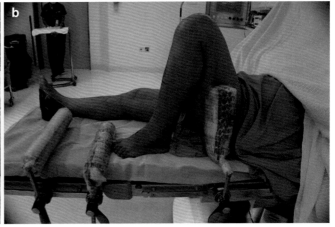

图1.1 a.远端水平杆允许屈膝90°和110°；b.近端水平杆维持过度屈膝

G Demey
Clinique de la Sauvegarde, Lyon Ortho Clinic, Lyon, France

R Magnussen
Centre Albert Trillat, Lyon, France

P Neyret
Infirmerie Protestante, Lyon, Caluire, France
e-mail: Philippe.neyret01@gmail.com

C Butcher (✉)
Healthpoint, Abu Dhabi, UAE
e-mail: c.butcher@healthpoint.ae

稍向远端放置，这样可以在手术第一步关节松解后维持最大的屈曲度。

· 外侧给予支撑控制髋关节旋转，大腿靠在支撑垫上，在充气止血带充气前髋关节轻度外旋（图1.1和图1.3）。

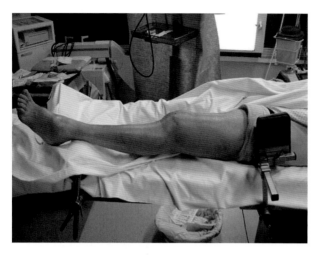

图1.2　膝关节伸直位

· 充气止血带尽可能放在大腿近端，然后抬高肢体驱血，通常不需要包扎下肢或用橡皮驱血带驱血。止血带充气至300 mmHg，或者按收缩压调整。如果患者有血管疾病史，止血带尽可能放在近端，一般情况下不充气。我们建议在做无菌要求极高又有出血的手术（如全膝关节置换术）时使用灭菌的一次性驱血止血带（如HemaClear®）。

· 术侧下肢用碘伏和乙醇（酒精）消毒。先消毒足部，套上9号手套，然后抓住足部抬起腿，消毒下肢的其他部位，然后用袜套穿到大腿止血带的水平，再用一块关节镜铺巾完成消毒区域。

· 袜套用剪刀剪开，用记号笔标出预定的手术切口和以前手术的瘢痕，用抗菌或不抗菌的贴膜（如Opsite™、Ioban™）覆盖，允许必要时手术切口向近端或远端延长（图1.4）。

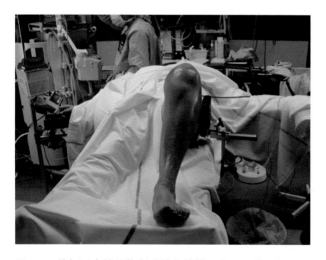

图1.3　外侧用支撑垫控制髋关节旋转，在止血带充气前髋关节轻度外旋

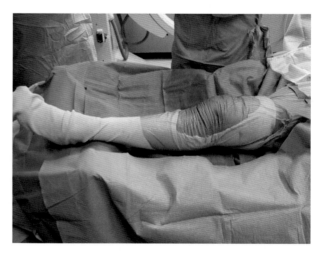

图1.4　下肢术前准备完成

Part I
运动医学手术
Sports Surgery

2 膝关节镜手术
Arthroscopy of the Knee

P Archbold, LN Favarro Francisco, RK Prado, R Magnussen, P Neyret, and C Butcher

引言

在骨科医生的早期培养过程中，学习关节镜技术是必需的。如同打高尔夫或驾驶汽车一样，你学习越早，技术就越娴熟。本章描述用于关节镜手术的技巧，并提供一些总体理念，而不是讲述手术方案选择的总论。特殊的手术技术和手术指征将在相应的章中细述。

术前准备

患者准备

患者到达医院后，要了解患者的用药史，医生在手术侧肢体做标记（图2.1）。一般采用全身麻醉，因为全身麻醉术中全程可控、快速起效、允许早期活动。老年患者、肥胖患者，以及有肺部、气道异常的患者，可以采用区域麻醉。区域麻醉可以提供手术侧肢体麻醉。

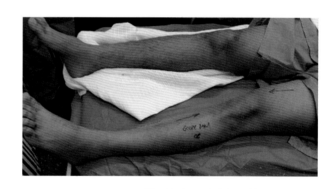

图2.1 医生做过标记的手术侧肢体

体位

患者仰卧于手术床上，大腿近端放置止血带，防止术中出血，改善视野。手术床远端放置水平限位器，以便术中将膝关节维持于屈曲90°或110°位。这一设置的好处是适合关节镜手术，也适合膝关节切开手术（如髌骨的关节镜下手术和切开手术，或者是截骨手术）（图2.2）。垂直限位器置于大腿上1/3处，便于膝关节的外翻。膝关节外翻

P Archbold · LN Favarro Francisco · RK Prado · R Magnussen
Centre Albert Trillat, Lyon, France

P Neyret
Infirmerie Protestante, Lyon, Caluire, France
e-mail: Philippe.neyret01@gmail.com

C Butcher (✉)
Healthpoint, Abu Dhabi, UAE
e-mail: c.butcher@healthpoint.ae

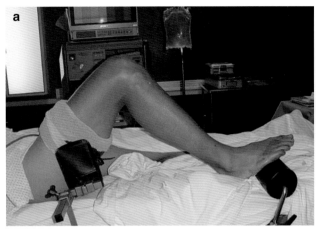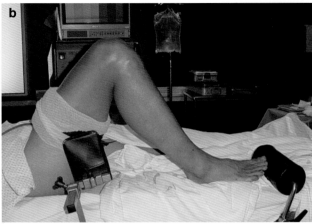

图2.2　患者的体位。手术床远端放置水平限位器，使膝关节维持在屈曲90°位（a）；或者足趾抵在限位器上，使得膝关节保持在屈曲110°位（b）

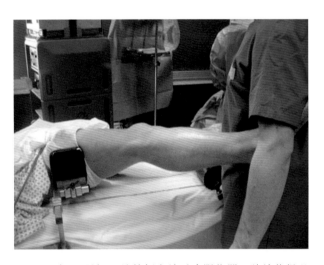

图2.3　大腿近端1/3处外侧安放垂直限位器，膝关节得以施加外翻应力

有助于关节镜下内侧间室的手术。术中可以调整限位器的位置，使得主刀医生在没有助手的情况下，也能在膝关节外翻时保持稳定（图2.3）。有些医生还在对侧骨盆下放置沙袋，以防止屈曲的膝关节过度内旋。

下肢用碘酒或氯己定酒精溶液（氯己定用于碘过敏患者）消毒。9号外科手套套在脚上，标准外科铺巾，抬高下肢驱血，止血带充气。止血带压力一般比舒张压高200 mmHg，或者直接升到300 mmHg。止血带时间不能超过2小时。现在也有医生不用止血带，以便减少术后疼痛。

设备

关节镜器械架上的基本设备应该包括摄像机、监视器和光源。可选设备有关节镜用水泵、刨削器及录像机等。影像记录设备非常有用，不仅可以记录手术过程，而且可以直观精确地向患者展示术中所见。

手术室应该配备有设备充足的器械架，以及足够数量的关节镜镜头和摄像机。一般采用生理盐水作为灌注液，如果使用水泵加压，为保证关节腔足够充盈，最低水压要维持在50 mmHg。

关节镜镜鞘带有出入水口，我们一般采用直径4 mm的30°关节镜头。如果重建后交叉韧带或需要膝关节后方区域的手术，也可使用70°关节镜头。

手术器械

随着关节镜技术的发展，可用的手术器械越来越多。有些器械是手术不可或缺的，基本器械包括：探钩、关节镜用剪刀、蓝钳、抓钳和套管（图2.4）。在做半月板切除术时，必须要有直柄的和带有弧度、可用绕过股骨髁的弯柄蓝钳（图2.5a）。射频消融（可控射频消融术）是一项有用的技术（图2.5b）。有了该项技术，我们可以治疗半月板撕裂，清理韧带植入区域，处理一些软骨损伤（如皮瓣）。由于射频刀头比刨削器或蓝钳要细小，并且带有弧度，在治疗半月板后角损伤时非常有用。

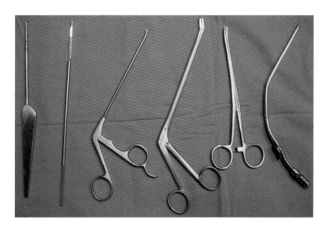

图2.4 我们使用的手术器械，从左到右分别是探钩、电刀、蓝钳、活检钳、抓钳（Wolf钳）和吸引管

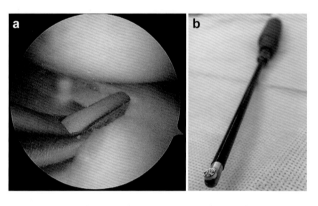

图2.5 a.采用蓝钳实施半月板切除术；b.射频刀头

手术技术

入路

三角定位法是最有效的技术。根据手术需要，可以在不同位置做两个入路。

- 前外侧入路。
- 两个前内侧入路。
- 外上方入路。
- 内上方入路。
- 后内侧入路。
- 后外侧入路。
- 外侧髌旁入路。
- 后内侧入路和后外侧入路（如Philippe Beaufils所述）。

前外侧入路和两个前内侧入路最常使用。采

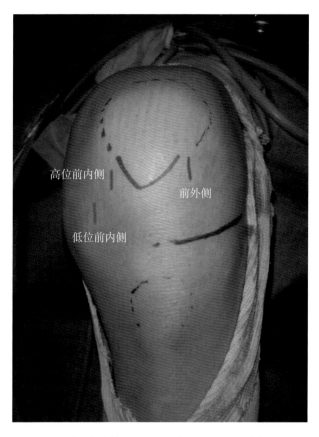

图2.6 左膝，解剖标志（胫骨结节、髌骨、外侧胫骨平台）和入路（前外侧、低位前内侧、高位前内侧入路）

用这三个入路，可以进行95%的手术。另外，一些入路可以认为是辅助入路（图2.6）。内侧入路的选用，依靠手术指征和关节镜下发现而定。如果有需要，可做第三个入路，或者交换关节镜镜头和手术器械的位置。尝试用不恰当的入路进行手术容易出错。

前外侧入路

本入路常用来放置关节镜镜头。皮肤上的解剖标志：内侧是髌腱的外侧缘，远端是胫骨外侧平台，近端是股骨外侧髁。皮肤入路恰好位于髌骨的外下缘。用11号刀片，刀口向上（保护半月板），在胫骨外侧平台、股骨外侧髁和髌骨外下缘做一垂直切口。

如果切口太低，会减少镜子放置的空间，而且有损伤外侧半月板前角的风险。这种情况通常发生在低位髌骨或医生选用以前的老切口。

两个前内侧入路

低位前内侧入路

本入路可以提供进入膝关节前内侧间室的通道，正好位于内侧半月板的上方。为了避免损伤到内侧半月板，或者是隐神经的髌骨下支，有些原则必须要遵循，膝关节应该维持在屈曲90°。要注意的是，低位前内侧入路，比前外侧入路更接近胫股关节线，而且远离髌韧带。当关节镜镜头置于前外侧入路时，灯光可以透过皮肤照到该内侧区域。

同样，用11号刀片刀口向上（永远不能向下）做皮肤切口，垂直切口5～8 mm长，在关节镜监视下，看到刀尖在内侧半月板上方进入关节腔。也可以将手术刀旋转90°至水平位置，在半月板上方扩大关节囊切口。本入路正好位于内侧半月板的上方，容易到达内侧间室做半月板切除术。如果入路太靠中间，镜头会进入髌下脂肪垫，明显影响视野。

高位前内侧入路

与前外侧入路对称，比低位前内侧入路更靠膝关节中间，更靠上方，本入路容易进入到髁间窝。在4字位时，本入路可以提供极佳的外侧间室视野，治疗外侧半月板的病损。低位和高位前内侧入路可以联合使用。

外上方入路

本入路位于髌骨的外上方，提供进入髌股间室、髌上囊、外侧间沟的通路。本入路可用于评估髌股关节的软骨、髌骨的轨迹，以及关节镜下滑膜切除、关节松解术。

内上方入路

本入路与外上方入路相对称，位于髌骨的内侧。进入点略靠近端（髌骨上方2～3 cm），便于手术器械的进入。

后内侧入路

本入路用于观察后方间室，以及内侧半月板后角，也可以看到后交叉韧带的胫骨止点。皮肤切口应该偏高，使得关节囊入口位于股骨的内后髁，这个位置比较容易置入手术器械。如果皮肤切口偏低，会导致手术困难。

为了便于皮肤的正确定位，可以先用硬膜外针头探试。膝关节置于4字位，关节囊充分扩张，将关节镜置于髁间窝，可以看到硬膜外针头的皮肤、关节囊的入口（图2.7）。

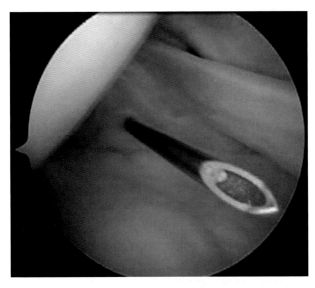

图2.7　后内侧入路，左膝。硬膜外针头穿入已经充分扩张的关节囊

后外侧入路

本入路可以用来观察后外侧间室和外侧半月板后角。为了避免损伤腓总神经，入路必须位于股二头肌肌腱的前方。与后内侧入路一样，硬膜外针头也有助于精准定位皮肤的切口部位。膝关节屈曲90°，硬膜外针头于股骨外侧髁的后方进入，将关节镜置于髁间窝，可以看到针尖（图2.8a），然后用11号刀片沿硬膜外针头、朝向股骨髁做皮肤切口。剪刀可以用来扩大入路（图2.8b）。Philippe Beaufils描述后内侧入路、后外侧入路联合使用，用一长的关节镜钝头闭塞器，从后内侧入路慢慢穿向外侧，有助于后外侧入路的正确定位。

外侧髌旁入路

本入路位于髌骨外侧缘，但是比经典的前外侧入路更靠外和更近端。本入路可以提供外侧间

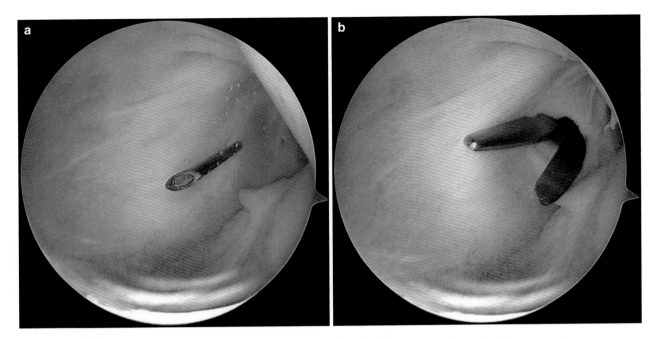

图2.8 后外侧入路，左膝。a. 硬膜外针头辅助定位；b. 用剪刀扩大入路

室（尤其是外侧半月板前角）良好的视野。

上述所有的入路，手术中均可采用，但是，前外侧入路和前内侧入路是最常用的（图2.9）。我们没有使用过Gillquist发明的经髌骨入路，有些医生用该入路观察髁间窝的后方。

关节镜手术步骤

麻醉后，膝关节再次全面检查。膝关节屈曲90°，关节镜鞘从前外侧入路进入关节腔，然后伸直膝关节，镜鞘进入髌上囊，打开进水口，扩张关节腔，移除闭塞器，置入关节镜。全面检查关节腔，关节镜手术的顺序是先检查，然后是触诊，最后是治疗。膝关节检查后，可以选择合适的入路，进入手术器械。

全面检查膝关节腔的顺序是：

（1）髌股间室。

（2）内、外侧胫股间室。

（3）髁间窝。

髌股间室

下肢放松，中立伸直位搁置于手术台上，从髌上囊开始检查。我们一般不专门放置出水管，除非有明显的出血。从前外侧入路放入关节镜，

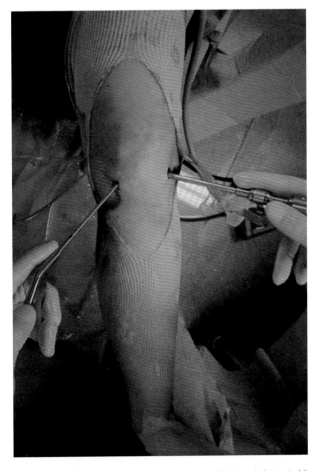

图2.9 入路，左膝。前外侧入路（关节镜位于右侧）和低位前内侧入路（手术器械位于左侧）

镜头指向近端（图2.10），进水扩张关节腔。

当关节镜位于膝关节近端、对着髌骨时，可以检查到髌骨内侧、外侧关节面，以及中央嵴（图2.11）。

也可以通过髌骨上入路更好地观察髌股间室（常用于髌骨脱位病例）。髌骨及滑车检查完毕后，关节镜慢慢回抽直到髌股间室从视野里消失。关节镜旋转至中立位、摄像头转到与髌上囊成90°垂直，这样可以同时观察到髌骨和滑车，尤其是髁间窝上方的滑车部分。这个部位一般不做探查，但是常常有损伤（减速病损）。

关节镜的摄像头仍然保持90°，沿股骨内侧间沟滑向远端，进入内侧胫股间室（图2.12）。

内侧胫股间室

下肢由站立于对侧的助手抬离手术床（图2.13），膝关节屈曲大约30°，此时可以观察到股骨内髁和内侧胫股间室。膝关节施加外翻应力（患者大腿用立柱固定的同时，脚移向外侧），助手在止血带区域固定大腿，防止膝关节过度屈曲（图2.13）。这样可以帮助打开内侧间室，可以观察到内侧半月板。因为略带有粉红色，滑膜边缘比较容易辨别，仔细检查半月板的游离缘，以及前、后角（图2.14）。到目前为止，我们还没有采用过H. Paessler介绍的内侧副韧带深层经皮松解术。用手指按压腘窝，有助于将内侧半月板后角推向前方，外旋胫骨也有助于观察。通过前内侧入路，放入探钩以探查内侧半月板（图2.15），检查半月板的边缘部分，了解有没有潜在的损伤，以及评估半月板的质量和结构。

检查股骨内髁和胫骨内侧平台的软骨情况（图2.16），慢慢屈曲膝关节以便全面检查关节面的完整性，以及软骨的质量。

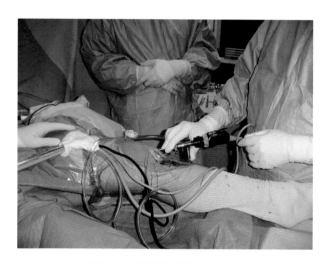

图2.10　关节镜检查髌股间室

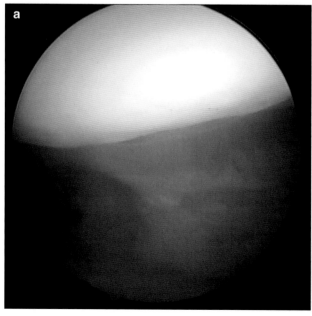
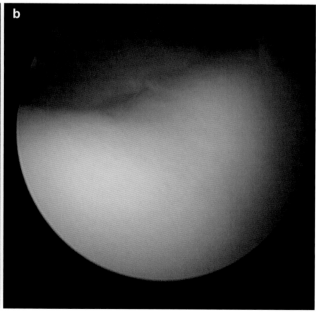

图2.11　髌股间室：髌骨（a）和滑车（b）

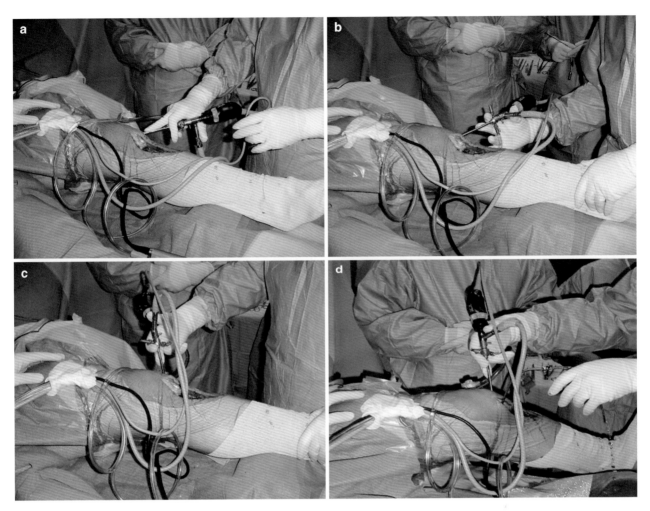

图2.12 关节镜从髌股间室转向内侧胫股间室。关节镜检查髌上囊（a），然后镜头转到中立位平行关节镜间隙（b），关节镜转向内侧胫股间室（c），膝关节外翻（d）

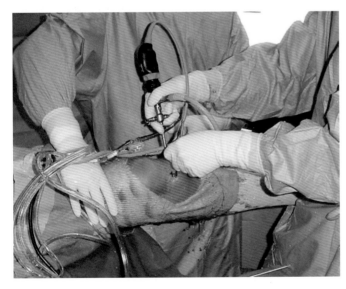

图2.13 内侧半月板切除术时，主刀和助手的站位

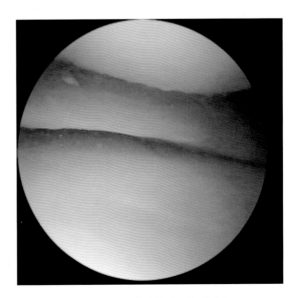

图2.14 正常内侧半月板体部

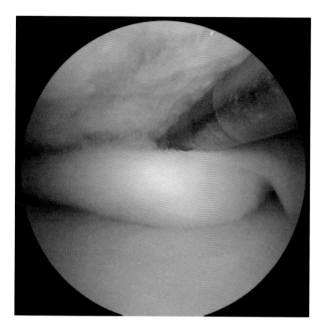

图2.15 探查内侧半月板，显示不稳定病损。注意股骨软骨病损

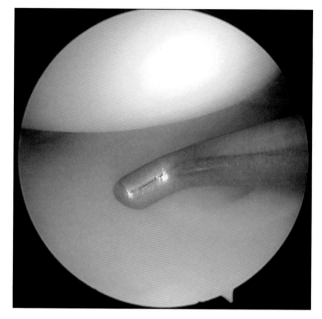

图2.16 触探胫骨平台软骨

外侧胫股间室

关节镜不要取出，膝关节置于4字位（Cabot位），即膝关节内翻屈曲90°（图2.17），脚置于对侧的胫骨上，同时髋关节屈曲外展外旋。这样有助于打开外侧间室（图2.18），检查外侧半月板前角和体部的上下面及后角；检查腘肌肌腱关节内部分，腘肌肌腱起于胫骨后方，向上向外止于股骨外髁，有时腘肌肌腱会有解剖变异，所以有必要查看肌腱的完整性（图2.19）。半月板及半月板-腘肌肌腱结合部也需要检查。检查并治疗外侧半月板的解剖异常（盘状半月板、半月板过度活动）。

髁间窝

膝关节屈曲90°，足部置于限位器上（图2.20），可以观察到髁间窝。一层位于髌下脂肪垫和股骨外髁之间的滑膜组织（又称为黏膜韧带、髌下滑膜皱襞），可能会影响视野，如果有这种情况发生，常规用刨削器在髁间窝的上方将其清除，使之不再遮挡关节镜。

在髁间窝的上方可以看到半月板股骨韧带（Humphrey韧带）和后交叉韧带（图2.21），它们占据髁间窝的内侧2/3，而前交叉韧带偏水平走向

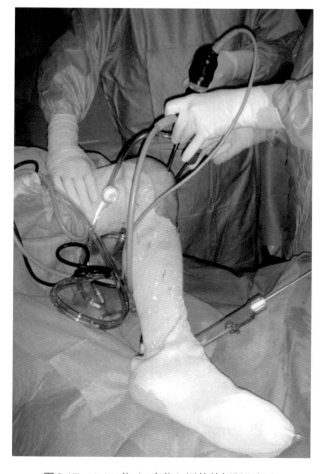

图2.17 Cabot位（4字位）评估外侧胫股间室

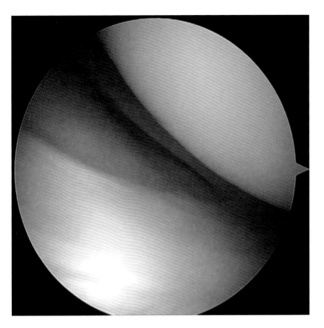

图2.18 正常的外侧半月板，注意屏幕中的半月板是倾斜的

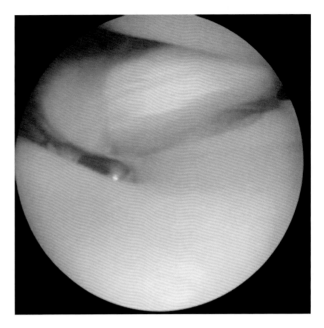

图2.19 腘肌肌腱

止于股骨外侧髁。髁间窝的外观像倒置的U形，在有骨赘存在时，像字母A。

前交叉韧带是白色的，表面覆盖一层薄薄的带血管的滑膜组织，因此很容易辨别（图2.22）。前交叉韧带有两束，膝关节屈曲时，止点在股骨外侧髁近端（深），偏后方（位置低）。可以用探钩了解前交叉韧带的张力，后外侧束只有在膝关节近乎完全伸直时才紧张。

后交叉韧带的表面有水平走向的Humphrey

韧带及滑膜组织覆盖（图2.23）。注意不要将Humphrey韧带误认为是后交叉韧带，它起于外侧半月板后角，向前跨过后交叉韧带，在后交叉韧带前面止于股骨内侧髁。后交叉韧带可以在股骨髁止点位置探查到，Humphrey韧带的面积小于后交叉韧带的30%。

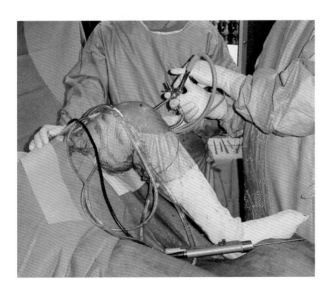

图2.20 检查髁间窝时的位置

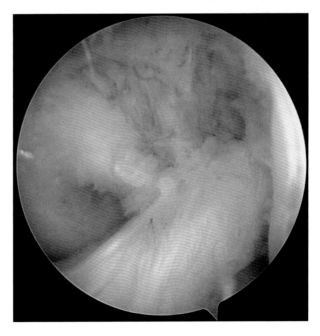

图2.21 髁间窝，左膝。可见股骨侧后交叉韧带（左）及前交叉韧带（右，后交叉韧带的前方）

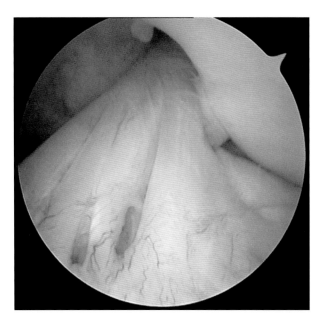

图2.22　前交叉韧带

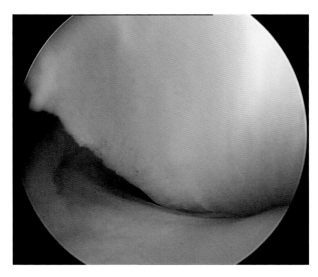

图2.24　左膝，从前外侧入路观察后交叉韧带胫骨止点

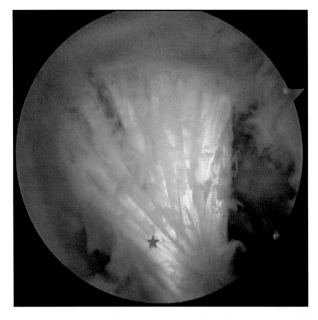

图2.23　红星标记的是Humphrey韧带，位于后交叉韧带前方，左膝

　　尽管髁间窝里有交叉韧带，还是有可能进入到膝关节后方间室的。膝关节屈曲90°，用带有圆头闭塞器的镜鞘，沿股骨内侧髁，在后交叉韧带的下方慢慢滑进膝关节后方。

　　在慢慢推进镜鞘的同时，膝关节逐渐屈曲到110°，取出闭塞器，在镜鞘中置入关节镜，此时可以观察到后方间室，还可以看到后交叉韧带胫骨

止点（图2.24）。

　　关节镜手术结束时，在髌上囊部位加压并屈曲膝关节，以排空关节内的液体。

　　半月板切除术或关节软骨手术后，可能会有小的半月板、软骨碎屑残留的皮下，会造成持续的刺激感或伤口流液，我们一般用两个手指挤压关节镜入路以排出碎屑。

术后处理

·不需要引流管，术后10天拆线。一般不需要预防性抗凝，除非患者有深静脉血栓（DVT）的高危风险。不建议常规用抗生素预防感染。

·除非有特殊的医疗或社会因素，关节镜手术一般都在门诊进行。

·术后可以活动膝关节，建议进行9次康复理疗。有些情况下，我们允许患者术后3～4天驾驶汽车，当然这还取决于手术的情况，以及文化差异。

·术后第1周限制日常活动，根据职业情况限制职业活动2～4周，术后1个半月复诊。术后4～6周允许体育活动，除非有特殊的禁忌证。

·术前必须要告知患者，有术后感染的风险（但很少发生），以及康复较慢。关节镜手术不是

无损伤的治疗，我们有1%的患者治疗失败或症状持续存在。

并发症

关节镜术后感觉异常和感觉迟钝不常见，在做前内侧入路的皮肤切口时，用关节镜光源透照，可以减少该部位感觉神经分支的损伤。感觉迟钝可能会导致复杂性区域疼痛综合征（痛性肌萎缩）。

我们没有发现皮肤坏死，可能的原因是，我们不用电刀做镜下髌骨外侧支持带松解；我们没有术中胫骨、股骨骨折发生；在20年的临床实践中，有3例内侧副韧带完全断裂，经过保守治疗后完全愈合；手术器械断裂或半月板碎片都得以取出，关闭进水阀门有助于取出碎片。

其他并发症

术中认真仔细操作，可以减少医源性关节损伤。最重要的是，在进行刨削前，一定要看到刨削器的刀头，尤其是在后方间室操作时，以避免损伤血管神经。

3 半月板切除术

Meniscectomy

P Archbold, LN Favarro Francisco, RK Prado, R Magnussen, P Neyret, and C Butcher

引言

内侧半月板切除术是最常见的手术，但是与手术相关的困难性并没有得到足够的重视。有时候，内侧半月板切除术甚至比前交叉韧带重建更难做。

当面对半月板病损时，需要了解下列问题：

· 膝关节稳定性或韧带是否有松弛？
· 是退变性撕裂还是损伤性撕裂？

手术前，必须记录患者的活动量，以及仔细查体。膝关节必须要正侧位X线摄片，如果患者年龄超过50岁，还需要屈曲45°位（Rosenberg位）摄片。

如果患者年龄超过60岁，我们常规进行磁共振成像（MRI）检查，以便了解是否是软骨退变而不是半月板撕裂，如果是软骨退变，我们采取保守治疗而非手术治疗。然而，如果患者近期有外伤、存在交锁、或者对运动有较高的期望，对于退变性内侧半月板撕裂而言还是有半月板切除术指征。

对于每位患者，我们都要选择最合适的治疗方案，如果患者以前有半月板手术史，也需要做MRI检查。有时候，会用到增强造影技术。关节专用计算机断层扫描（CT）检查，适用于有半月板切除术或半月板缝合术病史的患者，并可用来评估关节软骨的情况。关节专用MRI检查是一项比较新的技术，它的潜在价值会随时间而显现。

内侧半月板切除术

内侧半月板部分切除术是一种快速、有效的手术，具有优异的短期和长期疗效。膝关节稳定、没有软骨损伤的创伤性半月板撕裂，疗效更好（图3.1）。

内侧半月板切除术一般通过前内侧入路进行，请记住几点规则：① 注意保留半月板的侧壁；② 在做半月板切除时，尽可能"节约"；③ 避免医源性关节软骨损伤。

对于退变性半月板撕裂，手术要彻底一些，但还是要尽可能保留半月板侧壁。退变性半月板，半月板组织的结构发生了改变（图3.2），半月板的

P Archbold · LN Favarro Francisco · RK Prado · R Magnussen
Centre Albert Trillat, Lyon, France

P Neyret
Infirmerie Protestante, Lyon, Caluire 69300, France
e-mail: Philippe.neyret01@gmail.com

C Butcher (✉)
Healthpoint, Abu Dhabi, UAE
e-mail: c.butcher@healthpoint.ae

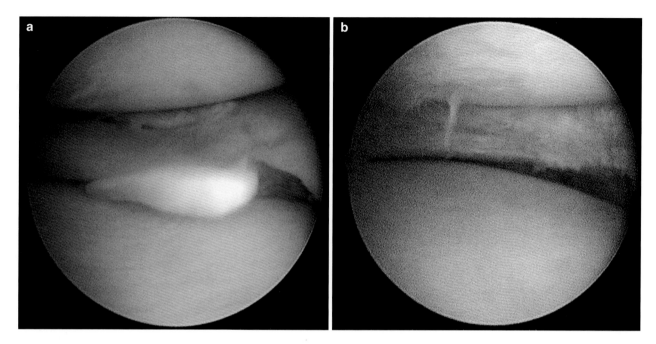

图3.1 内侧半月板舌瓣样撕裂（a），行部分切除术（b）

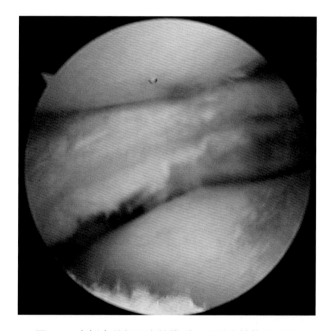

图3.2 内侧半月板退变性撕裂，呈现出结构性改变

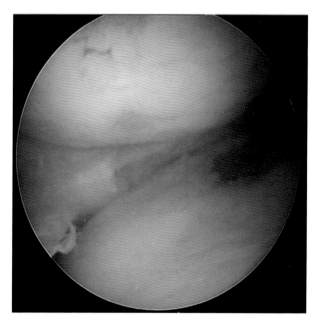

图3.3 内侧半月板退变性撕裂及关节软骨病损

质量、力学性能的退化。如果有半月板碎片残留，会导致手术的失败。

在这种情况下（老年患者、退变病损），有时候只能有所妥协，我们一般会进行广泛的半月板切除，但是尽可能保留半月板侧壁（图3.3）。在许多病例，稳定的撕裂，如水平状撕裂，我们一般

保留半月板侧壁不去切除。

内侧半月板切除术一般通过前内侧入路进行，在前外侧入路进行观察（参见第2章）。大多数情况下采用弯的蓝钳，因为它比较贴合股骨髁的形态，同样4 mm的刨削器也可用于清理半月板的碎裂部分。手术医生需要知道，退变性的半月板组

织，比较松软，如果过度使用刨削器或蓝钳，不小心的话会造成半月板全切除。

特殊病例

在有些病例，内侧半月板后角难以触及，此时，让助手在止血带下方固定住大腿，使得手术医生可以施加外翻应力而无需膝关节屈曲。在膝关节的内后方加压，可以将内侧半月板后角推向前方，等离子刀有助于手术（参见第2章）。后方边缘部分撕裂，合并前交叉韧带松弛，比较难以治疗，因为后角常常会移位到股骨髁后方。但幸运的是，大部分此类病损可以缝合，而不必行半月板部分切除。

桶柄样撕裂不可缝合，我们一般从前方开始切除。切除前角时不要有较大的残留，因为之后再想要切除时比较困难。该类手术，我们更喜欢用香蕉刀而不是蓝钳。香蕉刀略带弧度，装配在手柄上。桶柄样撕裂复位后，切除前角比较容易。撕裂的前方部分切除完成后，着手切除后方部分半月板。在桶柄样撕裂的最后用蓝钳剪断，然后将撕裂的半月板整块取出。在用抓钳取出半月板之前，保留一点点撕裂部分与正常半月板的连接，可以防止松弛的半月板飘移。撕裂的根部必须切除干净，以免残存的组织失能。

外侧半月板切除术

无论是退变性撕裂还是创伤性撕裂，手术技术是一样的。

半月板中部的放射状撕裂，做弧形的半月板切除。注意保护腘肌裂孔，如果切除了腘肌裂孔前方的组织，中期的临床结果会变差。膝关节处于4字位时，蓝钳很容易到达半月板后角和体部，极度后方的病损，胫骨棘可能会阻挡关节镜通道，这种情况下，关节镜入路可能需要变更。用蓝钳处理半月板前角的撕裂很困难，而用刨削器比较容易处理前角病损，但是要避免切除前角与胫骨

的附着，以及损伤关节软骨。另外，可以用反向蓝钳切除前角。

半月板囊肿

外侧半月板囊肿比较常见，一般的治疗原则是保留半月板侧壁。MRI或关节专用CT有助于诊断（图3.4）。有些病例，半月板囊肿与关节腔联通，有些囊肿没有与关节腔相通。

为了尽可能保留半月板，我们通常用关节镜处理关节内半月板撕裂，同时切开关节做囊肿切除，并用垂直缝合法关闭囊肿与关节相连部位（图3.5）。

少数情况下，可以单用关节镜治疗半月板囊肿（半月板侧壁有破损合并小的囊肿）。

一定要告知半月板囊肿的患者，手术可能有额外的皮肤切口、残留的关节肿胀，以及囊肿复发的可能性。

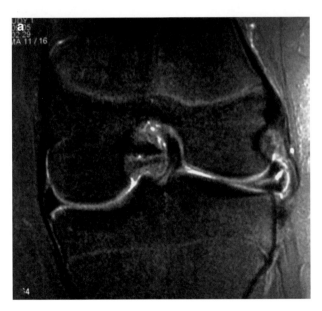

图3.4 外侧半月板囊肿。a. 术前MRI；b1、b2. 关节镜下观；c. 切开直接切除囊肿；d. 用垂直缝合法关闭囊肿与关节腔相连处

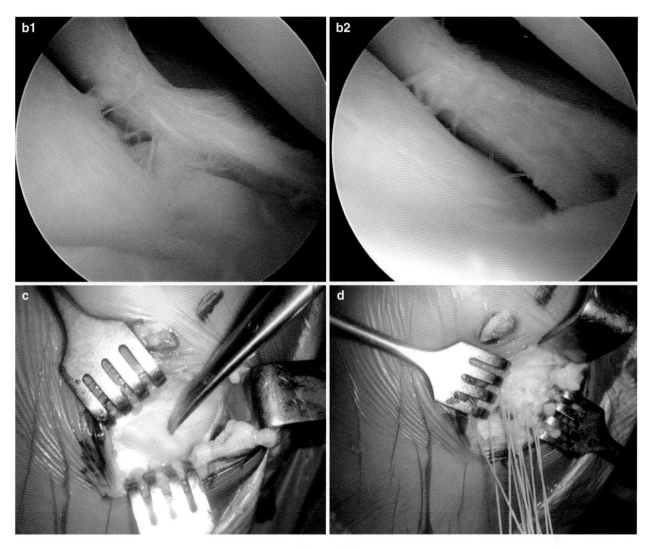

图3.4　（续）

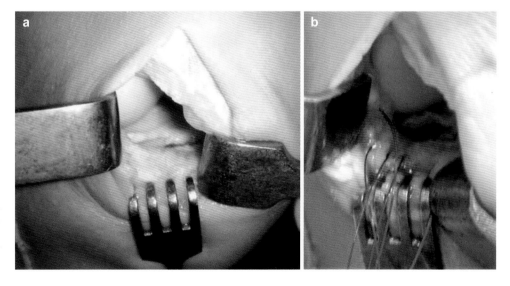

图3.5　前角缝合术。a.
罕见病例：外侧盘状半
月板前角剥离；b. 用可
吸收缝线缝合，保留半
月板组织

4 半月板缝合术

Meniscal Suture

Maad AlSaati, S Thompson, R Desmarchelier, G Demey, P Neyret, and C Butcher

引言

半月板是关节内的纤维软骨组织，具有多重功能：吸收冲击、控制胫骨前移、润滑关节及可能存在的本体感受器。半月板有如此多的功能，切除后可能会继发骨关节炎，因此我们在治疗半月板撕裂时，尽可能保留半月板。

有关半月板愈合的研究显示，半月板的愈合能力，与撕裂部位及半月板血供紧密相关。①靠近边缘的撕裂，位于"红-红区"，具有丰富的血供，有良好的愈合能力；②位于半月板中1/3的病损，处于"红-白区"，恰好处于血供区的边缘，半月板有一定的愈合能力；③位于中央部分的病损，处于缺血区（"白-白区"），半月板的愈合能力有限。

传统上，关节镜下经后内侧入路或后外侧入路，联合切开垂直缝合术，是保留半月板手术的金标准。然而，切开手术的并发症包括感觉异常、神经瘤形成，而且住院时间比单纯关节镜手术的住院时间要长。我们现在是开展全内技术来修补半月板体部和后角的撕裂。

分类

我们采用的是根据半月板损伤的长度、深度和位置进行分类的ISAKOS分类。依照半月板的宽度，可分为三个区域（1区：滑膜-半月板结合部，又称红-红区；2区：红-白区；3区：半月板游离缘，又称白-白区），以及从前向后分为前角、体部和后角。根据撕裂的形态，可分成垂直、水平、放射状、舌瓣样、复杂型和盘状半月板。

手术指征

外侧半月板撕裂缝合术的理想指征是年轻患者的半月板边缘部分撕裂，但是必须记住的是，该区域小于10 mm的撕裂，可以自行愈合，无需手术治疗。

放射状、舌瓣样、复杂形态的撕裂是半月板缝

Maad AlSaati・S Thompson・R Desmarchelier
Centre Albert Trillat, Lyon, France

G Demey
Clinique de la Sauvegarde, Lyon Ortho Clinic, Lyon, France

P Neyret
Infirmerie Protestante, Lyon, Caluire, France
e-mail: Philippe.neyret01@gmail.com

C Butcher (✉)
Healthpoint, Abu Dhabi, UAE
e-mail: c.butcher@healthpoint.ae

合术的反指征，其他影响手术决策的因素包括膝关节的对线、活动量及患者的年龄。上述的病损应该做半月板部分切除，尽可能保留正常半月板组织。

半月板缝合有许多方法，切开、"全外"方法视作参照标准。现在关节镜手术越来越普及，以及患者对微创手术的渴望，涌现出许多新的半月板缝合技术。

无论采用何种技术，必须遵循的原则：

· 病损处应该进行清理，以形成一血供通路，促进愈合。

· 半月板与关节囊交界处应该用锉刀或滑膜刀清理。

· 膝关节必须是稳定的，或者行稳定手术。

我们根据经验，首创了一些手术：

· 全内技术（Morgan）使用FastFix360。

· 由内向外技术（Henning）。

· 由外向内技术（Warren）。

采用何种技术取决于病损的部位：

· 后角撕裂：全内或由内向外技术。

· 中部撕裂：全内或由外向内技术。

· 前角撕裂：由外向内技术。

· 镜下不可见的非常边缘部分的撕裂：切开或后内侧入路关节镜联合外内技术。

采用FasFix360的全内技术

手术采用标准的前外侧和前内侧入路，首先判断撕裂类型、评估其稳定性、愈合潜力，以及准备采用的缝合技术（图4.1），然后用锉刀或刨削器处理撕裂口使之新鲜化。

在FastFix360放入膝关节之前，剪开保护鞘，确保植入物能够穿透半月板壁，一般设定长度为16～18 mm；然后通过前内侧入路进入膝关节，此时保留保护鞘（图4.2），根据半月板撕裂的类型及所需的缝合方式（垂直或水平缝合），将缝合器定位到缝合部位，并取出保护鞘。第1枚缝合器打入半月板直到保护鞘接触到半月板（图4.3）。

医生可以感觉到缝合器穿透半月板正常的外周缘，将缝合器旋转90°锚定，抽出植入器，然后准备打入第2枚缝合器（图4.4），用刚才同样的方

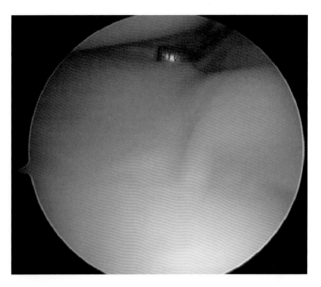

图4.1　关节镜下判断半月板损伤

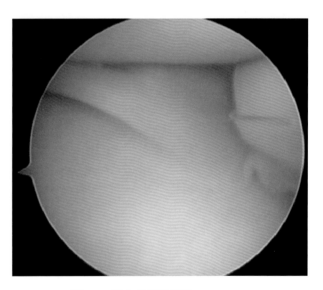

图4.2　置入带保护鞘的FastFix360

法植入（图4.5），慢慢回抽收紧缝线，用推结器调整最佳缝线张力并打结（图4.6）、剪线。根据半月板撕裂的大小和稳定性，决定是否打入额外的缝合器。一般从撕裂口的后方向前方各自打入缝合器，用探钩检查半月板修复的稳定性。

采用瞄准套管的由内向外缝合技术

与先前介绍的技术相似，医生首先判断半月板撕裂的类型并清理撕裂口，通过合适的入路，对准病损部位置入瞄准套管（单腔或双腔）（图

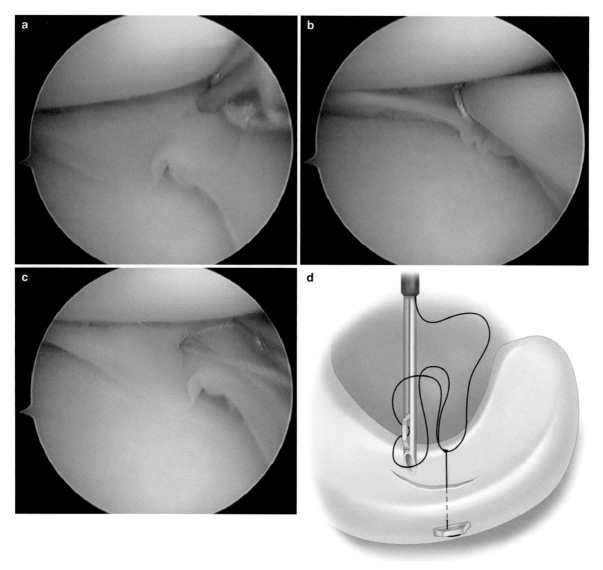

图4.3　a～d.第1枚缝合器植入

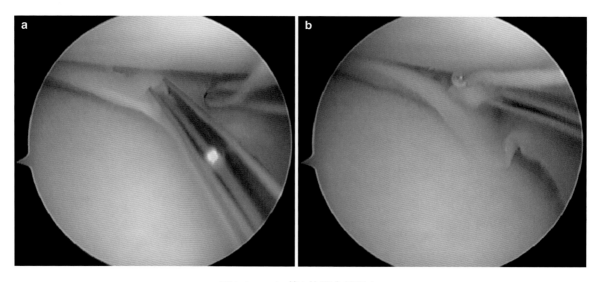

图4.4　a、b.第2枚缝合器导入

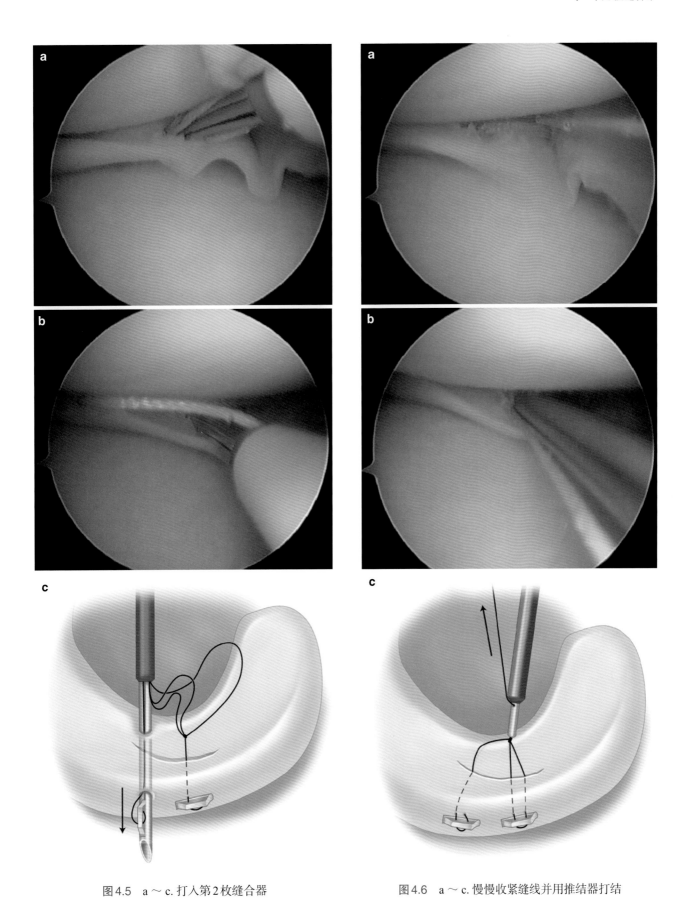

图4.5　a～c. 打入第2枚缝合器　　　图4.6　a～c. 慢慢收紧缝线并用推结器打结

4.7），通过瞄准套管穿入两根带有不吸收缝线的缝针，膝关节屈曲90°，缝针从小切口穿出皮肤。如果缝合内侧半月板，纵向切口做在内侧副韧带后缘；如果是外侧病损，切口做在外侧副韧带后缘（图4.8）。在关节镜直视下在外面收紧缝线使半月板撕裂口复位，在关节囊外打结。我们已经许多年没有采用本技术了，如果手头没有现代器械的情况下，可以采用本技术进行半月板缝合。

带套线的由外向内缝合技术

套管针在关节囊外穿入关节及半月板撕裂口，

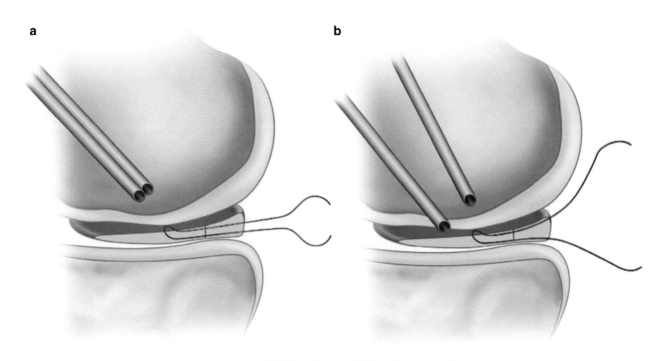

图4.7　a、b.采用单腔或双腔套管的由内向外缝合技术

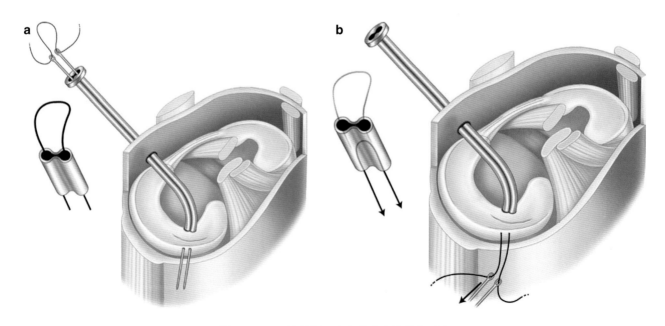

图4.8　a、b.缝针从双腔套管穿出并抽出缝线

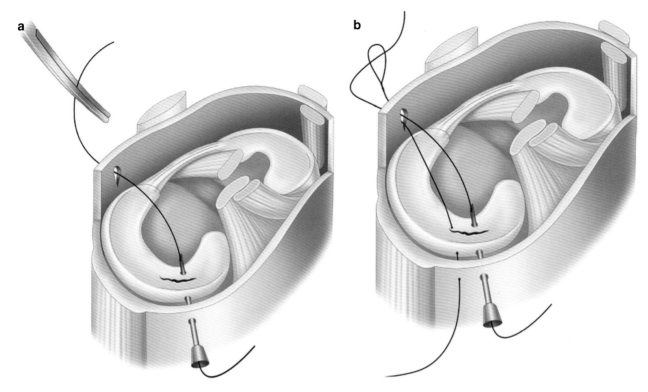

图4.9 a、b. 套管针从外向内穿入关节，缝线从前方入路引出，一根缝线做一套圈，带出第2根缝线

用较硬的缝线穿过套管针，从膝关节前方入路取出并做一套圈（图4.9），接着穿入第2个套管针，缝线通过套管针穿出，并穿进第1针缝线做的套圈，然后取出套管针，保留缝线，将套圈带着第2根缝线回抽，复位半月板，然后收紧缝线，在关节囊外打结（图4.10）。

我们目前使用半月板缝合套件Ⅱ（Meniscus Mender Ⅱ），用关节内折叠套圈带线，本技术很适用于缝合半月板前角的撕裂，尤其是外侧半月板。

半月板根部修补

半月板根部完全撕裂的影响，与半月板切除相似（图4.11）。急性的半月板根部撕裂，应该积极探查并修复，尤其是合并前交叉韧带损伤时，因为这两者通常相关联，而且会影响膝关节的稳定。但是在半月板退变情况下，修补的效果不确定。本技术涉及创建软组织修补的基础，专用器械创建骨隧道以便缝合（图4.12）。

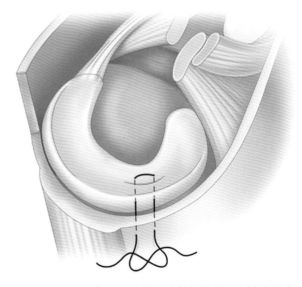

图4.10 半月板撕裂在缝线打结前的外观，牵拉缝线确认半月板撕裂复位

术后处理

半月板修补一般都是门诊手术，术后第1天即可开始关节活动训练，目标是膝关节完全伸

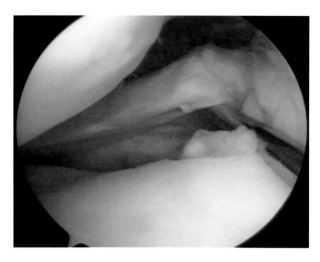

图4.11　半月板根部撕裂

直，但是禁止过伸。术后6周允许膝关节屈曲超过120°。半月板撕裂的类型及修补后的稳定情况，会影响术后的康复。文献并没有相关负重和关节活动限制的共识，但是半月板纵向撕裂的修补，膝关节屈曲活动及轴向负重是合适的（压应力可以将缝合的半月板撕裂口推挤在一起），因此这些患者术后就允许完全负重；相反，半月板放射状撕裂，术后早期不能进行负重训练。

术后最早4个月可以恢复体育运动，需要等到术后6个月才能进行旋转或对抗性运动。

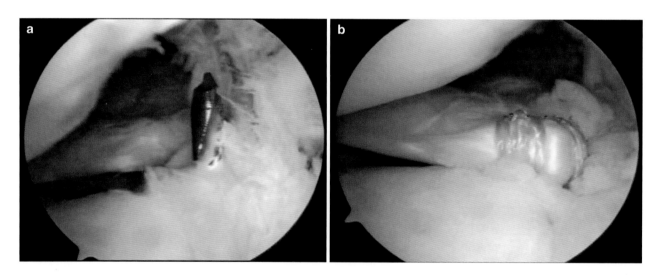

图4.12　a. 创建用于根部修补的骨隧道；b. 完全修复

5 前交叉韧带重建：手术技术

Anterior Cruciate Ligament Reconstruction: Surgical Technique

R Magnussen, AM Ozturk, G Demey, P Neyret, and C Butcher

引言

对于慢性前方不稳定，前交叉韧带（ACL）重建术是一种选择。有许多不同的手术技术、移植物选择及移植部位的确定。

我们选用自体骨-髌腱-骨（BPB）作为移植材料。该技术最早由 Lambda 于 1937 年提出，然后由 Kenneth Jones "发扬光大"。Kenneth Jones 描述的手术技术，髌腱移植物仍然保留胫骨上；Franke 及随后的 Dejour 和 Clancy，推荐采用游离移植。

我们采用 Henri Dejour 的分类（图 5.1）来指导治疗，该分类兼顾病损和膝关节前方的松弛度，可用于初次的急性损伤和后期的病损，随着受伤时间的增加，以及潜在的相关病损，可能会导致膝关节松弛、退变的增加。

早期的不稳定可能是"孤立的"，有时是"部分的"，原因是有部分纤维组织与后交叉韧带愈合在一起，或者是 ACL 还残留部分没有断裂，通常是后外侧束。

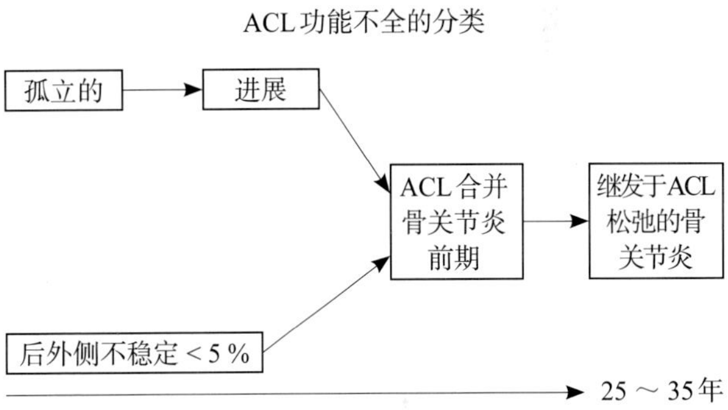

图 5.1 Henri Dejour 的 ACL 不稳定分类

少数情况下（小于 5%），伴随有急性后外侧损伤，需要我们仔细评估和治疗膝关节松弛，以及冠状面的对线，以免重建手术失败（图 5.2）。这些和"进展型"ACL 不稳定，以及合并的损伤（常常为内侧半月板后角），后期会引发骨关节炎（图 5.3）。因为这种情况下，反复的半月板、关节囊和韧带受伤，或者半月板切除术，会增加膝关节矢状面不稳定，膝关节负重方式异常引起关节软骨的损伤。尽管不稳定还是主要症状，但是放射学检查可以发现早期的退行性变化。我们不仅

R Magnussen · AM Ozturk
Centre Albert Trillat, Lyon, France

G Demey
Clinique de la Sauvegarde, Lyon Ortho Clinic, Lyon, France

P Neyret (✉)
Infirmerie Protestante, Lyon, Caluire, France
e-mail: Philippe.neyret01@gmail.com

C Butcher
Healthpoint, Abu Dhabi, UAE

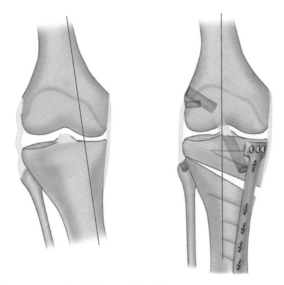

图5.2　ACL与后外侧不稳定常常表现出前后方向的不稳定，需要同时进行韧带和骨性手术来纠正。截骨术是用来保护移植物的，一般少量外翻（2°～3°）即可，如果没有重建外侧副韧带，则需要过度矫正

要关注软组织的功能缺陷，还有注意膝关节冠状面、矢状面的对线情况。这些病例，需要韧带重建和截骨术联合手术（图5.4和图5.5）。

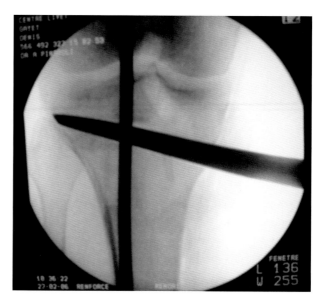

图5.4　透视下评估下肢轴线

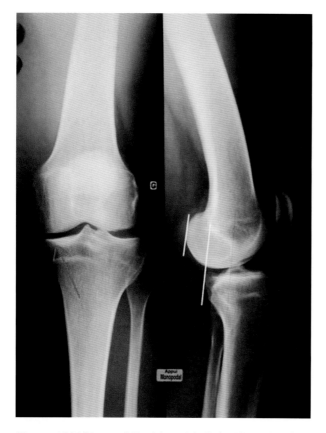

图5.3　进展期ACL功能不全。反复的半月板、关节囊和韧带损伤，或者半月板切除术，使得膝关节在矢状面松弛，负重方式改变导致关节软骨受伤。X线片或MRI可以显示早期的退变

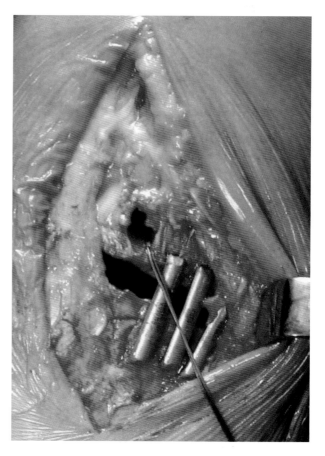

图5.5　一位运动员的截骨，采用骑缝钉固定

经过大概20～30年，会发生真性继发于ACL不稳定的骨关节炎，带有典型的后内侧胫骨平台缺损，又称"吸盘"缺损。退行性变成为主要症状，反而感觉不到不稳定症状。此时已经没有ACL重建术指征了，建议行截骨术（闭合截骨）或更常用的全膝关节置换术，这种情况下不适宜进行单髁置换（图5.6和图5.7）。

Kenneth Jones 手术技术（KJ技术）

我们现在采用的是改良游离骨-髌腱-骨的移植技术，但我们还是习惯将此技术称为KJ手术。手术技术的灵感大部分来源于Pierre Chambat。

术前准备

患者做ACL重建的体位与其他的膝关节手术相同（图5.8）。患者麻醉、铺巾完成后，在止血带充气前，再次进行Lachman-Trillat试验和轴移试验，以检查膝关节的稳定性。

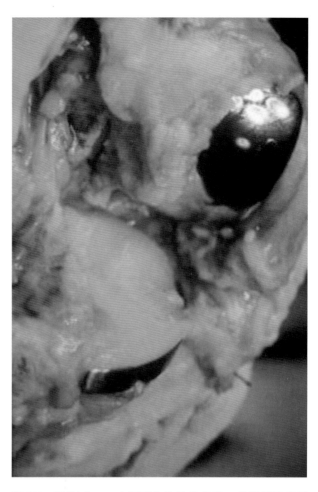

图5.7 继发于ACL功能不全的骨关节炎，单髁置换术后后方聚乙烯衬垫磨损

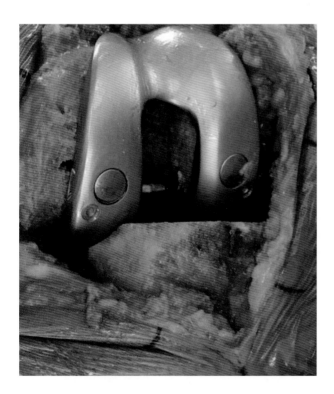

图5.6 在全膝关节置换术中，股骨内侧髁坐于胫骨平台后内侧"吸盘"缺损处

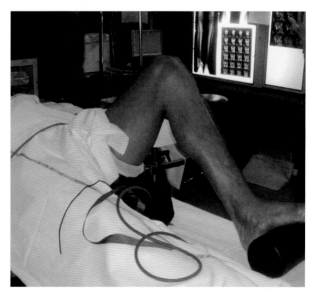

图5.8 常规体位

骨-髌腱-骨（BPB）移植物的获取

我们一般是在进行关节镜手术前获取BPB，以免软组织肿胀。皮肤切口起于髌骨下极，止于胫骨结节下2 cm（图5.9），总长度为6～8 cm，位于髌腱的内侧缘。仔细分离髌腱前方软组织，显露髌腱。检查髌腱的内外侧缘及髌腱的起点（髌骨下极）和止点（胫骨结节）。

髌腱部分的准备

移植物的获取从腱性部分开始。我们采用特殊设计的双刃刀（图5.10）。移植物宽度为10～11 mm，用刀直接切开（图5.11），用23号刀片在髌腱起止点的腱-骨移行区做标记，并用刀片切开骨块前方骨膜做标记。

骨块钻孔

做截骨前，先用2 mm钻头在欲获取的骨块上钻3个孔（图5.12），其中2个钻孔在髌骨上、1个

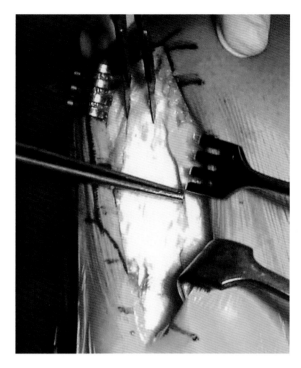

图5.11 判断髌腱内外侧边缘

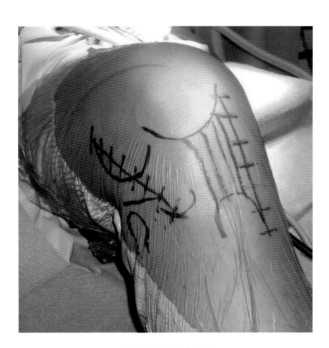

图5.9 切口标志

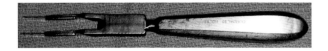

图5.10 双刃刀

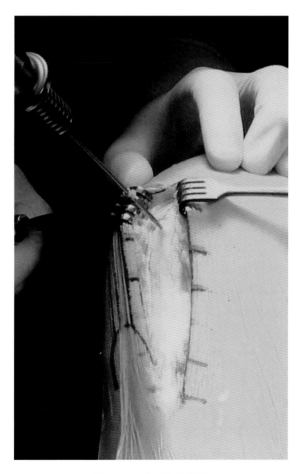

图5.12 截骨前先钻孔

孔在胫骨结节上。我们发现，在取材前钻孔比取材后钻孔容易。

获取骨块

为获取骨块，髌腱中放置 Farabeuf 拉钩，用带深度保护（10 mm）锯片的微型锯截骨，获取移植骨块（图5.13）。

胫骨骨块

胫骨骨块是特殊形状的，有点类似于香槟瓶塞。骨块的近端宽度为10 mm，逐渐扩大，远端外12 mm，骨块长度至少25 mm，厚度不低于10 mm（图5.13）。用弯骨刀截取胫骨骨块。

髌骨骨块

用微型锯准备髌骨骨块。髌骨骨块的宽度为10 mm，长度为15 mm。将胫骨骨块连同髌腱翻向近端，分离髌腱与髌下脂肪垫，显露髌骨下极，用10 mm 宽的骨凿截取髌骨骨块，骨块的厚度为

5～8 mm。骨凿的方向必须平行于髌骨前方骨皮质（图5.14）。截取髌骨骨块时要小心，不要造成髌骨骨折，千万不要用骨凿去探查，必要时可以再用一把骨凿置于第一把骨凿的前方，分离骨块。然后将整块游离移植物在后台进行修整（图5.15和图5.16）。

吸收线间断缝合髌腱的取材处，仔细缝合髌腱前方的深筋膜，以及取骨部位的骨膜（图5.17）。

BPB移植物的准备

本步骤可以由助手操作，主刀医生此时可以进行髁间窝成形，建立骨隧道。第一步是测量髌骨骨块的大小（图5.18），用咬骨剪将骨块修剪成

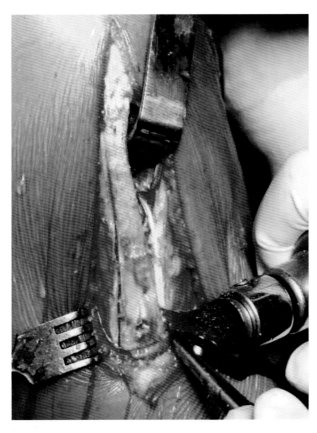

图5.13　切取胫骨骨块

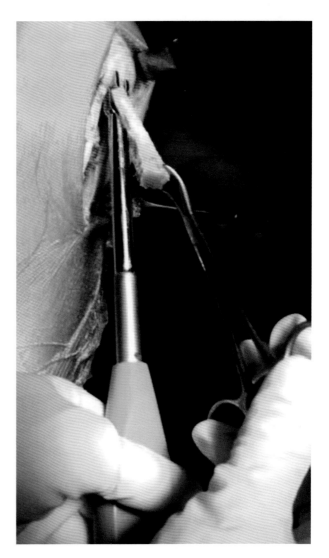

图5.14　分离髌骨骨块

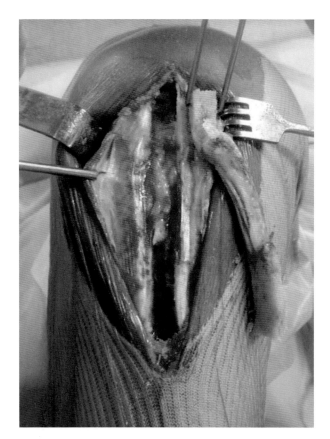

图5.15 髌腱移植物

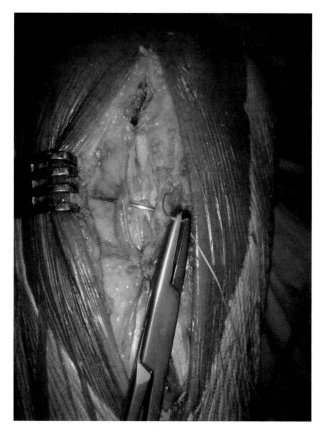

图5.17 缝合骨膜

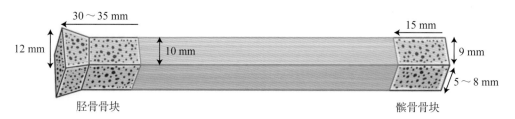

图5.16 自体移植物的形状和大小

圆弧形，骨块应该很容易地通过9 mm的移植物测量模块（图5.19）；胫骨骨块的近端应该能够通过10 mm测量模块，但是远端不能完全通过，这样在股骨一侧，骨块能够得到压配固定。在髌骨骨块上穿牵引线以便移植物通过骨隧道。

FiberWire缝线8字形通过髌骨骨块预钻的两个骨孔，这样在移植物通过骨隧道时可以提供牢固的轴线牵引力；5号吸收缝线穿过胫骨骨块的预钻孔（图5.20），万一股骨固定发生问题时，该缝线可以将骨块回抽。准备好的移植物浸泡在万古霉素生理盐水中，移植物不要用纱布覆盖，以免

被当成废物丢弃。

关节镜

髁间窝准备

从前外侧入路置入关节镜，手术器械从前内侧入路进入（图5.21）。先检查并治疗半月板、软骨的损伤（图5.22）。如果半月板撕裂需要缝合，在ACL重建之前先进行半月板缝合（参见关节镜手术相关章节）；如果怀疑半月板后角损伤，但是视野不清的时候，可以通过Gillquist方法或做后内侧入路（我们的选择），来评估半月板后角的状况。

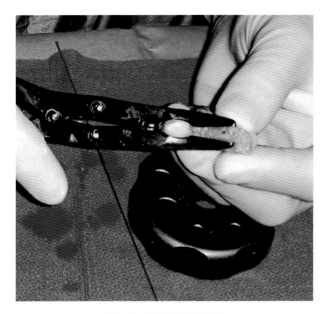

图5.18 测量和修整骨块

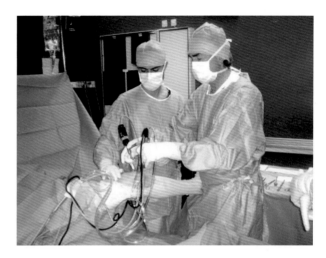

图5.21 关节镜探查

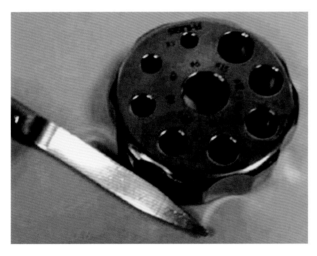

图5.19 移植物测量模块

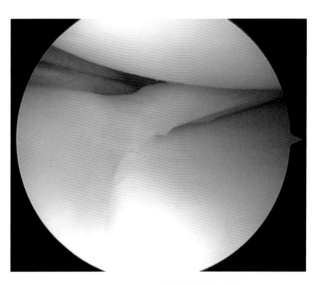

图5.22 内侧半月板撕裂镜下观

首先观察残存的ACL及髁间窝的形态，并行髁间窝成形。以前我们都去除残留的ACL纤维，现在我们会仔细分析残存的足印来确定ACL的植入点，并尽可能保留残留的ACL纤维，除非它们影响视野。如果移植物植入后，残留的纤维与髁间窝发生撞击，则清理之。过度清理髁间窝的侧壁，会影响移植物愈合所需的血液供应。在清理膝关节时，我们采用射频刀，因为与刨削器相比，射频刀对组织的影响较小。除了要尽可能多地保留髁间窝的组织以外，还要有良好的视野来避免最容易犯的错误：股骨骨隧道太靠前（图5.23）。

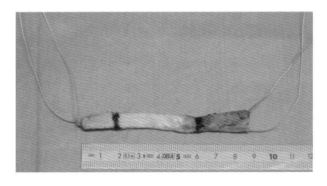

图5.20 制备好的BPB移植物

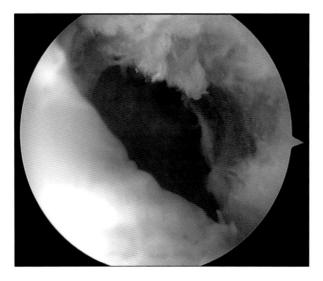

图5.23　髁间窝的后缘（前外侧入路观察）

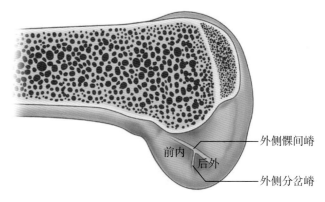

图5.24　ACL股骨止点的位置

髁间窝成形

从我们的资料看，很少需要进行髁间窝成形。只有当看到移植物与髁间窝有撞击的时候才需要进行髁间窝成形。撞击一般多发生于髁间窝的上方，很少发生于外侧壁。

进行髁间窝成形时，膝关节置于半屈曲位置，用弯骨凿修整撞击区域。将骨凿放置于软骨-骨移行区，用榔头轻轻敲击，可以很容易地清理撞击区域，仔细清除骨碎屑，用刨削器或等离子刀将髁间窝修整光滑。

股骨骨隧道

股骨骨隧道的精准定位是ACL重建手术成功的关键。骨隧道的开口位于髁间窝外侧壁（住院医师嵴）的后上方（图5.24）。单束重建时，我们倾向于将股骨骨隧道做在外侧分岔嵴的近端，此处是前内束的止点，位于住院医师嵴的后方。一旦确定了股骨骨隧道的位置，从前内侧入路将股骨钻孔导向器放入到位（图5.25），然后在支架上装入套筒，并标出股骨外侧皮肤切口的定位，皮肤切口的位置必须在股骨外侧髁的外侧、外侧副韧带的前上方，切口尽可能偏外，以免进入髌上囊。

切开皮肤和阔筋膜，将套筒装入股骨钻孔导向器，直抵股骨外侧皮质，导引针通过套筒钻透股骨外侧髁，移去股骨钻孔导向器，并将导引针

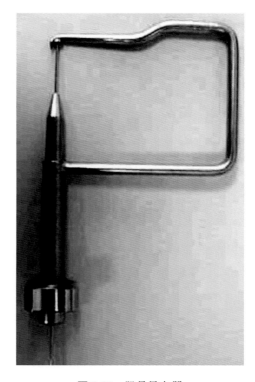

图5.25　股骨导向器

在髁间窝钻出4～5 mm（图5.26），通过前内侧入路核实导引针的位置。用一把刮勺置于导引针尖端，以免钻孔时导引针过度进入关节腔。我们设计了一把特殊的刮勺，在刮勺中部有一小孔，仅可以通过导引针的尖端。6 mm的空心钻通过导引针钻孔（图5.27），空心钻必须与导引针平行，慢慢平稳地推进。如果遇到异常阻力，要立即取出空心钻，仔细检查钻头的方向，可以用一把锋利的钻头去探查已经钻出的骨隧道。如果钻头方向不对，会产生金属碎屑。然后用10 mm空心钻扩

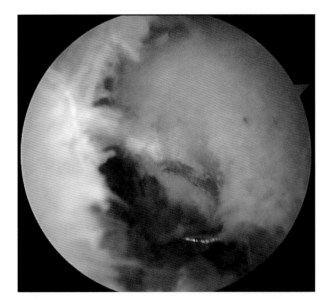

图5.26 导引针穿出

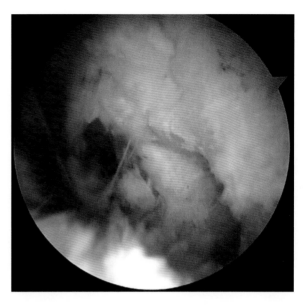

图5.28 股骨骨隧道（前外侧入路观）

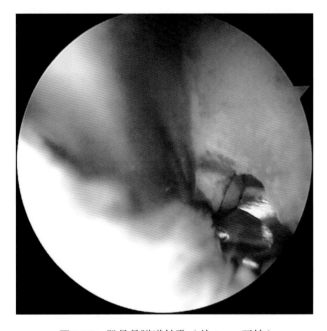

图5.27 股骨骨隧道钻孔（从6 mm开始）

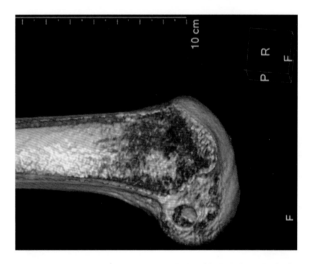

图5.29 三维CT上显示股骨骨隧道的侧壁位置（前内束）

大骨隧道，取出导引针，清理骨隧道里的骨碎屑
（图5.28～图5.30）。股骨骨隧道分步准备有两个
优点：

· 首先，钻孔比较平稳，不需要用大的力量。

· 其次，如果需要，可以调整2～3 mm的骨
隧道位置。通过有孔的刮勺，调整导引针位置。
用10 mm的钻头，能够在先前6 mm的骨隧道基础
上，调整2～3 mm（图5.31）。

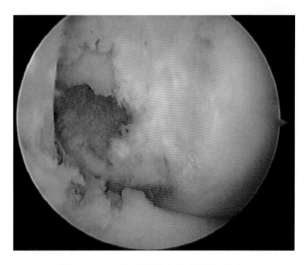

图5.30 股骨骨隧道（前内侧入路观）

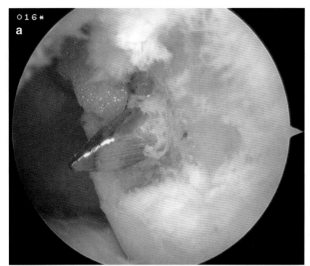

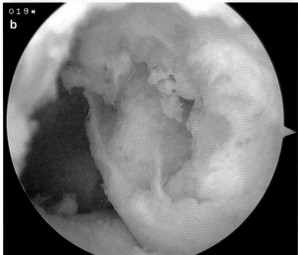

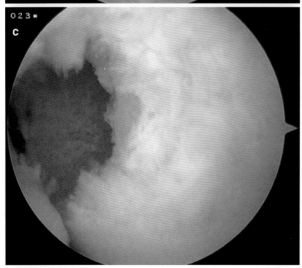

图5.31　a～c. 通过逐步扩孔（6 mm、10 mm），精准定位骨隧道

用吸引器清理所有的骨碎屑（如果遗漏本步骤，术后X线片会显示出来）。然后，用关节镜全范围观察股骨骨隧道里松质骨情况（图5.32）。股骨骨隧道的边角用刮勺打磨以降低移植物磨损风险。最后用塞子堵着股骨骨隧道的外侧开口，以免在准备胫骨骨隧道时漏水。

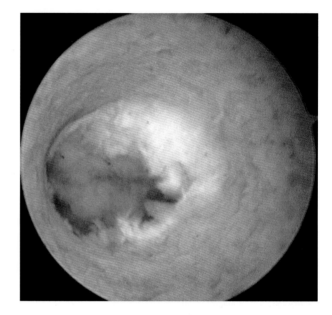

图5.32　从外观察股骨骨隧道

胫骨骨髓道

通过前内侧入路放入胫骨钻孔导向器（图5.33），导向器根据标记进行定位（图5.34）。

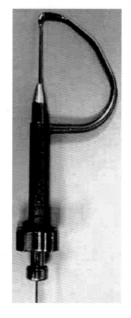

图5.33　胫骨导向器

- 后交叉韧带的前方，胫骨内侧平台的外侧。
- 内侧半月板前角的后方。
- 外侧半月板前角的内侧。

膝关节屈曲90°，将导向器设置到45°，胫骨干骺端的入口在胫骨结节的内侧，将套筒装入导向器，导引针钻入膝关节，并检查导引针位置（图5.35）。

然后伸直膝关节，再次检查导引针位置，确保髁间窝与导引针没有撞击。导引针与髁间窝至少要有3 mm的间距，以避免髁间窝与移植物存在任何的撞击可能，这是R. Jakob提出的移植物间隙（graft clearance）。导引针位置最终确定后，将刮勺置于导引针顶端，分别用6 mm、9 mm空心钻钻孔（图5.36）。必须要分次钻孔（先6 mm后9 mm），如果用9 mm钻头直接钻孔，容易造成胫骨棘骨折；另外，如同股骨骨隧道，如果需要微调骨隧道位，在钻9 mm骨隧道之前，可以通过调整2～3 mm导引针位置。清理骨隧道内的碎屑，以及胫骨入口处的软组织，以免妨碍移植物的通过（图5.37）。

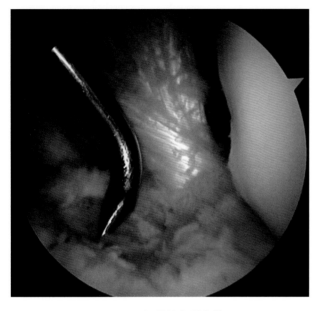

图5.34 胫骨导向器定位

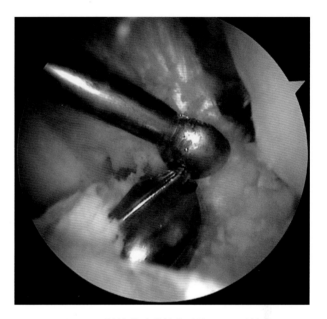

图5.36 胫骨骨髓道钻孔（从6 mm开始）

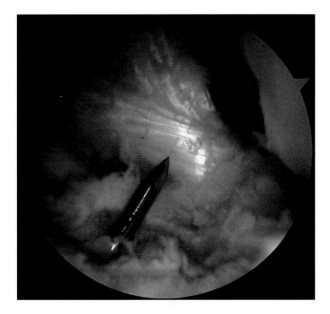

图5.35 导引针钻入膝关节

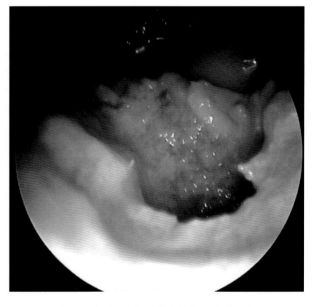

图5.37 胫骨骨髓道（前外侧入路观）

因为移植物是从近端通向远端，本步骤是移植物平稳通过的关键。

BPB移植物置入

膝关节屈曲30°，牵引线从胫骨骨髓道进入，股骨骨隧道穿出，在关节镜下观察，防止牵引线穿过后交叉韧带。从股骨骨隧道置入抓钳，在髁间窝处抓取牵引线，然后将移植物上的牵拉线与牵引线打结（图5.38和图5.39），这样可以以顺行方向将移植物通过股骨骨隧道进入髁间窝，以及胫骨骨髓道。有时候髌骨骨块进入髁间窝有困难，尤其是骨块过长时，此时可以通过前内侧入路置入Wolff抓钳，帮助骨块进入髁间窝（图5.40）。一旦移植物进入胫骨骨髓道，可以击打固定股骨骨隧道的骨块（图5.41）。要注意控制骨块在骨隧道里的走向，肌腱附着面要位于股骨骨隧道的后方，在击打骨块同时，对移植物施加一定的牵引力，以确保移植物顺利进入胫骨骨髓道，还可以防止肌腱折叠嵌顿在股骨骨隧道里，形成"反常的手风琴效应"：股骨侧骨块打击得越多，进入关节的移植物反而更少（图5.42～图5.44）。

持续用打击器击打股骨侧骨块，同时保持牵引力，直到骨块完全埋入骨隧道。

移植物固定

在固定移植物之前，要检查下列几项内容：

· 膝关节在5°～90°伸曲范围内，移植物要等长（图5.45）。

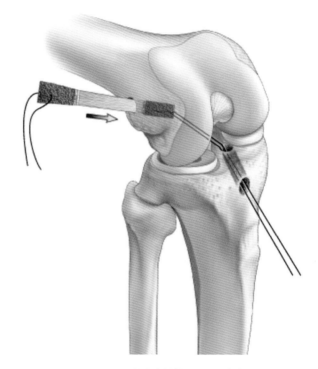

图5.39　引导移植物进入骨隧道

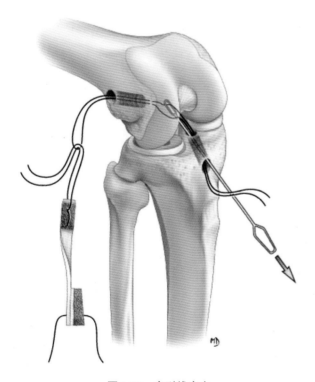

图5.38　牵引线穿出

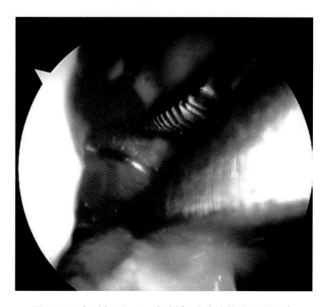

图5.40　有时候用Wolff抓钳帮助移植物进入髁间窝

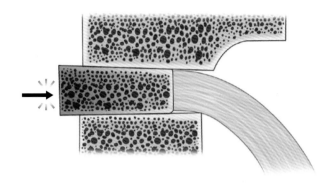

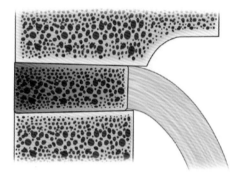

图5.41 击打移植物骨块

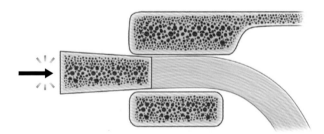

图5.42 "反常的手风琴效应"。移植物远端没有施加牵引力

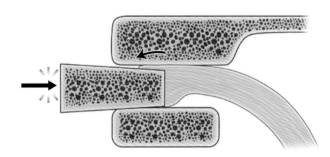

图5.43 "反常的手风琴效应"。移植物肌腱开始嵌顿于骨块和骨隧道侧壁

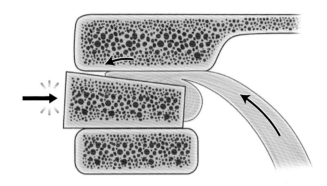

图5.44 "反常的手风琴效应"。移植物完全嵌顿

- 移植物与髁间窝没有撞击。
- 骨块在胫骨骨髓道里没有嵌顿。

在胫骨前内侧、胫骨骨隧道的下方，钻一个2 mm孔，与胫骨取骨区相联通（图5.46）。移植物上的牵引缝线（FiberWire缝线）在骨桥上打结，提供移植物的初始固定（图5.47～图5.49），然后导引针通过骨隧道插入关节，胫骨骨髓道里的导引针应该在骨块的前外侧（图5.50）。如果需要，可以调整导引针的位置。在膝关节腔内，用抓钳固定导引针，长25 mm、直径9 mm的可吸收挤压

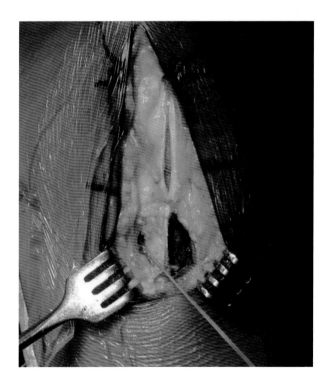

图5.45 胫骨固定之前，用力牵拉牵引线，做膝关节伸曲活动，检查移植物等长

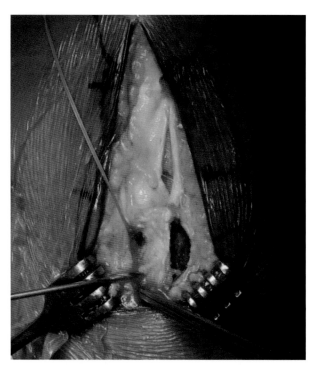

图 5.46　骨隧道钻孔（额外的胫骨固定）

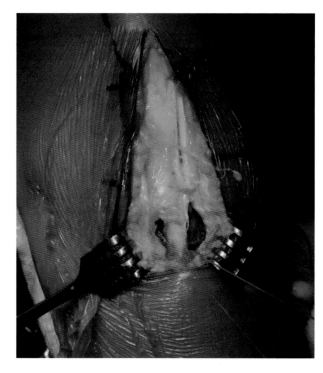

图 5.48　FiberWire 缝线穿过骨隧道

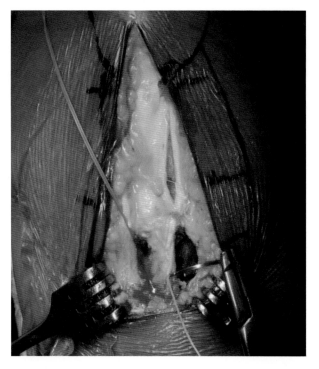

图 5.47　在额外的缝针引领下，将 1 根 FiberWire 缝线通过骨隧道

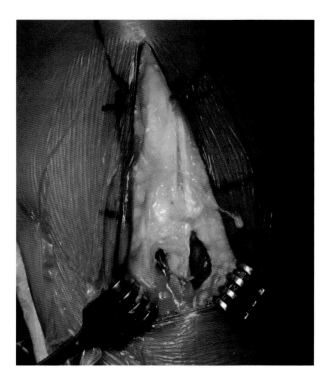

图 5.49　2 根 FiberWire 缝线在骨桥上打结

螺钉（Biosure、Smith和Nephew），拧入骨隧道（图5.51），关节镜监控下将挤压螺钉拧入到关节线水平。在移植物过长的情况下，挤压螺钉与骨块接触会与肌腱接触，造成固定不牢靠。在胫骨侧，所有病例都建议采用骨桥缝合技术结合挤压螺钉的双重固定。

在关闭切口前，有4项内容需要核实：

· 胫骨骨髓道内螺钉与骨块的位置。

· 固定的强度及移植物的张力，膝关节伸直时后方的纤维应该维持张力，前方纤维可略微松弛一点点。

· 髁间窝没有撞击。

· Lachman-Trillat试验稳定。

手术结束时，止血带放气、止血，通过前内侧入路放置引流管，可吸收线缝合皮下组织，皮下缝合或皮钉缝合皮肤。

辅助的加压包扎术后1小时可以拆除。

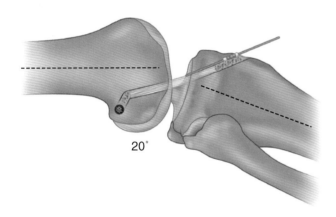

图5.50 移植物及挤压螺钉/导引针的位置

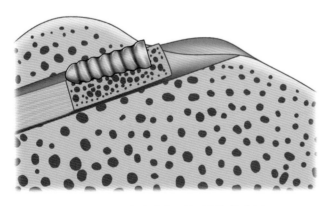

图5.51 胫骨骨髓道里挤压螺钉的位置

术后处理

· 支具固定膝关节于屈曲20° 48小时，保护髌下脂肪垫。

· 术后即刻拍摄正侧位X线片。

· 使用低分子肝素10～15天。

· 术后24小时预防性抗生素。

· 术后12～15天拆除皮钉或缝线。

术后的随访安排在第45、90、180、360天。1年随访时拍摄应力位X线片，对于刚开始做手术的年轻医生，三维CT扫描有助于了解骨隧道位置。

KJ改良技术：KJT或KJG

本手术使用BPB做关节内重建，同时在关节外进行增强，关节外一般采用股薄肌加强缝合，有时候也可采用半腱肌肌腱。我们自1996年开始使用该技术。阔筋膜也可用于手术，后文Lemaire关节外加强技术中会有详细描述。该技术增加旋转稳定性，适用于轴移试验阳性患者，禁忌证是后外侧松弛患者，因为手术会造成永久性胫骨外旋。

获取BPB

同上文所述，我们先获取BPB，前内侧切口，并向远端延伸2 cm。

获取股薄肌或半腱肌

半腱肌或股薄肌肌腱，都可用于关节外前外侧成形。我们倾向于使用半腱肌。辨别鹅足，缝匠肌肌腱位于股薄肌和半腱肌的浅层，沿纤维走向切开，显露其在胫骨的止点。在缝匠肌深面，可以看到近端的股薄肌和远端的半腱肌（图5.52和图5.53）。因为这3根肌腱互相连接止于胫骨，在止点上方4～5 cm处更容易区分。有时分离鹅足时会损伤到内侧副韧带浅层，因为它交叉走行于鹅足肌腱的深面。辨别出股薄肌后，分离并用套圈获取。如果要获取半腱肌，要仔细分离半腱肌（与腓肠肌肌腱膜相连接），用5号缝线编织缝合肌腱的远端，然后切断其在胫骨的止点，用闭环取腱器取腱（图5.54）。将牵引线穿过取腱器，膝

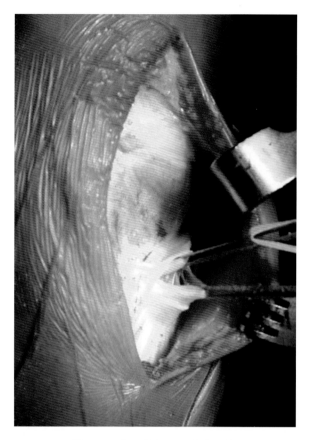

图5.52　分离腘绳肌肌腱（近端）

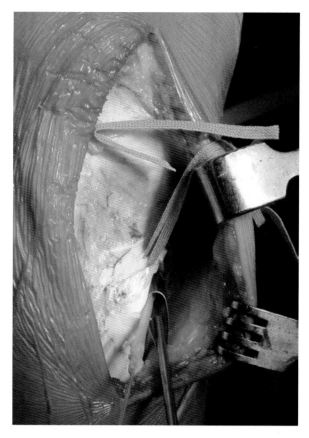

图5.54　用闭环取腱器获取腘绳肌

关节置于4字位，取腱器逐渐推向近端，同时维持肌腱的张力。通常取腱器到达肌肉-肌腱结合部位时阻力会增加，肌腱一般至少粗5 mm，长18 cm。

移植物制备

用骨凿或手术刀刀背清理肌腱上附着的肌肉纤维，近端是肌肉-肌腱移行区，通常比较宽和薄。用5号缝线编织缝合，然后将肌腱穿过BPB胫骨骨块上预钻的4.5 mm骨孔（图5.55和图5.56）。这样的复合移植物，有骨隧道里的骨性固定，又可以进行关节外的增强固定。

关闭伤口时，缝合缝匠肌并额外放置一根引流管。

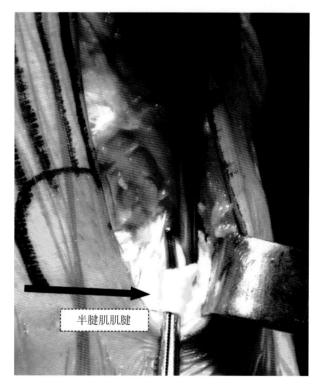

半腱肌肌腱

图5.53　分离半腱肌肌腱

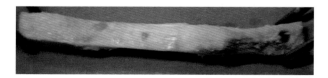

图5.55　BPB移植物。胫骨骨块上钻4.5 mm骨孔

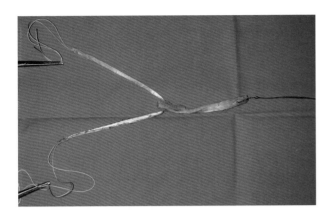

图 5.56 复合移植物（BPB 和腘肌肌腱）

关节外增强固定的手术入路

等 BPB 及腘绳肌制备后，在做关节镜之前，先做膝关节外侧切口。前外侧切口长 5 ～ 7 cm，起于股骨外上髁止于 Gerdy 结节水平（图 5.57）。沿纤维方法分离髂胫束，注意不要伤及髂胫束深面的外侧副韧带，用剪刀触摸外侧副韧带的前后缘，在其后方，还可以触摸到腓肠肌外侧头及后关节囊结构。股骨上，后外侧结构及外侧副韧带的止点，形成三角形。分离到外侧副韧带深面，保持在关节外，以免关节灌洗液外流。因此，我们建议先完成关节内手术，然后在最后完成本手术步骤。股骨骨隧道的外侧入路，选在外侧副韧带股骨止点的后上方（图 5.58 ～图 5.63）。这个入路，决定了关节外增强固定的生物力学性能，因此股骨骨隧道与经典的关节内前交叉韧带 KJ 重建术相比，比较偏水平走向。

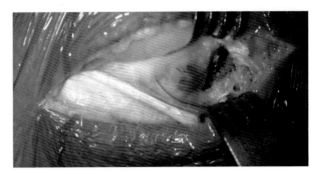

图 5.58 股骨骨隧道位于外侧副韧带的近端

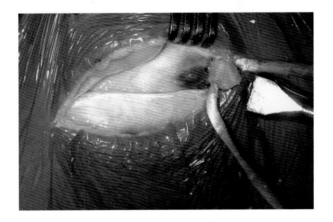

图 5.59 近端压配固定

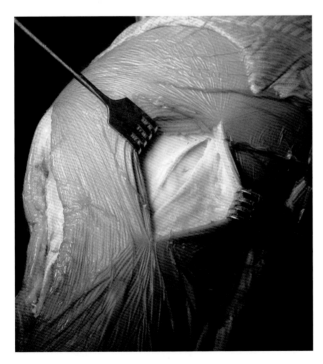

图 5.57 外侧入路，切开阔筋膜张肌

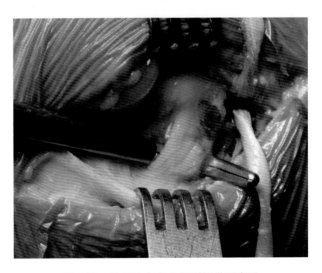

图 5.60 移植物先在外侧副韧带下穿过

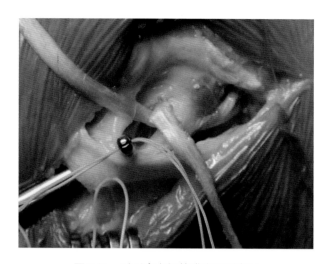

图5.61 后下束在阔筋膜张肌下穿过

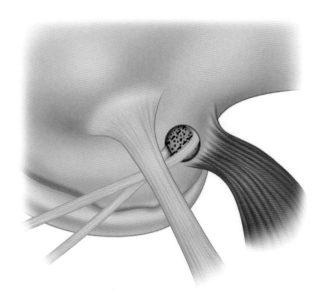

图5.62 外侧肌腱固定术，近端固定

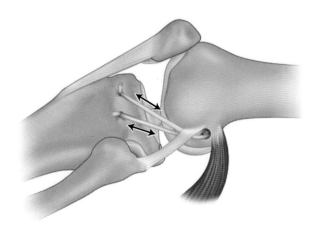

图5.63 外侧肌腱固定术，近端和远端固定

关节外增强术的固定

当打入股骨骨隧道时，移植物的近端固定已经自动完成（图5.59），肌腱的两根游离端，在外侧副韧带深面穿过，远端肌腱固定在Gerdy结节下，在Gerdy结节处用开口器做骨隧道（图5.64），为开口需要，可以在Gerdy结节外侧缘松解小部分胫前肌。在近端，肌腱的前游离端从前向后穿过骨隧道，肌腱的后游离端从后向前穿过同一骨隧道，在此之前，肌腱先要在阔筋膜张肌深面穿过，从其后缘穿出（图5.60和图5.61）。两根肌腱侧-侧缝合，形成牢固的固定（图5.63和图5.65）。在关节内重建完成后，膝关节屈曲30°、旋转中立位调整关节外增强的张力。

放置引流并关闭伤口，5号线间断缝合髂胫束（图5.66）。

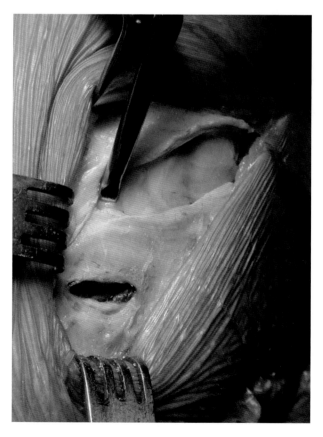

图5.64 Gerdy结节下的骨隧道。用开口器做内侧开口，松解少量胫前肌后做外侧开口

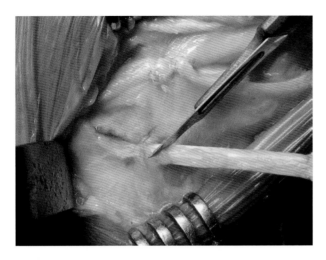

图5.65 完成外侧肌腱固定术

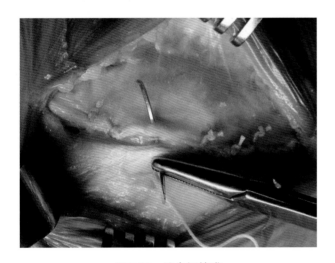

图5.66 缝合阔筋膜

Lemaire关节外增强术

1967年，Marcel Lemaire发明了采用阔筋膜进行关节外增强的手术。随后Dejour教授对其进行了改良，用于治疗旋转不稳定，尤其是轴移试验阳性的病例。手术不控制内侧间室的胫骨前移。

本手术技术可以与前交叉韧带重建术（KJT）联合使用，也可以单独使用。手术指征包括前交叉韧带重建术后残留的外侧间室松弛，以及老年患者（55岁及以上）的慢性前方不稳定。内侧半月板后角缺失的病例，理论上不适合本手术，因为内侧半月板后角是旋转中心。

体位

手术可以在全身麻醉或局部麻醉下进行。患者取平卧位，大腿近端的外侧放置立柱阻挡，足部放置阻挡，将膝关节固定在屈曲30°，大腿近端安放止血带，对侧身体放置支架，使得术中手术床可以向对侧倾斜。

入路

外侧皮肤切口，起于Gerdy结节远端，沿髂胫束纤维走向向近端延伸，长约15 cm（图5.67）。

阔筋膜移植物的获取和制备

用23号刀片，切取18 cm长、1 cm宽的阔筋膜（图5.68和图5.69）。取材时注意不要伤及外侧

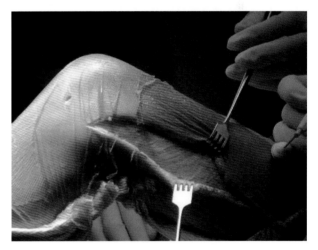

图5.67 Lemaire外侧入路

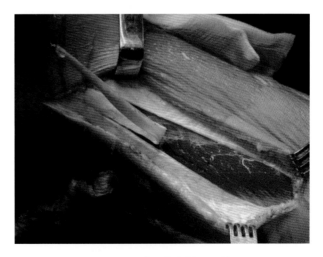

图5.68 髂胫束取材，近端

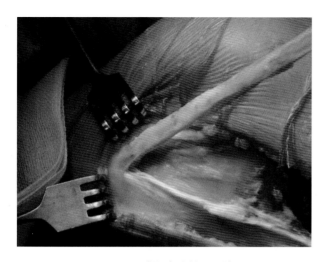

图 5.69　髂胫束取材，远端

副韧带。移植物的背侧缘就是肌间隔的前缘，移植物远端保持与 Gerdy 结节的连接。

　　然后移植物清除所有的脂肪组织，近端用 5 号吸收缝线编织至少 2 cm（图 5.70）。

股骨骨隧道准备

　　标记股骨骨隧道入路，前方入路正好位于外侧肌间隔在股骨外侧髁的止点，沿肌间隔从近端往远端触摸，很容易辨别出该位置，仔细提起股外侧肌，用 Farabeuf 或 Hohmann 拉钩，将其连同髌上囊一起拉向前方。

　　止血，然后膝关节屈曲，将小腿悬于手术台边缘，这样可以放松阔筋膜的后方。后方骨隧道的开口恰好位于三角区域的定点，该三角区域的

前缘是外侧副韧带。后缘是腓肠肌外侧头（见图 9.2）。在股骨外侧髁的下方很容易找到外侧副韧带，如果寻找困难，也可以从腓骨小头顶端寻找。骨隧道位置最佳的标志就是腓肠肌外侧头的前缘。

　　清理外侧副韧带周围的结缔组织，用精细组织剪刀仔细分离近端 2/3 外侧副韧带深面与滑膜的间隙（图 5.71），在外侧副韧带深层还可以触摸到腘肌肌腱。

　　两个骨隧道用直开口器开口，用 O 形 Shaunessy 血管钳，逐步扩大骨隧道（图 5.72）。弯曲的导引针从前向后穿过骨隧道，牵引线将移植物穿过骨隧道（图 5.73）。

准备胫骨骨髓道

　　胫骨骨髓道走行于 Gerdy 结节下方，在结节后方的胫前肌切开 1 cm，胫骨骨髓道的后方出口位于此处，然后用开口器开口（图 5.74）。

　　胫骨骨髓道的前方开口位于 Gerdy 结节前方（图 5.75）。用开口器开口，并用 O 形 Shaunessy 动脉钳扩大，从后向前将导引缝线通过弧形缝线穿过器穿过胫骨骨髓道。

移植物穿过

　　移植物用导引缝线在外侧副韧带下从远端向近端穿过，注意不要扭曲移植物（图 5.76），移植物在外侧副韧带和腘肌肌腱之间通过时要保留

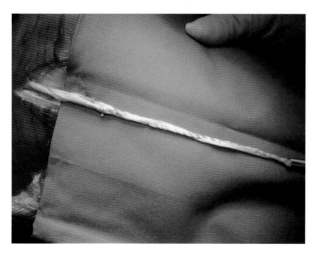

图 5.70　髂胫束制备

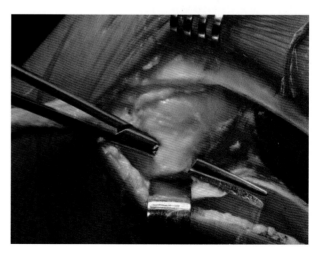

图 5.71　分离外侧副韧带

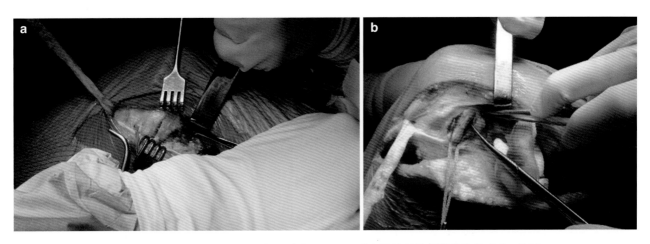

图5.72 a. 用开口器做股骨前方骨隧道开口；b. 手术器械股骨骨隧道的前后开口位置

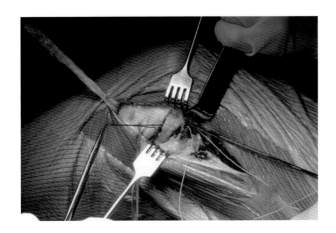

图5.73 牵引线穿过股骨骨隧道

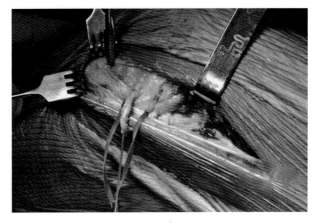

图5.75 创建胫骨骨髓道前内侧入路

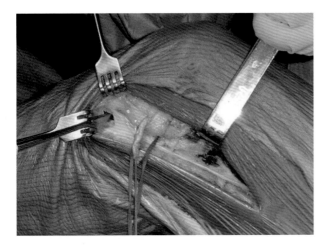

图5.74 用开口器创建胫骨骨髓道后外侧入路

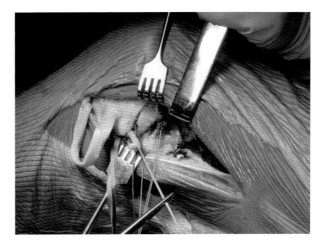

图5.76 移植物从远端向近端在外侧副韧带下穿过

外面的滑膜组织，然后利用导引缝线将移植物从后向前穿过股骨骨隧道（图5.77），移植物折返，再次穿过外侧副韧带，这次是从近端向远端穿过

（图5.78），最后从前向后穿过胫骨骨髓道。

然后将膝关节置于中立伸直位，与Lemire最早描述的外旋位不同。

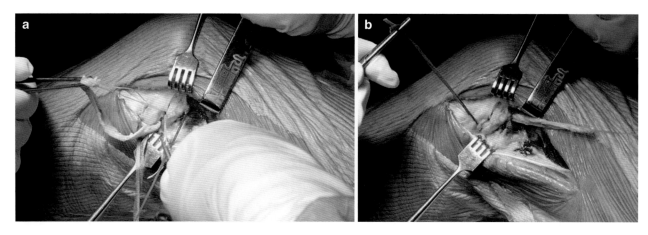

图5.77　a、b.移植物穿过股骨骨隧道

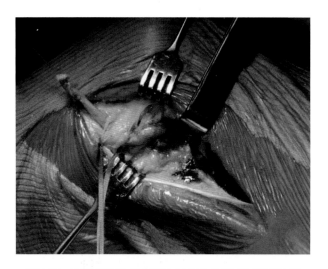

图5.78　牵引移植物从近端向远端在外侧副韧带下穿过

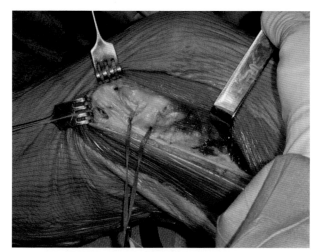

图5.79　完成Lemaire关节外肌腱固定术

外侧增强的固定

用5号编织吸收缝线将移植物的末端在胫骨骨髓道的两侧缝合，在远端将两根牵引缝线用Reverdin缝针缝合在髂胫束边缘，作为额外的固定，这样就完成了关节外的肌腱缝合术（图5.79）。间断缝合剩余的髂胫束，以防止股外侧肌肌疝发生。逐层关闭切口，阔筋膜下放置引流管。

术后处理

· 膝关节支具固定于屈曲20°（M. Lemaire建议完全伸直）48小时。

· 术后第1天开始关节活动。

· 允许全部负重。

采用短移植物的关节外增强术

P. Christel介绍了Lemaire技术的改进手术。取10 cm长的阔筋膜，移植物的远端仍保留在Gerdy结节上，近端进行编织。将其在外侧副韧带和腘肌肌腱之间穿过。

导引针穿过外侧副韧带股骨止点与腓肠肌内侧头，通过导引针钻20 mm长骨隧道，将移植物牵引进入骨隧道，在膝关节屈曲20°、旋转中立位调整移植物张力，然后用挤压螺钉固定。

如果合并ACL重建手术，将移植物牵引进入10 mm直径的股骨骨隧道，然后关节镜下在髁间窝处将导引缝线引出，调整移植物张力。将ACL移植物引入股骨骨隧道，骨块从外向内打击，这样确保稳定。

ACL重建合并胫骨高位截骨术

ACL重建合并胫骨高位截骨术的手术指征是，术前有膝内翻的早期骨关节炎，或者合并有外侧不稳定的病例。本手术有两个独立的手术组成，本章及第17章（胫骨高位外翻截骨术）有详细描述。在此我们讲解手术步骤。我们采取开放的楔形截骨已超过10年，优点是可以精准地纠正畸形，但是注意不要改变胫骨平台的后倾角度。导引针要在胫腓关节的近端穿出胫骨外侧骨皮质，截骨在该位置上方进行（参见第7章）。

先进行BPB取材，股骨骨隧道和胫骨骨髓道建立。通过同一个前内侧切口，在放置移植物之前，先进行开放楔形截骨（图5.80），等截骨完成后（参见第17章），术中透视检查畸形纠正是否正确，金属杆代表的是机械轴线（图5.4）。截取合适大小的髂骨骨块，在内侧副韧带的后方将髂骨骨块植入，以防止加大胫骨平台的后倾角，用2～3枚骑缝钉或接骨板（图5.5和图5.81），如果采用接骨板固定，为避免拧入胫骨骨髓道，可

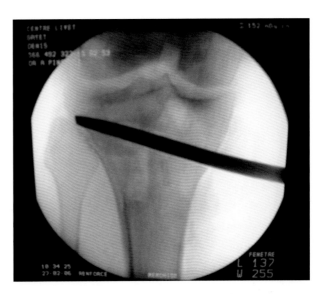

图5.80 透视下控制截骨方向

以先在骨隧道里放一把9 mm钻头，并用关节镜检查核实，接骨板放置于偏后方，可以预防胫骨平台后倾增大。等截骨固定完成后，将BPB拉入股骨和胫骨的骨隧道，胫骨骨隧道里的骨块，可以用钢丝环绕在螺丝上（图5.82），或者用前面

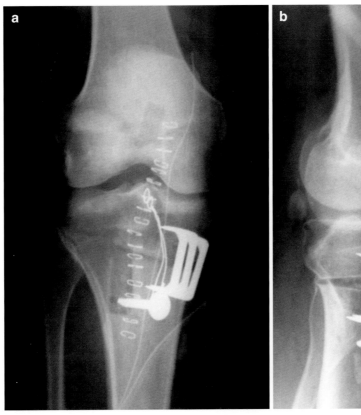

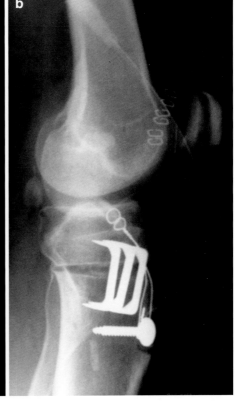

图5.81 用骑缝钉固定的病例，术后正位（a）和侧位（b）X线片

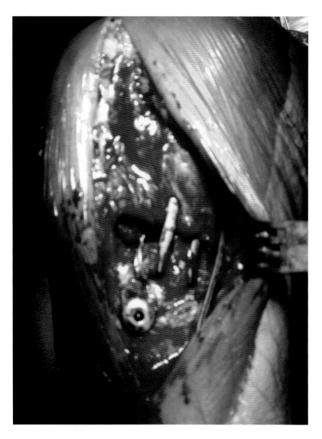

图 5.82 胫骨侧，钢丝环绕的螺钉上固定

描述的 FiberWire 缝线穿过骨桥固定。开放楔形截骨术合并 ACL 重建，用单一的钢丝或骨桥固定，不够牢固，所以我们建议再加用挤压螺钉固定移植物。

术后处理

· 屈曲活动限制在 120° 以内 45 ～ 60 天。
· 术后 60 天才可以负重。
· 术后可以进行关节训练。
· 不锻炼时用支具固定膝关节在屈曲 20°。

6 用6股腘绳肌肌腱重建前交叉韧带

Anterior Cruciate Ligament Reconstruction with Six-Strand Hamstring Tendon Graft

S Orduna, N Darwich, and C Butcher

引言

采用自体髌腱是前交叉韧带（ACL）重建术的金标准，已经使用许多年了，至今仍在广泛使用。然而，由于供区损伤小、软组织固定技术的改进，以及临床效果良好，我们采用腘绳肌肌腱进行ACL重建。本章我们将讲述采用自体6股腘绳肌肌腱（3股股薄肌和3股半腱肌移植物，TGST）进行ACL重建的手术技术。

诊断与影像学检查

除了要有详尽的病史和体格检查，还需要有MRI检查，以及KT 2000关节活动度测量仪进行双侧膝关节的对照，还要注意有没有伴随的后外侧角或半月板损伤、膝关节力线不良等情况，这些情况会导致ACL重建手术失败。

移植物的选择

可供选择的移植物有：腘绳肌肌腱、髌腱、股四头肌肌腱，异体肌腱仅在特殊情况下使用。

S Orduna (✉) · C Butcher
Healthpoint, Abu Dhabi, UAE
e-mail: s.orduna@healthpoint.ae

我们在下述情况下，采用腘绳肌肌腱：

· 患者因职业需求或受社会习俗影响需要"膝盖行走"、爬行、跪坐。

· 患者有髌股关节疼痛病史，或者有髌腱病变。

· 患者的骨骺没有闭合。

采用同侧腘绳肌肌腱进行ACL重建的绝对禁忌证是以前已经有过腘绳肌手术史。

手术技术

麻醉与体位

大部分患者采用区域麻醉，尤其是收肌管神经阻滞麻醉，还可用于术后镇痛，静脉使用第一代头孢菌素预防感染。

对侧肢体穿大腿长度的弹力袜、跟骨下放置保护垫。大腿上安放充气止血带，但是实际操作中很少使用。患者取平卧位，大腿处放置立柱及双足的支持，对侧用髋部固定器稳定骨盆。大腿处的立柱起阻挡作用，允许术中外翻膝关节以打开内侧间室。在手术过程中，下肢应该可以全方位活动（图6.1～图6.4）。通过前内侧入路钻股骨

N Darwich
Burjeel Orthopedics and Knee Sports Medicine Centre,
Abu Dhabi, UAE

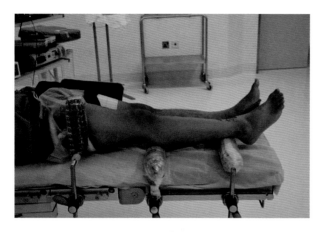

图6.1　伸直位

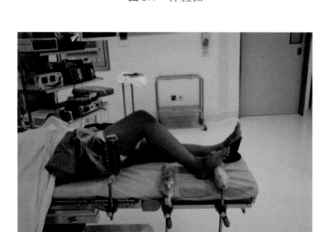

图6.2　90°屈曲位

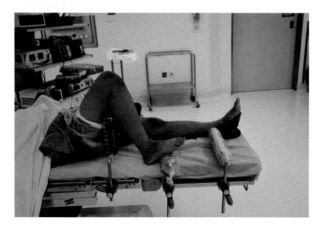

图6.3　120°屈曲位

骨隧道时，需要膝关节完全屈曲，以避免损伤股骨内侧髁软骨。

用记号笔标记髌骨、髌腱、前外侧入路、前内侧入路及取腘绳肌肌腱的部位（图6.5）。

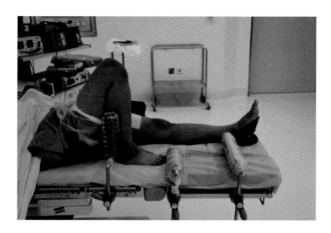

图6.4　完全屈曲位

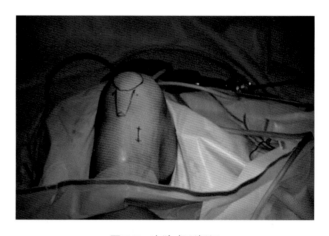

图6.5　皮肤表面标记

将0.25%布比卡因20 mL注射到髌上囊（内含5 mg吗啡、1∶100 000肾上腺素）作为初始镇痛，皮肤切口处及皮下用含1∶100 000肾上腺素的0.25%布比卡因浸润，以期止血和初始镇痛。

腘绳肌腱取材

在腘绳肌胫骨止点处做直切口取材（图6.6），缝匠肌的上缘位于大约胫骨结节下1横指，或者内侧关节线下3横指。

皮肤切口靠近胫骨嵴，以便在半腱肌不够用时延长切口，获取髌腱。在用髌腱的ACL重建的翻修术中，我们将原切口向下2～3 cm，到达胫骨结节，以便腘绳肌肌腱取材及取出原先的内固定材料。皮下组织用剪刀分离，降低损伤隐神经髌下分支的风险。

钝性分离显露缝匠肌，用Allis钳夹住肌腱的

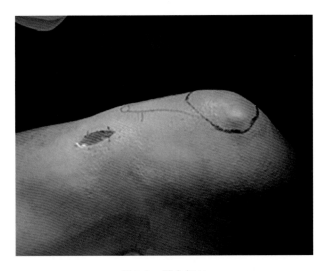

图6.6 纵向切口

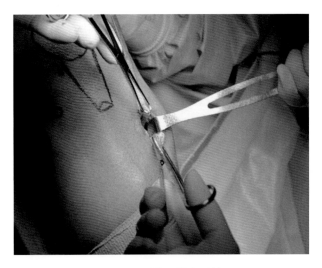

图6.8 用剪刀纵向延伸

远端，在其近端做1 cm横切口（图6.7）然后用剪刀向近端扩张，显露深面的鹅足（图6.8）。

通过缝匠肌的缺口，用电刀做一倒L形切口，切断两根肌腱在胫骨上的联合止点（图6.9），将缝匠肌筋膜用Allis钳提起，从胫骨上分离，显露并保护其深面的内侧副韧带（图6.10），用手术刀锐性分离两根肌腱的胫骨止点。

用直角钳在缝匠肌筋膜的深面，将两根肌腱分离，保留缝匠肌筋膜以便关闭切口（图6.11）。将股薄肌肌腱锐性分离并用宽Allis组织钳夹住，然后用刀片在缝匠肌筋膜的深面游离（图6.12）。

仔细分离两根肌腱之间的连接筋膜（图6.13），沿股薄肌的浅面分离以免损伤隐神经。

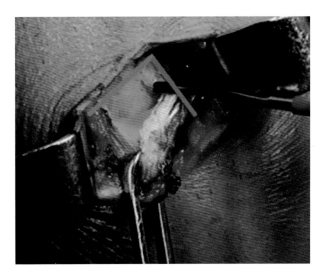

图6.9 通过缝匠肌用电刀做倒L形切口

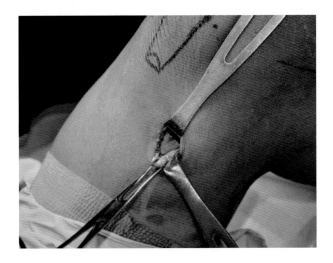

图6.7 用Allis钳夹住缝匠肌筋膜的远端并切开

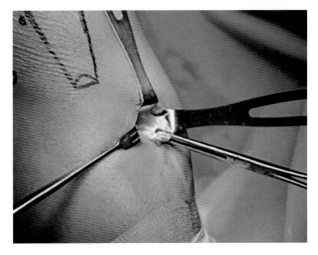

图6.10 用Allis钳夹住缝匠肌筋膜，从胫骨上提起

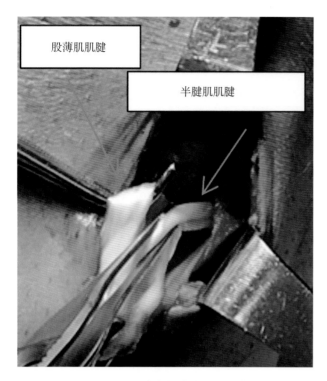

股薄肌肌腱

半腱肌肌腱

图6.11　用直角钳分离两根肌腱

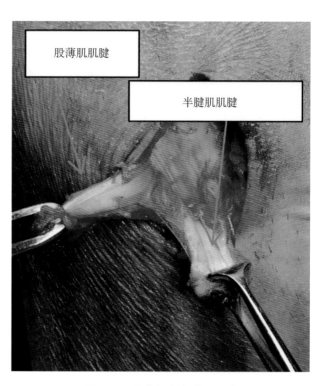

股薄肌肌腱

半腱肌肌腱

图6.13　股薄肌和半腱肌肌腱

用2号不吸收缝线连续缝合（大约5针）股薄肌肌腱的游离缘（图6.14），用力牵引，然后用手指松解残留的筋膜。

用闭环取腱器分别获取两根肌腱（图6.15和图6.16），先取股薄肌肌腱。将膝关节屈曲90°，取腱器沿肌腱走向慢慢旋转推进。

用同样方式获取半腱肌，但是从半腱肌下缘到腓肠肌内侧头之间，有更多的筋膜组织需要分离，以免取腱过程中半腱肌肌腱中途断裂。

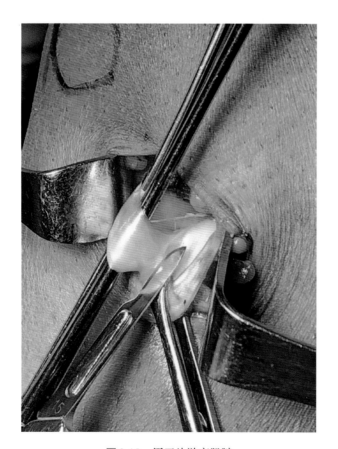

图6.12　用刀片游离肌腱

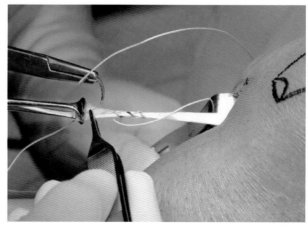

图6.14　在股薄肌肌腱的游离缘连续缝合约5针

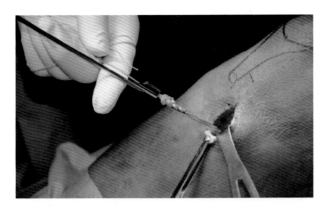

图6.15 闭环取腱器用于股薄肌肌腱取材

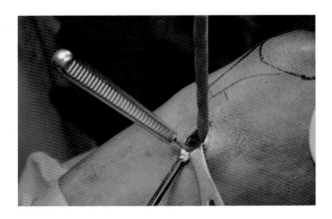

图6.16 获取肌腱

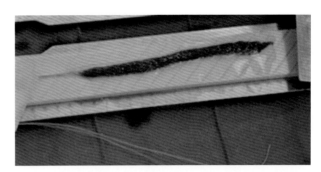

图6.17 肌腱放置于准备板上

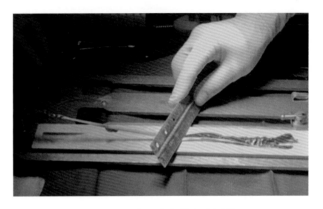

图6.18 清理残留的肌肉纤维

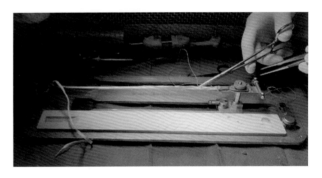

图6.19 肌腱近端缝合成小管状

在取腱过程中，如果取腱器偏离了肌腱的走向，会造成半腱肌肌腱中途断裂。如果在推进取腱器时遇到额外阻力，要放松牵引力及取腱器，在再次推进取腱器之前先拉紧肌腱。旋转推进有助于取腱。成功获取的股薄肌肌腱一般长20～26 cm，半腱肌肌腱一般长24～30 cm。

6股腘绳肌肌腱的准备

当股薄肌肌腱取腱完成后，助手着手准备移植物，主刀医生更换手套后继续半腱肌的取腱工作（图6.17）。

将移植物放置于准备板（Smith and Nephew Graftmaster Ⅲ）上，用金属直尺、大号刮勺或剪刀柄钝性清理肌腱上残留的肌肉纤维（图6.18）。

两根肌腱的近端用2号不吸收缝线缝合形成小管状，并加以牵张力（图6.19）。

呈小管状的肌腱近端，缝合在聚酯纤维条带的中部（图6.20）。

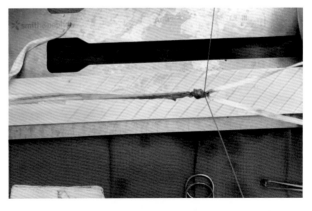

图6.20 移植物的近端（译者注：原文为远端，根据上下文，应该是移植物的近端）缝合于聚酯纤维条带的中部

将EndoButton袢钢板放置于固定夹上，编织缝合股薄肌和半腱肌肌腱的远端游离缘，并系于套圈上（图6.21～图6.23）。

两根肌腱的近端连同聚酯纤维条带，穿过袢钢板的套圈，形成一个移植物环（图6.24），然后将聚酯纤维条带的一边，穿过移植物环，形成3股的移植物（图6.25和图6.26），聚酯纤维条带及呈小管状的移植物在袢钢板的套圈上打结（图6.27）。

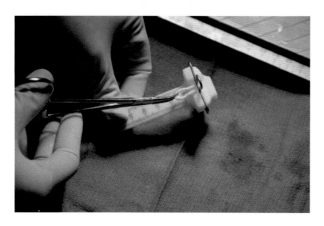

图6.21　EndoButton袢钢板置于固定夹子上

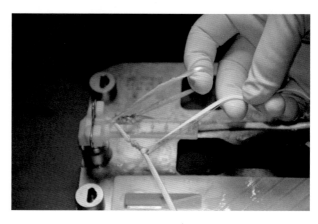

图6.24　将肌腱的远端穿过袢钢板套圈，形成移植物环（手术医生示指勾住）

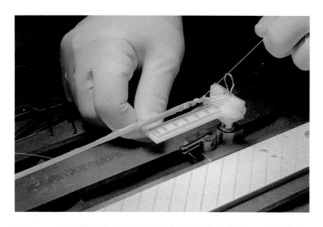

图6.22　股薄肌和半腱肌肌腱的近端编织缝合，在袢钢板套圈上打结

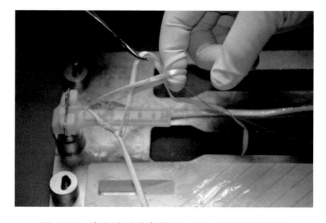

图6.25　将聚酯纤维条带的一段，穿过移植物环

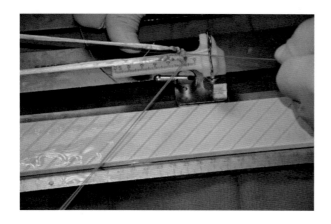

图6.23　两根肌腱的近端，已经缝合在袢钢板套圈上

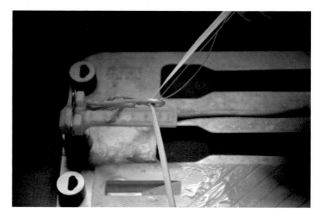

图6.26　形成3股股薄肌肌腱

采用同样方式处理半腱肌肌腱（图6.28和图6.29）。

用移植物直径测量器测量TGST的直径（图6.30）。

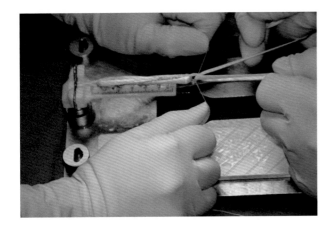

图6.27 将聚酯纤维条带打结并缝合在肌腱环上

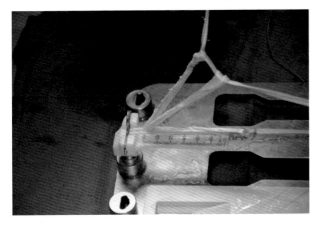

图6.28 聚酯纤维穿过半腱肌肌腱环（上方），止于股薄肌肌腱（下方）

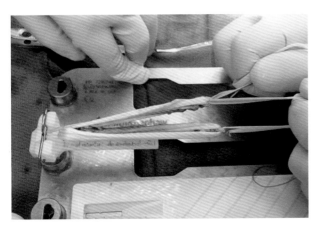

图6.29 3股半腱肌和3股股薄肌移植物制备完成

移植物用含万古霉素的湿纱布覆盖，置于准备板上进行预牵拉（15～20磅）（图6.31）。

经过预牵拉后，6股移植物用2号不吸收缝线在近端30 mm处和远端20 mm处缝合，以期获得牢靠的固定（图6.32）。测量股骨骨隧道长度，在移植物相应水平做标记，有助于移植物的精准定位。聚酯纤维条带可以提供移植物的牵引，并可以用骑缝钉固定在胫骨上作为额外的固定。

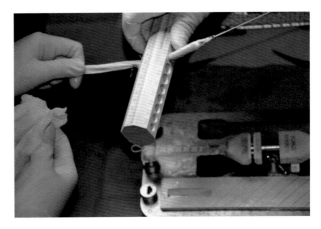

图6.30 测量移植物的直径

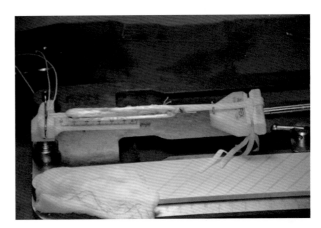

图6.31 移植物的预牵拉

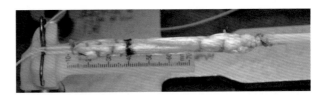

图6.32 在近端30 mm和远端20 mm处，将6股移植物缝合在一起

关节镜入路

我们一般用2～3个入路（图6.5），常规使用高位外侧入路作为观察孔，该位置可以提供ACL在股骨髁止点的视野，有助于判断ACL的走向，以及股骨骨隧道的解剖位置。位于髌骨内下缘的前内侧入路，用于手术器械的置入，也用于股骨外侧髁的观察。

我们可以将前内侧入路略微向远端延伸几毫米，用于股骨骨隧道的钻孔，有时股骨足印处难以到达，也可以在前内侧入路的下方、内侧关节线水平做一辅助入路，可以用18号腰麻穿刺针定位。本辅助入路尽可能低，但是刚好在内侧关节线上方，以免损伤内侧半月板。

如果入路太偏内侧，会造成股骨骨隧道太短，以及镜下钻孔时伤及股骨内侧髁。用钝头关节镜闭塞器及Metzenbaum剪刀扩大入路以便手术器械的通过（图6.33）。

将关节镜从前外侧入路改到前内侧入路，观察有没有损伤被遗漏，如关节囊半月板边缘撕裂、半月板根部分离或骨软骨损伤。

髁间窝成形

常规关节镜检查及治疗相关病损之后，我们开始准备髁间窝成形。用刨削器、电刀或射频刀，清理股骨外侧髁和胫骨平台上残留的ACL（图6.34）。首选使用射频刀，因为在清理过程中可以

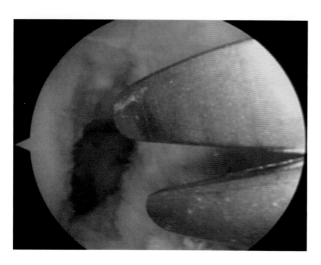

图6.33 用剪刀扩大前内侧入路

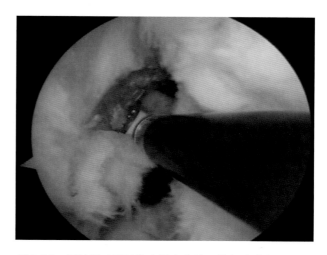

图6.34 用射频刀通过前内侧入路清理外侧壁残留的ACL

止血，并且在清理髁间窝外侧壁时不容易伤及骨组织。我们认为，不必要完全清理所有的残留纤维组织，可能它们还有一些本体感受功能。

采用前内侧入路技术，可以更容易定位股骨骨隧道，与以前技术相比，在股骨外侧髁侧壁上的位置更靠后，使得ACL移植物走向比较水平，避免与后交叉韧带（PCL）撞击，而且大部分情况下，不需要进行髁间窝成形。但是某些情况下，还是需要选择性进行髁间窝成形，如先天性髁间窝狭窄（女性常见），或者髁间窝骨赘导致的髁间窝硬化。

股骨骨隧道

股骨骨隧道的定位是在前内侧束的位置，在髁间嵴的后方，住院医师嵴的近端深面（见图5.24），距离后壁3 mm。微骨折用的开口器，通过内侧入路进行开口（图6.35）。

把关节镜移到前内侧入路，可以观察开口位置是否正确。通过内侧入路置入合适偏距的股骨瞄准器，如7 mm偏距钻8 mm骨隧道，可以保留3 mm的股骨骨隧道后壁。瞄准器的后翼置于股骨后髁的顶端，膝关节慢慢弯曲到120°（图6.36）。将2.7 mm的导引针放入开口器预做的入口，并钻出大腿（图6.37），如果屈膝不够，可能造成导引针偏后进入肌间隔，有损伤腓总神经的风险。

4.5 mm EndoButton袢钢板钻（施乐辉内镜公

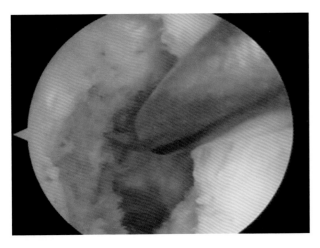

图6.35 通过内侧入路，将微骨折开口器置入关节，用于股骨隧道的开口或做一印记

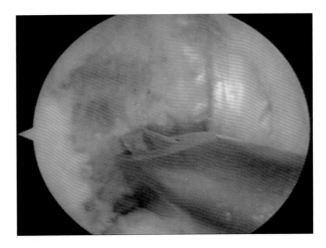

图6.37 将2.7 mm导引针置于向前的开口内

司）用于钻透股骨骨皮质的骨隧道（图6.38），用测量器测其长度（图6.39）。

然后从7 mm直径起，逐步将股骨骨隧道扩大到移植物近端的直径。股骨套筒的深度必须要容纳TGST移植物（一般为25～30 mm），外加6 mm翻袢的长度。股骨骨隧道靠关节面处用骨锉

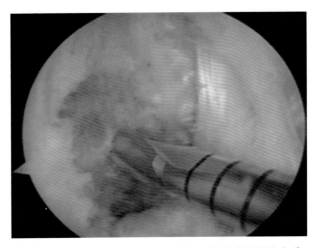

图6.38 用4.5 mm EndoButton袢钢板钻钻透股骨骨皮质

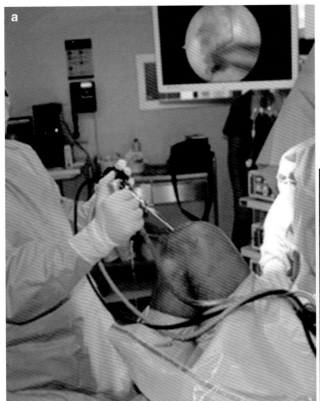

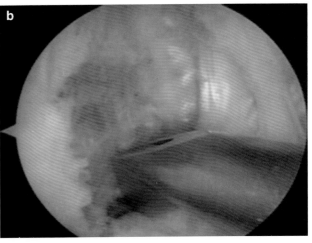

图6.36 股骨瞄准器进入关节（a），膝关节完全屈曲，在显示器上观察（b）股骨瞄准器置于过顶位

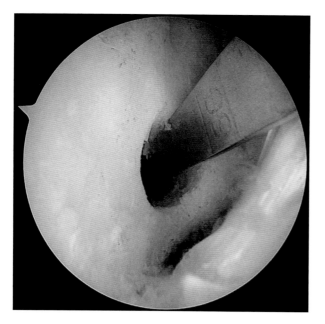

图6.39 测量股骨骨隧道的长度

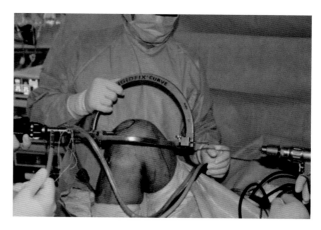

图6.41 附加弧形导引器，然后从膝关节内侧打入骨隧道交叉针

修平，然后关节镜下观察骨隧道，并用刨削器清除骨碎屑。

然后，置入Rigidfix导引器，并从内侧打入两根股骨骨隧道的交叉针（图6.40和图6.41），在关节镜下观察并确认股骨骨隧道里交叉针的位置（图6.42），并且可以看到关节灌洗液从空心针中流出（图6.43）。

用导引针将5号不吸收牵引线的一端，从大腿外侧引出。牵引线的套圈留着股骨骨隧道入口处，以备将腘绳肌移植物引入（图6.45）。

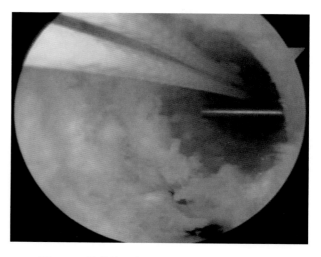

图6.42 关节镜证实一根Rigidfix交叉针的位置

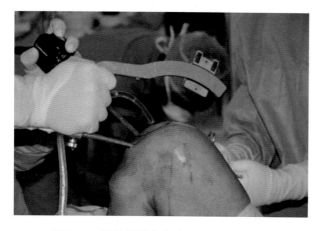

图6.40 股骨骨隧道中置入Rigidfix导引器

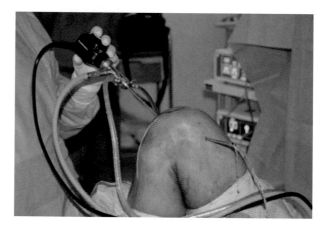

图6.43 关节灌洗液从Rigidfix针道中流出，也可证实交叉针在骨隧道里

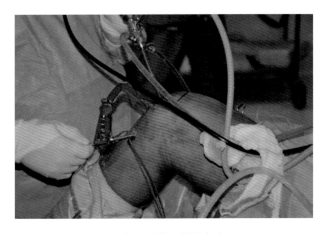

图6.44 可调节胫骨瞄准器设定在50°～55°

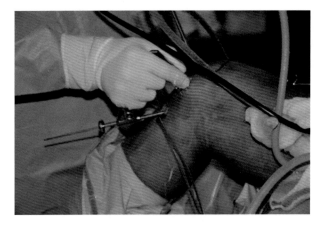

图6.46 钻入导引针

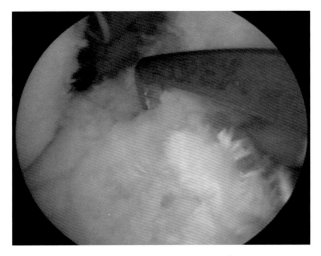

图6.45 胫骨瞄准器关节内位置

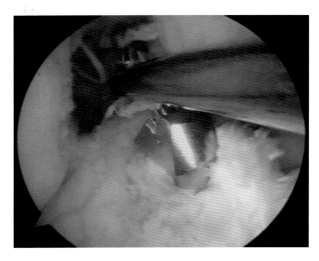

图6.47 在胫骨钻孔时，用Kocher钳夹住导引针

胫骨骨髓道

将可调节胫骨瞄准器通过前内侧入路置入膝关节，角度设置在50°～55°，以确保胫骨骨髓道的长度在45～55 mm（图6.44）。

瞄准器尖端定位在外侧半月板前角的后缘、胫骨棘突的中间（图6.45），离PCL大约7 mm。

导引针钻入，然后从5 mm开始逐步扩大骨隧道直至移植物的直径（图6.46和图6.47）。骨隧道的内口用骨锉修整光滑，外口用电刀或骨膜剥离器修整。

固定移植物

现在有多种移植物的固定方法，各有优缺点。腘绳肌肌腱与骨组织的愈合是一个长期的过程，在股骨侧，我们选用EndoButton CL袢钢板及Rigidfix交叉针联合固定，它们可以提供移植物与骨组织360°全方位接触，在活动时可以有效抵抗松动。

胫骨侧固定时，要考虑到骨密度下降的情况，胫骨的固定装置要能够抵抗平行骨隧道的剪切力。骨隧道内挤压螺钉固定，能够提供较高的初始固定力量和强度，在负重活动时松动较少。

我们一般采用生物吸收的挤压螺钉骨隧道内固定，但是如果固定强度不够时，加用骑缝钉固定。

计算EndoButton CL袢钢板的长度及移植物最后制备

EndoButton袢钢板套圈的长度，取决于移植物进入骨隧道的长度及整个骨隧道的长度。例如，股骨骨隧道长度测量为48 mm，移植物准备进入股骨骨隧道30 mm，那么套圈长度应该是18 mm。也可选用新一代的短袢，以提供股骨-EndoButton CL袢钢板-TGST移植物复合体的刚度，此时套圈长度为15 mm。经预牵张的移植物，用记号笔标记股骨骨隧道的测量长度（如48 mm），全长的2号翻转线及5号牵引线，穿过EndoButton袢钢板的远端孔，也可将第2根5号牵引线穿过同一孔并从胫骨骨髓道引出，以便万一术中发生困难，可以将移植物取出。

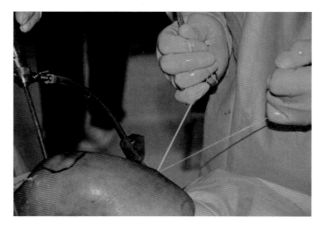

图6.49　核实EndoButton袢钢板翻袢成功

移植物穿过及股骨固定

将先前置于股骨骨隧道的5号缝线套圈，在关节镜观察下从胫骨骨髓道引出，用来将FiberWire 2号翻袢线和另外一根5号牵引线拉出大腿外侧。在关节镜监视下，用牵引线将EndoButton袢钢板及腘绳肌肌腱穿过关节，拉进股骨骨隧道（图6.48），根据先前做的标记，将移植物多拉进骨隧道6 mm以便EndoButton袢钢板穿出外侧骨皮质并翻袢。轻轻晃动股骨外侧皮质并且牵拉移植物，以确认EndoButton袢钢板安放到位（图6.49和图6.50）。在移植物上施加拉力，可以在股骨骨隧道的内口看到先前做的植入深度标记。

如果对EndoButton袢钢板的位置不能确定，可以进行术中透视，EndoButton袢钢板应该紧贴皮质骨。

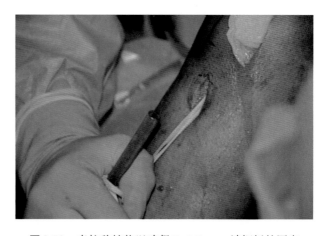

图6.50　牵拉移植物以确保EndoButton袢钢板的固定

等EndoButton袢钢板翻袢成功后，在保持移植物张力和膝关节屈曲90°时，两根Rigidfix交叉针，通过股骨内侧打入（图6.51和图6.52）。

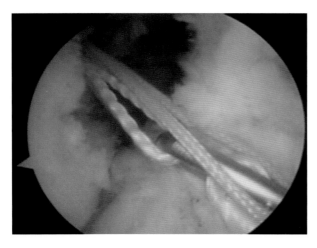

图6.48　EndoButton袢钢板及移植物穿过胫骨和股骨骨隧道

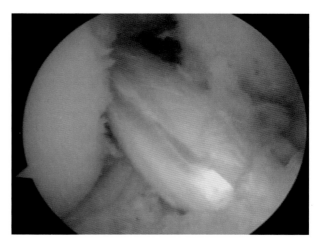

图6.51　在打入交叉针之前，关节镜下证实移植物张力良好

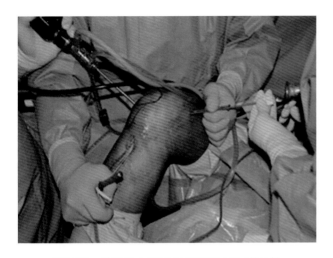

图6.52 从股骨内侧打入两根Rigidfix交叉针

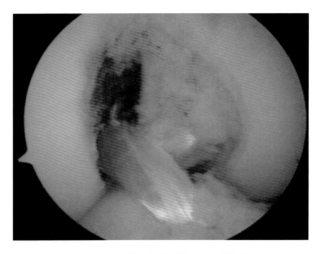

图6.54 最终再次评估ACL移植物

移植物拉伸

在6股移植物的两端施加牵引力，做至少30次的膝关节0°～90°伸曲活动，以确保EndoButton袢钢板紧贴股骨外侧皮质，并且消除移植物的蠕变。我们在膝关节屈曲20°时固定移植物，以防止移植物影响膝关节伸直。

胫骨侧固定

胫骨侧的固定，我们选用生物可吸收的挤压螺钉。用1.1 mm导引针判断胫骨骨髓道方向。

将比胫骨骨髓道直径粗1 mm的生物可吸收挤压螺钉拧入，直到与骨皮质齐平（图6.53）。如果操作过程中感觉扭力不够，或者患者骨质疏松，需要用骑缝钉额外固定。

检查膝关节的稳定性和活动范围，要确保膝关节能够全范围活动，在关节镜下，再次评估移植物的张力及是否有撞击情况存在（图6.54）。

在证实膝关节能够全范围活动，Lachman试验、前抽屉试验和轴移试验阴性后，紧贴皮肤剪断牵引线和翻袢线，并从大腿外侧抽出。

关闭切口

在腘绳肌取腱部位放置闭式引流，以防术后血肿和内侧瘀斑形成，24小时后拔除。取腱时保留的缝匠肌筋膜，用0号吸收线缝合，皮下用细吸收线缝合。

术后处理

• 如果是单纯的ACL重建术，在活动支具和拐杖保护下，允许完全负重，膝关节活动范围限制在0°～90° 4周。如果还合并半月板修补或骨软骨手术，非负重4周。

• 通过早期运动、抗栓塞袜，以及低分子量肝素注射2周来预防血栓。

• 术后7～10天复诊，拆线并X线摄片检查。

并发症

感染、深静脉血栓、关节活动度下降等并发症风险，与其他的ACL术相仿。但是，我们采用

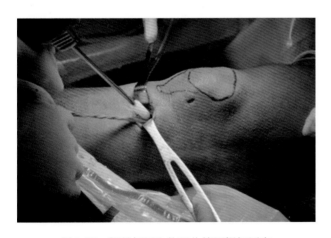

图6.53 胫骨侧用生物吸收挤压螺钉固定

腘绳肌肌腱的ACL重建术，没有伸膝装置断裂、髌骨骨折风险。腘绳肌肌腱移植的特有并发症有：腘绳肌肌腱取腱时中途断裂、隐神经损伤、取腱部位出血和术后康复时腘绳肌拉伤。

遵循取腱原则可以减少腘绳肌取腱时断裂。如果股薄肌断裂，而半腱肌成功获取，可以用3～4股肌腱，此时仍旧可以使用EndoButton CL祥钢板作为股骨侧的固定，但是因为移植物变短，胫骨侧可以将聚酯纤维条带系在皮质骨螺钉上，或者用骑缝钉固定。如果需要，还可以用25～30 mm的生物可吸收挤压螺钉增强固定。如果半腱肌取腱时断裂，可能要用其他的自体材料（如髌腱、股四头肌肌腱）或异体组织。

7 前交叉韧带重建翻修术

Revision Anterior Cruciate Ligament Reconstruction

R Magnussen, G Demey, P Neyret, and C Butcher

引言

总体而言，前交叉韧带（ACL）重建术后翻修手术在增加。本手术难度高，因此术前必须仔细规划，术前医生必须要明白：

- 前次手术骨隧道的位置在哪里？
- 该采用何种移植物？
- 需要一期手术还是二期手术？
- 拟采用何种固定方式？

要回答这些问题，需要明确了解前次 ACL 重建术失败的原因。解答这些关键问题，有助于翻修手术的进行，避免影响手术结果的技术失误。手术不仅仅取决于技术，也取决于对功能恢复的期望。医生的预期结果与患者期望值有较大差异时，建议先采取保守治疗。

失败原因

了解病史的细节很重要，包括原先的损伤机制、前次重建手术的信息，如移植物种类、手术技术及术中发现（半月板和关节软骨的状况）等。还要确定术后康复计划、恢复到原先运动的时间，以及手术操作的结果，如原有病症治疗的结果或是半月板撕裂的后果。

技术失误

技术失误是 ACL 重建术后不稳定的最常见原因。

骨隧道位置错误

这是迄今的最常见原因，胫骨和股骨骨隧道的位置可以在 X 线平片（见失败原因分析）和 CT 上显示。我们认为三维 CT 在评估骨隧道位置方面相当有用。

股骨骨隧道的位置失误比胫骨骨隧道的失误多见，但也有可能两者同时存在失误。股骨侧，骨隧道太靠前方（图 7.1），导致与股骨髁撞击，影响伸直；股骨骨隧道太靠后方，会导致膝关节屈曲位松弛或伸直位张力过高。移植物在髁间窝过于垂直也会影响控制胫骨旋转能力。

胫骨侧，如果骨隧道太偏后，会导致移植物

R Magnussen
Centre Albert Trillat, Lyon, France

G Demey
Clinique de la Sauvegarde, Lyon Ortho Clinic, Lyon, France

P Neyret (⊠)
Infirmerie Protestante, Lyon, Caluire, France
e-mail: Philippe.neyret01@gmail.com

C Butcher
Healthpoint, Abu Dhabi, UAE

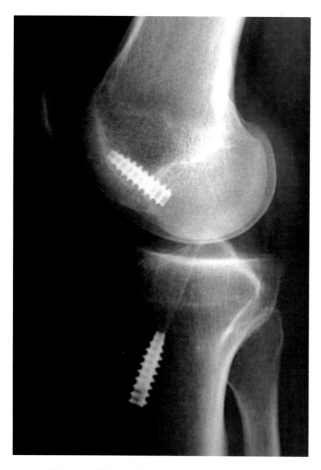

图7.1 侧位X线片显示股骨骨隧道位置偏前

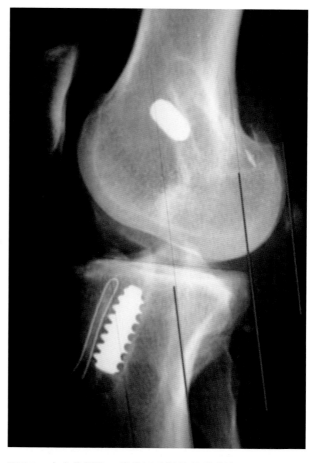

图7.2 应力位侧位X线片显示胫骨骨隧道偏后，造成移植物过于垂直，控制胫骨前移能力减弱，胫骨前移

过于垂直，影响控制胫骨前移能力（图7.2）；如果骨隧道太偏前，移植物伸直位会在髁间窝产生撞击。同样的，如果骨隧道偏外侧，会使移植物撞击股骨外侧髁的内侧缘，造成移植物磨损或断裂。

固定不牢靠

移植物的固定可能会不牢靠或不充分，如采用BPB时挤压螺钉与骨块的接触不够，会产生上述情况；螺钉拧入太深或太浅也会影响固定强度，造成挤压螺钉与移植物骨块分离。另外，骨组织质量不好，也会削弱螺钉的固定强度。这种情况常见于胫骨侧，这也是我们在胫骨侧采用双重固定的原因。

移植物质量差

采用的移植物太小或质量欠佳，会引起ACL

重建术的早期失败。同种异体组织的质量，差异很大，与其消毒灭菌的处理过程有很大关系。

合并的病损

ACL重建术时，合并的后内侧角或后外侧角病损处理不当，会导致术后持续不稳定或手术失败。特别需要关注的是，内侧半月板是否要切除，如果切除过多的内侧半月板，会增加移植物承受的应力，造成手术失败。胫骨平台后倾过多（大于13°），也会因移植物应力增加而失败（图7.3）。有时还会遇到髁间窝狭窄，导致移植物撞击和磨损。

再次损伤后断裂

移植物损伤性断裂引起失败的情况比较少见。要证实这个原因，我们需要了解前次手术时的胫

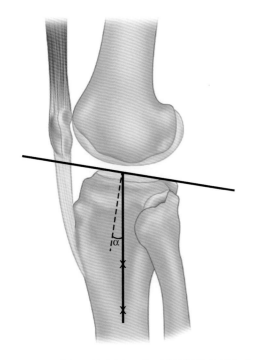

图7.3 胫骨近端侧面的绘图显示，测量胫骨长轴与内侧关节面连线构成的胫骨平台后倾角

骨松弛度的客观检查记录及患者有明显的损伤史。一般的损伤很少造成移植物断裂。移植物断裂常常伴有断裂声及关节血肿。患者通常将前次重建手术的失败归因于一般的损伤，因此仔细排除其他的失败因素很重要，行翻修术时不要犯前次手术同样的错误。

生物学失败

生物学失败被认为是ACL移植物再血管化和经历韧带化进程的失败。同种异体移植物的韧带化进程明显缓慢及常常不完全，易被诊断为生物学失败。同样要排除其他的失败原因。

失败原因分析

必须要完成术前评估。

临床检查

除了前方松弛外，我们还需要辨认前次手术留下的瘢痕；如果前次手术采用的是BPB移植物，要检查是否有髌骨和胫骨的骨缺损；检查有没有额外的不稳定（尤其是后外侧角或后内侧角）；评估膝关节是否有过度反屈、膝内翻或膝外翻；是否有广泛的韧带不稳定等。

初次手术记录回顾

重要的信息包括移植物的种类和固定方式，以及术中并发症和困难之处。

放射学检查

我们应该了解的信息：
- 单腿站立膝关节屈曲30°正侧位X线片。
  - 该体位可以在冠状位和矢状位评估骨隧道位置。此外，还可以了解骨隧道扩大情况。
- 放射学上客观测量胫骨前移程度。
  - 该位置可以定量测定前方松弛程度，并与对侧比较。
- 双侧站立膝关节屈曲45°前后位X线片（Schuss位）。
  - 该摄片方法对检测胫股关节骨关节炎最敏感。
- 膝关节屈曲30°髌骨轴位片。
  - 该位置可以观察髌股关节炎及髌骨轨迹不良。
- 如果临床上怀疑有下肢力线异常，拍摄下肢全长片。
  - 可以判断下肢的机械轴线，考虑是否需要相应的截骨矫形。

三维重建CT检查

这是一项基本检查，CT检查不仅可以提供骨隧道的精确位置，而且可以提供X线平片不能清晰显示的骨缺损情况。轴线位截面图的分析尤其有意义，可以评估股骨骨隧道与髁间窝的关系（包括走向、位置及填充）。理想的截面图是髁间窝呈现成罗马拱门形状（图7.4），而且股骨骨隧道也能显露出来。轴线截面图还可以用来分析移植物的固定、挤压螺钉的位置及吸收情况。完整地描述股骨骨隧道的位置需要其在横截面和矢状面的信息。

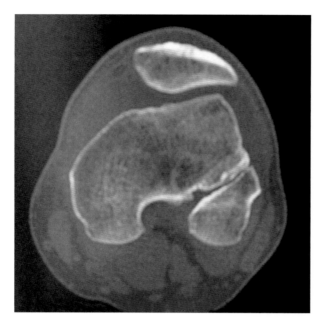

图7.4 CT横截面图像显示ACL重建术中理想的股骨骨隧道位置，髁间窝呈罗马拱门状时骨隧道中心化

在胫骨侧，横截面CT可以显示胫骨骨隧道位置。矢状面图像可以分析骨隧道走向，以及移植物固定情况。同样，要评估骨隧道进入关节的确切位置需要在多个切面上分析数据。

CT图像上很容易观察到骨隧道的尺寸及骨缺损等情况。邻近关节面骨缺损的评估尤其重要（图7.5）。如果骨缺损大于15 mm，会产生雨刮效应（windshield-wiper effect），导致移植物松动。这种情况下可以采用植骨填充骨缺损（参见下文"手术技术"部分）。采用双束重建后失败病例的翻修术，常见骨隧道过大情况。

三维CT重建将大量的平扫图像整合在一起，对于了解骨隧道位置非常重要。

当定量分析有困难时，可以定性分析移植物位置和骨隧道走向（图7.6）。

这些图像可以精准显示术中会遇到的髁间窝形态，是术前计划不可或缺的工具。

MRI

MRI可以显示先前移植物的形态，了解半月板和关节软骨的状况。在诊断移植物失败和预测手术结果方向相当有用，但在做翻修术前计划方面没有CT检查的作用大。

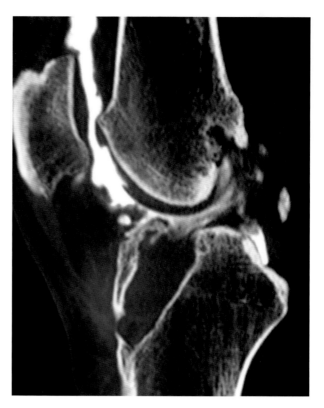

图7.5 膝关节矢状面CT影像显示ACL胫骨骨隧道有增大情况

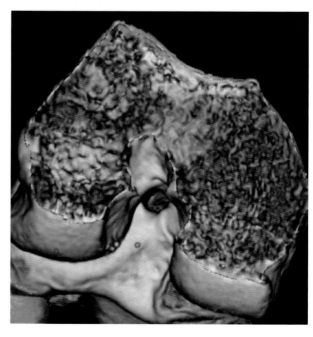

图7.6 从远端观察的右侧股骨三维CT影像，显示先前骨骨隧道情况，可见其在股骨髁间窝过于垂直

手术技术

总则

我们采用的ACL翻修术与初次重建术相似（参见第5章）。主要的不同在于已无获取同侧BPB移植物可能，需要在对侧肢体取材。另外需要考虑的是，先前骨隧道的存在，以及骨缺损对翻修术的影响。

在取出原先内固定材料或同时进行截骨手术时，影像增强仪（C臂机）相当有用。

在麻醉情况下再次体格检查，了解前方松弛情况，并判断是否还有不稳定情况。

移植物选择

自体BPB是我们比较倾向于采用的ACL重建翻修术移植物，因为其可以获得稳固的骨-骨固定。另外，如果采用前次手术的骨隧道，BPB的骨块有助于填充已扩大的骨隧道，并且可以通过旋转骨块来调整移植物位置。

如果前次手术距今已经超过18个月，还有可能再次获取同侧的BPB。当再次取腱时，要延长原切口。

当因为严重骨缺损导致同侧股四头肌取材或同侧BPB再取材不可能时，建议采用对侧自体股四头肌肌腱移植，股四头肌肌腱具有宽大、较厚的肌腱，并带有骨块。手术前必须决定取材部位，以便告知患者及进行相应的消毒铺巾。在某些特定情况下，也可以采用腘绳肌肌腱进行重建。

关节探查

做前外侧和前内侧入路，全面评估关节软骨面和半月板情况，用刨削器清理脂肪垫和瘢痕组织，清晰显露髁间窝（图7.7）。用小骨刀做有限的髁间窝成形有助于扩大视野。必须要完全看到髁间窝股骨外侧壁的后方，以确保股骨骨隧道的位置（图7.8）。

一般脂肪垫仅需做少量清理，但有时需要做脂肪垫切除，以便正确进行胫骨骨隧道定位（图7.9）。

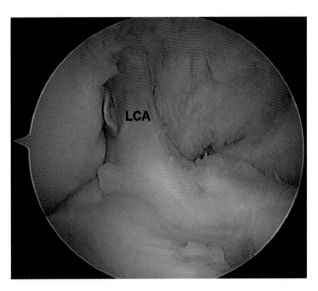

图7.7 右侧膝关节髁间窝的关节镜下观，显示胫骨骨隧道位置过后，导致ACL移植物过于垂直

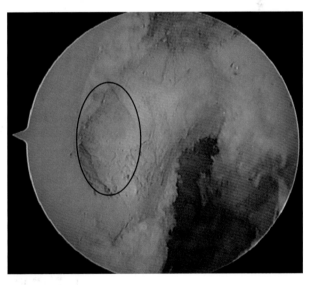

图7.8 右侧膝关节髁间窝外侧壁的关节镜下观，清晰显示股骨外侧髁的后方，先前的股骨骨隧道位置过于偏前（圆圈）

骨隧道位置

这里存在两种情况：① 前次重建术的骨隧道位置正确；② 有一处或两处不正确。

前次手术骨隧道位置正确

内固定取出

当前次手术骨隧道位置正确时，先前的内固

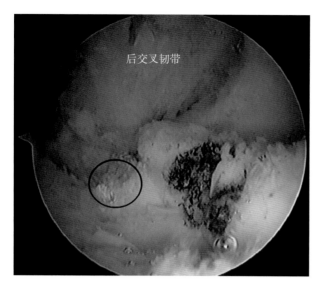

后交叉韧带

图7.9 脂肪垫和瘢痕清理后的胫骨平台表面，注意观察先前的移植物在胫骨的连接处过于靠后（圆圈）

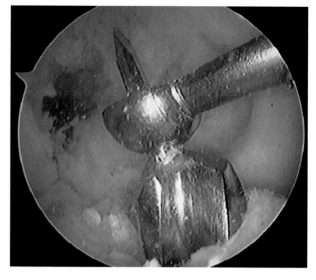

图7.10 关节镜下显示，带导引针的9mm钻头再次钻孔，用刮匙保护导引针

定材料通常会妨碍骨隧道的准备，以及新移植物的放置。如果内固定是金属材料并且在骨组织内（如金属的挤压螺钉），必须取出。准备合适的螺丝刀很重要，因此必须要获取前次手术的记录信息。

在胫骨侧，我们通常去除所有的固定材料，包括任何的皮质骨固定（骑缝钉或螺丝钉）及骨组织内的固定材料。有时骨组织生长旺盛，尤其是在股骨侧，会掩盖内固定，此时C臂透视机有助于内固定的定位。

骨隧道钻孔

如果前次手术的骨隧道位置良好，通常可以再次使用。用恰当直径的钻头在原有骨隧道再次钻孔是可行的，尤其在胫骨侧。

胫骨侧骨隧道的准备如同先前的ACL重建术，在旧的骨隧道内插入导引针，用合适直径的钻头（一般为9mm）再次钻孔（图7.10）。注意要用刮匙或刨削器清除骨隧道内任何的残留材料（如可吸收钉等）（图7.11）。

如果术前判断骨隧道有扩大情况出现，可能会影响到移植物的选用。某些情况下，可以采用比较大的骨块。进关节面的骨隧道扩大，会影响移植物的位置，需要仔细观察。骨隧道的扩大一般在松质骨区域，会造成固定困难。

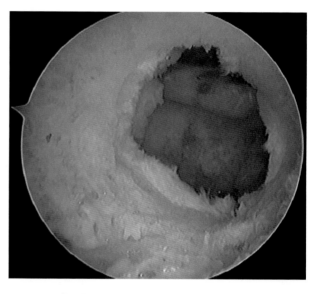

图7.11 关节镜通过胫骨骨隧道，显示清除瘢痕组织后"干净的"骨隧道

常规在胫骨前方采用额外的固定。皮质骨固定可以确保移植物恰当的张力并且减少原先骨隧道初始固定应力。用FiberWire缝线穿过骨块在胫骨结节打结。骨隧道内的初始固定通常采用9mm或11mm挤压螺钉，如果骨隧道扩大明显，这种固定可能强度不够。这种情况下，一个有用的窍门是打入第2枚挤压螺钉，第2枚挤压滞螺钉不仅可以增加固定强度，而且还可以填充骨缺损。

股骨侧，常采用由外向内技术，使用标准的导向器和导引针。一般前次股骨骨隧道都是用全内技术，这种情况下，我们采用的标准的由外向内技术做的骨隧道，在邻近髁间窝处会与前次的骨隧道交汇，由于主要的压配固定在股骨皮质骨部位，这种骨隧道的交汇不会影响固定牢度。

前次骨隧道位置不正确

内固定材料

同上所述，如果要再建一个新的骨隧道，要取出原先所有的内固定材料。在股骨侧取内固定可能比较困难。在前次股骨骨隧道位置不佳时，有可能将原有的内固定材料留在原处，贸然去取出内固定材料可能会造成骨强度减弱，或导致骨缺损增大，应该避免。

骨隧道

胫骨骨隧道位置欠佳

如果原先的骨隧道位置非常差，在解剖位置重新钻孔反而比较容易。原来的内固定材料可以不用处理，按照标准方法钻一个新的骨隧道。

相反，如果原先的骨隧道与理想位置仅有略微的偏差，尤其是原来骨隧道太偏后，很难再做一个独立的骨隧道，这会造成骨隧道扩大非常严重，影响移植物的植入位置，以及内固定的牢度。因此，如果原先胫骨骨隧道位置有所不佳，但是不影响翻修术的结果，我们可以有所妥协；如果原有骨隧道位置不佳，再做骨隧道会造成严重骨缺损，需要考虑两期手术重建（见下文）。

实践中，纠正胫骨骨隧道偏前较易，而处理胫骨骨隧道太偏后非常困难。有时候会发现骨隧道偏外，这可以通过将挤压螺钉在新移植物外侧缘打入，或者将移植物骨块旋转来解决。

如果原先的固定材料无法取出，或者取出固定材料会造成骨隧道明显扩大，最好的方法还是将固定材料留在原处，在解剖部位上紧邻原先的固定材料再钻骨隧道。

股骨骨隧道位置欠佳

如果股骨骨隧道位置欠佳（常见的是在髁间窝位置过于垂直），用由外到内技术，可以比较容易地在股骨外侧髁钻一新的骨隧道（图7.12），此类骨隧道位置可以避免与原先的骨隧道发生任何的交通（图7.13）。因为骨块是在股骨外侧皮质及外侧髁固定，可以达到坚固的固定。

如果股骨骨隧道位置仅有轻微的不良，骨隧道位置太靠后方的情况比较容易处理，骨隧道位置偏前则很难处理。这种情况下再次钻孔很容易引起股骨骨折，建议采取二期手术重建（见下

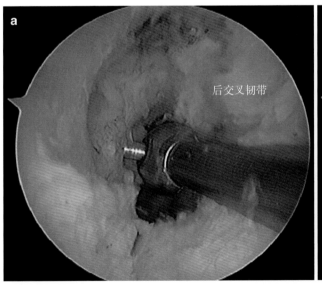
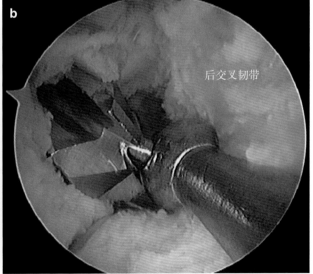

图7.12 关节镜下观，创建新的股骨骨隧道。a. 用刮勺固定住导引针，原先的骨隧道在髁间窝偏高/前；b. 再次钻入的导引针在髁间窝里偏低/后，并且位置更深

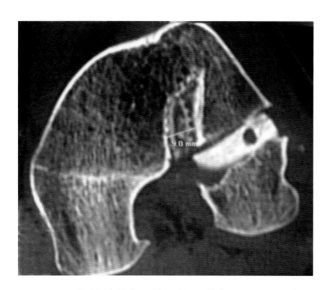

图7.13　左侧膝关节的远端股骨CT横截面，可见原先的股骨骨隧道过于垂直，新钻的股骨骨隧道采用从外向内技术钻孔

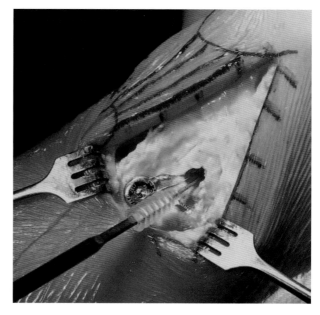

图7.14　术中显示胫骨侧双重固定，穿过骨块的钢丝用带垫圈螺钉固定，以及挤压螺钉固定

文）。我们很少采用移植物过顶位植入，但是在目前这种情况下这是一种有用的方法。

固定

当采用原先的骨隧道时，新的移植物的固定还是可以采取通常的方法：挤压螺钉及胫骨侧皮质骨辅助加固。

在骨缺损或骨组织质量差的情况下，我们建议同一骨隧道内采用2枚螺钉固定，合并皮质骨辅助固定。可以在胫骨前方用FiberWire缝线通过骨隧道加固，或者用钢丝穿过骨块，用带垫圈的螺钉固定（图7.14）。

二期重建

当存在影响新移植物固定和位置的明显骨缺损时，建议采取二期重建的方法。一期去除先前的移植物及固定材料，在骨隧道内植骨。髂嵴处消毒铺巾备取骨，用刨削器和/或蓝钳彻底清除原先的移植物，清理骨隧道，切除瘢痕组织，取出原有的固定材料。透视有助于判断骨组织内的固定材料位置。清理后的骨隧道可以用取自髂嵴的松质骨植骨。3～6个月后施行ACL重建。

我们很少进行此类手术，只有在一些极端的

情况采用：严重的骨隧道扩大、双束重建时两个骨隧道塌陷变成一个大的骨缺损（图7.15）。例外的情况还有，轻微的胫骨骨隧道偏后、股骨骨隧道偏前，在这些病例中，试图纠正骨隧道位置的尝试，会导致骨隧道关节进口处扩大、新的移植物进入到原先的骨隧道。如果发生此类情况，甚至没有骨隧道的扩大，我们还是建议二期重建。

联合手术

在某些特定的临床情况下，ACL重建翻修术可以联合其他的手术，以增加成功率，或改善相关病损。值得注意的是，联合手术同样可用于治疗慢性的前方松弛，或者治疗内侧胫股间室的早期骨关节炎。

ACL重建合并胫骨高位外翻截骨术

联合胫骨高位外翻截骨术的指征为，原先存在内侧胫股关节线骨关节炎，或者有明显的膝内翻，尤其是伴有后外侧角韧带松弛病损。在严重的孤立性膝内翻病例（多见于胫骨），截骨术可以保护移植物免受导致初次移植物失败的内侧间室应力增加的影响。我们将髋-膝-踝角度超过6°定

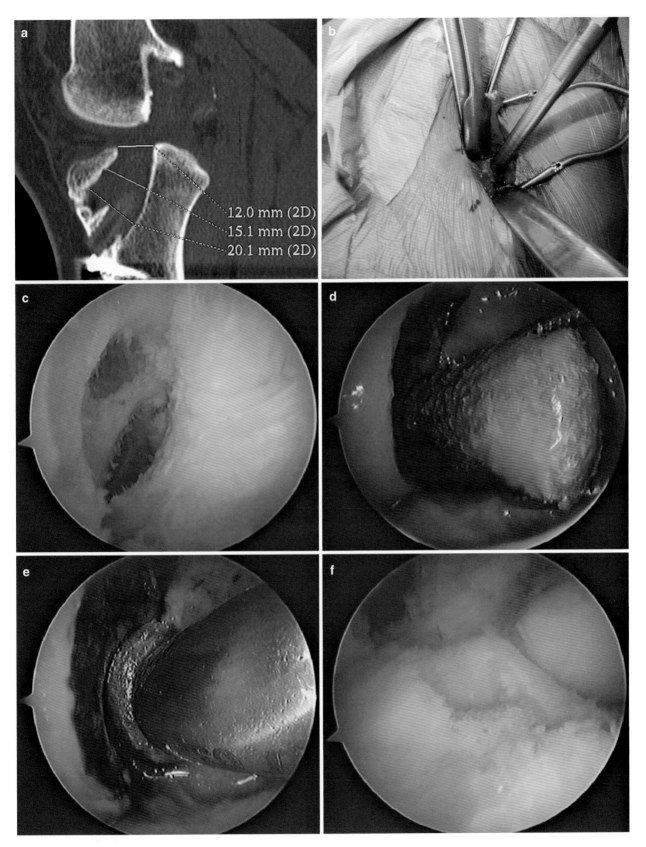

图 7.15　a. 矢状面CT显示，双束重建术后的骨隧道扩大和骨隧道融合，有二期重建术指征；b. 髂嵴取骨；c. 股骨骨隧道清理；d、e. 股骨骨隧道用松质骨植骨；f. 胫骨骨隧道用松质骨植骨；g. 术后X线片

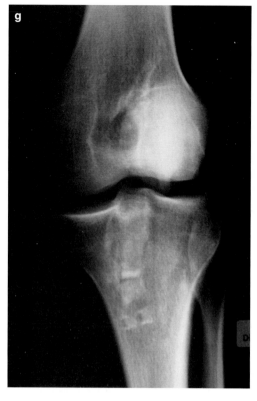

图7.15 （续）

义为明显的膝内翻。如果合并有后外侧角损伤，截骨术可以同时保护ACL重建，以及修复后外侧角损伤（图7.16）。

在胫骨高位截骨术联合ACL重建术时有两点很重要：首先，计划最终对线时要考虑到患者运动的需求，过度纠正可能会限制患者的运动，进行适度的过纠（0°～3°）比较合适；另外，截骨矫形不能增加胫骨平台的后倾，因此截骨的方向必须指向胫腓上联合的后外侧（图7.17a），此时后外侧起到铰链作用，如果截骨偏低，会减少前方的截骨开口（图7.17b）。

截骨手术的细节详见第17章，此处不再赘述。

ACL重建术和前方胫骨闭合截骨术

手术指征很少，但是当患者ACL重建术失败，同时又有胫骨平台后倾大于14°（图7.18），必须要考虑本手术。手术目的是减少因胫骨平台过度后倾引发的胫骨前移。本手术不需要抬高胫骨结节，因而不会改变胫骨结节位置。

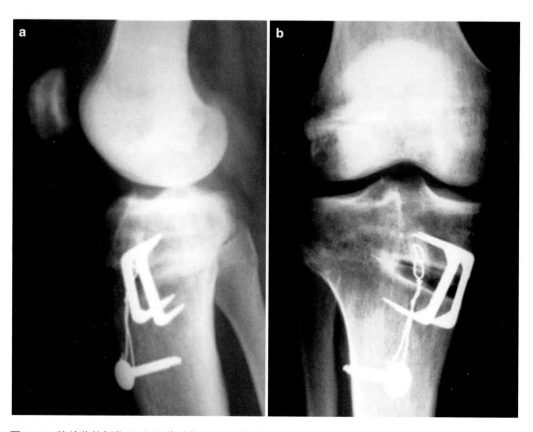

图7.16 膝关节的侧位（a）和前后位（b）X线片，显示ACL重建术和胫骨高位开放截骨的术后表现

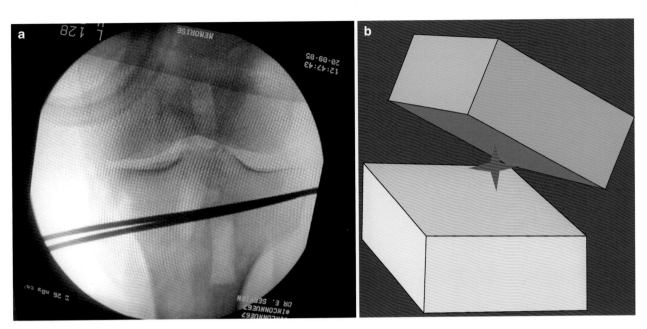

图7.17　a. 截骨方向指向胫腓上联合的近端；b. 后侧角起铰链作用，如果截骨部位偏低，会减少前方的开口

手术入路与胫骨高位外翻截骨术一样。截骨前先取材，创建胫骨和股骨骨隧道。施行前方闭合-楔形截骨，要注意保护PCL胫骨止点的后方枢轴中心（图7.19）。在胫骨结节近端、关节线下3.5 cm的髌韧带两侧，打入前后向导引针（图7.20）。内侧副韧带浅层的前方部分和胫骨外侧缘的胫前肌近端部分需要少量剥离，导引针必须向上方向打入，出口位于胫骨后方骨皮质与PCL小关节面结合处（术中用透视机控制导引针方向，见图7.19b。

在髌韧带两侧，紧贴导引针用摆锯进行截骨，然后在其近端第二次截骨。根据胫骨结节的位置，有可能在胫骨结节后方做一小的冠状面垂直截骨，以保证足够的截骨角度。在计算纠正角度时，不仅要计算骨组织的畸形，还要顾及临床上的畸形。没有明显膝关节反屈畸形的患者，对纠正的耐受度较大。我们一般的纠正目标是减少5°～10°的胫骨平台后倾。因为前方1 mm的闭合约可以纠正2°的后倾，因此第二次截骨在初次截骨面上方2～5 mm，要保留后方的枢轴中心，用3.2 mm钻头在后方胫骨皮质骨上钻孔，以便截骨面的闭合（图7.21）。取出楔形骨块，完成闭合截骨。术中透视，如果截骨矫形满意，在髌韧带两侧用骑缝钉固定截骨（图7.22），然后用同样直径钻头再次钻

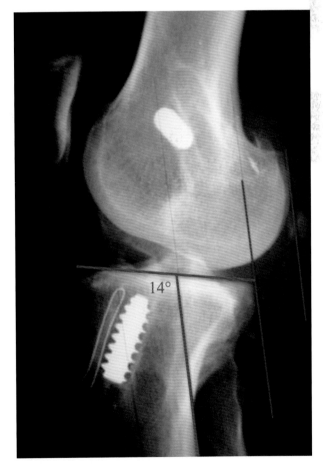

图7.18　膝关节侧向应力位摄片显示失败的ACL重建术（胫骨前移增加），以及胫骨平台后倾14°

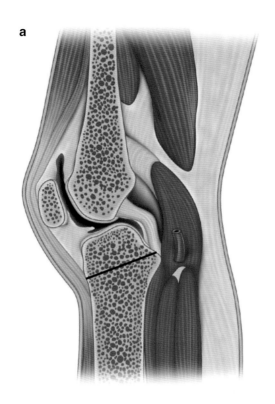

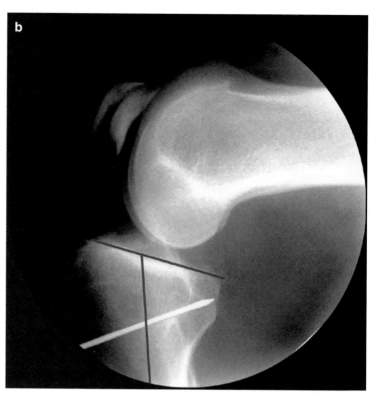

图7.19 a. 胫骨近端矢状面绘图显示前方闭合截骨的通路，在前方，截骨起于胫骨结节近端，后方枢轴中心位于PCL小关节与胫骨后方皮质骨交界处，刚好在PCL止点的远端；b. 术中透视显示胫骨平台过度后倾，以及导引针尖端位于正确的位置

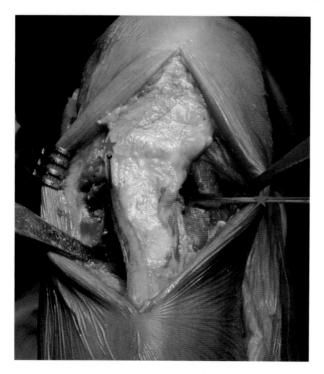

图7.20 术中照片显示，打入右侧膝关节骨皮质的两个导引针（蓝色星号），导引针刚好位于胫骨结节近端，可见内侧MCL浅层及外侧胫前肌部分剥离，提供完整的视野

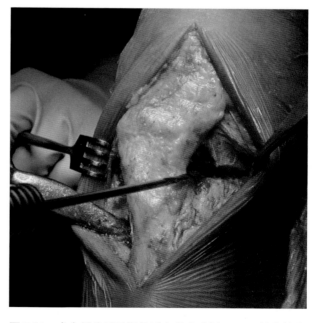

图7.21 术中照片显示胫骨后方骨皮质用3.2 mm钻头钻孔

胫骨骨隧道，放入移植物，用钢丝和可吸收挤压螺钉双重固定（图7.23和图7.24）。胫骨内侧放置额外的锁定钢板（如Tomofix），有助于更好地固定截骨部位。

后内侧软组织紧缩术

后内侧软组织紧缩术能够有效控制继发于纠正胫骨平台后倾而产生的膝关节过伸。少数情况下，还需要进行后外侧软组织紧缩术。

在内侧副韧带浅层和腘斜韧带上进行加强缝合，以及半膜肌推进，或者后关节囊缝合于骨组织上（图7.25）。本手术可以有效控制单腿站立时

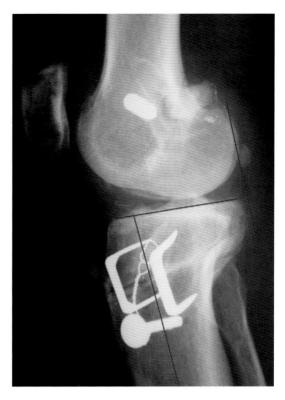

图7.24　术后的侧位X线片，显示胫骨侧双重固定，可见胫骨的过度后倾和胫骨前移已经得到纠正

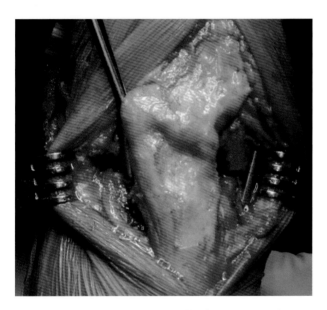

图7.22　术中照片显示髌韧带两侧用骑缝钉固定

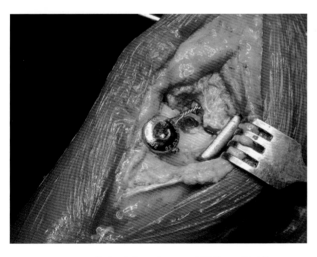

图7.23　术中照片显示ACL移植物双重固定

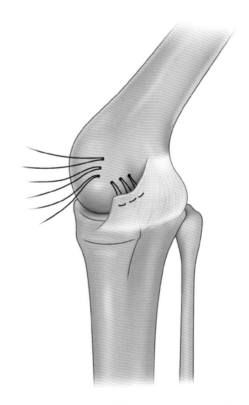

图7.25　后内侧关节囊通过钻孔，收紧缝合于股骨髁上的示意图

79

胫骨的前移和膝关节反屈。带支具5°屈曲位固定膝关节的康复训练45天。

外侧关节外肌腱固定术

进行外侧关节外的肌腱加固术可以保护新建的ACL并有效控制膝关节的轴移。我们采用10 mm宽的髂胫束进行关节外肌腱固定术，手术技术详见第5章，此处不再赘述（图7.26）。

翻修术中有几种情况需要进行外侧肌腱加固。例如，先前的骨隧道有可能会改变骨隧道位置，并造成外侧松弛。额外的关节外肌腱固定术可以较好地控制膝关节外侧的松弛及相应的轴移。另外，前次重建手术失败说明患者有重复失败的倾向，无论是医生还是患者，都不愿面临再次失败

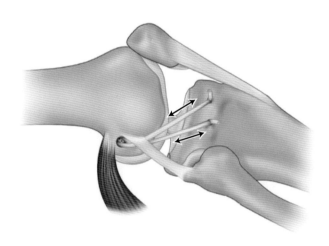

图7.26 完成后的外侧关节外肌腱固定术的图解

的风险。

相关的半月板病损

在ACL重建翻修术中，要关注半月板边缘及半月板根部的撕裂。先前有半月板完全切除的病例，也可考虑异体半月板移植。

半月板边缘损伤可以通过经髁间窝入路或后内侧入路观察。半月板边缘病损合并后内侧关节囊撕裂的病例，必须进行缝合修补。

同样的，半月板根部撕裂（尤其是外侧半月板合并ACL断裂），需要修复。手术技术复杂，可能需要特殊器械（参见第4章）。

总结

成功的ACL重建翻修术，需要仔细分析前次手术失败的原因。前次手术失败的病因、选用的移植物、手术技术及骨隧道的位置，都会影响翻修手术。尽管我们临床上很少进行，但有时还是需要施行二期重建术。由外到内钻孔，结合皮质骨固定，可以满足大部分的手术需求。还要注意合并的损伤和解剖因素，必要时进行骨性手术（胫骨外翻截骨或前方闭合截骨），或者行软组织手术（外侧关节外肌腱固定、相应韧带损伤的修复）。ACL重建翻修术的结果差于初次重建手术，恢复运动的不确定性，尤其是术前已经预判到手术困难情况下，必须与患者充分沟通。

8 后交叉韧带重建术

Reconstruction of the Posterior Cruciate Ligament

E Servien, G Demey, R Magnussen, P Neyret, and C Butcher

引言

本章主要介绍关节镜下单束后交叉韧带（PCL）重建技术，采用自体股四头肌肌腱为移植物。对此技术进行适当调整后，可以实现双束重建。

适应证

在日常医疗中，单纯PCL损伤大部分采用保守治疗。PCL重建术的手术治疗指征是：

· 急性PCL破裂伴随严重周围组织松弛（后抽屉试验对比健侧＞10 mm）：膝关节多发韧带损伤（图8.1）。

· 慢性撕裂伴随功能性不稳定。

术前准备

患者取仰卧位。以一个水平阻挡杆位于桌子的远端，目的是令膝关节可保持90°屈曲。在大腿外侧放置一个侧方支撑物，患者大腿可以靠在支撑物上，此时髋关节轻度外旋。我们常规使用术中X线透视检查确认胫骨隧道的位置正确。在手术区域消毒铺巾之前，预先选定影像增强器的位置，C臂从手术床上方跨到对侧，以便于摄取屈膝90°位的侧位X线片（图8.2）。为避免对手术操作的干扰，先将C臂机向近端移动至患者头部水平。

手术前对患肢行抽屉试验（图8.3和图8.4）。

手术技术

股四头肌肌腱取材

股四头肌肌腱移植物取腱切口位于髌骨上偏内侧，皮肤切口起自髌骨上极，向近端延伸6～8 cm。显露肌腱后，有时需要掀起部分股直肌远端的纤维以获取足够的移植物长度。沿肌腱

E Servien
Service d orthopedie de l Hopital de la Croix Rousse,
Lyon 69004, France

G Demey
Clinique de la Sauvegarde, Lyon Ortho Clinic, Lyon, France

R Magnussen
Centre Albert Trillat, Lyon, France

P Neyret (✉)
Infirmerie Protestante, Lyon, Caluire, France
e-mail: Philippe.neyret01@gmail.com

C Butcher
Healthpoint, Abu Dhabi, UAE

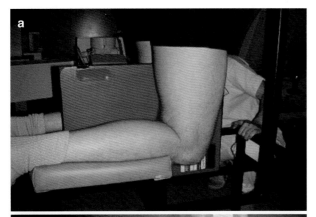

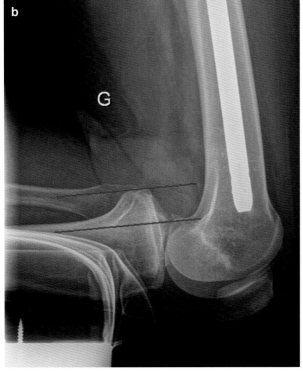

图8.1　Bartlett后应力位X线摄片。a. 摄片体位；b. X线片下显示后抽屉方向位移22 mm

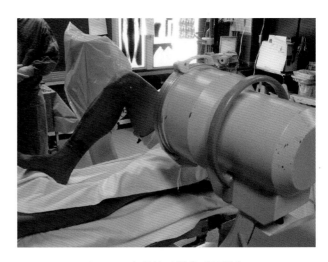

图8.2　术前放置影像透视设备

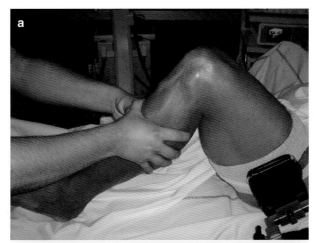

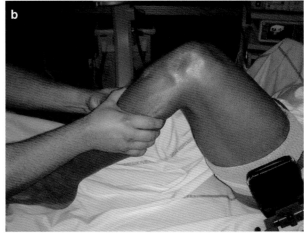

图8.3　a、b. 麻醉下查体

纤维走向行直切口，移植物取材宽度至少10 mm，长度至少8 cm。为了不破坏关节囊、引发导致关节镜手术过程中液体渗漏，我们尽量只取股四头肌最浅的两层肌腱，不损伤股中间肌。移植物带髌骨骨块，宽10 mm，长20 mm。用23号手术刀在骨膜上勾勒出轮廓，然后用直径2.7 mm钻头在骨块上进行钻孔，打出2个孔，可用于穿金属牵引线。

　　沿骨膜定位线用摆锯切断髌骨前方骨皮质，10 mm Lambotte骨刀将骨块离断，保留8 mm厚度。取下移植物后，放置到边桌上由助手处理。

股四头肌肌腱边缘可用2号可吸收线编织缝合。近年来有一些新的工具，被C. Fenk（Karl Storz）创造出来（见图33.22a）。这种微创股四头肌肌

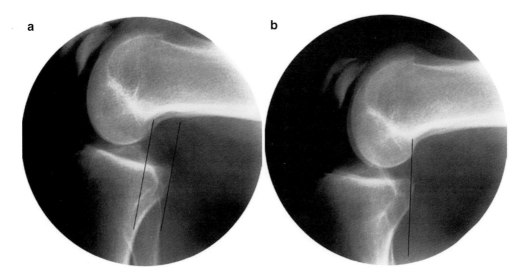

图8.4 a、b.透视所见胫骨后向位移

腱采集系统，可以帮助医生使用一个靠近髌骨的小横切口，完成移植物取材。这种操作需要一些经验。

移植物准备

从肌腱移植物上剥下附着肌肉，用不可吸收缝线在移植物的肌腱末端锁边缝合约5 cm，通常使用FiberWire缝线，编织后移植物成圆管状，更利于通过骨隧道。然后用咬骨钳修剪移植物的骨块，使其可轻松通过10 mm的定径管（图8.5）。直径为0.5 mm的金属丝用8字形方式穿过髌骨块上的两个空洞，以便于控制移植物和胫骨侧的远端双固定。线的末端应足够长（20 cm）。必要时也可使用同种异体移植物，其制备方法相同（图8.6）。

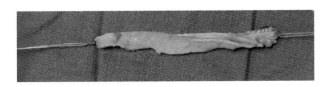

图8.5 制备好的自体股四头肌肌腱移植物

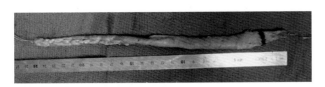

图8.6 制备好的股四头肌肌腱同种异体移植物

关节镜

建立前外侧切口和前内侧切口，进关节镜和工具。现在常规使用辅助后内侧入路，这一入路有助于充分观察和清理胫骨后方隧道出口处的软组织（图8.7）。电刀清理胫骨隧道出口处的软组织很有必要。同时我们也认为，应当减少不必要的隧道清理和PCL组织清除，以促进韧带愈合。建议尽量保护半月板股骨韧带（图8.8）。行彻底的诊断性关节镜检查，评估前交叉韧带和探查软骨半月板病变。

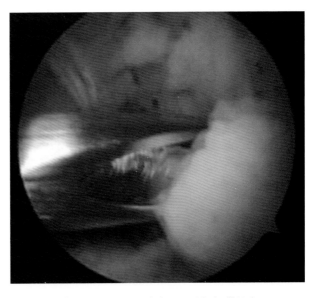

图8.7 经后内侧入路清理胫骨侧韧带足印区

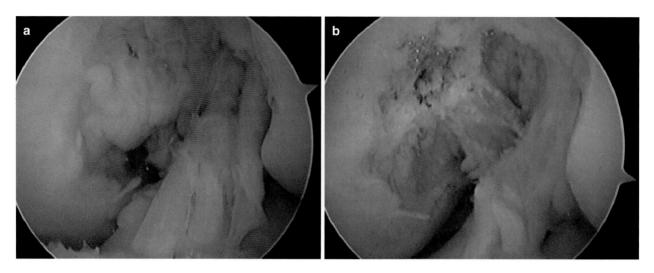

图8.8　a、b.关节镜下观察隧道切迹周围滑膜清除情况，保留的PCL残余纤维是为了优化移植物的生物学愈合

胫骨隧道制备

制备胫骨隧道需在90°屈曲位进行，这有助于保护腘窝神经血管结构。我们用一个特殊的胫骨钻孔导向器（图8.9a、b）。如果这不可用，可选择施乐辉（ACUFEX）设备。ACUFEX的导杆缺点是不能完全固定在胫骨上。通过后内侧入路观察胫骨后方，以及用X线透视定位越来越重要（图8.9c）。经前内侧入路插入导向器臂，通过胫骨平台后方切迹，定位于PCL窝（图8.10）。导向装置的尖端位置先以关节镜观察，再用X线透视确认至理想位置：推荐放置导向器尖端于距胫

骨平台后关节面远侧约1.5 cm，对应于胫骨后斜坡中部和远端1/3（图8.11）。Phusis导向器的袖套部分放置于胫骨近端前内侧。在胫骨结节内侧3 cm做一垂直切口，将导向器袖套顶至胫骨骨面。然后用两个短销将导向器杆固定在胫骨上（图8.12）。透视下进行导引针钻孔，控制深度以防止损伤腘血管（图8.13）。在矢状面上，导丝与胫骨干形成55°角（导向器的起始角度）。移除袖套，保持导向器放置于胫骨后侧以保护血管。透视下沿导引针使用空心铰刀制备胫骨隧道，隧道直径自6 mm逐渐增加到9 mm，最终增加到11 mm（图8.14）。然后移除导引针，将关节镜引入胫骨

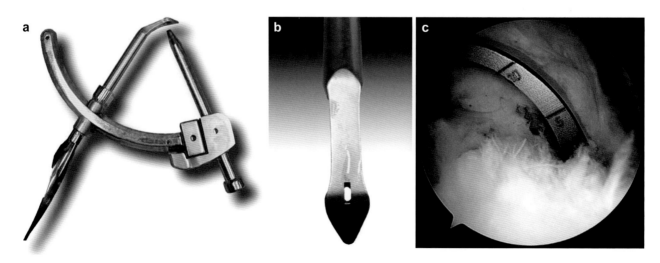

图8.9　a、b.特制PCL胫骨钻孔导向器，设置角度为55°；c.ACUFEX胫骨PCL导向器（后内侧通道视图）。定位器上的刻度有助于将导引针定位在距关节面15 mm远的位置

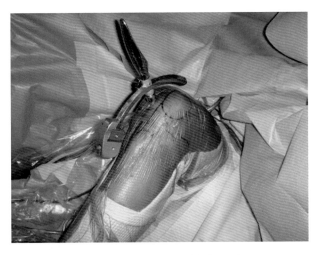

图8.10 胫骨导向器通过前内侧通路置入

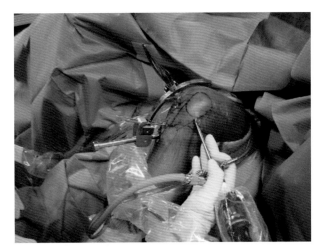

图8.12 关节镜下调节和固定胫骨导向器

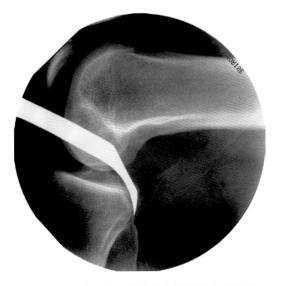

图8.11 X线透视下调节控制胫骨导向器位置

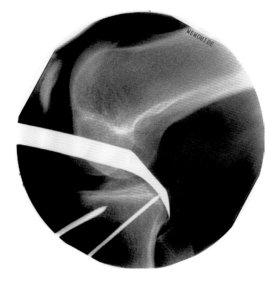

图8.13 在透视监控下放置导引针

隧道，以刨削刀清理韧带残余组织（图8.15）。这一阶段操作至关重要，可利于移植物的通过。也可将关节镜放置于前外侧入路，刨削刀可以通过后内侧入路操作。

钻股骨隧道

我们所描述的单束韧带重建技术主要旨在重建PCL前外侧束。我们使用从外到内方向的股骨隧道导向器。导向器臂通过前内侧入路引入，将导向器尖端定位在PCL前外侧束股骨侧止点的中心，以确保导引针于此位置穿出。操作时将膝关节屈曲至90°，关节内定位隧道开口的位置为1点

钟方向（右膝）和11点钟方向（左膝）。隧道口前缘刚好位于股骨髁内侧壁和上方切迹的交接处。

在股骨内侧髁前内侧做一个2 cm的切口。股内侧肌的远端边缘被显露并向上牵开以避免肌腹损伤（图8.16）。将外向内式股骨导向器的袖套顶向骨面。在关节镜监视下将导引针穿透股骨髁，移除袖套和导向器，用一刮匙覆盖导引针尖达到保护目的（图8.17）。以空心铰刀完成隧道制备。就像胫骨隧道制备一样，从直径6 mm隧道钻孔开始，逐步扩孔至直径10 mm（图8.18）。将刨削器从股骨隧道内或经前内入路置入，清理关节内口的周围软组织。

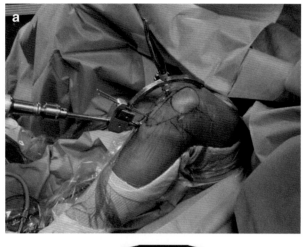

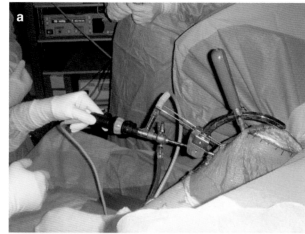

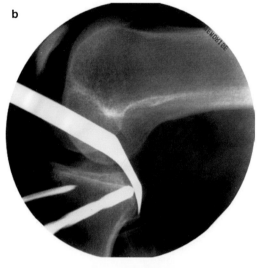

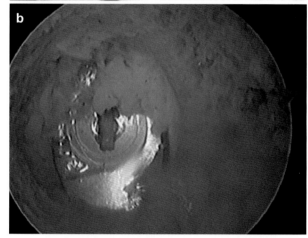

图8.15　a、b.将关节镜插入胫骨隧道，以观察胫骨隧道后出口处的PCL残余物和骨碎屑

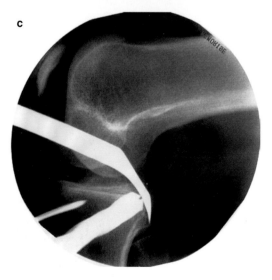

图8.14　a～c.胫骨隧道渐进式扩孔（6 mm直径钻头，逐步扩至9 mm和11 mm）

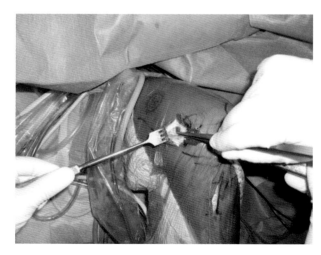

图8.16　股骨隧道切口，股内侧肌抬高，在不损伤肌肉的情况下制备隧道

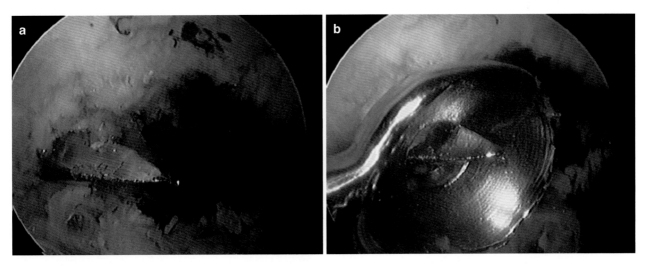

图8.17 a、b.置入导引针。通过放置特殊刮匙来维持导引针位置,有助于在最佳定位处钻取股骨隧道

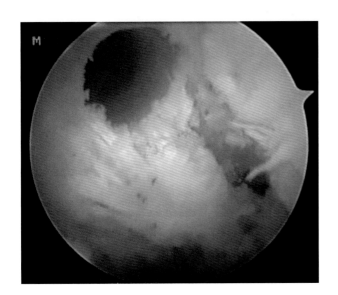

图8.18 股骨隧道

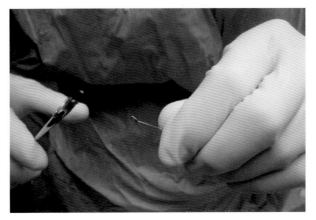

图8.19 金属牵引线的制备

移植物过线牵引

移植物可以用牵引器插入0.5 mm的金属线或纤维线。就金属线而言,它是末端弯曲形成一个环(图8.19)。从胫骨隧道穿过一个6 mm的空心钻,从空心钻内将金属线从下往上穿出。在透视监视下,可见到金属线的尖端穿过胫骨导向器的末端小孔。由于金属线末端的线圈结构,金属线会被锁在小孔中(图8.20)。然后经前内入路取下胫骨导向器和金属线(图8.21)。外露的金属线两端都应该用一个Kocher钳固定。如果使用的是纤维线,对折缝线将缝线环通过胫骨隧道,从前内通道用一个

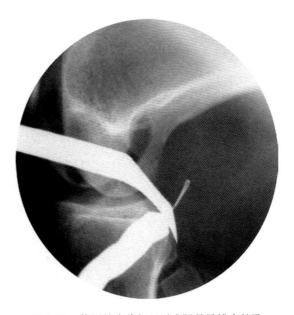

图8.20 使用钻头将钢丝对准胫骨导槽中的孔

弯曲的持线器取出缝线环，然后以此线从前内侧通道反向牵引一个缝线环，出胫骨隧道远端。

接下来将移植物用金属丝或纤维线环从远端到近端牵引通过胫骨隧道（图8.22）。当移植物的骨块被牵引到胫骨隧道内时，对远端钢丝施加反向对抗牵引。可使用透视监视移植物通过胫骨隧道的进程。从后内侧通路插入一根探针，调整牵引的防线，起到类似滑轮的作用。当移植物骨块牵引至胫骨隧道关节内口末端时，可停止牵引（图8.23）。其他的移植物组织进入股骨髁间窝，经股骨隧道可伸入一把Kelly钳，抓取移植物末端的缝线，从股骨隧道内引出（图8.24）。

下一步将移植物的骨块固定在胫骨隧道内。将一导引针插入胫骨隧道并定位在骨块方，将1枚9 mm×25 mm可吸收或金属界面螺钉插入到导丝上并拧紧到位。当螺钉与关节线平齐时，则停止拧紧。通过X线透视很容易评估螺钉深度，即螺丝刀尖近端5 mm处（图8.25）。关节镜可插入胫骨隧道内，检查螺钉相对于骨块的位置（图8.26）。在胫骨侧可以打入1枚4.5 mm皮质骨螺钉进行辅助加强。先将两股钢丝缠绕在螺丝上，随后拧紧螺丝（图8.27）。将膝关节屈曲至90°，收紧移植物（图8.28）。从外向内拧入1枚9 mm×25 mm可吸收界面螺钉。移植物的张力和对抗胫骨后移的

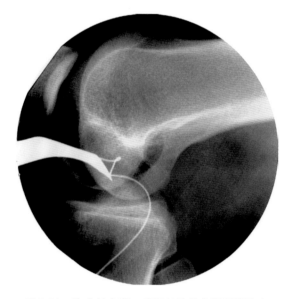

图8.21　取出导向器，将钢丝从前内侧通路取出

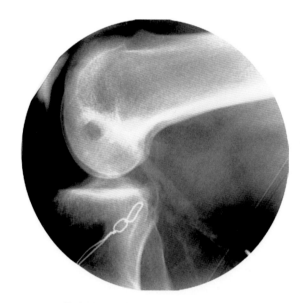

图8.23　将移植骨块放置在后孔附近，X线透视下确认

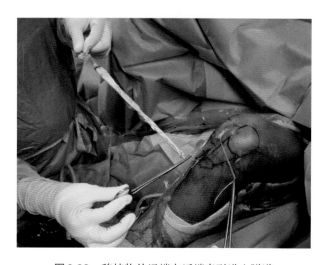

图8.22　移植物从远端向近端牵引进入隧道

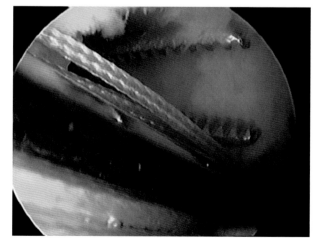

图8.24　通过股骨隧道取出纤维线

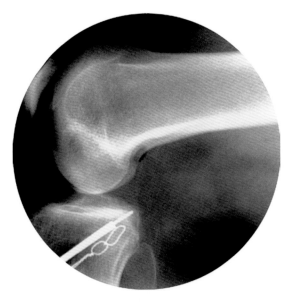

图8.25 通过螺丝刀的位置确定界面螺钉的正确位置

强度可通过关节镜及查体再次评估（图8.29）。

术后处理

　　松止血带后，彻底止血。在关节内放置一个负压引流管，缝合关闭伤口。以伸膝位夹板将膝关节固定在伸直位。将一楔形垫子或枕头放置在小腿下，以防止重力作用导致的胫骨后移。最终患者苏醒前，手术医生确认远端血供和动脉搏动。拍摄膝关节正侧位X线片。预防深静脉血栓形成的治疗持续15天，抗生素治疗24小时。伤口缝合皮钉于术后第15天拆除。术后复查随访计划为术后45、90、180天及术后1年。康复治疗可在俯卧位下进行，目的是防止胫骨后移。

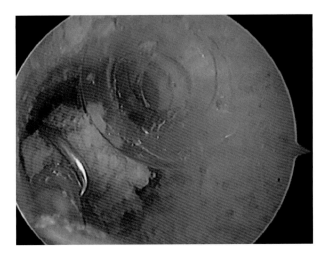

图8.26 关节镜下观察骨块和界面螺钉

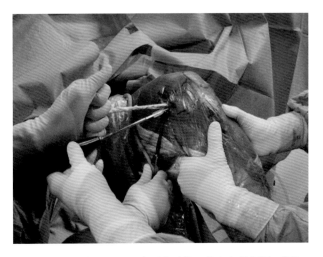

图8.28 手法复位胫骨平台后向移位，拧入股骨侧界面螺钉

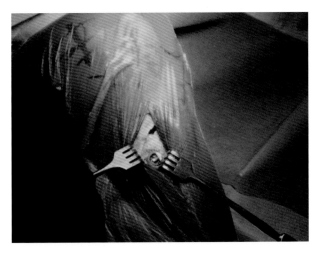

图8.27 钢丝缠绕在胫骨皮质螺钉周围，提供双重固定

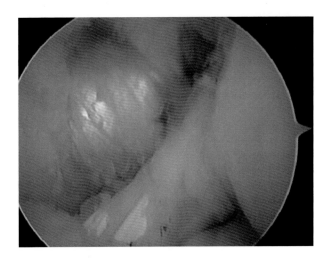

图8.29 关节镜下观察

9 膝关节后外侧角及外侧副韧带重建术

Posterolateral Corner and Lateral Collateral Ligament Reconstruction

E Servien, R Magnussen, P Neyret, and C Butcher

引言

本章描述了用于重建膝关节后外侧角和外侧副韧带的技术。后外侧角损伤是一种复杂损伤，临床诊断上仍未得到充分认识。这种损伤造成的膝关节松弛后果可分为：

- 水平松弛（后外侧角，PLC）。
- 冠状面松弛（外侧副韧带，LCL）。
- 双平面复合松弛（PLC 和 LCL）。

详细的临床检查使手术医生能够确定松弛的程度，并做出正确的诊断（表9.1）。

表 9.1　临床检查

项　目	内翻松弛	外侧高松弛度	外旋后抽屉试验	反屈试验（Hughston）
后外侧角（水平面）	0	+	+	+
外侧副韧带（冠状面）	+	0	0	0
复合	+	+	+	+

建议行仰卧位和站立位膝关节的正位和侧位X线摄片，包括下肢全长片以评估下肢对齐情况。单足站立X线片可能比双足量提供更多的功能信息。还应比较应力位X线片来评估被动内翻/外翻松弛度、胫骨前后位移和反屈（图9.1）。常规行MRI检查用于评估十字韧带、半月板和关节软骨，以及 LCL 和 PLC。

术前准备

患者取仰卧位。一个水平放置挡杆放在手术台的远端，使膝关节保持90°屈曲位。外侧放置支撑使膝关节可维持位置，大腿靠在支撑上，髋轻微外旋。在麻醉下进行彻底的检查以确认损伤。

手术技术

从股骨外侧髁的后部沿大腿外侧做一个6～8 in（15.24～20.32 cm，1 in=2.54 cm）的弧形切口，从Gerdy结节和腓骨头之间的中点延伸到腓

E Servien
Service d orthopedie de l Hopital de la Croix Rousse,
Lyon 69004, France

R Magnussen
Centre Albert Trillat, Lyon, France

P Neyret (✉)
Infirmerie Protestante, Lyon, Caluire, France
e-mail: Philippe.neyret01@gmail.com

C Butcher
Healthpoint, Abu Dhabi, UAE

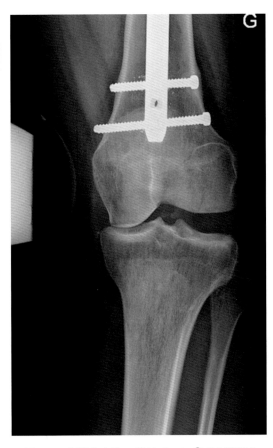

图9.1 内翻应力位X线片（Telos®应力装置）

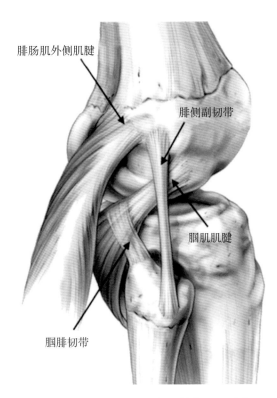

图9.2 后外侧角解剖结构（经授权转载图，引自LaPrade RF, Ly TV, Wentorf FA, Engebresten L: The posterolateral attachments of the Knee. Am J of Sports Med; 2003, 31, 854–860）

骨颈水平以下1 cm。中央切开阔筋膜，顺延纤维向下直至Gerdy结节。根据损伤的水平，沿阔筋膜的切口可选择更靠前或靠后。手术的第一步是确定膝关节后外侧角的各种解剖结构（腘肌肌腱、LCL、外上髁、腓骨头）（图9.2）。如果腘肌肌腱

和/或外侧副韧带尚存在，应当用布条环套以便清楚识别（图9.3和图9.4）。移植物的选择可以是自体移植物或同种异体移植物。本章不描述移植物取材和准备。无论选择何种移植物，重建的原则都保持不变。

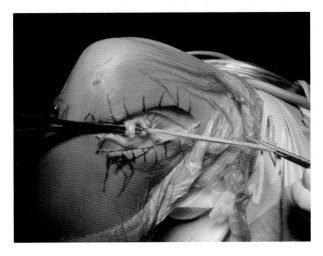

图9.3 LCL和腘肌肌腱的识别，后者已用蓝色棉带标记

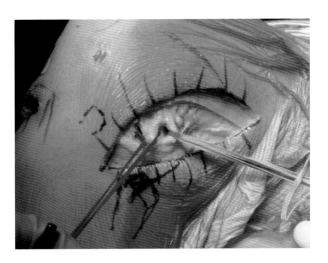

图9.4 LCL已被标记（红色环）

外侧副韧带

腓骨隧道

在建立腓骨隧道之前，必须确定腓总神经位置，在切口内近端位于股二头肌的后方和下方，并从近端到远端轻柔探查显露。显露游离后，手术医生必须始终有其位置意识；建议用血管环标记（图9.5和图9.6）。使用3.2 mm钻头在腓骨头钻孔，然后将其扩孔到4.5 mm。从腓骨头的前部向后钻的过程中，隧道从外侧向内侧倾斜（图9.7）。钻孔导向器贯穿始终，以帮助保护神经并在钻孔时为腓骨头提供支撑。

股骨隧道

为重建LCL，需在外上髁隆突的中心制备一个股骨隧道。带针的导丝直接垂直于外上髁放置（图9.8）。然后使用7 mm空心钻头来创建一个深度为25 mm的隧道。如果需要重建LCL和腘肌肌腱，则需要第二个7 mm的股骨隧道。在单纯LCL重建的情况下，可以制作8～9 mm的更大的股骨隧道（图9.9）。用与隧道直径相同的可吸收界面螺钉将移植物固定在股骨中。

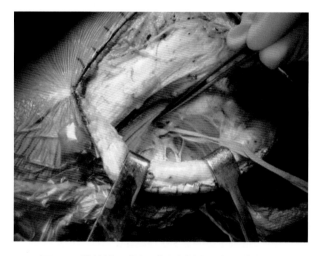

图9.5 腓总神经的识别（本例中蓝色胶带标记）

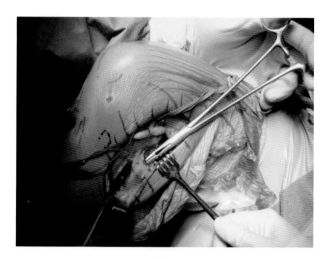

图9.7 从前外侧到后内钻孔腓骨隧道

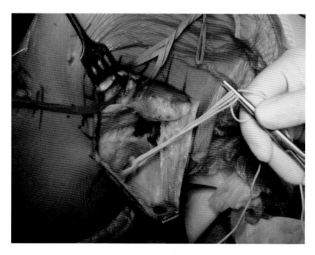

图9.6 所有相关结构都已识别

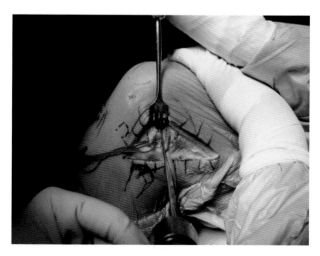

图9.8 外上髁导引针的放置

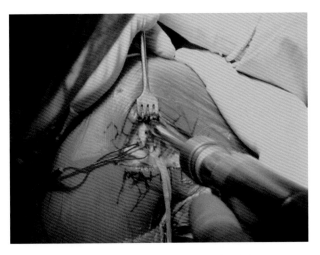

图9.9 使用9 mm空心钻头制备隧道

腘肌肌腱

移植物

如果需要进行单纯的腘肌肌腱重建，可使用带有骨块的单股移植物进行股骨固定。为了获得足够的长度（10 mm），首选自体移植物（股四头肌肌腱）或同种异体移植物（跟腱）。如果PLC的重建需要重建腘腓韧带（PFL），则使用分叉移植物（图9.10），其中一根用于重建腘腱，另一根用于重建PFL。Gilles Bousquet认为PFL的作用是充当滑轮，改变腘肌肌腱的方向和张力。在这些情况下，重建往往总是与ACL和/或PCL重建联合进行。

股骨隧道

用于腘肌肌腱重建的7 mm股骨隧道，定位于腘肌肌腱的解剖止点，位于LCL股骨隧道的前方

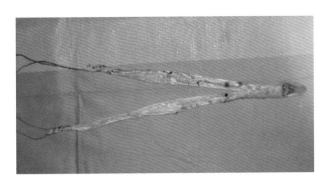

图9.10 Y形移植物

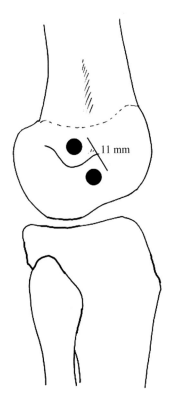

图9.11 LCL和腘腱移植物的股骨隧道位置

远端约11 mm处（图9.11）。此隧道的准备与LCL的股骨隧道准备相同。移植物用7 mm的可吸收界面螺钉固定。在多韧带重建（LCL、腘肌肌腱和十字韧带）的情况下，有时需要使用单个隧道对LCL和腘肌肌腱进行外侧重建。

远端隧道

PFL（腓骨隧道）

分叉移植物的短臂用于重建PFL。它与阔筋膜下的另一股线一起穿过，然后从后向前穿过腓骨头中的隧道（图9.12和图9.13）。它与LCL一起以界面螺钉固定。

腘肌肌腱（胫骨隧道）

进行钝性分离以暴露胫骨平台后侧的腘肌肌腹和后外侧关节囊（图9.14）。胫骨隧道是使用ACL的胫骨导向器制作的。该隧道水平走向。导引针从Gerdy结节正下方穿过关节线下方约1 cm的胫骨后部。在通过导丝时小心保护胫骨平台后部的软组织。沿导引针钻孔制备一个6 mm的隧道。

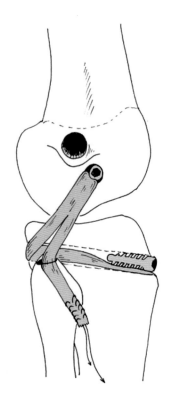 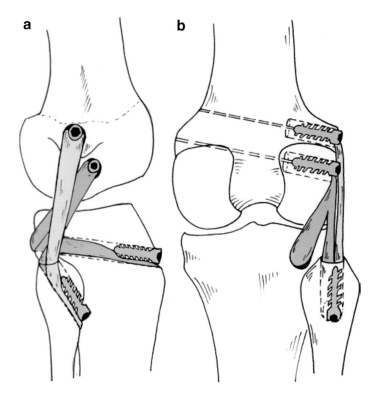

图9.12　腘肌肌腱和PFL移植物的示意图，LCL的第二个隧道（侧位）

图9.13　LCL、腘肌肌腱和PFL移植物的示意图。a. 侧视图；b. 后视图

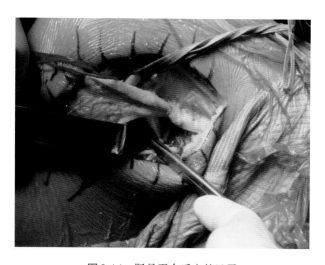

图9.14　胫骨平台后方的显露

移植物的长臂从后向前走行进入隧道，并用从前向后拧入可吸收界面螺钉固定。移植物固定角度：LCL屈膝30°，腘肌肌腱屈膝90°，足部保持旋转中立位（图9.12和图9.13）。

10 膝关节脱位与双交叉韧带损伤
Dislocations and Bicruciate Lesions

S Lustig, R Magnussen, P Neyret, and C Butcher

引言

膝关节脱位通常涉及前交叉韧带和后交叉韧带损伤（一些罕见的前或后脱位除外），以及膝关节外侧和/或内侧结构的损伤。脱位意味着神经血管损伤的高风险，通常需要进行血管造影检查。本章内容不涉及两条交叉韧带之一未撕裂的膝关节脱位。

分型与诊断

虽然对这类损伤机制的描述并不总是很精准，但损伤模式一般都是明确的，因此可以预测韧带损伤和相关并发症。分型有助于识别这些损伤模式；我们使用的分型方法由 F. Rongieras 于 1998 年提出，并受到里昂膝关节外科学院系列研究成果的启发。除了十字韧带的撕裂外，它还考虑到了外围结构的基本病变，如撕裂（与冠状面、矢状面或轴向平面的旋转有关）和骨膜撕脱（与平移相关）。

肢体受伤可能是由于长时间应力作用造成的，时间越长越严重，或者是摩托车事故、雪崩等造成的高速损伤（图 10.1）。

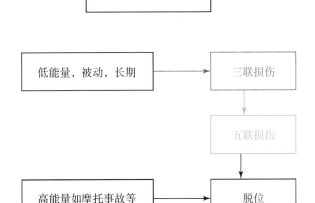

图 10.1 结构损伤源自长时间应力或高速创伤

S Lustig
Service d orthopedie de l Hopital de la Croix Rousse,
Lyon 69004, France

R Magnussen
Centre Albert Trillat, Lyon, France

P Neyret
Infirmerie Protestante, Lyon, Caluire, France
e-mail: Philippe.neyret01@gmail.com

C Butcher (✉)
Healthpoint, Abu Dhabi, UAE
e-mail: c.butcher@healthpoint.ae

简单的双十字损伤，或"五重奏"是这种持续渐进式施力的结果，存在三种典型损伤类型：外翻、内翻或过伸（图10.2）。在关节凸面可以见到韧带结构"开口样"（裂口）样撕裂，以及双十字韧带类型损伤，这些伤害可能源于三联损伤。例如，内侧五联损伤通常是Don O'Donoghue三联征的结果（图10.3）。外侧五联损伤遵循相同的原理，但常见腓骨损伤（图10.4），后五联损伤与血管损伤有关（图10.5）。

如果该力持续存在且未被释放，则会导致关节脱位。除了关节凸面的撕裂和裂口外，凹面还有骨膜剥离和相关损伤平移（因此错位）。其有5

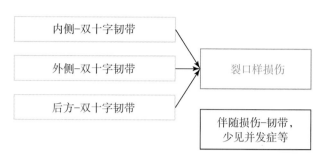

图10.2　简单的双十字韧带损伤或五联损伤是持续渐进施力的结果，存在三种典型类型

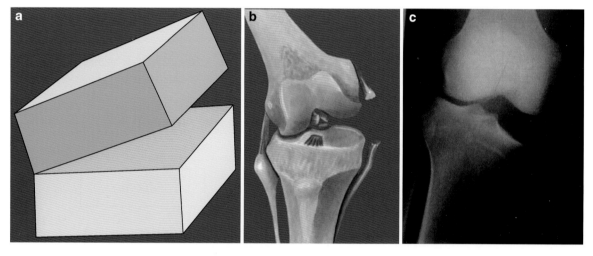

图10.3　a～c.内侧五联损伤包括内侧结构撕裂，包括十字韧带和内侧隔室损伤。通常没有并发症

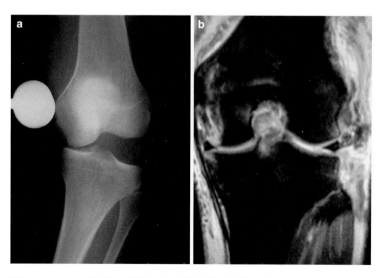

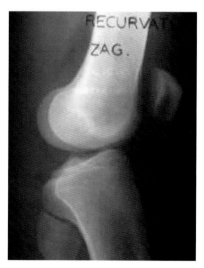

图10.4　a、b.外侧五联损伤涉及外侧周围结构的撕裂，通常包括腓骨损伤。MRI图显示外侧软组织损伤和内侧受压伴骨挫伤表现

图10.5　牵拉导致的胫骨后血管损伤在后五联损伤中很常见。胫骨前方压缩骨折是这种损伤的重要标志

种类型（图10.6）；两个是内侧和外侧五联损伤的自然发展（图10.7）。另一种涉及撕裂所有外围结构，只有一个角完好无损，伴随有旋转错位（图10.8）。在后两个中，两侧的外围结构被剥离，允许平移错位（图10.9）。前脱位可能会损伤伸膝装置结构，后脱位可能会损伤血管。

出现膝关节脱位后，在全身麻醉下X线透视辅助复位是处理的首选。复位后在膝关节后方放置长腿夹板固定下肢，复查X线片，以确认关节在位。完全撕裂的结构没有稳定性，但撕脱的结构在维持张力条件下仍能发挥纵向功能，在关节复位后提供完整的铰链作用。

一旦关节复位成功，手术医生可以利用三点

双十字韧带损伤	
简单损伤（五联损伤）	复合损伤（脱位）
内侧 外侧	内侧（外侧脱位） 外侧（内侧脱位） 旋转
	单纯脱位
后方	前方 后方

图10.6 双十字韧带损伤分类

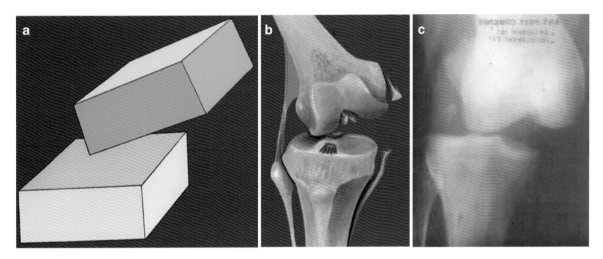

图10.7 a～c.外侧和内侧脱位。在这些损伤中，胫骨向间隙的另一侧脱位。在这种情况下，存在内侧张开和外侧脱位。当有外侧张开时，胫骨会向内侧脱位

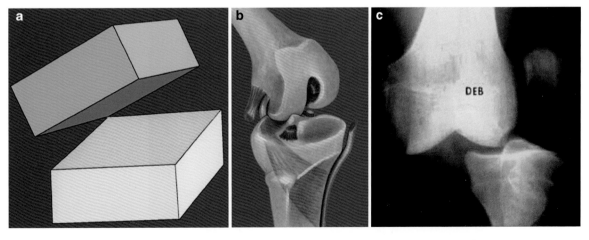

图10.8 a～c.旋转错位，几乎所有外围结构撕裂，除了一个结构尚稳定

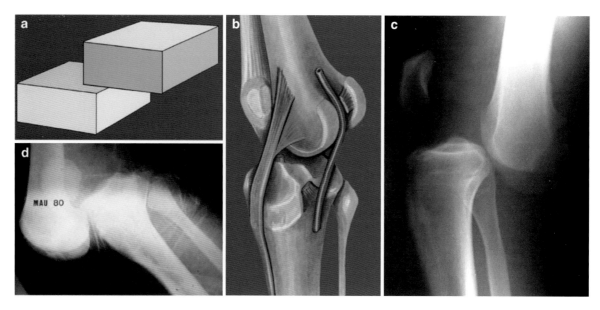

图10.9　a.两侧剥离的脱位；b、c.前脱位对后血管束产生牵拉损伤；d.后脱位导致伸膝装置损伤，可见脱臼的髌骨

外部支撑在损伤后急性期获得关节稳定性，就像骨折手术中的骨膜铰链一样。

通过膝关节的临床检查，并结合放射学，包括应力位X线摄片和MRI对周围组织结构损伤的机制和类型进行确认（图10.10）。

· 应力位X线摄片提供有关病变特征的功能信息，从而确定手术指征。

· MRI提供解剖结构缺损的定位并告知手术策略（图10.11）。

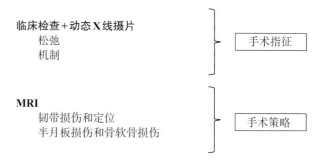

图10.10　动态X线摄片和MRI提供补充信息

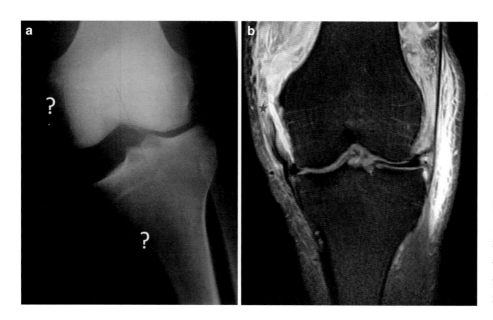

图10.11　应力位X线摄片给出了功能诊断和手术指征——本例MCL损伤（a）。MRI定位损伤结构以帮助手术策略制定——本例MRI确认损伤在其近端起点（星形）（b）

应力位X线摄片可以在患者清醒的情况下进行，或在麻醉下复位时进行，也可在手术干预的进行，应包括下列评估：

· 外翻和内翻松弛。
· 前后位移。
· 内侧和外侧侧方位移。

如果上述应力测试中的最后一项没有进行，则可能会漏诊典型的关节囊-骨膜撕脱类型脱位（图10.12）。

除了定位韧带病损外，MRI还可用于识别和定位半月板和软骨损伤（图10.13）。

还应考虑到病损的数量、类型和位置，以及肢体排列和其他患者因素（如年龄和活动水平），最终才制定明确的治疗计划。

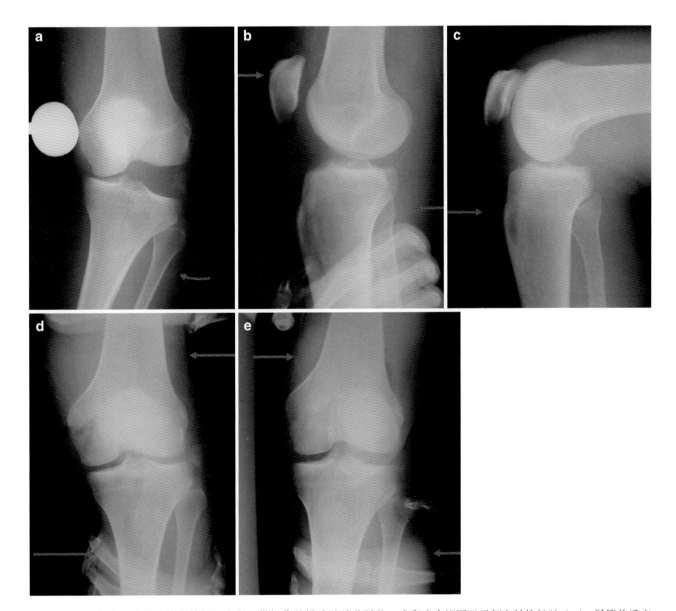

图10.12 应力位X线摄片确定外侧双十字韧带损伤并排除膝关节脱位。内翻应力视图显示侧向结构松弛（a）。尽管前后应力横向X线摄片显示双交叉功能不全（b、c），但平移应力视图显示没有骨膜剥离，特别是内侧（d、e）。进行这些测试建议小心保护腓总神经，以免出现进一步损伤

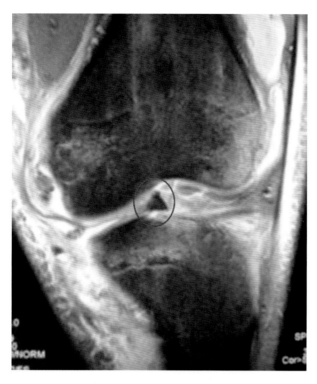

图10.13　MRI还可显示软骨表面和半月板的病损（圆圈）

手术时机

如果可能，尽量在最初的创伤后5～15天，当软组织肿胀较少时进行手术。急诊手术的指征包括血管损伤、不可复位脱位、MCL嵌顿和伸膝装置断裂。

PCL和侧副韧带在第一次手术中重建。ACL在二期重建，以防止僵硬并减少手术时间，因为多韧带手术漫长又复杂。

然而，有时需要同时进行ACL和PCL重建，特别是当与侧向松弛相关时，因为如果不重建ACL，会出现后期不稳定。

准备

患者体位准备放置可选用与单纯的PCL重建相同的方法（后文详细表述）。PCL重建时会用到术中透视。

第一步是PCL重建，通过切开技术重建或关节镜下重建。我们更倾向于关节镜下重建。

多韧带损伤情况下PCL重建与孤立性PCL损伤相同。如有伴随的关节囊损伤，必须警惕关节内液体渗漏的风险，小心控制泵压至关重要。

关节冲洗是清除关节内积血的第一步。髁间窝的清理需谨慎，以保留残余PCL纤维，可促进PCL移植物愈合。在对PCL移植物进行固定操作时，必须注意矢状面上胫骨相对于股骨的位置。胫骨应置于其复位位置（股骨前约1 cm），甚至可将胫骨前移1～2 mm。ACL重建技术与用于孤立性ACL重建的技术相同。如果PCL重建后轻微的后侧松弛持续存在，必须注意不要在ACL移植物收紧和固定过程中引起胫骨后移。

重建顺序

在多韧带损伤的情况下，我们建议先固定PCL移植物，然后是后外侧角，最后是后内侧角。第一次手术（6个月至1年后）恢复后，可以在第二次手术中重建ACL。然而，当PCL和ACL在同一手术中重建时，固定顺序是先PCL移植，然后是ACL移植，最后是膝外侧结构。

外侧膝关节结构重建

外侧副韧带（LCL）损伤很少是孤立的。LCL的急性修复或重建通常是与PCL和/或ACL重建联合进行的。

临床检查对诊断非常重要。当患者处于4字形位置时触诊LCL，并且与未受伤的健侧膝关节进行对比很关键。可通过内翻应力测试的侧向开口，证实LCL撕裂。

LCL撕裂的确切位置有时难以定位。标准X线片、CT，尤其是MRI，可以帮助区分中间组织撕裂和韧带撕脱伤，伴有或不伴有股骨或腓骨头的骨性撕脱。

手术显露

从股骨外侧髁的后部到腓骨颈做一个6～8 cm长的侧方切口。它类似于后外侧角重建一章中描述的曲棍球棒切口。

平行于髂胫束纤维进一步切开，直到Gerdy结节。下一步是定位解剖结构，包括腘肌肌腱、LCL和股二头肌肌腱。从近端到远端解剖腓总神经并加以保护。

根据LCL撕裂的位置，髂胫束切口可以或多或少地向后移动：在LCL从腓骨头撕脱的情况下更靠后，在股骨撕脱的情况下更靠前。

股骨撕脱

在LCL和腘肌从股骨侧撕脱的情况下，需要骨性固定。可以用到许多技术，包括螺钉、锚钉和线。如果骨碎片被撕脱，可以用3.5 mm螺钉和垫圈固定。

在没有骨碎片的LCL撕脱的情况下，可以在股骨窝进行经股骨固定，或者可以使用锚钉或穿股骨缝线将LCL重新连接到股骨上髁。为促进愈合，股骨足印区被粗糙和新鲜化以创建一个固定槽，韧带的近端部分用2号FiberWire缝线缝合，并创建两个指向内侧股骨髁的平行经骨隧道。先前放置在LCL上的缝合线的两端穿过股骨并系在股骨内侧皮质上（图10.14）。

腓骨头撕脱

腓骨头撕脱对应于单独的LCL撕脱或与豆腓韧带、豆-腘韧带和弓状韧带的撕脱（图10.15和图10.16）。如果骨碎片很大，股二头肌肌腱也可能同时被撕脱。

根据骨碎片的大小和形状，可以用1枚螺钉、金属丝或两者同时将其固定回腓骨头。

· 使用3.5 mm螺钉固定更容易，但如果将股二头肌肌腱连在骨碎片上则此方式不够牢固，因为肱二头肌会对此碎片上施加高牵张力。

· 穿骨钢丝可用作缝合或环扎固定，更有效地抵抗牵引力。使用直径为0.8～1 mm的钢丝。它以U形穿过骨碎片，在腓骨头内钻一个隧道，注意保护腓总神经。钢丝呈8字形交叉并穿过腓骨头（图10.17）。在膝关节屈曲20°～30°时，收紧钢丝，直到骨片复位并且LCL重新恢复张力。

然后剪断钢丝，弯曲游离端。可从Gerdy结节处取材一些松质骨作为自体移植物可用于增强愈合。

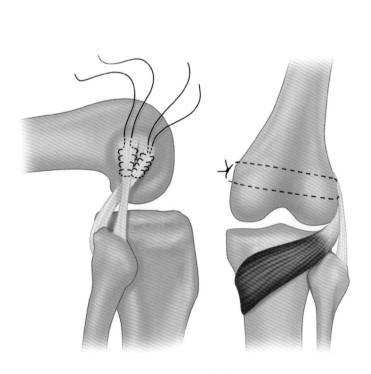

图10.14　股骨撕脱修复

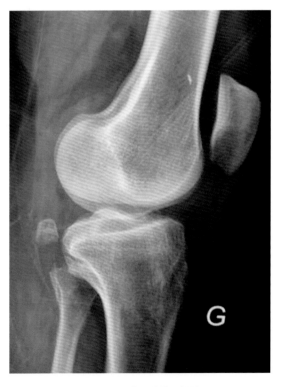

图10.15　腓骨头撕脱骨折

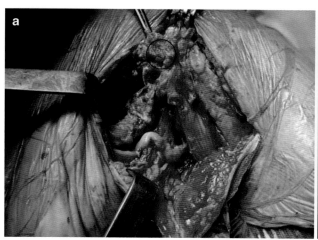
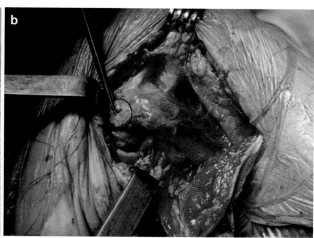

图 10.16　a、b. 腓骨头骨折复位术中视图，骨块上连有股二头肌肌腱和侧副韧带

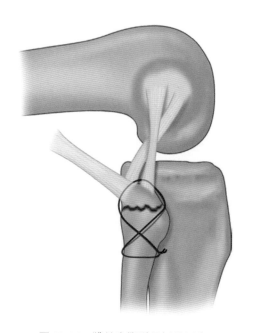

图 10.17　腓骨头撕脱骨折的固定

韧带中间部分断裂

手术医生可以使用不同的缝合技术（U形针迹、框架针迹）。然而，横行断裂很少见，通常破裂是Z形的。与位于关节囊组织中的近端部分相比，韧带的远端半部分看起来像被鞘包围的圆绳。因此，很难识别近端组织并对撕裂的韧带进行端到端缝合。如果可能，我们更喜欢使用不可吸收的编织缝合线（如Ethibond®、Mersuture®、TiCron®、FiberWire®）进行此类修复。

我们通常更喜欢侧向结构的重建，因为组织修复的强度通常不足。可以从股二头肌上取材一条6 cm×1 cm的肌腱组织，并将其固定股骨外上髁的陷窝，并以锚钉固定。另一种选择是使用同侧或对侧股薄肌肌腱自体移植。

后外侧重建

该手术包括重建后外侧角的基本解剖结构：腘肌肌腱和腘腓韧带。如果发生骨撕脱，无论有无骨碎片，都应该像LCL损伤一样早期固定。在韧带中间组织撕裂的情况下，可以缝合撕裂韧带的残余物，但与LCL损伤一样，必须使用移植物进行增强。

G. Bousquet描述了一种称为"小腘窝"的PLC重建方法，它可以防止胫骨外旋和胫骨外侧平台的后半脱位。第一步是重建腘腓韧带，取下0.5 cm×7 cm的股二头肌肌腱条带组织，腓骨头止点予以保留。该条带穿过髂胫束下方，包绕腘肌肌腱，从前到后，从内侧到外侧（目的是向外侧和远侧牵拉腘肌肌腱），然后固定在外侧关节囊和腓骨头上，固定时足部保持旋转中立。

第二步是用2～3根可吸收缝线收紧腘肌肌腱，将后髁隐窝收紧到外侧韧带后关节切开术的前缘（并最终收紧到LCL）。

第三步也是最后一步，用一束1 cm×5 cm的髂胫束条带紧附在fabello-popliteus韧带的两端。

该条带通过单针可吸收缝合线固定在腓肠豆或其纤维核上。

用髂胫束重建也有报道。Jaeger报道了用15～20 cm长的髂胫束移植物重建，取自Gerdy结节。钻出两条隧道：一条直径为6 mm的Gerdy结节经胫骨前后隧道；另一条位于股骨外侧髁下方的经髁前后隧道。移植物穿过胫骨隧道，通过外侧腓肠肌，然后进入股骨隧道。W. Müller描述了一种重建方式，从Gerdy结节分离10～15 cm的髂胫束移植物，从前到后穿过胫骨隧道，并固定在腘肌的股骨止点。

术后处理

在术后的前45天内，患者佩戴夹板固定在伸膝位，并保持非负重状态。

膝关节活动从第1天开始，活动度限制在60°，直到第21天，然后到95°直到第45天。在90天内避免任何外翻/内翻应力，并使用一系列运动支具。从第45天开始负重，屈曲不再受限。6个月内禁止运动。直到术后9个月，韧带仍可能增厚，有时会出现疼痛。

膝关节内侧结构重建

损伤类型

膝关节内侧结构损伤可能是韧带中间撕裂或韧带止点处的骨性撕脱。

中间组织撕裂通常分为三个等级。外科医生根据临床检查中发现的膝关节内侧松弛并在应力位X线片上测量，并根据相关的交叉韧带损伤来计划手术。当膝关节内侧存在完全松弛时，可能会伴有其他韧带损伤：

· 后内侧角损伤［Hughston描述的后斜韧带（POL）］。

· PCL损伤，临床上可能难以诊断。

· 股骨侧深部MCL撕脱，如果未被诊断，可能无法愈合，并可能导致慢性松弛。

正如W. Müller所描述的，深部MCL撕裂通常与浅部MCL撕裂不在同一水平。MCL病变通常被外科医生认为是轻微的伤害，但对于身体活动非常受限的患者来说则不然。

关节镜

关节镜检查可能有助于确诊。它有助于外科医生确定MCL撕裂是在半月板上方还是下方。如果半月板上方空间增加，MCL在股骨侧撕裂；如果半月板下方空间增加，MCL在胫骨侧撕裂。

韧带中间撕裂

MCL可以用支具固定促进愈合，允许屈曲和伸展，但膝关节的外翻需受限制。除了少见的完全撕裂的情况外，很少需要手术重建。如果需要，需进行端到端的MCL修复。当与ACL重建合并时，使用前内侧手术方法。行纵向皮肤切口，距胫骨结节（ATT）内侧2～3 cm。MCL端到端缝合有利于愈合。对于浅层MCL撕裂，我们更喜欢在缝合与固定之前用缝线编织缝合整个韧带以将其收紧。可以使用锚钉固定。也可以进行Helfet描述的股薄肌肌腱增强。

骨性撕脱的修复

在股骨端撕脱的情况下，在内侧上髁上做斜行皮肤切口可以很好地观察病损。如果发生大的骨撕脱（例如，整个内侧上髁），可以使用3.5 mm螺钉和垫圈、经髁缝合线或使用骑缝钉进行固定。在胫骨撕脱的情况下，做垂直和偏内侧的皮肤切口。倒L形切开缝匠肌，抬高腘绳肌腱以暴露撕脱的浅层MCL。可以使用锚钉将其重新固定至胫骨上。

MCL重建

如果直接缝合不充分或无法修复，可以进行手术重建。患者仰卧，膝关节屈曲90°使用大腿中部止血带。做膝关节内侧切口，从髌骨水平延伸至ATT下方3 cm。进行解剖剥离以暴露内侧上髁。

· 用腘绳肌腱重建。牵开缝匠肌筋膜，露出股薄肌肌腱，保留胫骨侧止点并切断近端。用开放式剥离器将其从近端分离。在股骨内侧上髁深处创建一个垂直隧道，钻两个4.5 mm、相距10～

15 mm的孔。使用大号的O'Shaw钳将这两个孔连接起来并创建隧道。将事先准备好的股薄肌肌腱用可吸收缝线进行编织缝合，穿过股骨隧道，然后用类似的缝线缝合胫骨止点。请注意，当我们可以选择其他移植物时，我们宁愿在同侧腘绳肌取材，以免削弱内侧结构和胫骨旋转的控制。

· 在慢性松弛的情况下，临床上很难确定内侧松弛是由于孤立的MCL撕裂、孤立的后内侧角损伤，还是两者兼而有之。MRI可以帮助定位撕裂处，但在慢性病例中可能没有帮助。通常建议同时修复两者。浅层MCL可以在其整个长度上进行编织缝合，并在固定收紧。对于后内侧角，通过内侧韧带后关节切开术将一个或两个锚钉植入内侧上髁的后侧。手术医生可在半月板上方寻找H. Dejour描述的"月牙征"。它对应于后内侧关节囊隐窝的撕脱。然后将其固定在髁突的后侧和近侧，注意不要将其固定过紧，否则会限制其伸展。POL本身缝合并固定在内上髁的后侧。

最后，在严重和慢性松弛的情况下，可以按照Engebretsen的描述进行MCL和POL重建和股四头肌肌腱自体移植。

术后处理

在术后的前45天内，患者佩戴膝关节伸直位夹板并保持非负重状态。

膝关节活动从第1天开始，活动度限制在60°，直到第21天；然后限制在95°，直到第45天。在45天内避免任何外翻/内翻应力。患肢负重是渐进增加的，屈曲不再受限。4个月内禁止运动。直到术后9个月，韧带仍可能增厚，有时会有疼痛症状。

11 膝关节滑膜切除术

Synovectomies of the Knee

P Archbold, A Pinaroli, and P Neyret

概述

本章探讨滑膜切除术所需的技术原则，特别是手术方法（不包括化脓性关节炎、肿瘤和全膝置换术后的滑膜切除术）。滑膜切除术可能适用于：

- 色素沉着绒毛结节性滑膜炎（PVNS）。
- 炎症性疾病。
- 罕见疾病：软骨瘤病、骨软骨瘤病、血管硬化、硬纤维瘤。
- 其他特异性滑膜炎。

必须强调的是，滑膜切除术特别适用于没有软骨缺失的年轻患者。因此，继发于炎性关节病的晚期关节炎患者很少需要滑膜切除术。严格意义上的"全"滑膜切除术是广义的说法，因为膝关节的结构非常复杂，几乎不可能进行全滑膜切除术。用"减少"滑膜切除术（滑膜清理术）来说话会更合适。

全滑膜切除术中未根除的病灶，最好用辅助化疗或放射性同位素治疗。因此，外科医生必须权衡全滑膜切除术与手术"目标"的优劣。为了做出决定，必须考虑一些客观参数。为此，外科医生必须了解每种不同的膝关节手术入路，然后根据特定情况选择一种或多种方法。治疗方案的异质性使得结果分析更加困难；然而，它们也使这种类型的手术更加"有趣"。

术前准备

诊断性MRI（注射钆）可用于定位病变。这些图像有助于外科医生的决策过程，以规划如何处理每个单独的病变。最重要的是，它们有助于评估是否在软组织后部存在疾病的关节外累及。病变的大小和位置将决定所选择的手术技术（关节镜或开放手术）和所需的手术方法。

膝关节X线平片，包括正位（AP）、单腿负重位（AP和外侧）、Schuss位（屈曲后前位）和髌骨轴位（屈曲45°）是必要的。它们有助于评估每个关节间隙变窄情况并观察骨骼病变。

除了关节造影CT（arthro-CT）外，其他成像技术在检测病变方面几乎没有必要，关节CT具有显示关节软骨细节的优势。如果怀疑病变累及附近血管结构，MRI血管造影可能会有很大帮助。在这

P Archbold · A Pinaroli
Centre Albert Trillat, Lyon, France

P Neyret (✉)
Infirmerie Protestante, Lyon, Caluire, France
e-mail: Philippe.neyret01@gmail.com

些特定情况下手术，需要有血管外科医生在场。

手术技术

关节镜滑膜切除术

局限性滑膜切除术

这种手术干预适应于局灶性PVNS，此类关节镜手术时，患者的体位与普通关节镜检查相同（参见第2章）。

止血带位于大腿近端并充气至300 mmHg。使用止血带有助于关节镜手术期间的视野，因为滑膜炎的切除通常伴随明显的关节内出血。也可以考虑氨甲环酸静脉注射。

根据病灶的位置选择关节镜入路。在关节镜和半月板切除术中详细描述了常用的入路。

对于髌上囊或切迹中的病灶，前外侧和前内侧入路通常就足够了。为了进入位于股骨内/外侧沟中的病变，需要一个上外侧或上内侧入路。对于位于膝关节后方的病变，即PCL后或股骨髁后方，如P. Beaufils所述，需要后外侧或后内侧入路。

后内侧入路在膝关节屈曲90°时建立。该入路的入口点位于髁突后内侧缘的边缘，关节线上方1 cm处。该入路可以显露内侧髁的后方和远端PCL的内侧部分。然后将钝头的套芯重新引入套管，轻轻地刺穿覆盖PCL的滑膜，同时与后髁保持接触。将关节镜插入套管中，此时可以看到外侧髁的后部。后外侧区域的探查非常重要：入口必须位于股二头肌肌腱的腹侧，以消除神经损伤的风险。腰椎穿刺针定位后，后外侧入口可以用11刀片在屈膝90°时建立（图11.1）。后外侧入路允许使用刨削器（图11.2）。因此，可以在关节镜观察下清理该区域的病变（图11.3）。射频消融是限制出血的有效手段。

本章技术中使用的器械包括30°关节镜、活检取材器和5.5 mm刨削器刀头。在进行后方滑膜切除术时，70°关节镜可能会有所帮助。

由于可能会出现关节内出血，使用关节镜压力水泵（压力设定为40 mmHg）有助于视野。当怀疑有局灶性PVNS时，我们建议进行多次滑膜活检以确认PVNS不是弥漫性的。

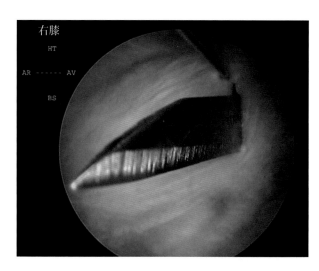

图11.1　以11号刀片建立后外侧入路

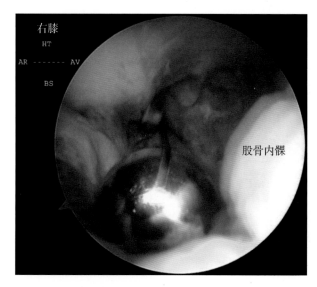

图11.2　通过后内侧入路使用刨削器（后外侧入路观察）

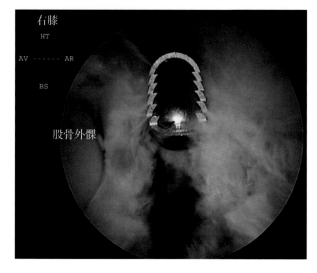

图11.3　后方间室滑膜的清理

全滑膜切除术

这种手术方法可用于弥漫性PVNS和无关节外累及的非特异性滑膜炎。病灶的体积不大。

手术设置和仪器与"有限"滑膜切除术所需的相同。一般使用4个入路：前外侧、前内侧、上外侧和上内侧，它们允许使用刨削器在膝关节前部进行全滑膜切除术（图11.4）。

在PVNS中，P. Beaufils介绍的技术在病变位于PCL后部而没有关节外累及腘窝时特别有意义（图11.5）。

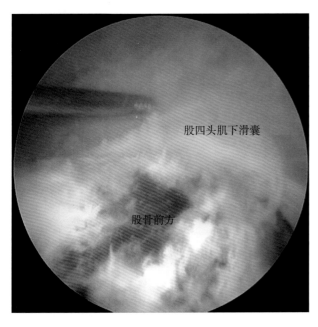

图11.4 前方间室滑膜切除术

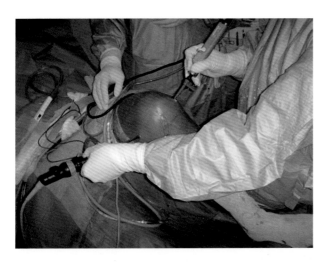

图11.5 使用P. Beaufils所述技术对后方间室进行滑膜切除术

开放式滑膜切除术（带关节切开术）

有限的滑膜切除术

该技术可用于局灶性PVNS。关节切开术允许对病变进行完整的"整块"切除。许多这些病灶也可以通过关节镜来解决。然而，膝关节的某些区域通过关节镜难以进入，并且在某些情况下，外科医生可能无法确定切除的完整性（如用器械难以触及，以及关节镜图像下难以分辨）。此外，关节镜不允许对病变进行"整块"切除。然而，关节镜方法具有允许对关节腔进行完整探查和进行多次活检的优势。上述这些问题说明可以将两种技术进行组合。手术方式在很大程度上取决于病灶的位置（图11.6和图11.7）。因此，手术医生可以使用各种常见的膝关节方法，并将前次手术造成的皮肤切口考虑在内。

全滑膜切除术

患者取仰卧位，具有垂直的侧柱和水平的远侧柱作阻挡用。止血带捆绑于大腿。该技术用于不累及腘窝的弥漫性PVNS和非特异性滑膜

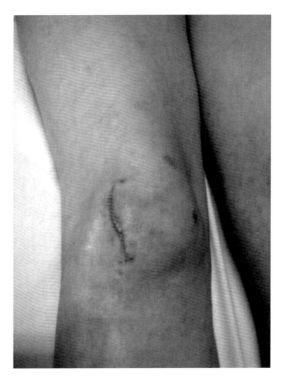

图11.6 开放性局部滑膜切除术皮肤切口

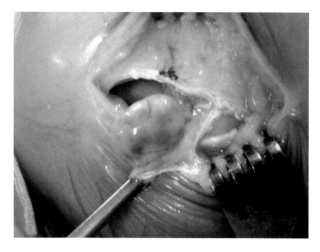

图11.7 局灶性PVNS的切除

炎。我们通常使用更近端的前内侧和前外侧皮肤切口（图11.8），并保持足够的间距以防止皮肤坏死。这种方法避免了大正中切口，该切口需要大量的皮下组织剥离，从而增加皮肤坏死的风险。内侧和外侧副韧带后方的关节切开术可以让医生在PCL后方进行关节内交通。位于腓肠肌内侧头

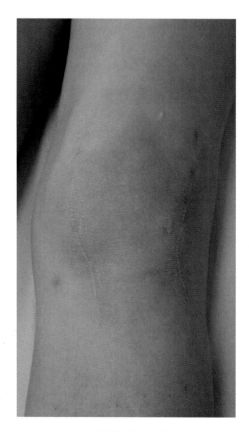

图11.8 全滑膜切除术后皮肤切口

（MGM）和半膜肌之间的后内侧病变可通过内侧入路进入。后内侧和后外侧入路不仅可以进入关节内，还可以处理关节外病变。

前内侧入路

屈膝90°，切口起自髌骨近端1 cm，垂直皮肤切口，向远端延伸至胫骨结节内侧。建立前内侧切口。

切口长度为8～10 cm。因此，当膝关节处于伸直状态，伸肌装置用Farabeuf拉钩牵开，可以使用手术刀进行髌上囊的扩大切除（要完全清理该区域，建议将此入路与前外侧入路结合）。使用Volkman牵开器牵开前内侧关节囊。也可以使用大咬骨钳进行内侧沟滑膜切除术（图11.9）。表面上看，这种技术似乎相当不精确且不够优雅，但在实际操作中，它是非常有效和可重复的。滑膜组织很容易被器械的"牙齿"夹住，取出时没有任何阻力，而韧带和囊组织要坚韧得多（不易被伤及）。十字韧带和副韧带存在的情况，使用手术刀必须小心操作，但手术刀可以轻松识别不同的解剖平面，并可以快速进行"整体"切除。

半月板下方和上方的滑膜切除术可以使用相同的方法和相同的器械，但必须注意不要损坏软骨。使用这种方法很容易碰到髁间窝。特定的髌骨牵开器可以从侧面拉开髌腱和伸肌装置（图11.10）。相同的器械可用于进行Hoffa脂肪垫和十字韧带区域（关节镜持物钳）的滑膜切除术。

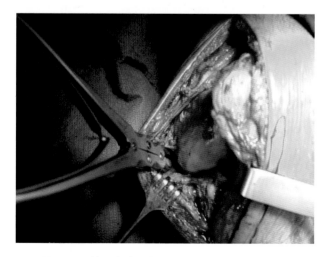

图11.9 使用大咬骨钳进行的内侧沟滑膜切除术

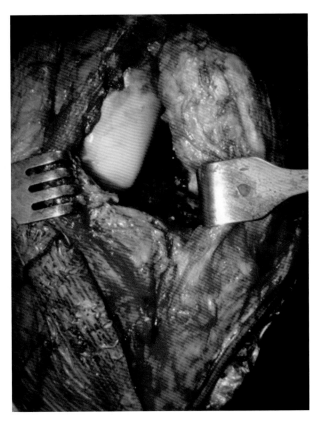

图 11.10　内侧髌旁关节切开术和髁间窝视图

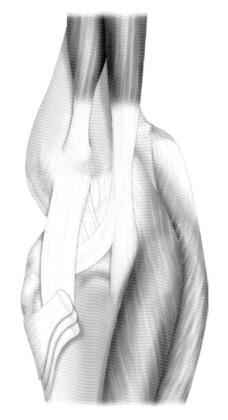

图 11.11　后内侧解剖结构

后内侧入路

直接入路

皮肤切口与膝关节垂直，屈膝 90°，以内侧髁后缘为中心（图 11.11）。前内侧关节切开术中可触及内侧副韧带的后缘，因此可以确定后内侧皮肤切口的确切位置。皮肤切口从内侧髁的上缘和后缘延伸到半膜肌的胫骨止点，距离关节线远侧 8～10 mm。这种皮肤切口的解剖优势是有争议的。此外，隐神经及其分支也较常见。

皮下分离方法（首选技术）

该入路需要在髌骨上缘近端 3 cm 至常规内侧入路远端 2 cm 处做一个扩展的皮肤切口。使用 Farabeuf 牵开器抬起和拉开皮肤和皮下脂肪。膝关节现在处于 4 字位置的 90° 弯曲状态。内侧副韧带的后缘与胫骨平台的后缘、股骨内侧髁一样可以作为解剖标志。垂直的关节切开术在内侧副韧带的后方进行，并止于内侧半月板上方。必须注意不要伤及内侧半月板的后角。为了获得更好的显露，有时需要将后关节囊从股骨髁松解几毫米。通过这样操

作，可以在后内侧间室中获得良好的视野。在手术结束时，松解的关节囊可以使用锚钉或缝合线重新缝回。后内侧间室和后交叉韧带后方的滑膜切除术使用大咬骨钳进行。膝关节始终保持屈曲和内翻，以最大限度地放松后关节囊（图 11.12）。

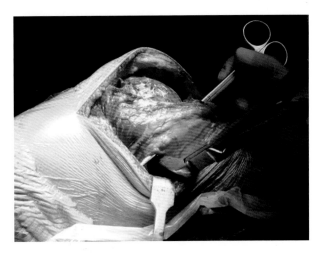

图 11.12　后内侧间室和后交叉韧带后方的滑膜切除术使用大咬骨钳进行

前外侧入路

膝关节处于90°屈曲位置，从髌骨中央开始，沿髂胫束（ITB）前缘方向向近端延伸10 cm，进行第二个前外侧皮肤切口（图11.13）。为了避免皮肤坏死，前外侧和前内侧皮肤切口应至少相距4指宽。还建议将前外侧（上外侧）皮肤切口偏近端，将前内侧（下内侧）皮肤切口置于更远侧以避免皮肤坏死。如果计划进行后外侧关节切开术并且要剥离皮肤组织，则前外侧皮肤切口应更靠外侧，即在ITB的中间部分。延长的外侧入路需要更长的皮肤切口，特别是在远端Gerdy结节的高度，这可能会损害髌前和髌下区域的皮肤血供。外侧髌旁关节切开术从髌骨下极远端开始，并垂直向上延伸3 cm，始终保持在中线的外侧。因此，可以看到外侧髁、外侧半月板的上缘和髌下脂肪垫的外侧部分。在膝关节完全伸直的情况下，在股四头肌肌腱上切开一个切口，可以看到髌上囊。然后可以使用Farabeuf拉钩（图11.14）或特定的髌骨拉钩拉起整个伸肌装置。现在可以用内侧髌旁关节切开术相同的方式进行滑膜切除。

为了进行半月板下方手术，皮肤切口必须向远端延伸（始终注意两个皮肤切口之间所需的最小距离），然后在半月板下方进行小的水平关节切开术。对半月板体下表面及其后部进行滑膜切除术，开放式手术比关节镜手术更困难。

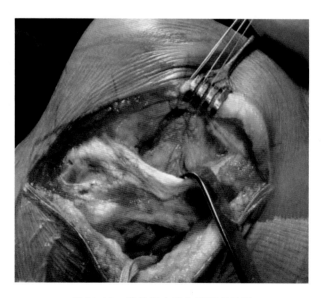

图11.13　前外侧入路和髂胫束显露

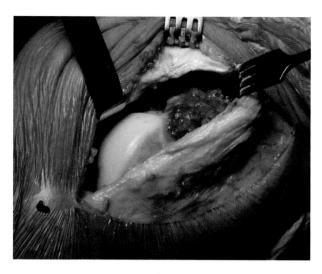

图11.14　通过髌旁外侧入路显露髌上囊

后外侧入路

直接入路

结合前外侧入路，可以直接在外侧副韧带后方和外侧半月板上方进行"垂直"关节切开术。外侧副韧带的确切位置可以在膝盖处于4字位置时找到。在膝关节屈曲90°和旋转中立位的情况下进行皮肤切口。关节镜的额外探查可以提供一些帮助。

皮肤切口从外侧髁的后上缘垂直向下至胫骨平台，始终保持在外侧副韧带后方（图11.15）。

皮下剥离方法（首选技术）

以ITB为标志，后外侧隔室可以在ITB上方通过或下方进入。

进入后外侧关节囊

后外侧膝关节囊可以经ITB进入（沿纤维方向切开）或就在它的前方进入。外侧副韧带和腓肠肌外侧头的前缘可以用Metzenbau剪刀触探（图11.16）。膝关节应始终弯曲。因此，可以在外侧副韧带后方进行垂直关节切开术（图11.17）。局部常有小动脉，应注意止血。注意不要切开外侧半月板后角或腘肌肌腱。后者会阻挡进入胫骨平台，特别是进入胫骨平台的后部和后隐窝。此时可以触诊外侧胫骨平台和股骨髁的后缘。后外侧上隐窝和后交叉韧带的滑膜切除术可以使用大咬骨钳进行（图11.18）。在内侧，可以通过从股骨髁上解剖后关节囊来扩展入路，这样可以进入胫骨外侧

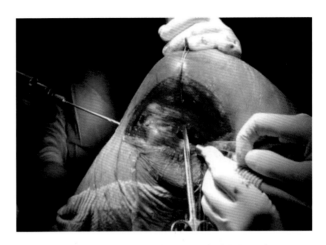

图 11.17　外侧副韧带后的垂直关节切开术

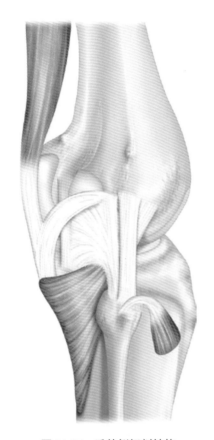

图 11.15　后外侧解剖结构

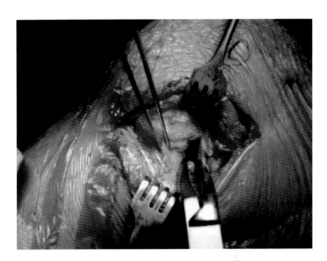

图 11.18　使用大咬骨钳进行后外侧滑膜切除术

后侧入路

在 PCL 后部病变或腘窝关节外病变的弥漫性 PVNS 中需要这种方法。在极少数情况下，可能会遇到局部 PVNS 或位于 PCL 后方的良性肿瘤，也应当通过这种方法处理。手术的第一步总是前滑膜切除术，可以通过关节镜或使用关节切开术。皮肤伤口关闭后，将患者置于俯卧位。手术野留在原地。手术团队转动患者的下肢，而麻醉团队转动患者的胸部和头部。从患者的脚看，患者的右膝顺时针旋转，左膝逆时针旋转。

应用新的长袜和铺巾，并通过在屈膝皮纹处做皮肤标记，屈曲膝关节。然后在准确标记屈曲折痕的同时缓慢收回标记。然后应用无菌黏性切口敷贴。

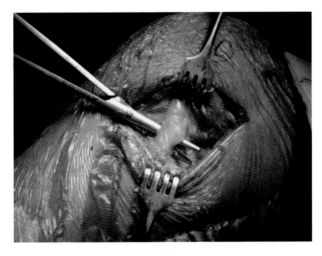

图 11.16　外侧副韧带解剖

平台的后部。通过先前描述的方法，该区域的暴露是非常困难的。可能需要进入远端 ITB 的后面。这样可以观察腘肌肌腱裂孔和外侧胫骨平台的后缘。如果需要增加视野显露，则需要在红区切开外侧半月板。

采用Trickey切口进行后路入路。在股二头肌肌腱内侧进行大约5 cm的横向垂直皮肤切口。它在屈曲皮纹中从外侧到内侧水平延伸到内侧腓肠肌的止点。然后将切口沿垂直方向向远侧延伸约7 cm。注意做皮肤切口时的角度不要偏斜。皮肤切口是在膝关节伸直的情况下进行的（图11.19）。在远端足部放置垫子抬高使膝关节轻微弯曲，进行随后的手术步骤。首先，识别小隐静脉，这绝非易事。内侧腓肠肌的头部向内侧牵开，其筋膜被垂直切开，显露浅表的腘绳肌腱和更深的半膜肌腱。这些肌腱可指引医生进入至胫骨后部区域，直至"安全区"，避免在显露后交叉韧带后缘时对神经血管结构造成潜在损害。胫骨后部被腘肌覆盖。通过放置一把与胫骨接触的Homan牵开器，可以小心地牵开神经血管结构。最后进行囊切开术。关节切开术是垂直进行的，向外侧髁的后内侧边缘延伸。在特定情况下，可能需要对

腓肠肌内侧肌的肌腱部分进行大约15 mm的部分切断。这可以改善后关节囊的视野。现在可以使用大咬骨钳进行后交叉韧带后方区域的滑膜切除术。

有些病例的腘窝广泛病变位于更浅的位置。腘窝神经血管结构应使用Farabeuf拉钩（图11.20）触探并小心牵开。仔细解剖后关节外病灶（图11.21）。当这些病灶与血管结构紧密接触时，有时需要血管外科医生的协助。特别是在一些翻修手术中遇到神经血管结构内侧和外侧有粘连情况，需要探查时。遇到病灶向外侧延伸累及神经血管束时，我们通常会寻求他们的帮助。

联合滑膜切除术

这种手术的适应证通常是弥漫性PVNS的翻修手术，前间室病变有限，但存在广泛的后部病灶或关节镜无法触及的病灶。如前所述，第一个手术步骤是前间室的关节镜手术。这一手术可以进行关节镜评估和多次活检。在关节镜手术皮肤切

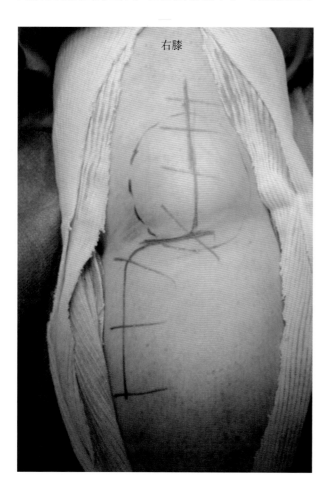

图11.19　后方皮肤切口（右膝俯卧位）

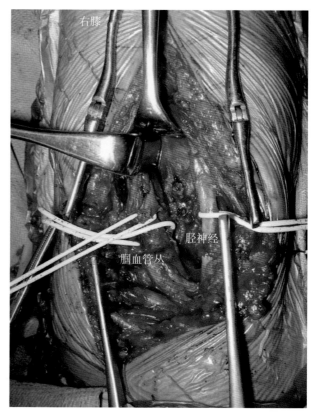

图11.20　胫神经和腘血管解剖

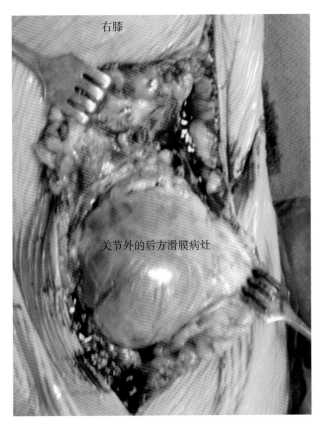

右膝

关节外的后方滑膜病灶

图 11.21　后方大病灶的切除

足部活动，以及早期活动度锻炼。我们通常要求做超声检查，以确认术后早期没有DVT。术后僵硬是此类手术中众所周知的并发症，为了降低此并发症风险，我们经常使用专门设计的膝关节支具将膝关节的位置从伸展变换至屈曲。每隔6小时将膝关节保持在屈曲位置 1 ～ 2 小时。

4 ～ 5天后，当出血风险降低时，允许CPM运动。任何术后皮肤切口愈合的相关问题都应得到重视。

具体案例

PVNS

此类疾病的治疗目标，应该是单次手术完成全滑膜切除术和多点活检（图11.22）。局灶性PVNS不需要特殊的术后监测。在弥漫性PVNS中，我们更喜欢进行带关节切开术的全滑膜切除术。如果手术失败，可以在手术干预后4 ～ 6周进行化疗。随访期间应当注意寻找复发迹象（在手术后的前3年内每年进行临床检查和MRI，此后有任何临床怀疑复发则继续此检查）。必须记住，病理学（干净边缘）的发现并不能预测复发。复发率随着时间的推移而降低，但外科医生必须跟踪观察这些患者多年。

口关闭后，患者如前文所述转为俯卧位，并采用Trickey入路进入后间室。

全膝关节置换术

全膝关节假体的植入手术时可以同时进行广泛滑膜切除术。这种手术干预是在同一个经典膝关节切口下进行的。手术中需要进行截骨，因此可以更好地暴露不同的间室。只有存在广泛的关节外病变情况下，才可能需要额外的入路。因PVNS导致关节破坏的老年人可以进行全膝关节置换术，同样的原因导致需要髋关节置换的频率更高。当然，全膝置换术手术中的常规显露可能不足以完成关节外病灶切除。

术后处理

由于滑膜切除术后有关节内大量出血的可能，进而会增加皮肤坏死的风险，因此治疗中应避免使用抗凝剂。为了预防VTE，鼓励负重、踝部和

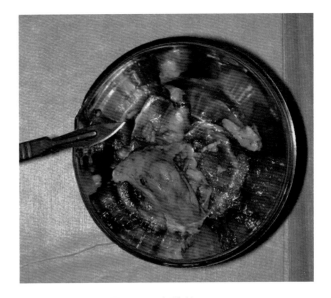

图 11.22　切除的PVNS

原发性（骨）软骨瘤病

这种疾病的关节镜治疗在大多数情况下是有效的。与 PVNS 的积极治疗相比，我们认为对原发性骨软骨瘤病的对症、局限治疗是合理的。当然，应该考虑到每一位患者的病灶累及范围。典型的米粒状颗粒会黏附在滑膜组织上（原发性骨软骨瘤病的早期阶段），因此需要使用刨削器对滑膜组织进行清理。在后期，关节灌洗和滑膜肥大区域的有限滑膜切除术就足够了。如果需要，可以重复这种类型的手术，并且在许多情况下，患者症状的程度会随着时间的推移而减轻。恶变很少见文献报道。

探查和清理外侧/内侧半月板下方的区域非常重要。为了去除位于腘窝的米粒状颗粒，可以在膝盖后外侧和腘窝处施加手动压力，同时反复弯曲和伸展膝盖。这样可以将米粒状颗粒推挤进入膝关节，更容易地从关节内取出。

12 软骨及骨软骨病损的手术治疗
Surgical Management of Chondral and Osteochondral Lesions

P Archbold, T Aït si selmi, C Bussière, P Neyret, and C Butcher

基本原则

治疗软骨和骨软骨病变有多种手术技术。清创+微骨折软骨下骨以试图刺激愈合反应的技术和移植软骨的技术，这是完全不一样的。软骨移植包括骨软骨移植物或软骨细胞悬浮液的移植。也可以将手术技术分为是姑息性（如软骨成形术）、修复性（如骨软骨移植）或重建性（如自体软骨细胞植入）。微骨折和软骨打磨将导致纤维软骨修复组织的形成，其生化和生物力学特性不如关节软骨。这种纤维软骨的特点是，细胞外基质主要由Ⅰ型胶原蛋白而不是Ⅱ型胶原蛋白组成，并且缺乏分化的软骨细胞。软骨细胞移植的目的是复制具有分化软骨细胞和富含Ⅱ型胶原蛋白和蛋白聚糖的细胞外基质的透明软骨。软骨修复的未来很可能涉及使用间充质干细胞和基因治疗技术。

诊断和术前计划

多平面成像对于可视化病变、定位病变、测量其深度（根据ICRS规范的Ⅲ级或Ⅳ级病变）、区分软骨和骨软骨病变及评估其大小是必需的。这些变量将决定使用哪种类型的移植物及手术方法。关节造影CT扫描是首选的成像方式，3 T（现在是7 T）MRI可提供很好的评估。关节内注射钆（arthro-MRI）可能提供进一步的形态学信息。这些检查不仅可以评估关节病变，还有助于确认有无充足的半月板组织残留。通过临床检查和MRI帮助确认韧带结构的完整性是必不可少的。术前计划还包括X线平片。Schuss位摄片可帮助诊断发现"对吻"损伤，这将排除软骨重建技术。下肢全长摄片评估下肢力线和实施截骨术的必要性。对于位于膝关节后方的病变，膝关节极度屈曲位的侧位X线片将确认病变是否可触及。

适应证

本章中描述的大多数技术都是医疗机构常规使用的。软骨细胞移植等技术仅在临床研究环境中进行。

P Archbold · T Aït si selmi · C Bussière
Centre Albert Trillat, Lyon, France

P Neyret (✉)
Infirmerie Protestante, Lyon, Caluire, France
e-mail: Philippe.neyret01@gmail.com

C Butcher
Healthpoint, Abu Dhabi, UAE

不同技术的适应证在不断进化。位置、大小和深度是主要指标。髌骨病变对骨软骨移植的反应较差，软骨细胞植入方法可能更适用。约2 cm²的股骨髁的较小缺损可能适合骨软骨移植。2～4 cm²的较大病变最好通过软骨细胞植入治疗，甚至更大的病变通过同种异体骨软骨移植治疗。然而幸运的是，大多数软骨损伤的范围都比较小，世界上大多数地区都可以使用简单的设备对其进行治疗，而不太常见的较大病变则需要更先进的治疗方法。

治疗原则中包含的其他因素有年龄、体重和活动水平，以及力线、半月板状态和稳定性。对于大多数患者来说，软骨表面修复技术如能获得持久效果和完整修复将是最理想的。然而，这并不总能做得到，并且在更高水平的职业运动员中，由于其快速恢复比赛的需要，可能会与理想中的修复技术相冲突。

软骨下骨钻孔

有多种方法可以在软骨下骨钻孔，比较适用于小病灶。然而，重要的是要知道，对于一些行骨髓刺激技术失败的病例，软骨移植技术成功的可能性就会降低。

· Pridie钻孔：使用钻头进行软骨下骨的穿孔。病灶清创后，使用2.0钻头进行间隔2～3 mm的多个穿孔。钻孔的深度约为15 mm。手术后，将止血带放气以确认钻孔区出血。

· Steadman微骨折：使用微骨折锥进行。

· 打磨：该技术使用高速磨钻或用消融电刀在适应软骨的频率下对软骨进行打磨和冲洗。

骨软骨移植和镶嵌成形术

继1997年在弗里堡举行的国际软骨修复协会第一次成立研讨会之后，我们在R. Jakob的支持下开始了这项技术。

原则

镶嵌成形术即移植骨软骨栓以治疗软骨和骨软骨病变。该技术最初由Matsusue于1981年描述，并在20世纪90年代由L. Hangody推广。在英语文献中，来自英国的Vladimir Bobic是主要作者之一。自体骨软骨移植物取自滑车的内侧或外侧边缘或髁间切迹。将小的骨软骨移植物移植到病变中并以镶嵌方式排列。虽然最初描述为治疗股骨髁病变，但该技术已扩展到其他关节。供体区域现在还包括对侧膝关节和近端胫腓关节（J. Espregueira-Mendes）。同种异体移植物是一种替代来源。

手术技术

将患者置于仰卧位。放置垂直侧柱和水平远侧柱并使用止血带。手术方法取决于病灶的位置。最常见的是使用前内侧髌旁关节切开术。在外侧病灶的情况下，使用外侧髌旁入路。如果手术中需要进后外侧间室，还可以进一步做胫骨结节的截骨。内侧或外侧的关节切开术以血管下方式进行。还要系统性地探查膝关节的其他病变。

第一步，清创病灶的底部和边缘。该步骤需评估病灶的尺寸和深度。然后可以选择所需的骨栓数量及其直径。骨软骨移植物应覆盖至少70%的病变。

第二步，使用特定的校准钻头准备病变区域。钻孔方向垂直于关节面。对于软骨病变，孔的深度应为15 mm；对于骨软骨病变（OCD），孔的深度应为25 mm（图12.1）。

使用管状取材器，在供体区域采集第一个骨软骨栓。主要供区是内侧滑车，其次是外侧滑车或髁间切迹区域。同样，取材器的方向应垂直于关节面（图12.2）。取材器经过校准，因此才能取得正确的深度的骨软骨栓。测量栓子以确认纵向尺寸（图12.3）。通过摇动采集器或旋转采集器来采集骨软骨栓——取决于仪器的类型。

通过轻轻地用胶带粘在移植物的骨端或使用合适的推动器穿过收集器，将移植物从收集器中取出。

受体区域的骨隧道是用校准的扩张器完成的。使用分级可调柱塞将骨软骨栓插入受体隧道（图12.4）。这可以使受体隧道中骨软骨栓的进展和

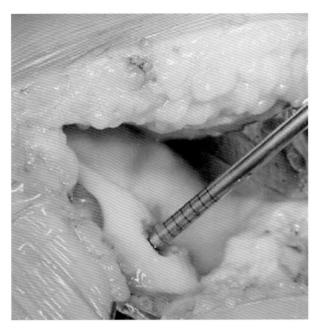

图12.1 镶嵌成形术——特定的校准钻。钻孔方向垂直于关节面

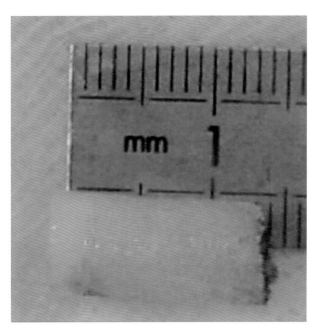

图12.3 镶嵌成形术——骨软骨塞尺寸（长15 mm，宽4.5 mm）

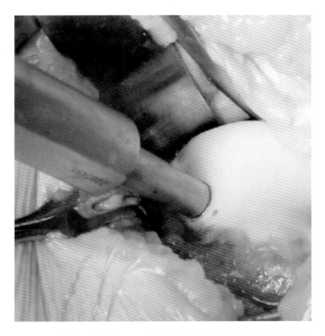

图12.2 镶嵌成形术——在供体区使用管状取材器采集的第一个骨软骨栓

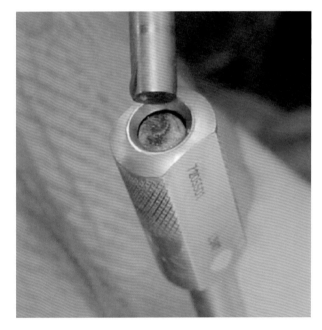

图12.4 镶嵌成形术——分级可调柱塞

最终深度得到精确控制，而不会被施加过度的力（图12.5）。

骨软骨塞的高度应与相邻的软骨对齐。应避免移植物太突出或移植物太深（图12.6）。现在已有可用的商业套件使该技术更加系统化。

术后处理

患者应佩戴支具。45天内禁止负重，在此期间考虑进行血栓预防。术后第1天允许连续被动运动，活动髌骨，开链和闭链练习。6个月后允许重

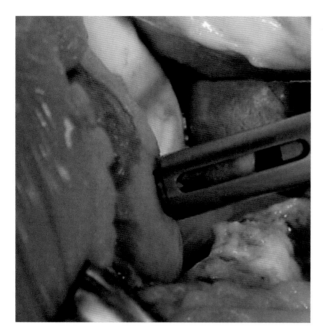

图12.5 镶嵌成形术——将骨软骨栓插入受体隧道

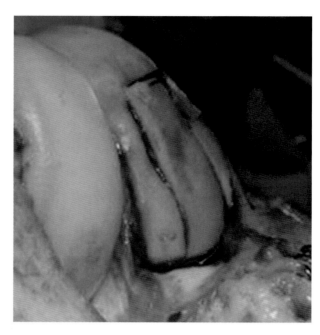

图12.7 同种异体骨软骨移植物。注意完美搭配（合适的尺寸和曲率）

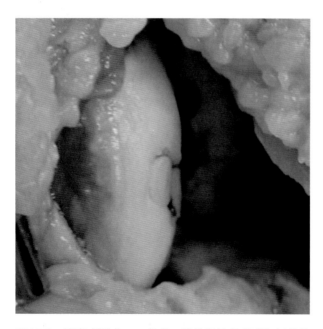

图12.6 镶嵌成形术——完成。骨软骨栓的高度与相邻的软骨齐平。注意滑车供体部位

返体育运动。

同种异体骨软骨移植物

在处理非常大的病变（超过6 cm²）时，无法使用经典镶嵌成形术，因为缺乏足够的自体软骨。

为了对同种异体材料使用相同的技术，可以使用特定的大直径器械，但结果仍有疑虑。对于非常大的病变，具有自定义尺寸的整体同种异体移植物是最佳选择。在这些情况下，供体髁的大小和曲率应与天然髁相同，以获得完美匹配（图12.7）。

自体软骨细胞移植

先前已经描述了病灶的评估和准备及手术方法。自体软骨细胞移植可以处理厚度达5 mm的病灶。

软骨细胞培养

自体软骨细胞在体外增殖。首先，通过关节镜从内侧滑车或髁间切迹采集约200 mg的软骨活检组织。细胞通过基质的酶消化分离，随后做单层培养以获得所需的细胞数量（约1 000万个细胞）。

植入

根据Brittberg-Peterson技术（即自体软骨细胞移植，ACI）将细胞作为细胞悬液移植。为了将细胞包裹覆盖在缺损内，需要用骨膜或胶原膜来覆盖缺损。如Brittberg所述（图12.8），将该膜缝合到缺损边缘。

使用三维基质进行细胞移植可改善软骨细胞的再分化，从而确保产生正确的细胞外基质蛋白。市场上有不同类型的基质，如海绵型基质（图12.9）或凝胶（藻酸盐和琼脂糖凝胶，如Cartipatch，图12.10）。以下是Cartipatch技术的描述。虽然我们部门现在使用不同的基质，但技术

非常相似。

Cartipatch技术

Cartipatch技术与镶嵌成形术非常相似。然而，术前计划和准备是极重要的。应进行关节镜活检及术前影像检查以评估病变。根据病变的大小，可以制备多个Cartipatch移植物。Cartipatch移植物有三种不同的直径：10 mm、14 mm和18 mm。对于靠近髁间窝的病变，只要移植物沿其圆周的至少2/3被包含，Cartipatch移植物就可以获得初步稳定性。包括校准钻头在内的特定仪器可用于准备接收区域（图12.11）。参照正常软骨的位置和高度可以用试样组件评估缺损软骨（图12.12）。随后使用探针将移植物引入到准备好的缺损处（图

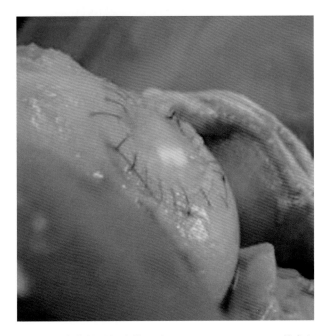

图12.8 自体软骨细胞植入（ACI、Brittberg–Peterson技术）

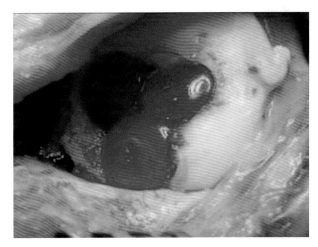

图12.10 14 mm直径的移植物（Cartipatch®）

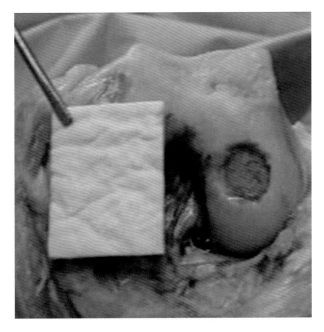

图12.9 三维胶原基质（Geistlich技术）

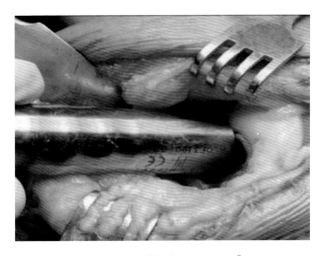

图12.11 校准钻头（Cartipatch®）

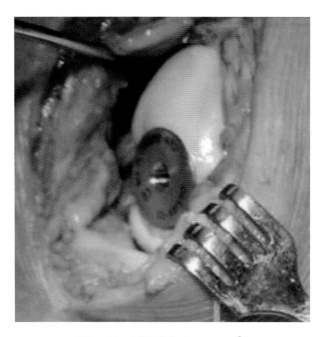

图12.12　试样组件（Cartipatch®）

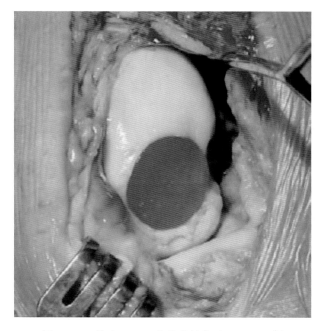

图12.14　单个18 mm直径移植物（Cartipatch®）

相关事宜

特定的相关疾病会对软骨损伤的治疗结果产生负面影响。因此，必须事先或同时纠正这些情况。这些相关病变包括韧带松弛（如前交叉韧带断裂）和半月板病变。超过5°的下肢力线不良可以通过截骨术来解决，并且应该在软骨病变或其他相关病变的背景下进行考量。如果患者在这方面有缺陷，可以考虑半月板同种异体移植。

保守手术技术

固定

外伤性骨软骨病灶或剥脱性骨软骨炎（OCD）病灶可以通过固定来治疗，以保留患者的原始软骨。几种固定方式和可用的设备包括缝合线、针和螺钉（可吸收或不可吸收）。共同的特点是这些装置可以完全插入并且不会伤害相对的软骨。Herbert或其他类型的无头螺钉对此非常有用。这种技术可以在开放手术或在关节镜手术下进行。在关节镜手术期间，垂直于缺损表面插入的针可以帮助定位和建立入口位置。经肌腱入路是常用

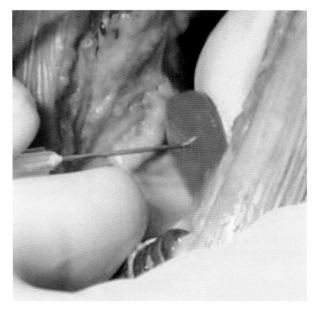

图12.13　使用探针将移植物送入（Cartipatch®）

12.13）。在多个移植物的情况下，探针可以用来引导定位，排出空气，以及移植物的临时固定（图12.14）。在操作完成后，松止血带以观察移植物是否松动掉出。然后反复活动膝关节以测试缺损区内移植物的初始稳定性。膝关节固定48小时，进行血栓预防治疗，45天内禁止负重。膝关节CPM活动在0°～90°连续1个月。1年后允许运动。

方法（参考Gillquist方法）（图12.15）。影像透视
有助于获得完美的螺钉方向和位置（图12.16）。

只要软骨完好无损，幼儿的自发性病损就有
很大的机会愈合。如果关节软骨破裂或碎片变得
不稳定，则必须做清理以刺激骨愈合。有时，需
要使用自体骨移植物来填充下方的骨缺损。由于
骨缺损和骨碎片的大小可能不同，必须小心避免
关节面的不平整（图12.17）。

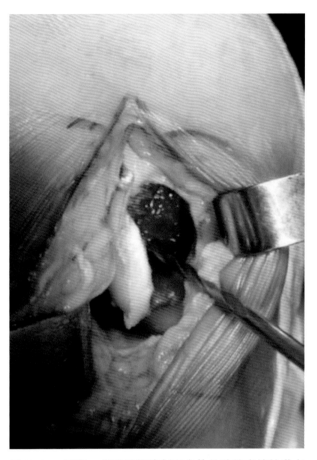

图12.17　固定，有时需要清创和自体骨移植来填补潜在
的骨缺损

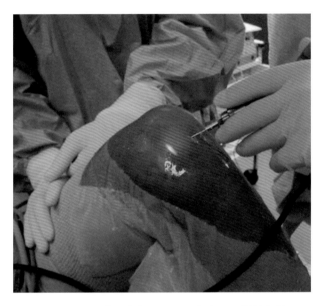

图12.15　固定，根据Gillquist方法，经肌腱入路

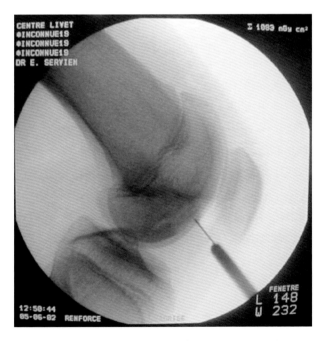

图12.16　固定，透视下控制螺钉的位置和方向

钻孔

在许多情况下，特别是在关节软骨未破坏的
儿童剥脱性骨软骨炎中，可以用2 mm钻头从膝关
节内通过关节镜对骨性病变进行穿孔，或者以逆
行方式在关节外向关节内操纵。

在不稳定病变的情况下，可以通过镶嵌骨栓
或螺钉提供额外的固定。

术后处理

45天内禁止负重。康复治疗从第1天开始。

要点

"对吻"病变是软骨移植的禁忌证（最好在
Schuss视图中确定）。保守治疗是幼儿骨软骨炎的
首选治疗方法。如果考虑用截骨术治疗疼痛，则
软骨手术的治疗价值有待商榷。

13 髂胫束综合征

Iliotibial Band Syndrome

P Archbold, G Mezzadri, P Neyret, and C Butcher

引言

髂胫束综合征（ITBS），又称为髂胫束摩擦综合征（ITBFS）或跑步膝，是运动员常见的症状，是长距离跑步者出现外侧膝关节疼痛的主要原因。我们发现自行车运动员也经常会出现相似的病理变化。

髂胫束（ITB）与外侧髁之间摩擦，尤其是在单腿支撑髂胫束紧张的情况下，是引起疼痛的主要原因。多因素病因引起髂胫束综合征，但是导致症状加重的因素往往有以下几点：运动过量、装备（鞋或场地）简陋及不正确的训练方式，如运动前缺乏拉伸训练。

治疗策略及适应证

保守治疗通常都有效，包括停止或调整运动方式、口服NSAID类药物、冰敷和物理治疗（包括理疗师深部横向按摩）。进一步治疗还包括阔筋膜张肌牵伸和加强臀肌肌力。正规治疗还提倡自我康复训练（学习自我拉伸训练）。对于难治性的病例有时可以采取局部注射治疗。

然而，对于少数保守治疗无效、活动量大的运动员，反复出现膝外侧疼痛影响正常训练，建议采取手术治疗。正规保守治疗6个月无效后采取手术治疗。

手术操作包括松解髂胫束在外侧髁后方的纤维。手术疗效普遍优良，复发率低，术后能够快速恢复运动。

术前临床评估

系统和详细的病史采集，以及体格检查。

病史方面，患者主诉体育运动（跑步）时出现膝关节外侧疼痛被迫停止运动。没有膝关节交锁、不稳定和积液等症状出现。

体格检查，Noble试验可以激发疼痛症状。患者取平卧位，膝关节屈曲90°。膝关节逐渐伸直过程中，持续按压外侧胫股关节线上方2～3 cm股骨外侧髁部位，屈膝30°时出现疼痛症状（图13.1）。

P Archbold · G Mezzadri
Centre Albert Trillat, Lyon, France

P Neyret
Infirmerie Protestante, Lyon, Caluire, France
e-mail: Philippe.neyret01@gmail.com

C Butcher (✉)
Healthpoint, Abu Dhabi, UAE
e-mail: c.butcher@healthpoint.ae

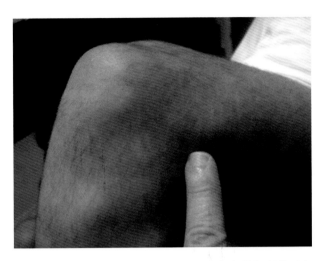

图13.1 患者主诉左膝关节线上方邻近股骨外侧髁附近有疼痛

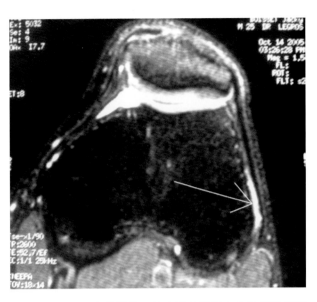

图13.2 MRI,左膝轴位。箭头提示髂胫束和外侧股骨髁之间高信号

触诊有时可能出现捻发音。

膝关节活动度正常,没有出现关节腔积液或韧带松弛症状。诊断主要依据是临床表现,同时需要排除所有可能引起膝关节外侧间室疼痛的其他潜在病因。

术前影像学检查

所有患者都需要进行双侧膝关节摄片及疼痛侧膝关节MRI检查。

X线评估包括膝关节正位、侧位、Schuss位和屈膝30°髌骨轴位片。所有的摄片结果总体上应该正常。

MRI检查有时候可以确诊髂胫束综合征(ITBS)。髂胫束和外侧髁之间高信号区域提示该区域炎症变化范围(图13.2)。有时可见股骨外侧髁中度水肿信号。MRI检查还能够排除其他合并损伤,特别是排除是否合并外侧半月板损伤。

手术技术

手术可以选择全身麻醉或硬膜外麻醉。患者取平卧位,大腿近端放置垂直托架。水平托架使膝关节维持在90°屈曲位。常规使用驱血带。

手术操作分为两个步骤。

第一步操作为膝关节镜手术,包括常规前内侧入路和前外侧入路。膝关节镜手术是消除和治疗关节内源性疼痛。膝关节外侧间室评估是关节镜探查的常规操作。

第二部操作为膝关节屈曲位开放手术。切口位于股骨外侧髁后方平行于髂胫束位置,切口长度为15～20 mm。切开皮肤及皮下组织,显露髂胫束后缘(图13.3和图13.4)。11号刀片在髂胫束后方纤维做10 mm的横形切口。髂胫束前方纤维保持完整。后方纤维切开后形成朝向股骨

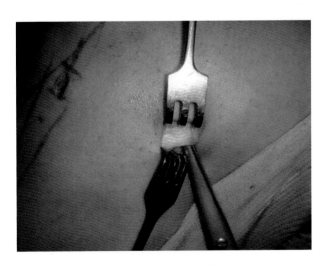

图13.3 解剖髂胫束

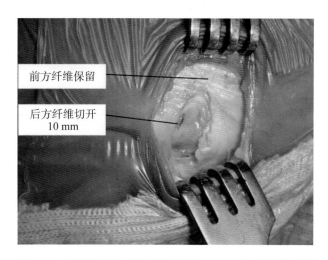

前方纤维保留

后方纤维切开
10 mm

图13.4　髂胫束后方纤维横行切开10 mm，前方纤维保持完整

外侧髁的V形开口。不必进行滑膜切开和滑膜切除术。

术后处理

门诊完成手术操作。术后完全负重不需要制动。术后12～15天拆除缝线或皮钉。早期进行康复治疗。通常不需要抗凝治疗。患者一般在1周以内恢复工作。术后第2个月患者可以恢复体育运动。

Part II
退行性疾病的手术
Surgery for Degenerative Conditions

14 骨关节炎的手术治疗适应证

Surgical Indications in the Treatment of Osteoarthritis

P Archbold, JL Paillot, P Neyret, and C Butcher

引言

当膝关节骨关节炎保守治疗失败时，可能需要以下外科手术：截骨术、膝关节单髁置换术（UKA）或全膝关节置换术（TKA）。关节镜检查和灌洗术及关节融合术不在本章描述。手术指征取决于患者的病史及其功能状况、意愿、临床检查和影像学表现。

解剖和临床相关因素总结见表14.1，每个因素的权重可能因环境而异，因此没有真正的算法。

表 14.1 骨关节的解剖和临床相关因素

解剖因素	临床表现
骨关节炎分期	体重
畸形及其可复性分析	年龄、活动水平、功能
韧带状况（额状面和矢状面松弛）	医学状况（糖尿病、类风湿关节炎、抗凝药应用）
活动度	手术史（包括感染）

外科医生选择的手术方式也受其他因素影响，如地域因素（截骨术在欧洲大陆做得比在英国或美国更多）、文化因素（亚洲更常使用截骨术，而讲英语国家更多使用关节置换术）、教育因素（在某些国家，UKA不被视为一种治疗方案来教授）及经济因素。越靠近赤道的地区越多使用截骨术，越远离赤道的地区越多使用人工假体。如今，快速康复、短期住院及重返工作岗位的愿望也可能会影响决定，这些影响可能有多个来源，包括患者、保险、律师、政府或雇主。

患者的期望值

患者的术后满意度等于其自身期望值（功能期望结果）和实际功能结果之间的差值（图14.1）。

这个等式取决于患者得到的对手术危险性、获益度和期望结果等信息的详尽程度。重要的是，这些信息必须与患者的理解程度相适应。患者不切实际的期望值是手术后不满意的常见原因。

P Archbold · JL Paillot
Centre Albert Trillat, Lyon, France

P Neyret
Infirmerie Protestante, Lyon, Caluire, France
e-mail: Philippe.neyret01@gmail.com

C Butcher (✉)
Healthpoint, Abu Dhabi, UAE
e-mail: c.butcher@healthpoint.ae

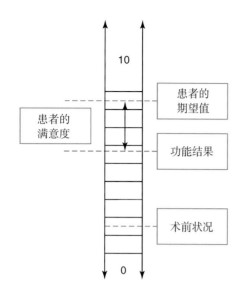

图14.1 患者的术后满意度等于自身期望值（功能期望结果）和实际功能结果之间的差值

应用于骨关节炎的功能范围概念

图14.2示Scott Dye描述的功能范围概念。X轴代表作用力/负荷的频率，Y轴代表作用力/负荷的强度。曲线下的区域面积定义了膝关节的功能范围。上限定义为出现临床症状（不适、疼痛、肿胀、应力性骨折）的阈值。功能范围的定义仍然是一个理论的概念，在个体之间及随着时间的推移都会产生较大的变异，难以确定个人的上限和下限阈值。

然而，功能范围的形态可以通过药物、手术和康复得以改变。每种类型的干预会以特定的方式改变功能范围。全膝关节置换术对于曲线形状的改变与截骨术是不同的。

需要记住的是：

（1）患者有可能通过改良他的活动（或自己的体重）重新进入功能范围曲线以下。

（2）外科手术的目标是扩大此范围，或增加潜在的负荷频率，或增加幅度，或两者兼得。如果曲线下的面积可能因某种干预方式减小，则必须清楚地告知患者。如果患者承受超过阈值的应力，则会增加失败的风险。功能范围的概念在给患者解释相关病情和治疗选择时十分有用。

预期的功能结果

以下段落是对当前普遍观点和文献的简化，这当然只是概要的，并且是有争议的，但大多数患者都可以理解。

截骨术后

（1）疼痛：无疼痛（95%）、遗忘膝（80%）。

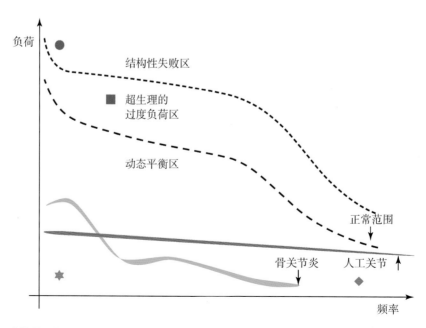

图14.2 功能范围概念（由Scott Dye描述）用于骨关节炎。状态：圆点，从3 m高处跳下；方块，打篮球；星形，坐在椅子里；菱形，步行10 km

（2）稳定（90%）。

（3）步行距离不受限制。

（4）正常上下楼梯。

（5）无跛行，不使用拐杖，无肿胀。

（6）所有类型的体育运动（碰撞和接触）都可能参加，但是不建议。

（7）完全伸直，屈膝到145°。

（8）缓慢的康复：术后2个月内不能负重，住院2天，回家，术后75天可以生活自理和驾车；缓慢适应矫形后的生物力学和膝外翻（4～6个月）。

（9）转换为全膝关节置换较容易（见截骨术后TKA）。

生存率：10年为70%。

感染率：小于0.5%。

膝关节单髁置换术后

（1）疼痛：无疼痛或偶尔轻度疼痛（92%），遗忘膝（70%）。

（2）稳定（98%）。

（3）步行距离至少10 km。

（4）正常上下楼梯。

（5）无跛行或使用拐杖。

（6）无肿胀。

（7）有可能在不平的路面上行走、远足、滑雪及打网球。

（8）完全伸直，屈曲达145°。

（9）康复：立即负重，住院1～2天，回家或去康复中心2周，术后30天可以生活自理及驾车。大多数病例可以考虑门诊手术。

（10）随访期间严密监控（要求外科医生干预），可能需要翻修为人工全膝关节。

生存率：内侧UKA为10年90%，外侧UKA为10年95%。

感染率：术后10年内为0.5%。

全膝关节置换术后

（1）疼痛：无疼痛或轻微疼痛及偶尔疼痛（95%），遗忘膝（50%）。

（2）稳定（98%）。

（3）步行距离至少5 km。

（4）正常上楼梯。

（5）无跛行或使用拐杖。

（6）可能有膝关节肿胀。

（7）有希望进行狩猎、高尔夫、双打网球和园艺活动。

（8）完全伸直，屈曲达120°。

（9）术后功能恢复较缓慢：立即负重，住院2～4天（在某些特定情况下可以作为日间手术），去康复中心3～4周，术后30～45天可以日常活动和驾车。

（10）长期随访是必要的，可能面临TKA翻修术。

生存率：15年为90%。

感染率：术后10年内为1.5%。

适应证

手术适应证往往是折中的，它应该是外科医生和患者共同的选择。为了教学目的，我们要提醒你，并非总是有理想的手术适应证。有时一个或多个标准会使适应证受限并陷入争议。

截骨术

- 理想的适应证：
  - 临床检查：
    ◦ 疼痛局限于胫股关节线。
    ◦ 活动度正常。
    ◦ 韧带功能正常。
    ◦ 不可恢复的畸形（图14.3）。
    ◦ 无炎症性关节炎。
    ◦ 年龄小于70岁。
    ◦ 无肥胖。
  - 影像学表现（图14.4）：
    ◦ 一侧间室关节间隙部分狭窄或完全消失。
    ◦ 无对侧胫股关节或髌股关节间隙狭窄。
    ◦ 关节外畸形大于5°。
- 有争议的适应证：
  - 髌股关节炎。
  - "杯样"改变——严重骨关节炎的胫骨骨缺损。
  - 屈曲<100°或固定的屈曲畸形。

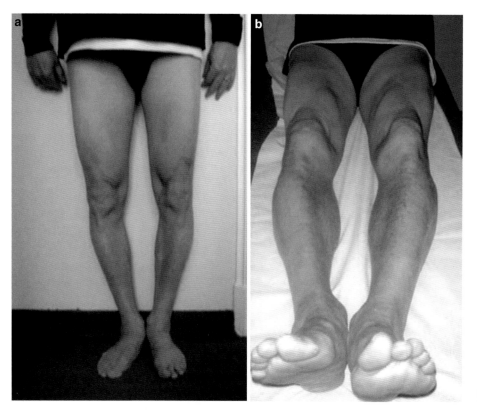

图 14.3 a、b. 不可恢复的畸形

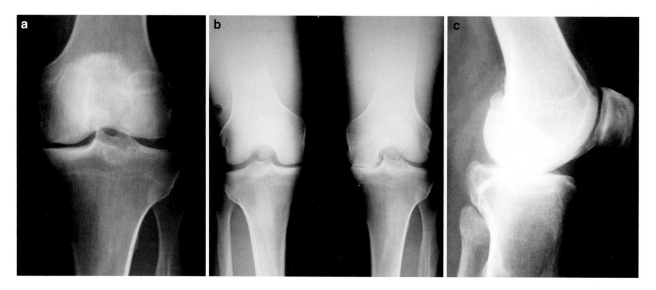

图 14.4 完全负重位 X 线片。a. 正位片；b. 屈膝 45°的 Schuss 位片；c. 侧位片（屈膝 30°）

- 关节内畸形。
- 年龄 > 70 岁。
- 肥胖女性。

这是骨关节炎做截骨术的理想适应证，过度矫正是必需的。这种过度矫正适应骨关节炎的严重磨损（3°～6°）。对于那些想恢复运动又合并半月板、软骨或韧带损伤的患者，矫正的情况则不同。在这种情况下，采用正常力线或中度过矫正（0°～3°），但这会使截骨术的生存期变短（参见第 7 章）。

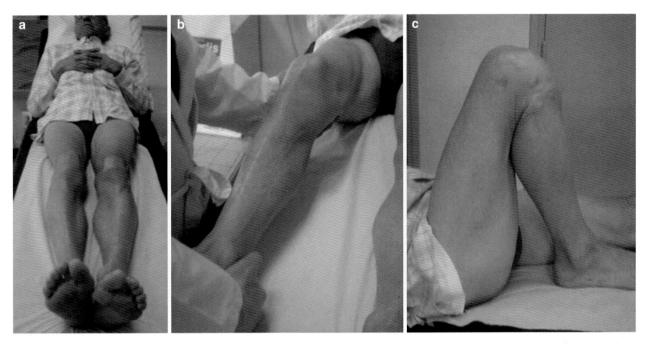

图 14.5 临床检查。a. 轻度畸形；b. 可复性畸形；c. 没有屈曲僵硬

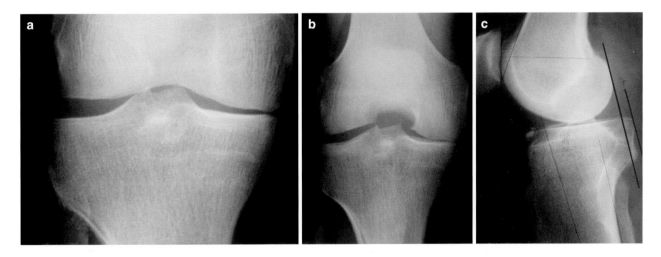

图 14.6 X 线表现。a. 正位片；b. Schuss 位片；c. 侧位片

膝关节单髁置换

- 理想的适应证：
  - 临床检查（图 14.5）：
    ◦ 疼痛位于胫股关节线。
    ◦ 活动度正常。
    ◦ 韧带功能正常。
    ◦ 可复性的畸形。
    ◦ 年龄在 60 岁以上。
    ◦ 体重不超过 80 kg。
    ◦ 无炎症性关节炎。
  - 影像学表现（图 14.6）：
    ◦ 单间室关节间隙部分狭窄或完全消失。
    ◦ 对侧间室胫股关节或髌股关节间隙无狭窄。
    ◦ 无韧带松弛。
    ◦ 无过度矫正的可复性畸形。
    ◦ 无冠状面松弛。

◦ 关节外畸形＜5°。
- 有争议的适应证：
  - 无症状的髌股关节炎。
  - 屈膝＜100°。
  - 关节外骨性畸形介于5°～8°。
  - 有手术史，包括畸形愈合、胫骨高位截骨术（HTO）和UKA。
  - 年龄＜60岁。
- 禁忌证：
  - 炎症性关节炎。
  - 慢性前方松弛或韧带功能不全。

全膝关节置换术

- 适应证：
  - 疼痛局限化的膝关节骨关节炎。
  - 任何关节畸形、松弛或关节活动度。

手术的基本适应证是膝关节退行性病变导致生活质量下降。TKA手术是膝关节骨关节炎最常用的治疗选项，并且导致不良结果的因素较少。"一元化"的外科医生会建议他（她）的绝大多数患者行全膝关节置换，其他医生只有在膝关节单髁置换术或截骨术为禁忌时进行全膝置换。我们的观点是，体重并非一个禁忌证，不影响假体磨损（图14.7）。早期活动并改善术前管理能够最小化超重带来的影响。

- 有争议的适应证：
  - 早期骨关节炎，术前X线片见关节间隙尚

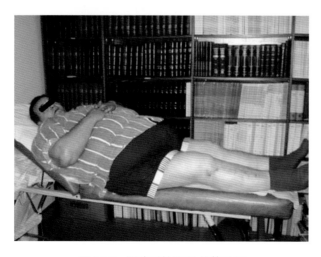

图14.7 肥胖不是TKA的禁忌证

存。手术前尝试保守治疗是必需的。
  - 年轻患者：尽管对年长者行TKA更合乎逻辑，但是对某些特定的年轻病例，当其他治疗方法不适合时，TKA不可避免。

影像学评估

三种手术（截骨术、膝关节单髁置换术和全膝关节置换）的影像学评估基本一致。它包括以下内容。

诊察时（必要的诊断检查）

- 单腿正位X线片：关节炎的类型、部位、有无骨赘、囊肿、异物、关节线倾斜。
- 单腿屈膝30°侧位X线片：有无囊腔、髌骨高度、胫骨平台后倾角度，胫骨向前移位，畸形愈合伴屈曲畸形。此位置摄片是矫正反屈的截骨术最重要的影像学检查。
- 屈膝30°的髌骨轴位摄片：检查髌股关节。
- 双侧下肢屈曲45°的站立位（Schuss位）摄片。此检查评估胫股关节间隙的狭窄程度十分有效，在正位片检查中，胫股关节间隙的狭窄程度常被低估。

手术干预之前

术前计划

术前计划是必要的。它包括：
- 双下肢全长片：能够测量不同的角度和轴线。
  - 股骨机械轴：是股骨头中心到胫骨棘中点的连线。
  - 胫骨机械轴：是胫骨棘的中点至踝关节中点的连线。
  - 下肢机械轴：反映了下肢总的畸形情况。
- 此摄片的意义：
  - 对于截骨术：明确畸形的来源（来自股骨或胫骨侧）并确定截骨的水平，整体畸形的重要性及有多少畸形是必须要矫正的。
  - 对膝关节单髁置换术：明确畸形程度及其可复性（下肢全长应力位X线片）。
  - 对全膝关节置换术：明确整体畸形和可能

的骨缺损，计划股骨和胫骨截骨，并预测
所需要的软组织松解。

– 内外翻应力位X线片能显示关节内松弛和
畸形的可复性。

要点

• 胫骨自身内翻的测量：

– Levigne定义的骨骺轴：胫骨关节线的
中点与胫骨骨骺连线中点间的连线。此
轴与胫骨外侧平台的夹角为90°±2°（图
14.8）。胫骨自身的畸形为胫骨骨骺轴和
机械轴形成的夹角（图14.9）。

– 有时很难确定胫骨关节线的中点并进行测
量。因此，我们倾向于做正常一侧胫骨平
台的切线来确定磨损前的胫骨平台面。随
后绘制胫骨机械轴。两个轴线之间的夹
角为 α。固有的胫骨内翻角由余角90°—
α 决定（图14.10）。

• 测量髋膝股骨角：这一部分将在第25章步
骤与策略中讨论。

补充的影像学检查

对矫正反屈的截骨术：膝关节过伸时的下
肢全长片，股骨的反屈由股骨前方皮质的切线与
Blumensaat线的垂线形成的夹角决定；胫骨的反
屈由胫骨平台的后倾角决定（两个反屈角详见第
20章图20.2）。

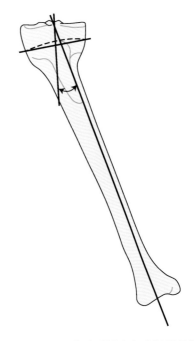

图14.9　胫骨自身的固定畸形被定义为胫骨骨骺轴和机械
轴形成的夹角

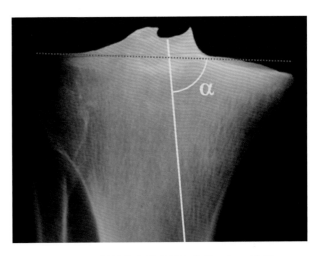

图14.10　胫骨自身的内翻由余角90°-α 决定

CT成像：能确定是否存在旋转异常问题。某
些冠状面上有外翻或内翻的患者，在骨畸形的凸
面进展成单侧间室关节炎。可以用旋转异常来解
释此偏侧化的退变过程。内在的股骨内旋畸形会
引起外侧胫股关节炎，而股骨外旋会引起内侧胫
股关节炎。

我们不常规使用Charpak和Dubousset开发的
低剂量X线成像系统（EOS系统），但它确实能精
确测量3个平面的畸形。

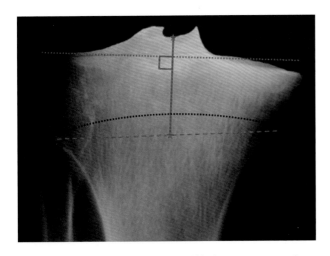

图14.8　由Levigne定义的骨骺轴（Epiphyseal axis）

MRI在早期骨关节炎的情况下可能有用，以显示AVN或内翻畸形下过度负荷的迹象，以及继发于半月板根部撕裂和突出的半月板失能的影像（图14.11）。因此，当适应证出现疑问时，MRI将发挥作用，并指导各种手术干预措施，包括半月板修复、截骨术、UKA或TKA。

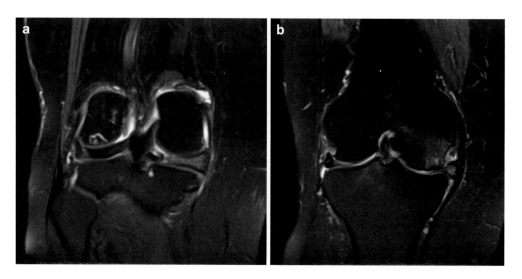

图14.11　MRI冠状位显示同一患者半月板后角根部撕裂（a）和半月板外移及软骨下骨水肿（b）

15 截骨术：基本概念及手术适应证

Osteotomy: General Concepts and Indications

P Archbold, JL Paillot, P Neyret, and C Butcher

引言

在全膝关节置换术引进临床之前，截骨术已经是骨关节炎的一种治疗选择。如今，截骨术被外科医生认为是一种技术难度较高且对患者要求也高的手术。然而在我们日常做的手术中，截骨术是一项针对膝关节炎患者而言重要的治疗选项，因为患者在术后可恢复高水平的活动能力，甚至是运动。同时，截骨术可延后年轻且活动量较大的患者行关节置换术的时间。当然，我们需要重视以下这些因素：关节炎的类型、临床和影像学表现，以及患者的期望值。此章不讨论在膝关节退变患者中什么标准会让我们选择截骨术而不是关节置换术，而是侧重于探讨不同临床情况下适用哪一类型截骨术。

截骨术的目标

一旦决定要进行任何类型的截骨术，需要先确定手术的确切目标。已有大量工作旨在提高

截骨手术的准确性，包括更好的术前成像和测量、患者特异性导向器，以及计算机导航，而持续达到次优目标不会取得所追求的临床成功（图15.1～图15.3）。过度矫正耐受性差并有引发另一侧间室退变的风险，而矫正不足则可导致手术早期失败。明确每个人矫正的理想的解剖学目标是

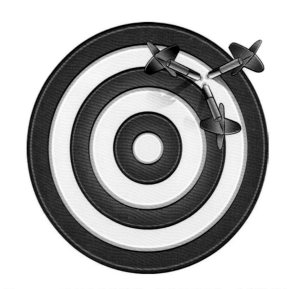

图15.1 一致且准确的结果，但目标不正确，临床效果差

P Archbold · JL Paillot
Centre Albert Trillat, Lyon, France

P Neyret
Infirmerie Protestante, Lyon, Caluire, France
e-mail: Philippe.neyret01@gmail.com

C Butcher (✉)
Healthpoint, Abu Dhabi, UAE
e-mail: c.butcher@healthpoint.ae

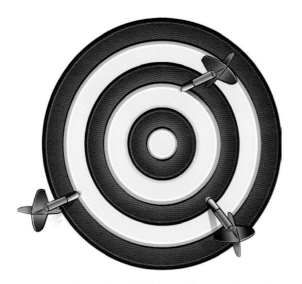

图15.2　正确的目标，但结果不一致且不准确，临床效果多变

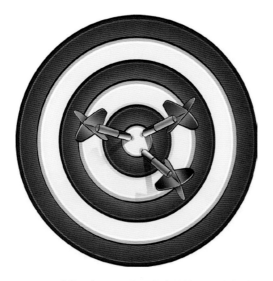

图15.3　正确的目标，一致且准确的结果，临床效果好

一个复杂且不断演变的主题。大致的指导原则已经建立，如内侧胫股关节炎截骨术后校正至外翻3°～6°。然而，逻辑上这些数字需要依据个人情况进行微调。除了下肢生物力学研究给出的建议外，有许多临床参数对每个患者所需要设定的截骨目标存在影响。它们包括：① 解剖学因素，如体重、下肢的旋转、膝关节松弛度；② 总体因素，如年龄、患者期望的活动水平等。过去，截骨术是一种以经验为基础的艺术。渐渐地，我们正在学会艺术背后的科学。

关节炎的类型

内侧骨关节炎

支持胫骨截骨术的理由：

· 内侧膝关节炎的内翻通常发生在胫骨侧并且是干骺端近端区域。

· 截骨术对于内侧骨关节炎患者的疗效在临床上已被证实有效、可靠，且持久，10年生存率约为70%。

· 截骨术可恢复水平的关节线。

· 技术上，此手术的目标是获得3°～6°外翻的过度纠正，使机械胫股角在183°～186°。

内侧开放楔形胫骨截骨术

（1）优点

· 可获得非常精确的矫形。

· 很少损伤腓总神经。

（2）缺点

· 大的矫正需要植骨，骨性愈合较困难（8～10周）。

· 伸肌系统紧张和内侧副韧带、内侧肌腱结构的轻度紧张。

建议对骨关节炎前期或早期骨关节炎的年轻患者行内侧开放楔形胫骨高位截骨术。

外侧闭合楔形胫骨截骨术

（1）优点

· 容易骨性愈合（7～8周）。

· 有胫骨平台后倾角变小的自然趋势。

（2）缺点

· 有腓总神经损伤的风险。

· 矫正的精度更多可变性。

建议对骨关节炎较重的老年患者行外侧闭合楔形胫骨高位截骨术。如果进展性的骨关节炎是继发于慢性膝关节前方不稳定，可选择此手术方法。

外侧骨关节炎

· 此类骨关节炎为混合来源，因股骨（股骨外髁发育不良）和胫骨皆异常导致。

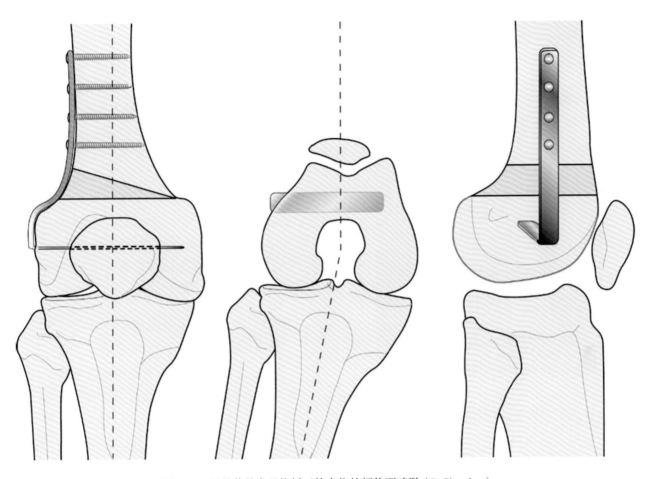

图15.4　股骨截骨术只能纠正伸直位的额状面畸形（P. Chambat）

- 临床效果重复性较差。
- 矫正的目标为0°～2°内翻。

股骨远端开放楔形截骨术

由于外翻膝多因股骨远端异常导致，于股骨远端进行截骨看似合理。然而，我们须知道截骨术只纠正伸直位时的额状面畸形（P. Chambat）。屈曲位时的解剖及力线并未改变，因此外翻膝在股骨远端截骨术后屈曲位的外翻畸形仍然存在。股骨远端截骨术适用于伸直位外翻膝（图15.4～图15.6）。若伸直位时膝关节力线好但隧道位摄片发现关节间隙狭窄，可行胫骨高位内侧闭合楔形截骨术或单髁置换术。目前对于膝外翻的分型是根据发育畸形的程度，但此分型法定义尚不完善，而且不包括股骨干的畸形。股骨远端截骨需要坚强的固定，术中失血量较多，术后关节纤维粘连的风险高。

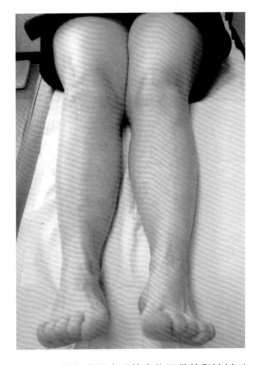

图15.5　股骨截骨术后伸直位股骨外翻被纠正

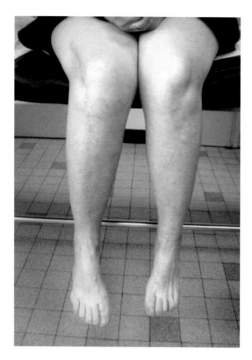

图15.6　股骨截骨术后屈曲位外翻仍然存在

总体上我们对股骨远端畸形引起的年轻膝外翻患者行股骨远端截骨术，患者必须有很强的手术意愿。

胫骨内侧闭合楔形截骨术

这种截骨术对膝关节的屈伸均有影响，它适用于混合源性外翻膝。然而它容易并发关节线的明显倾斜。若倾斜大于10°，可对髌股关节（特别是内侧）产生额外的应力。建议对有高水平活动包括运动需求的60岁左右的患者，混合源性或胫骨源性外翻膝且畸形小于8°者，行内侧闭合楔形胫骨高位截骨术。

临床及影像学标准

年龄

建议对年轻的早期内侧膝关节骨关节炎患者行开放楔形胫骨高位截骨术。

体重

由于非负重状态下截骨矫正量不足及手术困难，病态肥胖可影响手术疗效。

继发于ACL断裂的骨关节炎

因ACL断裂导致胫骨平台偏后方磨损，减小胫骨后倾角可限制胫骨向前活动。因此，行闭合楔形胫骨高位截骨术更为合适。

畸形的来源

· 如果畸形在关节外（先天性或骨折畸形愈合），由于截骨术能矫正骨性畸形，被认为是"可矫正的畸形"。

· 如果畸形在关节内（磨损），因为磨损导致的畸形可被截骨造成的骨性畸形补偿，截骨术被认为是"治标的"。

患者的期望值

患者术前的活动能力及对术后改善活动能力的期望值会影响截骨术的适应证，我们更倾向于用截骨术治疗那些活动能力较高甚至要运动的老年患者。

给患者的术前建议

· 改变居家环境（地毯、动物、楼梯等），减少跌倒风险。

· 术前开始物理治疗，提前学习如何用拐杖行走。

· 建议在术前减重（对年轻患者较为容易，对老年患者较为困难）。

· 建议戒烟，因为吸烟对骨连接及伤口愈合有负面影响。

截骨术的主要适应证

内侧骨关节炎

开放楔形胫骨高位截骨术

· 年轻患者。

· 早期骨关节炎：1期和2期。

· 特殊病例：同时做ACL重建及截骨术。

· 例外情况：无骨关节炎的先天性内翻膝（如

果双侧膝关节先天性内翻大于8°或是双侧股骨髁距离大于4指宽）。对这些罕见病例，截骨的目标是术后残留部分内翻（2°～3°）。

闭合楔形胫骨高位截骨术

- 活跃的老年患者。
- 骨关节炎3期和4期。
- 低位髌骨。
- 慢性前方不稳定伴胫骨平台后方磨损。

股骨截骨术和双截骨术：适用于骨折畸形愈合或维生素D缺乏等引起的继发性骨关节炎。

外侧膝关节炎

胫骨截骨术

- 只有在当截骨术后关节线倾斜不超过10°且膝外翻小于8°时可行此术矫正混合源性（胫骨和股骨）的畸形。
- 我们倾向于行内侧闭合楔形截骨术。
- 外侧开放楔形胫骨高位截骨术加腓骨截骨术只适用于初次外侧闭合楔形胫骨高位截骨术过度矫正的病例。

股骨截骨术

- 股骨源性的外翻膝。
- 膝外翻伴固定的屈曲挛缩畸形或过伸大于20°时，相较于胫骨截骨术，我们更推荐股骨截骨术。然而，股骨截骨术的并发症较为严重，因此需严格把控其适应证。

严重畸形病例

严重畸形时可考虑行股骨远端外侧开放楔形截骨及内侧闭合楔形胫骨高位截骨的双截骨术。

16 股骨远端内翻截骨术：外侧撑开

Varus Distal Femoral Osteotomy: Lateral Opening

P Verdonk, R Magnussen, P Neyret, and C Butcher

引言

本章介绍股骨远端外侧撑开楔形截骨治疗膝外翻畸形的手术操作步骤：使用95°角钢板或锁定钢板进行内固定。截骨目的是将下肢机械轴纠正到正常内翻位（0°～3°内翻）。通常轻度的过矫正效果优于矫正不足。术前计划需要确定预期矫正的角度和撑开的量。

放射学检查

参见骨关节炎手术指征。

放射学摄片不仅能够确定合适的手术指征，而且还能测量需要矫正的度数（图16.1～图16.3）。如果膝外翻是由于股骨骨折引起的，则可能出现扭转畸形。

手术技术：95°角钢板

膝关节屈曲90°，外侧皮肤切口起于关节线近

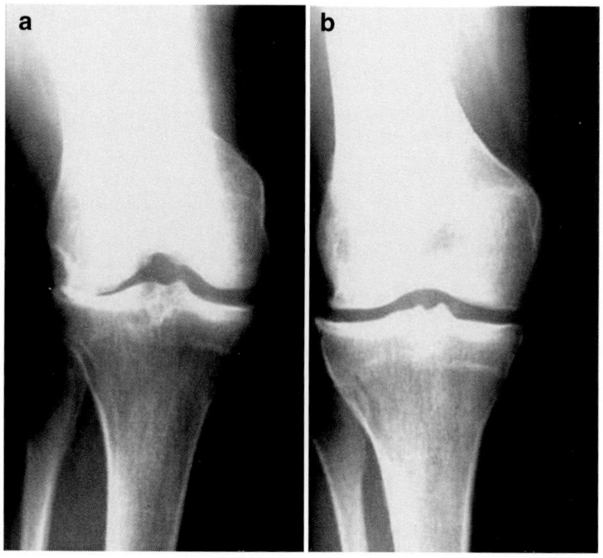

图16.1 Schuss位屈膝前后位摄片。a. 对骨关节炎诊断的敏感性优于完全伸直位摄片；b. 特别适用于外侧胫股关节炎

端15 cm，止于Gerdy结节水平（图16.4）。在阔筋膜张肌略偏前方沿肌纤维方向切开，剥离股外侧肌。仔细电凝或结扎股外侧肌的动脉穿支。随

P Verdonk · R Magnussen
Centre Albert Trillat, Lyon, France

P Neyret
Infirmerie Protestante, Lyon, Caluire 69300, France
e-mail: Philippe.neyret01@gmail.com

C Butcher (✉)
Healthpoint, Abu Dhabi, UAE
e-mail: c.butcher@healthpoint.ae

后用骨膜剥离器从肌间隙和股骨外侧皮质剥离股外侧肌。确定髂韧带和关节外侧切开位置：显露股骨滑车和股骨髁。关节内置入两个导引针：一个导引针位于胫股关节线，另一个位于髌股关节（图16.5）。导引针的作用是引导手术医生在正确的方向上放置接骨板。这一步骤可以减少术中透视次数。接着进行截骨部位的准备，截骨部位位于外侧股骨滑车近端，呈水平方向截骨。附加股骨前方冠状面截骨可以增加稳定性。伸直膝关节，剥离髌上囊，然后膝关节屈曲90°，剥离干骺端后方软组织。使用摆锯在股骨外侧做一个垂直于水平截骨面的标记。这个标记能够在截骨后决定旋转定位（图16.5）。

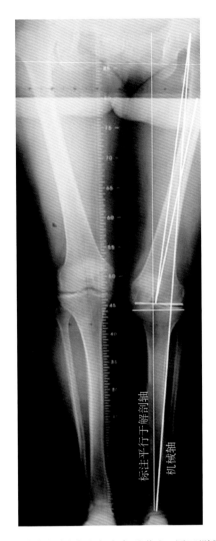

图16.2 下肢全长摄片（完全负重位），用于测量胫股机械轴、股骨机械轴和胫骨机械轴，以及诊断双下肢不等长

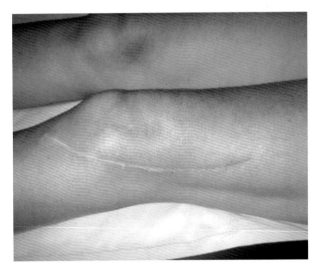

图16.4 皮肤切口从关节线近端15 cm至Gerdy结节

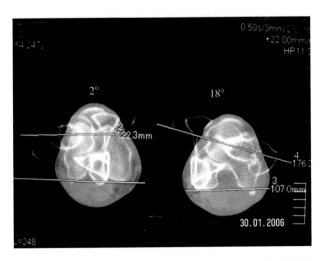

图16.3 如果出现旋转畸形，CT扫描根据股骨后髁连线测量股骨颈前倾或后倾

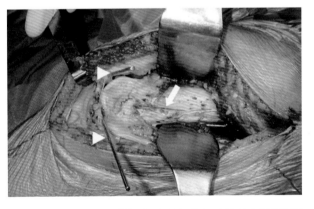

图16.5 术中见股骨外侧皮质（左膝）。需要打开关节近端。两个导引针（左侧箭头）插入胫股关节和髌股关节。股骨皮质上用摆锯做浅表标记作为旋转定位（右侧箭头）

接骨板插刀的置入

接骨板的插刀应于骨骺区域置入，距关节线近端30 mm。角钢板厚度为5.6 mm，宽度为16 mm，相邻螺钉孔之间距离16 mm。角钢板置入的位置应该位于股骨侧外侧副韧带近端偏前方。刀片置入角度取决于畸形的位置。如果畸形位于骨干水平，刀片应该倾斜于关节线置入（图16.6）。为了得到10°的变化，刀片置入角度应该放置75°（85° − 10°，补足股骨远端解剖角度95° −矫正角度）。如果畸形位于干骺端水平，刀片应该平行于关节线水平置入（图16.7）。这是最常见的情况。当刀片平行于关节线置入，95°角钢板将自动纠正股骨至外翻5°的正常解剖位置。换句话说，如果角钢板平行于关节线插入就能够获得股骨正常解剖结构。当面对复合畸形或干骺端混合畸形（外侧髁发育不良或骨干畸形愈合）时，刀片置入角度应该更小，可使角钢板呈小角度置入。术前计划必须要估计需要纠正的量。

术中调整

刀片位置可以通过术中增强透视进行核对。纠正的角度可以根据图像上外侧髁和内侧髁切线和刀片的切线位置进行测量。

截骨

使用摆锯进行股骨截骨。内侧骨皮质不要锯断（Henri Dejour形容摆锯至内侧骨皮质犹如"敲门"感觉）。角钢板置入，内侧皮质用3.2 mm钻头钻孔。两把或多把骨刀用于截骨。随着角钢板的嵌入，截骨面逐渐撑开直至钢板触及皮质骨面。角钢板远端椭圆形螺钉孔临时置入螺钉一枚固定（图16.8a）。角钢板被加压。螺钉位于钉孔近端区域（图16.8b）。随后，再置入螺钉一枚取出先前置入的螺钉（图16.8c）。角钢板持续加压，截骨面逐渐撑开直至角钢板完全贴合于股骨干外侧（图16.9）。

持续加压撑开截骨面。一枚螺钉临时固定有助于控制畸形矫正并且提供额外稳定性。通过加压和螺钉位置共同作用下，可以增加或减少截骨撑开的量。如果角钢板加压过程中临时固定螺钉留在原位，矫正过程将受阻碍。相反，如果在钢板远端螺钉孔再固定螺钉一枚，取出原先固定的螺钉，将增加矫正撑开量（图16.8c）。最后4枚直径4.5 mm的皮质骨螺钉固定角钢板（图16.10）。皮质和松质髂骨移植填充截骨部位。阔筋膜下放置引流，缝合软组织和皮肤。

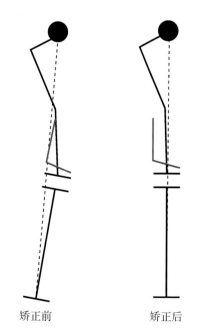

矫正前　　　　　矫正后

图16.6　骨干畸形：刀片倾斜于关节线置入。纠正角度与股骨畸形角度相等

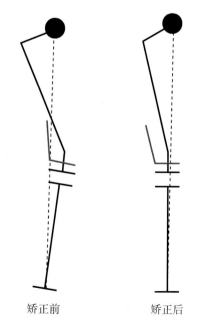

矫正前　　　　　矫正后

图16.7　干骺端畸形：刀片平行于关节线置入。自动纠正至股骨外翻5°的解剖位置

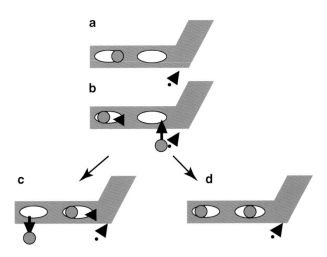

图16.8 螺钉临时固定于椭圆形螺钉孔的远端（a）。角钢板加压，螺钉位于螺钉孔近端（b）。随后在另一个螺钉孔中置入第二枚螺钉，取出先前的临时固定螺钉。第一种情况：如果取出最先固定螺钉，随着刀片加压增加了畸形矫正作用（c）。第二种情况：如果没有取出最先固定螺钉，刀片加压时，畸形矫正作用停止（d）

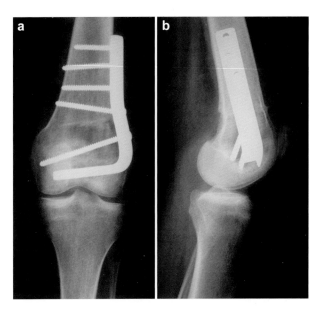

图16.10 a、b. 术后X线显示近端4枚皮质骨螺钉固定95°角钢板。最终胫股角完全恢复

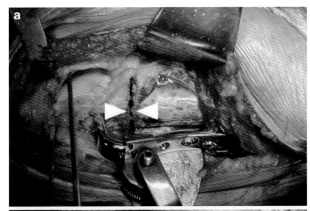
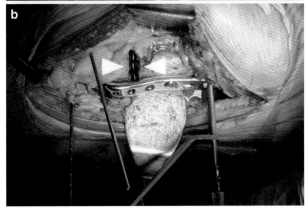

图16.9 a、b. 角钢板持续加压，截骨部位逐渐撑开直至角钢板完全贴合与股骨外侧皮质

手术技术：锁定钢板

技术操作有以下几方面不同。

· 某些病例可以通过锁定钢板实现微创手术入路，做更小的切口，仅剥离股外侧肌最远端部分。

钢板通过股外侧肌下插入，螺钉经皮和肌肉植入。我们倾向于常规采用单切口使钢板同股骨干有很好的贴合。当需要治疗关节内病变时（如外侧间室关节面切除术），可以选择关节切开术。出现这种病例，选择常规外侧髌旁入路更合适。

· 截骨和撑开操作必须在钢板植入前完成。

因此，撑开截骨术时必须非常小心地维持稳定性。为了有助于稳定性，指向股骨内侧髁撑开的截骨面更倾斜，因为那里的骨量更好（图16.11）。随后，在1～2个片状撑开器控制下缓慢撑开截骨面，避免内侧骨皮质（内侧铰链）完全骨折或矢状面畸形。一旦通过金属棒或细绳确定满意的下肢力线后，植入并固定钢板。如果需要植骨，楔形植骨块可以提供截骨撑开部位额外的稳定性，向前方或向后方应用植骨块可以对抗任何前倾或后倾趋势。

· 锁定钢板必须考虑螺钉固定位置。

起始于外侧骨皮质的截骨术撑开至合适位置

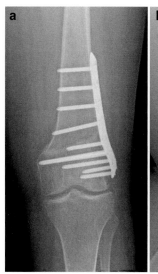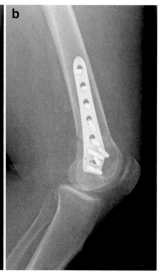

图16.11　a、b. 术后X线显示锁定钢板。截骨面倾斜，指向股骨内侧髁内侧皮质

后使用最多数量的螺钉固定远折端骨块。手术操作中，截骨起始于外侧膝上血管近端就足够了。这一区域的解剖变异使得弧形钢板很难同骨面有完美的贴合，不要寄希望通过螺钉固定来达到贴合。避免进入髁间窝，短螺钉固定最远端。我们关注的是截骨矫正量。实际上，一旦钢板正确固

定于下肢，股骨轴线同内外侧股骨髁连线的夹角为95°，解剖角为90°。锁定钢板适用于治疗无骨关节炎的骨折、髁上骨折或骨骺融合术。但是股骨中端骨折畸形愈合所致的近端畸形和关节内畸形矫正并不是该钢板使用指征。如果使用需要预弯钢板或使用定制钢板。目前可使用的锁定钢板非常坚固（如Tomofix、Synthes），塑性很困难。

· 未来方向：定制钢板可能是解决方案。

钢板设计能更好地贴合于矫形后骨皮质。我们正在考虑在椭圆形钉孔中同时使用锁定螺钉和普通螺钉，以便结合角钢板可控渐进矫正的优势和锁定螺钉固定的刚性。

术后处理

手术后立即进行连续被动运动。手术后15天以内膝关节避免屈曲达120°。术后应用伸直位支具，2个月避免负重。随访发现术后并发症发生率高于胫骨侧截骨术。特别是明显的失血，膝关节僵硬和骨折延迟愈合的并发症比较常见。精细的外科手术技术和术后严格遵守康复计划是减少并发症发生的有效措施。

17 胚骨高位截骨术：外侧闭合和内侧撑开

Valgus High Tibial Osteotomy: Lateral Closing and Medial Opening

R Debarge, F Trouillet, G Demey, R Magnussen, P Neyret, and C Butcher

引言

对于膝关节内侧间室骨关节炎伴有膝内翻畸形的患者，胚骨高位截骨术（HTO）仍然是一项很重要的手术选择。下肢对线不良的患者，如果胫股角能被纠正至外翻3°～6°，则术后超过70%的患者10年的临床疗效仍然令人满意。

手术失败的主要原因为：

· 最初矫形术后残余膝内翻畸形。即使经常有暂时性的临床改善，3～5年后仍然需要再次手术。

· 过度矫正导致渐进性膝关节外侧骨关节炎。过度矫正病例，患者适应新的下肢力线很困难，需要超过1年时间。在此期间，患者不仅抱怨踝关节疼痛，而且对畸形感到非常不舒服。大多数情况下，患者不能接受这种过度矫正，在2年随访期内，必须建议再次手术。任何远端外翻畸形，如胫后肌腱失能引起的后足外翻，都可能加剧这一问题。术前需要考虑，下肢力线X线检查可能不明显（图17.1和图17.2）。

· 进展性髌股关节炎。

有两种手术方法可供选择。① 内侧撑开楔形HTO，需要用三面带皮质骨的髂骨（或人工骨）移植填充进行大角度矫正；② 外侧闭合楔形HTO，需要截断腓骨颈。非肥胖患者的临床疗效更具有预测性。因此，术前我们一般会提出体重控制的相关建议。对于年轻、热衷体育运动的患者，截骨术是比关节置换术更佳的手术选择，尤其是来源于关节外的骨畸形。直到现在，我们仍使用锁定螺钉钢板（如Tomofix）进行内侧撑开楔形截骨术。这种手术方式的优势在于不需要骨移植，但需要大角度矫正时骨移植可能还是需要。

我们正在开发一种新的优化设计后的定制钢板。这将允许在所有平面上进行个体化矫正，使用尽量小的钢板内固定同时能够确保具有更好的抗扭转性。

影像学评估：参见手术适应证和骨关节炎的相关内容。进展性骨关节炎病例，为了将膝关节矫正至外翻3°～6°，应计算所需撑开或闭合截骨的量，

R Debarge · F Trouillet · R Magnussen
Centre Albert Trillat, Lyon, France

G Demey
Clinique de la Sauvegarde, Lyon Ortho Clinic, Lyon, France

P Neyret
Infirmerie Protestante, Lyon, Caluire, France
e-mail: Philippe.neyret01@gmail.com

C Butcher (✉)
Healthpoint, Abu Dhabi, UAE
e-mail: c.butcher@healthpoint.ae

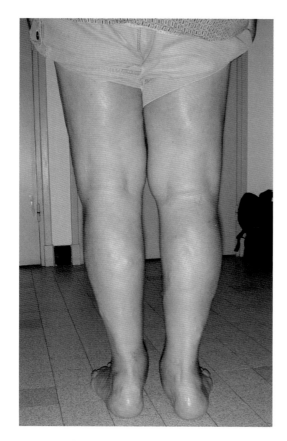

图17.1 后足外翻畸形，计算下肢全长力线时必须要考虑到这一点

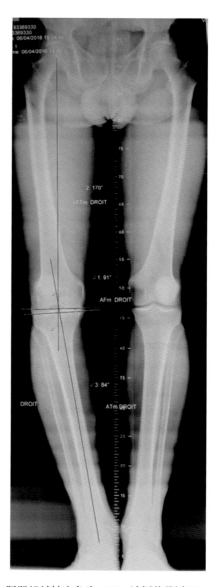

图17.3 胫股机械轴交角为170°：计划截骨矫正13°（10°+3°）

计算胫骨侧截骨宽度和所需矫正的角度（图17.3）。早期骨关节炎，特别是患者想要继续运动锻炼时，矫正量少，矫正角度必须进行调整（0°～3°）。

外侧闭合楔形HTO

体位

患者取仰卧位。常规使用止血带。常规下肢手术铺巾（图17.4），临时放置X线图像增强器，确保能看到整个下肢包括髋关节。前外侧横行略微倾斜的皮肤切口，切口始于胫骨结节前方1 cm

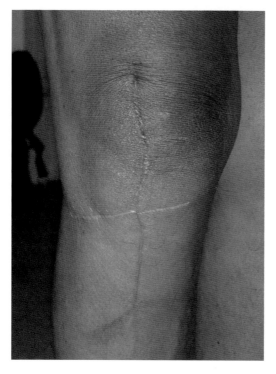

图17.2 患者需要早期行TKA术

止于腓骨头下方外侧1 cm（图17.5）。使用Z成形术来松解胫前肌起始部位近侧端筋膜。随后，使用大号骨膜剥离器在胫骨干骺端松解胫前肌和趾长伸肌（图17.6）。

腓骨颈截骨

识别并暴露腓骨颈。骨膜剥离器紧贴骨表面剥离腓骨颈，保护腓总神经（图17.7）。

3.2 mm钻头在腓骨颈处钻4个孔。骨凿凿通4个孔，使用大型持骨钳移除截骨块。先凿通远端2个孔（图17.8）；如果先截断近端孔，由于腓骨干活动度增加，远端截骨会变困难。腓骨干可自由活动证实截骨完成。必须注意腓总神经不要与截骨部位接触。

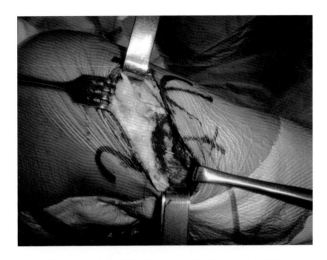

图17.6 胫骨干骺端松解胫骨前肌和趾长伸肌

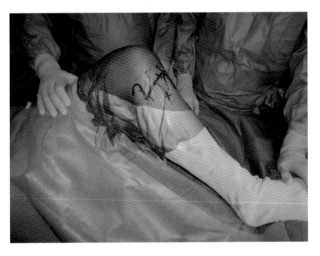

图17.4 患者体位

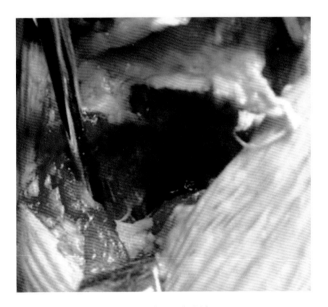

图17.7 保护腓总神经

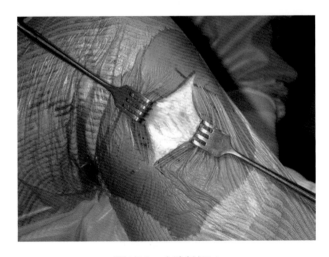

图17.5 皮肤斜切口

胫骨截骨

使用特殊器械进行截骨同时完成具有可重复性的内固定方式。冠状面和矢状面上，在胫骨结节近端以斜行方向行截骨术。

如果能够遵守下列规则，则没必要通过影像学检查来确定截骨的起始点和方向。

· 从侧面看，截骨应起始于胫腓上联合远端，穿过胫骨止于胫骨结节近端。沿这个方向，不会损伤胫骨平台（图17.9）。

· 手术过程中注意保护髌韧带。

· 手术过程中使用X线透视控制下肢力线矫

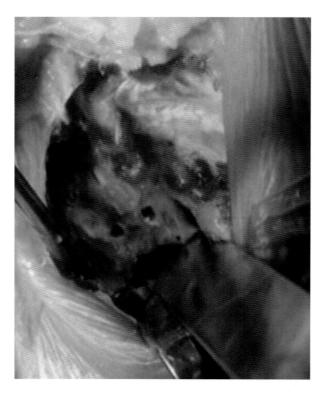

图 17.8　先用骨凿凿通远端腓骨两个钻孔

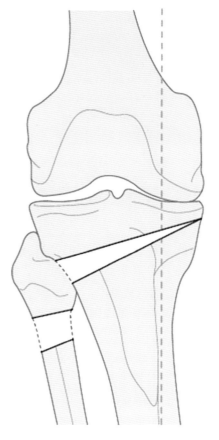

图 17.9　正确的截骨方向

正的量。

目前我们使用 Lepine HTO 钢板进行固定（图 17.10）。接骨板和螺钉系统经过专门设计，可以减少皮下激惹。应用锁定螺钉提高固定强度。首先使用普通 4.5 mm 双皮质固定螺钉，产生良好的加压。植入第二枚螺钉（6.5 mm 锁定螺钉），紧接着将 4.5 mm 螺钉换成锁定螺钉。可以达到坚强内固定同时根据不同宽度的胫骨选择不同尺寸的钢板和螺钉。

– 平行于关节线置入导引针。

可在关节线水平打入小号导引针，随后通过该导引针置入对线导向器（图 17.11）。该导向器将

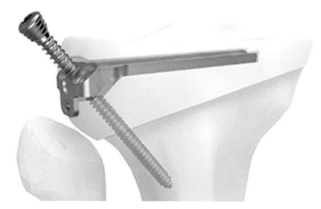

图 17.10　HTO 刀片（Lepine）

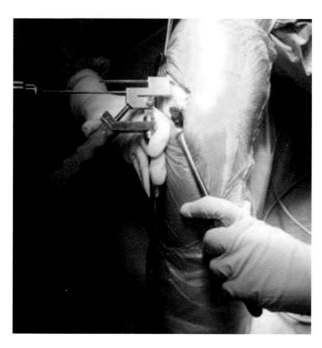

图 17.11　平行于关节线置入导引针

定位第二个导引针进针点，即与关节线平行、间隔第一个导引针远端1 cm处。

- 通过第二个导引针置入刀片绞刀（图17.12和图17.13）。

刀片长度应比胫骨宽度少1 cm。

- 刀片的套筒和螺钉孔准备。

通过导引针装配盒状截骨模板并压紧（图17.14和图17.15）。通过模板上用6 mm直径钻头钻4个孔。

- 置入HTO刀片。

刀片装配螺钉导向器，插入截骨处并压紧套筒（图17.16）。

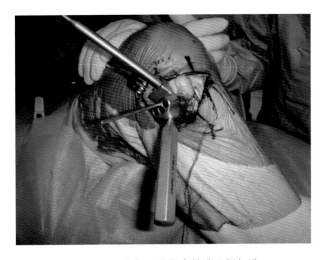

图17.14 准备刀片的套筒孔和螺钉孔

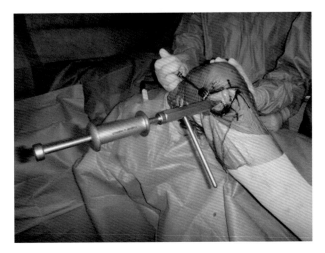

图17.12 通过导引针凿入刀片

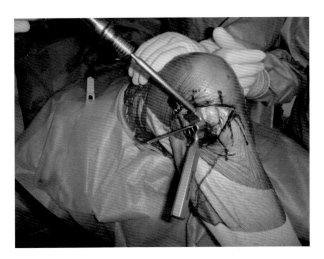

图17.15 准备刀片的套筒孔和螺钉孔

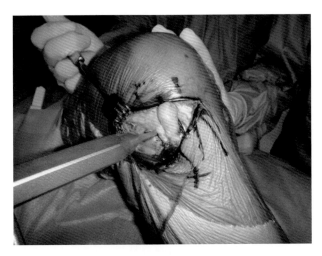

图17.13 通过导引针凿入刀片

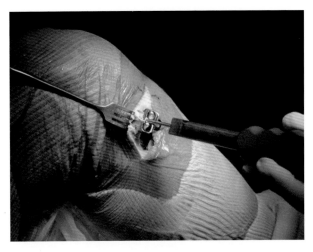

图17.16 置入HTO刀片，螺钉导向器必须在刀片置入前安装就位

－闭合远端楔形截骨。

许多外科医生使用导引针进行远端截骨。我们认为没有必要。使用大的透光的牵开器保护胫骨后方，牵开前方的髌韧带（图17.17）。徒手使用摆锯进行远端切割（图17.18）。

－近端截骨。

远端截骨时选用带角度控制的截骨导向器（6°—8°—10°）；而近端截骨时选用同一角度（图17.19）。截骨导向器应置入并紧贴内侧皮质（图17.20）。使用摆锯截骨移除楔形骨块（图17.21）。

－闭合楔形截骨结合影像增强仪控制，以重建下肢机械轴。

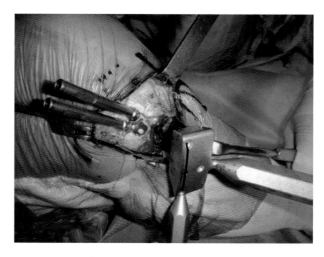

图17.19　近端截骨导向器（6°—8°—10°）被用于远端截骨

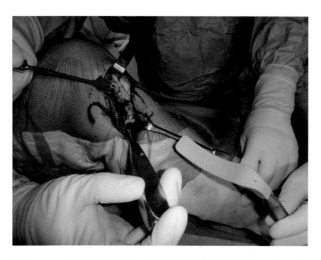

图17.17　使用大的透光的保护器保护胫骨后方，牵开前方的髌韧带

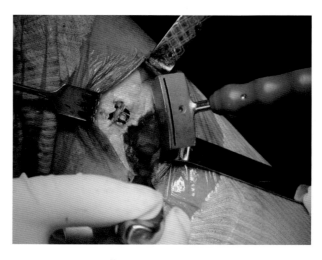

图17.20　截骨导向器要完全紧贴内侧皮质

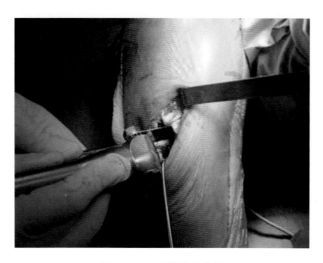

图17.18　远端徒手截骨

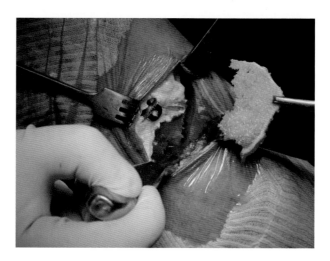

图17.21　移去楔形截骨块

3.2 mm 钻头在内侧皮质上进行钻孔（图 17.22）。截骨部位远端临时植入单皮质骨螺钉。该螺钉用于支撑复位钳。使用复位钳进行楔形闭合处理（图 17.23）。从股骨头中心至踝关节中心放置长金属定位杆，评估下肢机械轴。该轴线正好通过胫骨外侧嵴外缘（图 17.24 和图 17.25）。

– 固定截骨面。

植入 1 枚 4.5 mm 双皮质螺钉，随后第 1 枚锁定螺钉通过刀片植入胫骨远端。第 2 枚 6.5 mm 锁定螺钉替换 4.5 mm 螺钉完成内固定（图 17.26 和图 17.27）。通过肌肉插入闭式引流管。间断缝合皮肤切口。

· 腓总神经损伤。

· 骨筋膜室综合征。

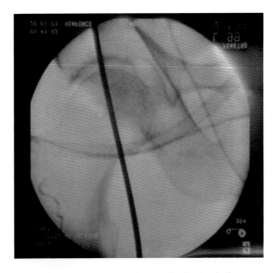

图 17.24　长金属棒用于术前透视定位

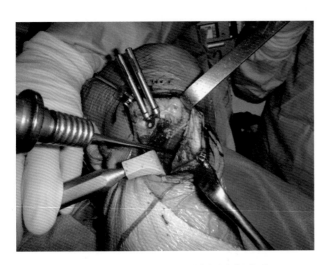

图 17.22　3.2 mm 钻头钻孔削弱内侧皮质

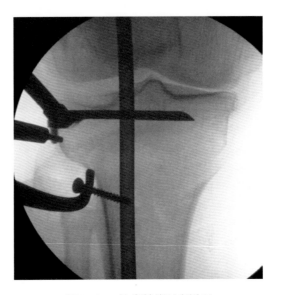

图 17.25　注意轴线过度矫正

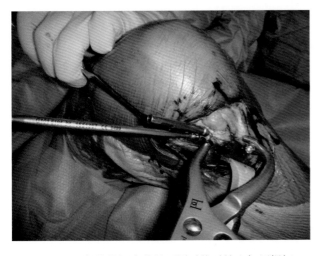

图 17.23　复位钳闭合截骨面同时临时植入加压螺钉

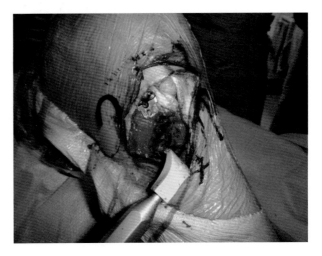

图 17.26　完成内固定

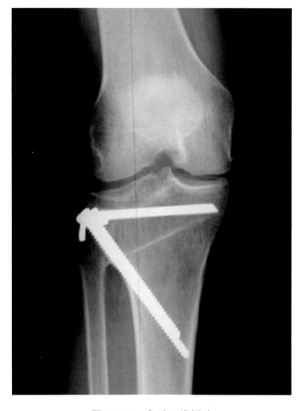

图17.27　术后X线摄片

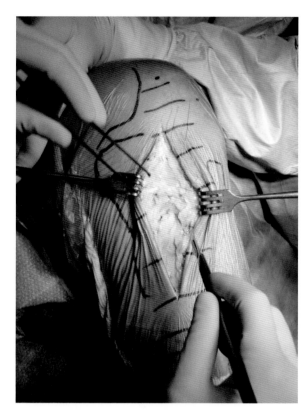

图17.28　皮肤切口

内侧撑开楔形HTO

体位

患者取仰卧位。常规使用止血带。膝关节部位手术铺单，在同侧髂嵴部位铺小方巾。同侧臀部下方放置一个小靠垫，以便更好地显露髂嵴。

皮肤切口

记号笔标出关节线和胫骨结节，前内侧10 cm垂直皮肤切开暴露胫骨近端（图17.28）。牵开鹅足肌腱或近端部分剥离。截骨水平处切开内侧副韧带浅层（图17.29）。使用大的骨膜剥离器显露胫骨后方。截骨术中，将骨膜剥离器置于原处。前方，使用Farabeuf牵开器牵开髌韧带。

胫骨截骨

截骨沿胫骨结节近端通过已切开的内侧副韧带浅层。截骨面呈几乎水平状（与内侧闭合楔形

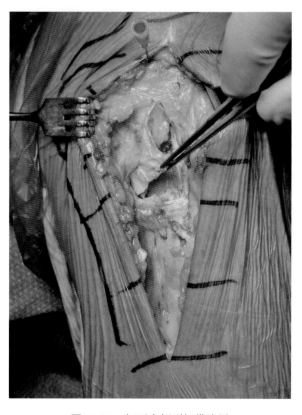

图17.29　切开内侧副韧带浅层

HTO的倾斜截骨面略微不同）。可以选择做双平面截骨术，在胫骨前方皮质形成垂直截面。胫骨结节可以同近端骨片或远端骨片相连（图17.30和图17.31）。这样可以允许尽量多的远端截骨，使用Tomofix钢板时干骺端可以植入4枚螺钉固定。

首先，两根2.5 mm克氏针作为导引针由内侧置入（图17.32）。第1根靠近前方皮质，第2根靠近后方皮质。这将允许导引针之间有足够空间预先放置Tomofix钢板，并且通过透视检查钢板同关节线的相对位置。外侧，这些导引针尖端应正好位于腓骨颈的近端，特别是不想增加胫骨后倾时。使用图像增强器来纠正导引针的位置，根据需要调整（图17.33）。使用摆锯在导引针下方进行胫骨

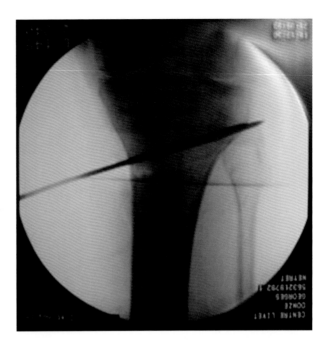

图17.32　外侧，导引针的尖端正好位于腓骨头上方

截骨，锯片始终紧贴导引针（图17.34）。先通过前方和后方骨皮质截到胫骨中央。使用骨凿完全截断，特别注意避免损伤髌韧带的前方骨皮质（图17.35）。随后，在截骨部位置入Lambotte骨凿（厚2 mm，可进行大约2°的成角矫正）。在第1个骨凿下置入第2个骨凿。在前2个骨凿之间相继置入更多的骨凿，轻轻地撑开截骨部位（图17.36）。第1把骨凿打入至外侧骨皮质，第2把骨凿尽可能紧贴第1把远端打入。打入第3把骨凿，如果有可能，打入第4、5把骨凿。每次打入的骨凿的深度比前面一次略浅，避免破坏外侧铰链。使用特殊设计有深度标记和边缘钝性凸起的骨凿可以降低骨凿过度打入的风险。如果截骨撑开不足，使用骨凿小心地截断残留的前方和后方骨皮质。为了控制胫骨平台后倾，要注意截骨靠后撑开。

如果截骨撑开不充分，要额外通过骨凿小心地凿断前方和后方骨皮质。

这种类型截骨术可能会出现下列两种主要的并发症：

• 外侧铰链骨折：常见于大的矫形，导致畸形矫正不足。这种情况下，截骨远端通过钢板远端临时植入4.5 mm加压螺钉来减少胫骨外侧移位。

• 胫骨外侧平台骨折：如果外侧铰链削弱不充

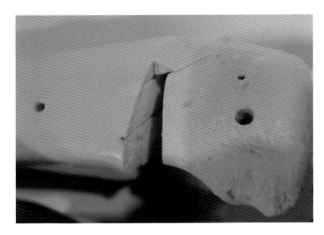

图17.30　双平面截骨。胫骨结节保留在远端骨块

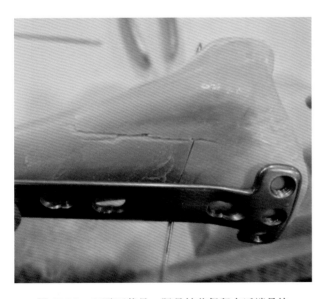

图17.31　双平面截骨。胫骨结节保留在近端骨块

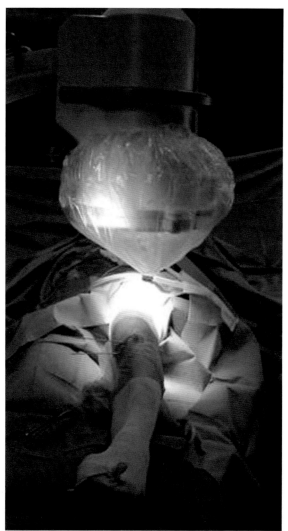

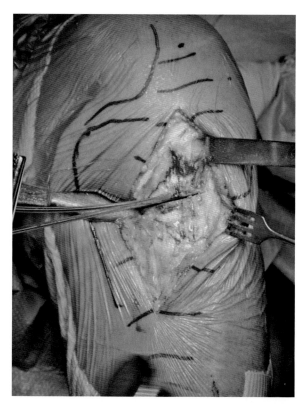

图17.34 在导引针下方进行胫骨截骨，始终保持紧贴导引针

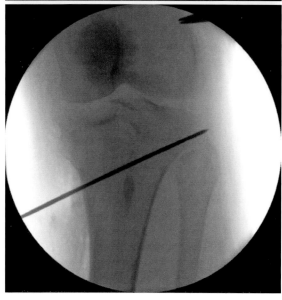

图17.33 使用图像增强器来正确定位导引针。下肢内旋可以准确评估针尖与近端胫腓联合之间的关系

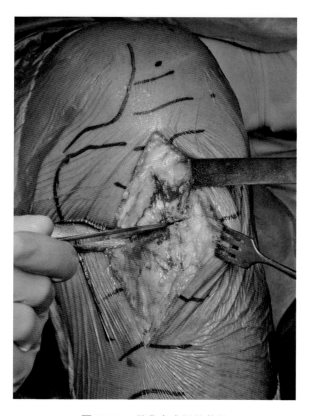

图17.35 骨凿完成胫骨截骨

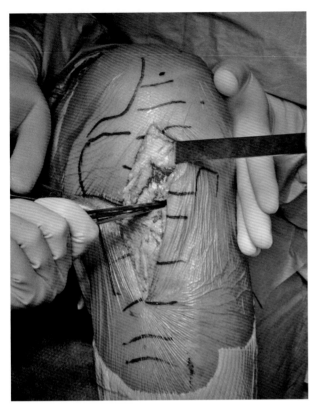

图17.36 为了撑开截骨，在最初两把骨凿之间置入更多的骨凿

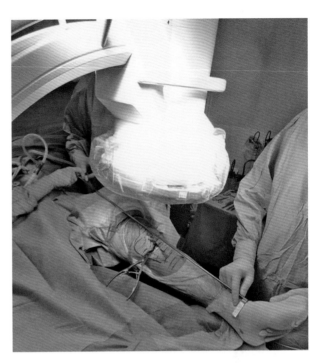

图17.37 使用长金属棒评估术中矫正

分，强力外翻撑开截骨面或骨凿置入深度不够则可能会出现这种并发症。通常情况下，可以通过钢板和螺钉内固定来处理这种并发症。

通过股骨头中心至踝关节中心放置长的金属杆，系统评估下肢力线纠正角度（图17.37）。根据关节线水平来评估矫正角度（图17.38）。如果有必要，可以额外增加或减少骨凿。

内固定

为避免术后矫正丢失，应当进行坚强和稳定的内固定术。目前我们通常选用的是锁定钢板（Tomofix，Synthes）（图17.39）。也可能会使用其他的固定方法（骑缝钉，Surfix钢板和Chambat钢板等）。胫骨前内侧中央经皮植入解剖型预成型Tomofix钢板。首先3枚锁定螺钉进行近端固定从而提供了胫骨平台下的稳定支撑。此阶段，应将拉力螺钉置于截骨部位远端的螺钉孔处；这使钢板紧贴胫骨骨面，同时对外侧骨皮质铰链具

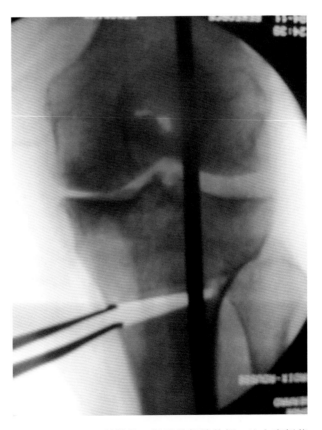

图17.38 胫股机械轴位于胫骨外侧嵴外侧。这个病例截骨大致是水平的

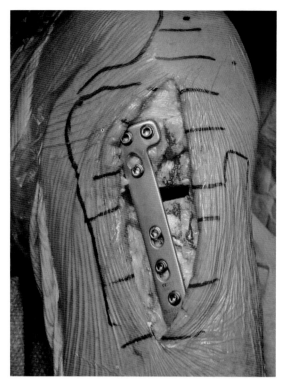

图17.39　锁定钢板固定截骨面

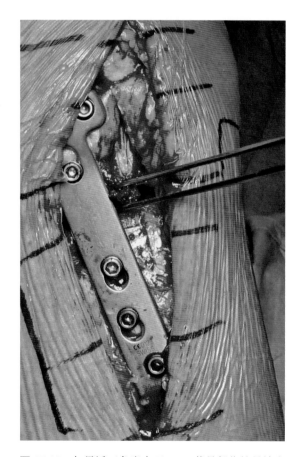

图17.40　如果矫正角度大于10°，截骨部位植骨填充

有加压作用。钢板妥善固定后，远端植入锁定螺钉。最后，锁定螺钉替换拉力螺钉，X线片检查螺钉长度及钢板位置。如果进行较大的畸形矫正（超过10°），则截骨部位使用同侧髂前上棘三面皮质骨进行植骨填充（图17.40）。将移植骨块打压嵌入，注意不要过度矫正。也可以使用人工骨替代自体骨移植。内侧副韧带浅层位置予以骑缝钉固定。

术后处理

术后治疗指南同时适用于闭合楔形HTO和撑开楔形HTO。

· 使用Tomofix钢板内固定患者，术后第一天手术侧肢体可以活动，部分负重15～20 kg。通过主动和被动运动来活动膝关节，当患者能够拄拐杖安全行走时，可出院回家。4周后逐渐负重锻炼。

· 行走时使用双拐保护。

· 预防血栓1个月。

· 伸直位支具使用2个月。

· 术后15天内膝关节屈曲不超过120°。15天后，逐渐增加屈曲活动度。

· 8～10周不能开车。

· 3～4个月不能进行体力劳动。

· 骨性愈合2个月后可以进行有撞击或接触性体育运动。

术后6～8周进行影像学检查。如果观察到骨愈合，可以开始完全负重。如果怀疑延迟愈合，推迟进一步负重锻炼，患者需1个月后接受随访。

未来改进

未来工作包括术前计划和术后评估胫骨旋转程度。使用计算机手术导航并同时评估截骨术后下肢机械轴，这一技术目前还在研究中。

假设通过术前CT扫描和MRI，使用个体化的特制器械，使用定制的植入物，可以根据术前计划对畸形进行精确的矫正，达到预期"目标"。这将彻底改变这项技术。

18 胫骨高位内翻截骨术：内侧闭合

Varus High Tibial Osteotomy: Medial Closing

R Debarge, P Archbold, P Neyret, and C Butcher

引言

胫骨高位内翻截骨术适用于年轻活跃的膝关节外侧骨关节炎患者和伴有胫骨外翻的中度外翻膝患者。如果下肢力线已矫正至中立位，术后临床效果的持久性和手术满意度将维持8～12年。手术可以同时解决膝关节在屈曲位和伸直位上的外翻，但有可能导致关节线倾斜。这一手术可以同关节置换术（TKA或UKA）一样作为外科治疗选择方案。该手术技术包括在胫骨内侧行闭合楔形截骨术。特殊情况下，胫骨外侧高位闭合楔形截骨过度时采用胫骨外侧开放楔形截骨术来矫正畸形。

影像学评估

参见膝关节骨关节炎手术指征。

根据胫骨干骺端区域宽度来计算将胫股机械轴纠正至大约180°所需要截骨的量（图18.1）。

手术技术：内侧闭合楔形胫骨高位截骨术

体位

患者取仰卧位，常规使用止血带。下肢覆以手术铺单（图18.2）。临时放置X线图像增强器，确保能看到整个下肢包括髋关节。

切口

前内侧，微斜，近乎水平的皮肤切口始于胫骨结节近端1 cm处，并向内侧延伸8 cm（图18.3）。

识别并牵开腘绳肌腱。在截骨水平横向切开内侧副韧带（MCL）浅层（图18.4）。内侧副韧带近端纤维从近端至远端剥离数毫米，暴露将要切除的楔形骨块部分。

在胫骨干骺端后侧置入骨膜剥离器，始终紧贴胫骨后外侧骨皮质。骨膜剥离器可以用一种特制的光滑、柔韧和弧形的透光牵开器来代替（图18.5）。

R Debarge・P Archbold
Centre Albert Trillat, Lyon, France

P Neyret (✉)
Infirmerie Protestante, Lyon, Caluire, France
e-mail: Philippe.neyret01@gmail.com

C Butcher
Healthpoint, Abu Dhabi, UAE

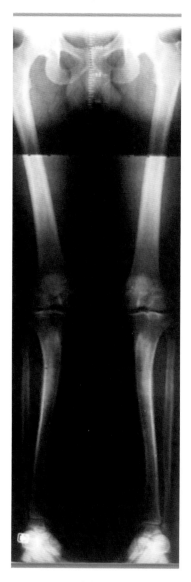

图 18.1　股胫机械角为 186°：计划矫正 6°

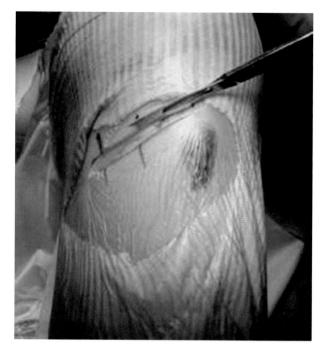

图 18.3　皮肤切口

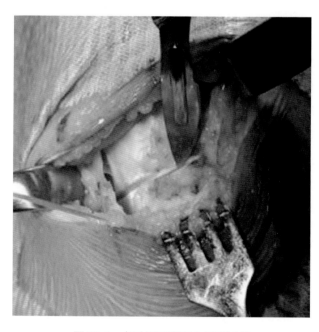

图 18.4　水平切开浅表内侧副韧带

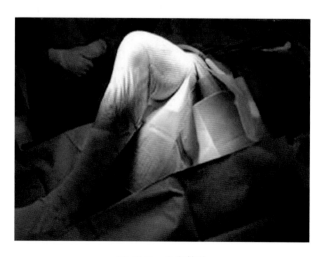

图 18.2　患者体位

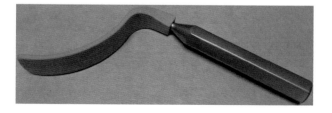

图 18.5　特制的牵开器光滑、弧形和透光

在截骨术中可以最大限度地保护胫骨后方结构。截骨术时在髌韧带下方置入Farabeuf牵开器牵开并保护髌韧带。

胫骨截骨术

胫骨截骨术在胫骨结节水平近端进行，从内侧到外侧微向后方倾斜。两根2.5 mm克氏针作为导引针用于近端截骨术。导引针从内侧置入外侧胫腓联合的近端。使用X线图像增强器来确定矫正位置（图18.6和图18.7）。在两个导引针下方使用摆锯进行近端截骨（图18.8）。首先截断胫骨的中间部分，然后是前侧和后侧皮质。手术过程中外侧皮质保持完整作为外侧铰链。就如Henri Dejour曾经说过，外侧皮质在操作过程中仅仅感觉像"敲门"。随后，进行远端截骨。矢状面上，与近端截骨面平行；冠状面上，在外侧铰链处交汇。手术规划时，应确定远近端截骨面在内侧皮质之间的距离。使用大持骨

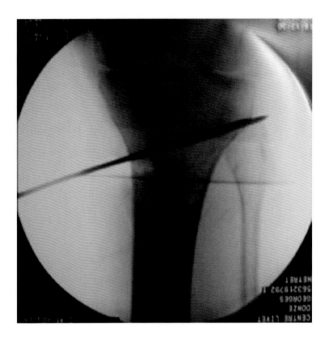

图18.7　导引针外侧位于腓骨头顶端

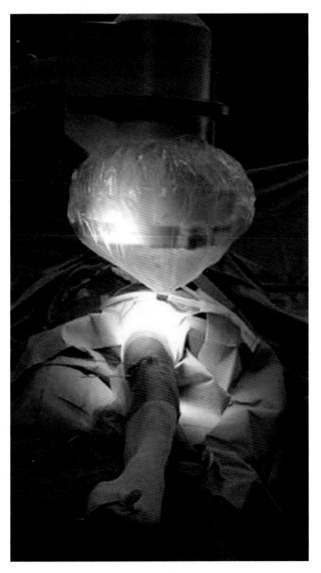

图18.6　术中透视调整

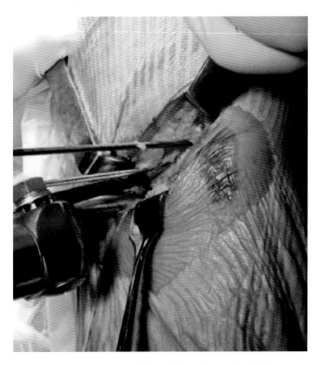

图18.8　两个导引针下方使用摆锯进行截骨

钳移除楔形截骨块。使用3.2 mm的钻头轻轻穿透外侧铰链以削弱其强度（图18.9）。随后，将骨凿置入截骨部位，轻轻击打进一步削弱外侧铰链，截骨面逐渐闭合。术中下肢力线矫正评估是必需的。放置长金属杆，通过股骨头中心指向踝关节中心（图18.10和图18.11）。在膝关节位置，经矫正后，金属杆应位于膝关节中心（图18.12）。

　　避免矫正过度。因此，截去的楔形骨块高度不应该过大。矫正过度的常见错误是外科医生在进行截骨操作时没有考虑到锯片的厚度。使用2～3个Blount或Orthomed骑缝钉来固定内侧截骨面（图18.13和图18.14）。当然也可以使用其他的固定方式，如锁定钢板（Tomofix、定制钢板等），但会出现明显皮下凸起。在骑缝钉的上方缝合鹅足。截骨部位近端放置引流管，间断缝合关闭切口。

术后处理

- 患者在术前应知道术后康复的相关信息。
- 这些术后康复适用于行开放楔形截骨术的患者，但必须根据固定类型和术后稳定性进行调整。

并发症

- 矫正失误：矫正不足比矫正过度更多见。

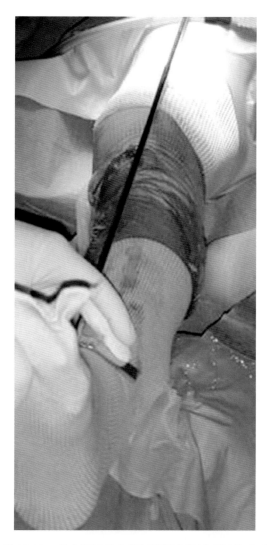

图18.10　术中使用长金属杆进行力线矫正评估（1）

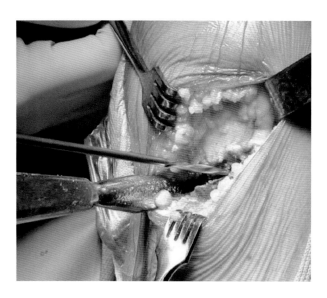

图18.9　使用3.2 mm钻头钻孔削弱外侧骨皮质铰链

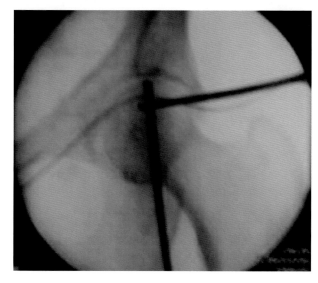

图18.11　术中使用长金属杆进行力线矫正评估（2）

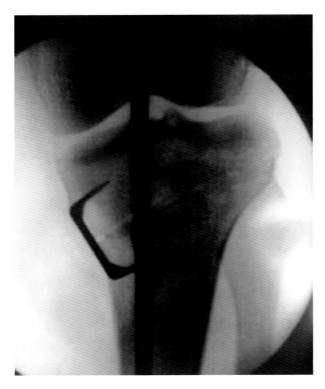

图18.12　矫正后金属杆应位于膝关节中心。这个病例中，轴线是内翻的

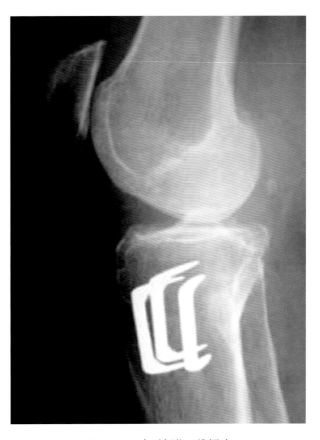

图18.14　术后侧位X线摄片

· 骨折不愈合及内固定失败较罕见。

· 截骨面不完全对合时可能出现延迟愈合。

· 骨折内固定材料可能会引起疼痛或不适。在很多情况下取出内固定物可以缓解疼痛。

· 内侧闭合楔形胫骨高位截骨术的临床疗效可维持7～20年。大多数情况下，进行全膝关节置换术并没有太大的困难。

未来改进

· 改进矫正估算"目标"。

· 矫正方法的可重复性改进：计算机辅助手术和导航系统可使胫股机械轴的评估更加精确。

· 改进截骨内固定方式以利于早期负重。

· 应用特异性生长因子或其他生物制剂来改善早期骨性愈合。

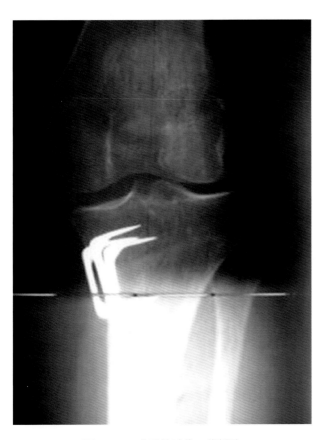

图18.13　术后前后位X线摄片

19 胫骨高位内翻截骨术：外侧撑开

Varus High Tibial Osteotomy: Lateral Opening

R Debarge, P Archbold, P Neyret, and C Butcher

引言

胫骨外侧撑开楔形截骨术适用于胫骨高位外侧闭合楔形截骨过多而导致的外翻畸形（图 19.1），或者胫骨平台骨折导致的外翻畸形（图 19.2）。

该术式通过增加外侧关节面的高度来矫正外翻畸形。与内侧闭合楔形截骨术相比，其优势在于可不降低关节面的高度。术中需从同侧髂前上棘取骨进行自体骨移植，同时进行腓骨颈截骨。该术式常用于儿童，成人进行该手术时有损伤腓总神经的风险。

开放楔形截骨量的计算应考虑到胫骨的骨骺宽度和矫正角度。对于过度截骨矫正的患者，应致力于处理其外翻畸形骨不连。

手术技术

手术体位

患者取仰卧位，固定止血带。铺下肢被单，

显露膝关节及同侧的髂前上棘区域。在同侧臀部下放置软垫，以充分显露髂嵴。术中需使用图像增强器。上述步骤与前文介绍的胫骨外侧闭合外翻截骨术类似。

切口

手术采用膝关节前外侧切口，切口水平稍倾斜。切口起自胫骨结节前上方 1 cm 处，向外侧延伸至腓骨头下方 1 cm 处（如果手术原因是创伤或再次截骨，应采用原来的切口）（图 19.3）。胫前肌筋膜从胫骨处松解。然后用骨膜剥离器将胫前肌和踇长伸肌从胫骨干骺端抬高。为了在张力情况下活动和保护腓总神经，这些肌肉一定是比外侧闭合楔形截骨术需要松解得更远。在翻修手术的情况下，组织常有瘢痕，松解必须更加小心，腓总神经存在风险。神经松解术在所有病例中都是谨慎地从近端分离到远端。不受腓骨截骨位置的限制。

腓骨颈截骨

确认并显露出腓骨颈，用骨膜剥离器分离周

R Debarge · P Archbold
Centre Albert Trillat, Lyon, France

P Neyret
Infirmerie Protestante, Lyon, Caluire, France
e-mail: Philippe.neyret01@gmail.com

C Butcher (⊠)
Healthpoint, Abu Dhabi, UAE
e-mail: c.butcher@healthpoint.ae

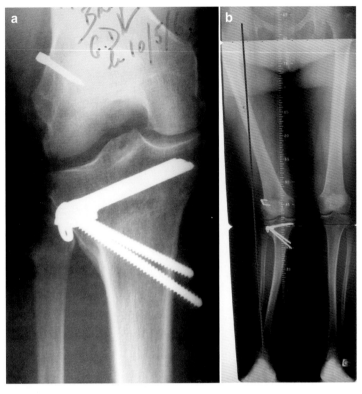

图19.1 a、b. X线平片显示，胫骨高位闭合式楔形截骨后膝关节出现明显的矫正过度

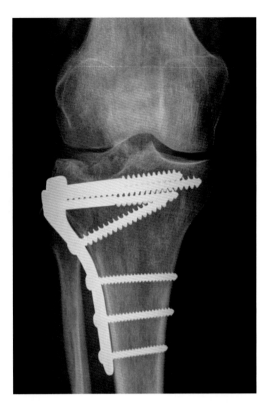

图19.2 X线平片显示外侧胫骨平台骨折的后遗症

围组织，并始终与腓骨接触，从而保护腓总神经（图19.4）。

用3.2 mm电钻在腓骨颈上钻出两个钉孔（图19.5），再用骨凿连接钉孔（图19.6）。此时，腓骨干可以移动。截骨时应注意避开腓总神经。无畸形愈合时，如果局部条件（解剖状况）允许，推荐在腓骨颈处进行截骨；否则，可在腓骨干远端1/3处进行截骨。

胫骨截骨

将一个大号骨锉放置于胫骨后方皮质上，用直角拉钩从前方拉开髌腱（图19.7和图19.8），在

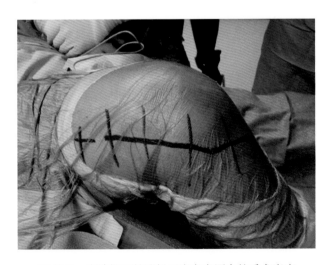

图19.3 皮肤切口的选择还应考虑原来的手术瘢痕

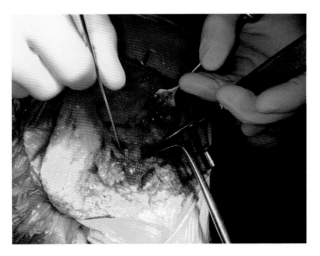

图19.4 显露腓骨颈，并保护腓总神经

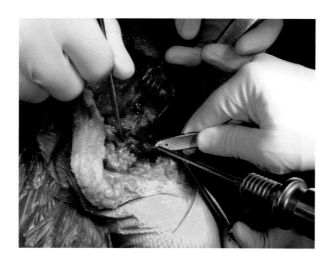

图19.5　用3.2 mm电钻在腓骨颈上钻出两个钉孔

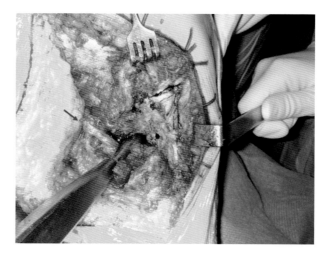

图19.7　将一个骨锉放置于胫骨后方皮质上，以避免截骨时损伤血管和腓总神经（箭头处）

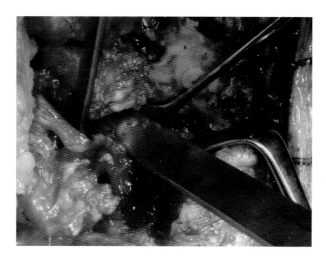

图19.6　用骨凿进行腓骨颈截骨

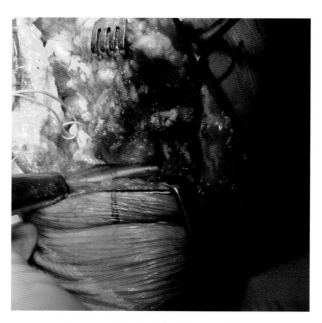

图19.8　用直角拉钩从前方拉开髌腱

胫骨结节近端沿水平方向进行截骨。在术中X线照射下打入两枚2.5 mm带螺纹克氏针，以确定冠状面上的截骨方向。两枚克氏针相互平行，并稍微向上延伸至内侧胫骨平台下方1 cm处（图19.9）。截骨线应与胫骨结节上缘齐平，必要时可在胫骨结节后方进行冠状面截骨，以确保截骨面水平（图19.10）。

用摆锯紧贴克氏针进行截骨。首先截除胫骨中央，随后是胫骨前后皮质。可使用骨凿进行截骨，尤其是截除前方皮质时，使用摆锯容易损伤髌腱。该术式中，胫骨内侧绞合处需维持皮质连续。首先利用3.2 mm电钻钻出一系列钉孔，使皮质强度降低（图19.11）。随后打入一个Lambotte

骨凿（厚度为2 mm，相应的矫正角度约2°），在其下方打入第2个骨凿。根据矫正角度的不同，2个骨凿间可以打入更多的骨凿（图19.12）。值得注意的是，第3个骨凿与其他骨凿间的距离不可过大，以避免内侧皮质发生骨折。

胫骨楔形截骨撑开时会伴有前后方向上移动的趋势，并对胫骨后倾产生不利影响。术者应当注意避免此类错误，尽可能在胫骨后方截骨可以降低此类风险。胫骨外侧截骨处撑开的距离可以反映出矫正的角度，并利用Méary撑开器维持该角

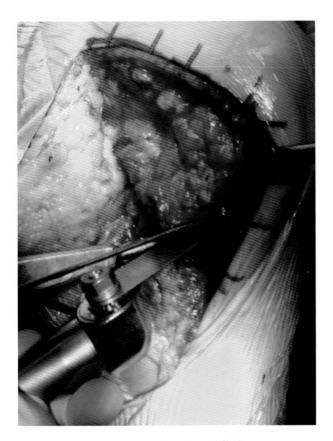

图 19.9 用摆锯进行胫骨截骨

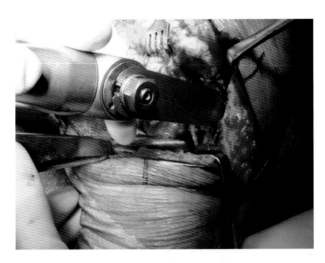

图 19.10 在胫骨结节后方进行冠状面截骨，从而使截骨面水平

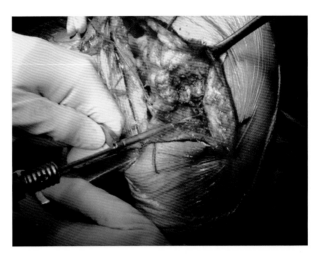

图 19.11 通过钻出一系列 3.2 mm 钉孔，降低皮质强度

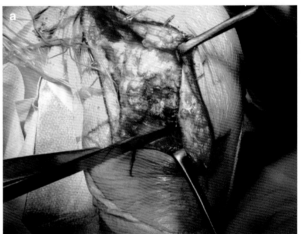

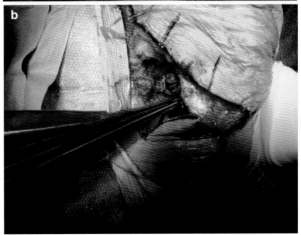

图 19.12 a、b. 利用骨凿逐步进行楔形撑开

度的大小（图 19.13）。

这种方式截骨时，可能会遇到的两个并发症：

• 胫骨内侧绞合处骨折。该并发症常出现于矫正角度过大时，会导致矫正不足。其处理

方法为直接通过内侧入路将一枚骑缝钉打入绞合处。

• 内侧胫骨平台骨折。该并发症常出现于胫骨

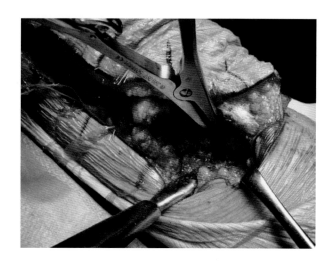

图19.13 利用Méary撑开器维持矫正角度的大小

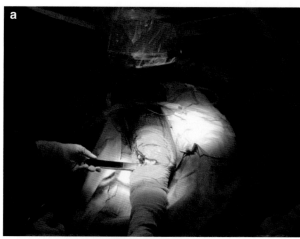

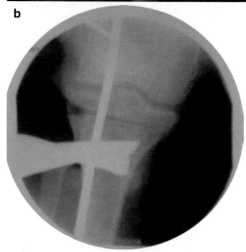

图19.14 a、b. 术中将一根金属长杆连接股骨球头与踝穴中央，并利用X线透视检查。可见后方的牵开器，截骨刀和移除固定装置后的透亮区

内侧绞合处的皮质强度降低不足、强有力地内翻膝关节以撑开截骨处或骨凿打入深度不足时。其处理方法为进行内侧固定。

术中将一根金属长杆连接股骨球头与踝穴中央，利用X线透视，在关节面水平对截骨矫正的角度进行系统性评估（图19.14）。必要时，可根据矫正的角度增加或减少骨凿数量。

内固定

为避免术后矫形的丢失，固定应牢固且稳定。我们使用两个对称的Orthomed骑缝钉：一个位于Gerdy结节和胫骨粗隆之间；另一个位于骨骺和骨干之间（图19.15和图19.16）。骑缝钉向骨干中心汇聚。截骨部位充填从同侧髂嵴前方采集的三皮质骨移植物。这些骨移植物被压紧，注意不要过度纠正。我们喜欢在这个非常特殊的适应证中使用这种固定方式。锁定板可用于固定，然而，由于截骨术靠近关节线或胫骨近端形状异常，钢板可能难以放置（图19.17）。通过修复前外侧骑缝钉上的胫骨前肌和趾伸肌肌腹来闭合伤口。放置一个小直径修剪大约6个孔的负压引流管，伤口逐层缝合。

术后处理

- 术后2个月内禁止下肢负重。

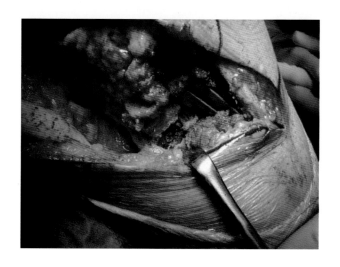

图19.15 使用骑缝钉固定，截骨处填充自体移植骨

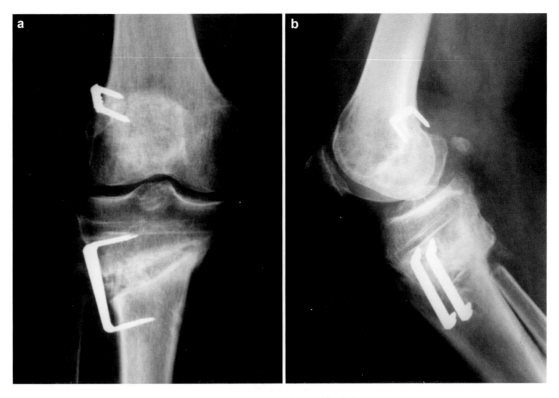

图 19.16　a、b. 术后 X 线平片

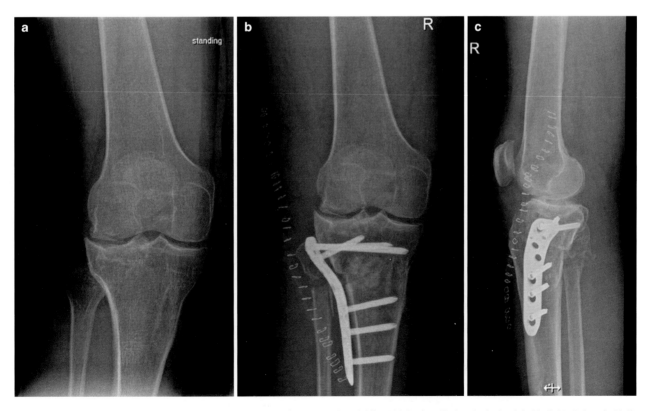

图 19.17　术前（a）和术后（b、c）采用截骨术并锁定钢板固定的创伤后外翻膝 X 线片。钢板似乎与骨骼很适应，但并非所有病例都是如此

- 在两根拐杖辅助下行走。
- 血栓预防性治疗1个月。
- 膝关节伸直位下支具固定2个月。
- 术后15天内膝关节屈曲不得超过120°，之后可逐渐增加屈曲角度。
- 术后2～4天拔出负压引流管。
- 术后留院4～7天。
- 术后12天左右拆线。
- 术后10周内禁止驾驶汽车。
- 术后3～4个月禁止体力劳动。
- 骨愈合后6个月可进行体育活动。

注意事项

采用胫骨高位闭合楔形截骨术（HTO）时，可能会遇到的两个并发症：

- 腓总神经损伤，尤其当矫正角度较大或再次翻修时。
- 骨筋膜间隔综合征。

患者术后2个月来院行X线摄片复查。如果X线平片提示骨愈合，可开始负重；如果提示可能为延迟愈合，可开始部分负重，并告知患者1个月左右来院再次复查。

20 胫骨高位屈曲截骨术：前方撑开

Flexion High Tibial Osteotomy: Anterior Opening

P Archbold, P Verdonk, E Servien, P Neyret, and C Butcher

引言

膝反屈（膝关节过伸）很少进行手术治疗。显著非对称性膝反屈（超过20°）伴临床症状的患者应考虑手术治疗。对于特发性对称性膝反屈和由于骨或韧带损伤所致的继发性膝反屈，应予以鉴别。

对膝反屈进行临床及放射学评估非常重要。评估时应与对侧相比较（图20.1）。

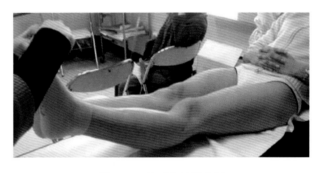

图20.1 非对称性膝反屈

放射学检查

参见第14章，关节炎手术适应证。该检查的目的在于对双膝关节整体反屈程度进行量化，并计算出股骨侧和/或胫骨侧的反屈程度（图20.2）。与对侧膝关节进行比较非常有必要。

手术指征

· 继发于脊髓灰质炎后畸形：因为反屈对下肢有稳定作用，所以不应该完全矫正。该稳定作用对于经常出现股四头肌功能不良的患者非常重要。

· 慢性后侧松弛：减少胫骨后侧位移。

· 胫骨骨性反屈（胫骨前倾）：是由于骨折畸形愈合或继发于胫骨近端前方骨骺生长板发育停滞（图20.3）。

技术手术

该手术技术由H. Dejour和F. Lecuire提出（图20.4）。在胫骨结节水平进行前侧撑开楔形截骨术

P Archbold · P Verdonk
Centre Albert Trillat, Lyon, France

E Servien
Service d orthopedie de l Hopital de la Croix Rousse,
Lyon 69004, France

P Neyret (✉)
Infirmerie Protestante, Lyon, Caluire, France
e-mail: Philippe.neyret01@gmail.com

C Butcher
Healthpoint, Abu Dhabi, UAE

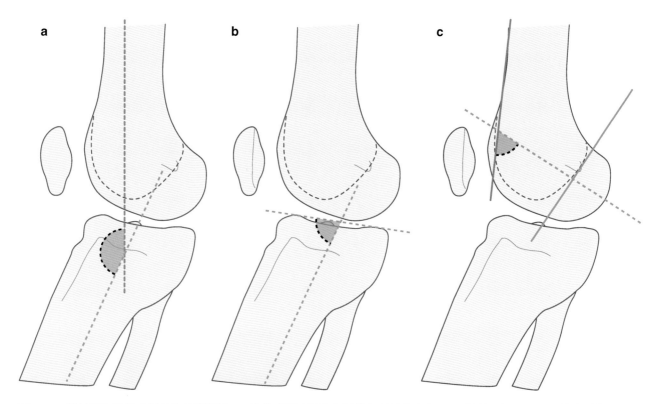

图20.2　股骨侧和胫骨反屈的放射学测量。a.整体反屈（股骨与胫骨解剖轴的夹角）；b.胫骨后倾；c.股骨前皮质角，股骨前方骨皮质切线与Blumensaat垂直线之间的夹角

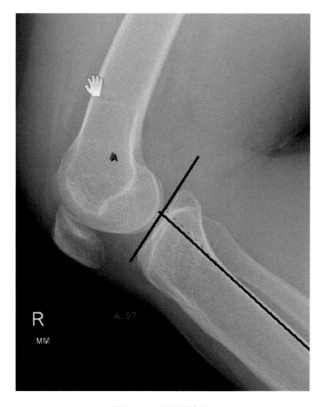

图20.3　胫骨前倾7°

后方形成铰链。铰链位于后交叉韧带胫骨侧止点水平，并与胫骨后侧膝关节囊相接触。

　　沿髌韧带内侧缘做前内侧皮肤切口（图20.5）。行胫骨结节截骨术。骨块长度为6～8 cm，并延伸至干骺端（图20.6，参见第3章特发性髌骨脱位）。在关节线下方4～5 cm处由前向后方置入导引针，导引针指向后交叉韧带胫骨侧止点水平接近膝关节后方关节囊胫骨止点近端位置（图20.7）。必须在透视下控制导引针的深度以防止无意中损伤神经血管结构。膝关节内侧，位于内侧副韧带浅层纤维下方置入大的骨膜剥离器。胫骨外侧部分松解胫前肌止点。

　　在导引针下方使用摆锯完成截骨术，同时锯片应始终紧贴导引针（图20.8）。截骨部位位于胫腓上联合的近端。连续置入数个骨凿后可完成撑开截骨术（手术操作同内侧和外侧撑开楔形胫骨高位截骨术相同，参见第17、19章）。

　　通常情况下，骨凿撑开1 mm，其矫正度数约为2°。最终矫正结果不仅要考虑放射学测量的骨

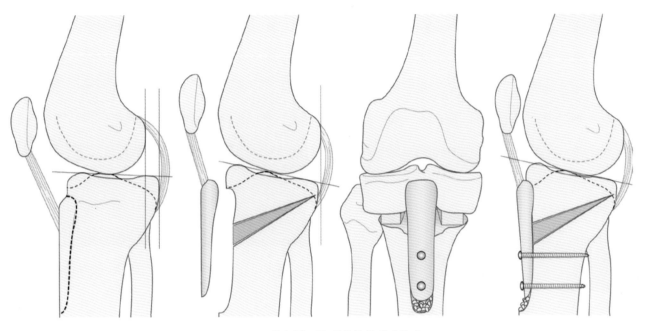

图20.4　前侧撑开楔形截骨的手术技术

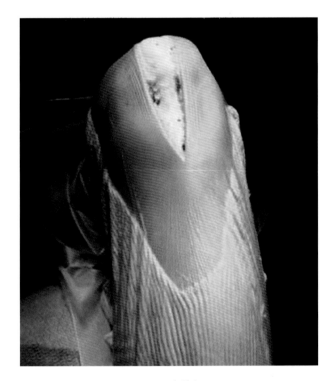

图20.5　皮肤切口

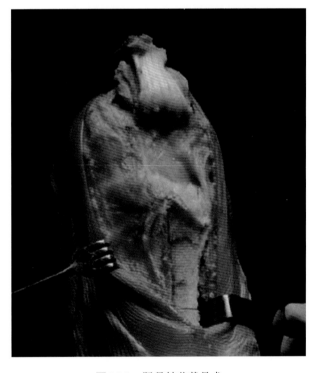

图20.6　胫骨结节截骨术

性膝反屈，还要考虑临床实际膝反屈角度。20°的骨性反屈仅仅表现为临床上10°的膝反屈，因此畸形矫正不用达到20°。20°的矫正结果可导致患者出现不能耐受的临床屈曲畸形。

　　备注：胫骨前侧截骨术常会增加胫骨内翻的可能性。因此，在撑开时应从内侧置入骨凿以降低胫骨内翻的风险。

　　后侧皮质使用3.2 mm的钻头钻孔削弱强度（参见内外侧闭合楔形HTO手术技术）。控制最终的矫正结果防止出现过渡矫正至屈曲位。胫骨结

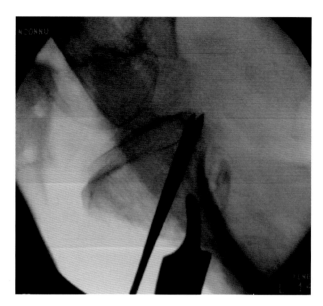

图20.7　术中透视下控制导引针位置

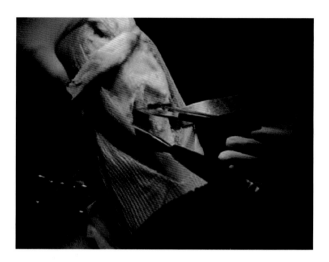

图20.8　导引针下方进行胫骨截骨，避免骨骺骨折

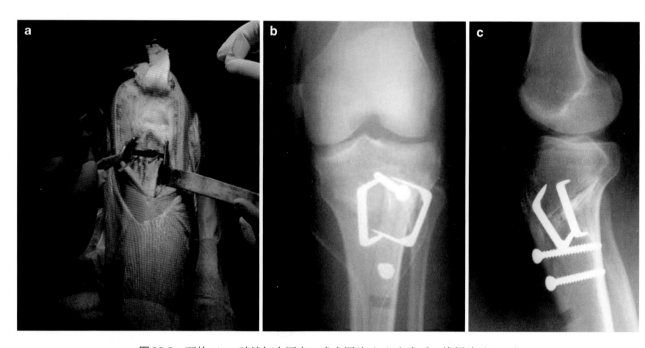

图20.9　两枚Bloun骑缝钉内固定：术中图片（a）和术后X线摄片（b、c）

节两侧使用Blount骑缝钉固定截骨面（图20.9）。如今，为了获得更好的稳定性（尤其在小儿麻痹病例中常见的骨质疏松情况）和早期开展康复操练，我们不再犹豫在内侧使用锁定钢板内固定（Tomofix等）（图20.10）。

皮质和松质髂骨植骨（或人工骨）填充截骨部位（图20.10和图20.11）。两枚直径4.5 mm AO螺钉前后方向固定胫骨结节截骨块（图20.12）。两枚螺钉都植入截骨块远端，或者一枚近端植入，另一枚远端植入。不要改变髌骨高度。换句话说，胫骨结节骨块向近端移位量应该与楔形撑开的量相等，从而避免低位髌骨的发生。

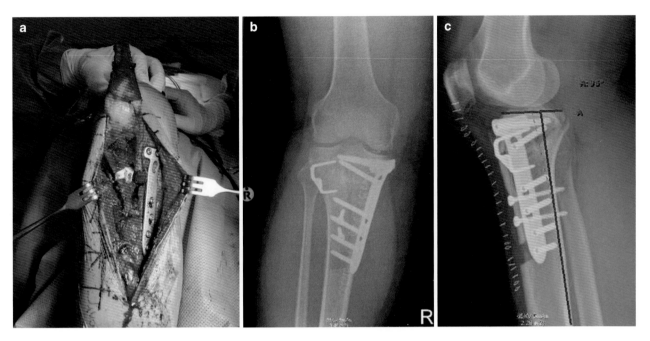

图20.10 内侧锁定钢板固定外侧骑缝钉：术中图片（a）和术后X线摄片（b、c）显示胫骨后倾6°

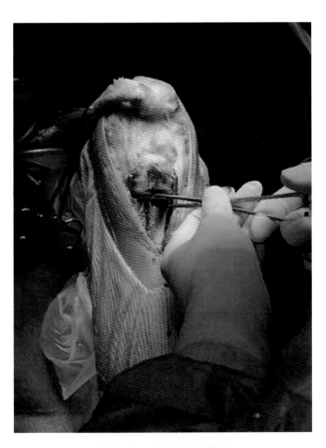

图20.11 截骨处植骨填充

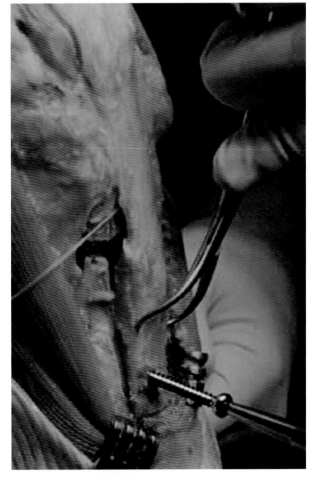

图20.12 固定胫骨结节

术后处理

- 避免负重使用拐杖2个月，除非使用锁定钢板内固定可以允许部分负重。
- 逐渐活动膝关节，60天内活动范围不超过90°（确保胫骨结节截骨块稳定）。
- 支具调节至膝关节屈曲10°。
- 术后影像学检查包含膝关节侧位片用于测量术后矫正情况。

21 双侧截骨术

Double Osteotomy

S Lustig, MF AlSaati, R Magnussen, P Neyret, and C Butcher

引言

双侧截骨术适用于以下几种情况：

· 对于冠状面明显成角畸形的外翻（图21.1）或内翻膝关节（图21.2和图21.3a），采用单侧（仅股骨侧或胫骨侧）截骨会引起关节力线倾斜（图21.3b），从而产生剪切应力，导致手术早期失败。股骨远端及胫骨近端联合截骨则可以矫正下肢的力线，将关节力线维持在可接受的范围内（图21.3c）。

· 仅进行胫骨开放楔形截骨，导致撑开过多、截骨后稳定性降低。

· 仅进行胫骨闭合楔形截骨，导致截骨量过多、骨块愈合不良而影响到后期的全膝关节置换。

· 股骨畸形愈合继发骨性关节炎。这些病例中，手术目的是通过股骨截骨，来矫正股骨冠状面或旋转畸形；通过胫骨截骨，来治疗关节炎（图21.4）。值得注意的是，处理关节内的股骨畸形愈合比关节外的更重要。股骨截骨只能矫正膝关节伸直畸形，而不能矫正屈曲畸形。

双侧截骨术存在一定的难度及并发症：

· 与单侧截骨术相比，双侧截骨术后的延迟愈合和畸形愈合发生率更高。

· 计算矫正所需的截骨量比较困难和复杂。股骨畸形愈合进行双侧截骨时，应先进行股骨旋转截骨，再进行胫骨截骨。如果使用计算机辅助导航技术，无论股骨截骨或胫骨截骨，都可同时进行冠状面和横断面的截骨矫正。

然而，双侧截骨的适应证仍较局限。股骨近端或股骨干截骨适用于单侧股骨旋转畸形，本章将不再讨论这一点。

处理原则

内翻畸形膝关节

膝关节力线内翻小于165°时，可采用股骨外侧闭合式楔形截骨联合胫骨高位外侧闭合式或内

S Lustig
Service d orthopedie de l Hopital de la Croix Rousse, Lyon 69004, France

MF AlSaati · R Magnussen
Centre Albert Trillat, Lyon, France

P Neyret
Infirmerie Protestante, Lyon, Caluire, France
e-mail: Philippe.neyret01@gmail.com

C Butcher (⊠)
Healthpoint, Abu Dhabi, UAE
e-mail: c.butcher@healthpoint.ae

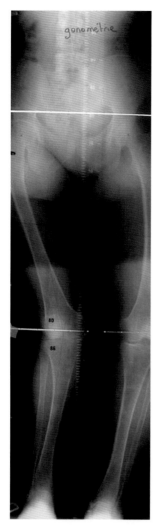

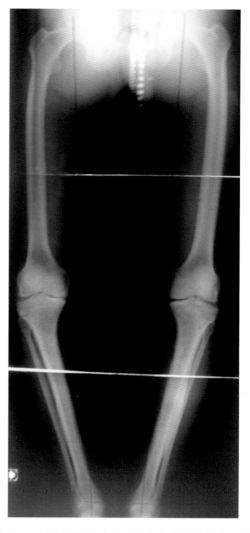

图21.1　冠状面严重成角畸形的外翻膝关节（右侧）

图21.2　冠状面严重成角畸形的内翻膝关节（双侧）

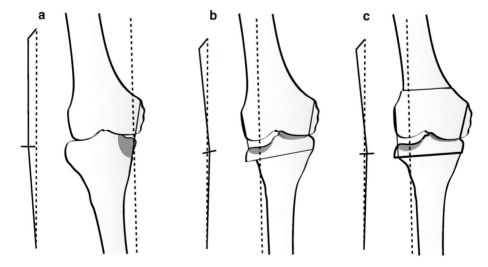

图21.3　a. 严重成角畸形的内翻膝关节；b. 膝关节严重成角畸形经单侧胫骨截骨矫正后，关节力线发生倾斜；c. 膝关节严重成角畸形经股骨远端及胫骨近端联合截骨矫正后，关节力线恢复正常或倾斜程度可接受

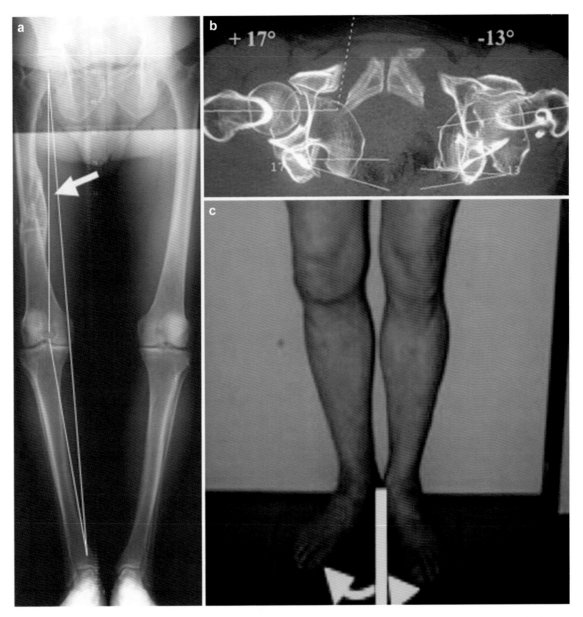

图21.4　a. 股骨骨折继发旋转畸形愈合，导致内侧膝关节骨关节炎（右下肢外旋）；b. CT扫描测量外旋畸形程度；c. 畸形的临床表现

侧开放式楔形截骨。胫骨高位开放式楔形截骨的优势是可以维持下肢的长度，其皮肤切口起自股骨外侧，经胫骨结节水平跨过中线，延伸至胫骨内侧；另一种方法是在股骨外侧及胫骨内侧分别切开。胫骨高位外侧闭合楔形截骨常采用外侧长切口（图21.5）。

外翻畸形膝关节

膝关节力线外翻大于190°时，可采用股骨外侧开放楔形截骨联合胫骨高位内侧闭合楔形截骨（图21.6）。该术式可以获得合适的关节力线，并降低了腓总神经损伤的风险。

旋转畸形愈合

股骨畸形愈合继发骨关节炎合并旋转畸形超过15°、冠状面成角畸形超过10°时，推荐进行股骨旋转截骨联合胫骨截骨，以处理冠状面畸形（图21.7）。

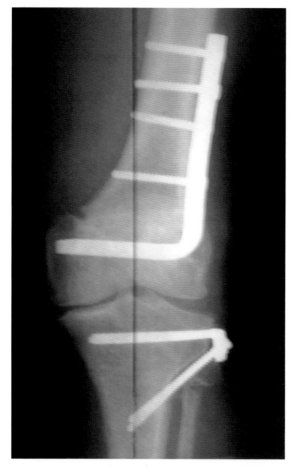

图21.5 术后X线平片（与图21.2同一病例）

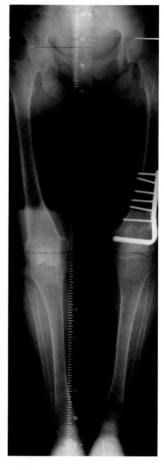

图21.6 严重外翻畸形膝关节矫正后的下肢全长影像

手术技术

股骨

手术入路已在股骨畸形截骨章节进行了详细的介绍。

· 外翻畸形膝关节采用外侧开放楔形截骨术（参见股骨畸形截骨）。

· 内翻畸形膝关节采用外侧闭合楔形截骨术。

对截骨部位进行充分准备。将2枚克氏针打入股骨内，为后续截骨操作进行导向。在关节面近端约50 mm处平行关节面打入1枚克氏针，在其上方从股骨外侧皮质打入第2枚克氏针，至股骨内侧与第1枚克氏针相交，该角度即楔形截骨的角度。伸直膝关节，在滑车近端水平拉开股四头肌；

清理膝关节后方。用摆锯在股骨外侧皮质上做纵向标记，从而确定旋转角度（图21.8）。在关节面近端约30 mm的干骺端处打入接骨板，其厚度为5.6 mm，宽度为16 mm，孔间距为16 mm。打入点位于外侧副韧带的前上方，打入角由术前测量确定，并需采用特殊的扩孔器。当外翻畸形的矫正角度为8°时，导向器应设为93°（85°+8°，即解剖角度95°的余角加上矫正角度）。随后将接骨板插入股骨内，并利用图像增强器再次确认矫正后的关节线角度。

· 股骨旋转畸形采用旋转截骨术。

同样对截骨部位进行充分准备。用摆锯在股骨外侧皮质上做标记，以确定所需的旋转角度（图21.8）。这样不仅可单独进行股骨旋转截骨，还可进行旋转截骨联合股骨开放或闭合楔形截骨。旋转截骨不会影响到髌骨轨迹，且不会在前方皮

图21.7 膝关节外旋畸形愈合合并内侧单间室骨关节炎行矫正术前后的X线平片（与图21.4同一病例）

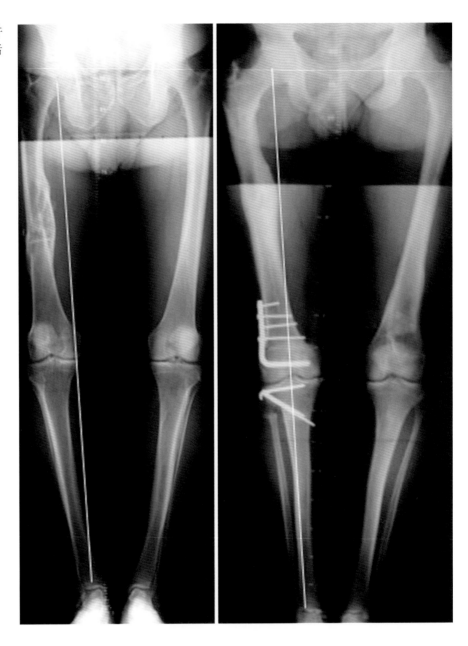

质上形成台阶。

胫骨

详细介绍参见第17、18章。

股骨闭合楔形截骨取出的骨质可用于填充胫骨开放式楔形截骨。

术后处理

术后处理原则与胫骨高位截骨术相同。

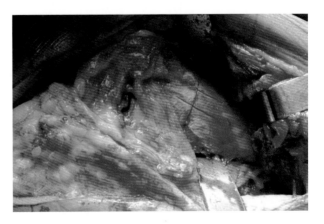

图21.8 用摆锯在股骨皮质上做两处旋转标记

22 髌股关节炎及外侧髌骨部分切除术

Patellar Femoral Arthritis and the Lateral Partial Patellectomy

S Lustig, LN Favarro Francisco, R Magnussen, P Neyret, and C Butcher

引言

单独的髌股关节炎相对少见。在55岁以上的人群中，女性发病率约为8%，男性则约为2%。其中超过70%的患者为双侧发病，80%的患者主要病因是滑车轨迹发育不良。

临床评估

膝前痛是外侧髌股关节炎患者的典型症状，上下楼梯时疼痛通常会加重。从坐位或者蹲位起立时需要靠双手的支撑才能完成，同时伴有疼痛。穆斯林信徒在祷告时做贴脚后跟的跪坐动作时会很困难。但这种疼痛不会严重到影响日常的生活，平地行走通常不受影响，这一点可用来对髌股关节炎和胫股关节炎进行鉴别。偶尔会伴发膝关节肿胀，用手去压内侧或外侧髌骨关节面可引起疼痛。膝关节的活动度正常或接近正常，通常不存在髌骨不稳定的表现。

影像学评估

影像学评估包括下列位置的X线片：负重的前后位（包括45°屈曲"速降滑雪"位）、外侧负重位和髌骨轴位。外侧髌股关节炎的主要发病因素包括滑车发育不良、高位髌骨和创伤。排除诊断包括炎症性关节病、胫股关节炎、复杂的区域性疼痛综合征后遗症，并注意与软骨钙化鉴别。对于X线平片经常观察到的半月板的钙化，我们认为不是软骨钙化的表现，而是继发于之前关节腔出血的小钙化灶。软骨钙化的特点表现为滑车上的凹陷，其典型的影像学特征是髌股关节呈"锯齿"征。髌股关节的退变程度根据Iwano分期可分为4期（图22.1）：

一期：骨赘形成，关节间隙开始变窄，软骨下骨开始重建。

二期：关节间隙变窄，程度小于3 mm。

三期：关节间隙变窄，程度大于3 mm。

四期：关节间隙消失，髌骨形态改变，"贝雷帽"样改变（图22.2）。

S Lustig
Service d orthopedie de l Hopital de la Croix Rousse, Lyon 69004, France

LN Favarro Francisco · R Magnussen
Centre Albert Trillat, Lyon, France

P Neyret (✉)
Infirmerie Protestante, Lyon, Caluire, France
e-mail: Philippe.neyret01@gmail.com

C Butcher
Healthpoint, Abu Dhabi, UAE

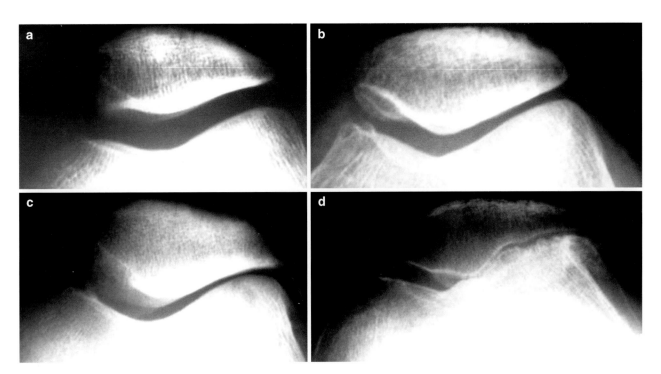

图 22.1　单间室髌股关节骨关节炎的 Iwano 分期。a. 一期，轻度；b. 二期，关节间隙减小程度小于 3 mm；c. 三期，关节间隙减小程度超过 3 mm；d. 四期，关节间隙消失

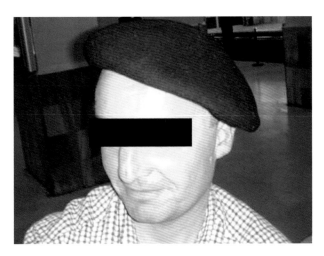

图 22.2　贝雷帽

CT 图像可帮助明确髌骨是否不稳定。MRI 有助于评估胫股关节间室的情况。

治疗方法

选择

对外侧髌股关节炎的治疗方法有很多。保守疗法通常适用于早期的髌股关节炎（改善日常生活方式、NSAIDs、物理治疗、激素或透明质酸关节腔内注射）。如果症状非常严重或保守治疗无效时，就需要进行手术治疗。决定是否手术的因素包括：患者的年龄、职业、日常活动的功能和临床症状。

非关节置换手术

关节镜下清创、软骨成形和清洗

关于关节镜清洗术的效果尚存争议，对患者临床症状的改善不能被重复而且效果持续的时间很短。因此，我们不推荐或开展这类手术。

髌骨外侧松解

单独的外侧髌骨松解术的作用存在争议，并不适用于髌前痛的患者。对于在影像学上无明显表现的髌股关节炎，由于髌骨外侧面过负载和髌骨过度倾斜（外侧支持带的病理性紧张）造成疼痛的病例，我们会采用这种方式。一些学者提出对于这些病例进行外侧支持带的Z形延长术能够取得很好的效果。

胫骨结节截骨

该操作的原则是减少髌股之间的接触压力把负重区从磨损的区域转移到软骨完好的区域。因此，复杂的区域疼痛综合征和累及整个髌骨关节面的骨关节炎是手术的禁忌证。

（1）胫骨结节前置术

该术式是由Maquet提出的，手术目的是减少髌股关节间的接触应力。但是有诸多并发症，因此没有被广泛采用。如果需要胫骨结节前移，我们通常会采取Fulkerson描述的使胫骨结节前内置。

（2）胫骨结节内置术

对于及发育性髌骨频发性脱位造成外侧髌股关节炎，通常采取该术式。一般使髌骨向内侧移位5 mm，可与外侧髌骨切除术同时进行。因为康复过程中出现的并发症，对于这样的病例我们放弃采用股内斜肌止点下移术。如果发现韧带有病理性过度紧张，需要同时进行髌骨外侧结构松解术。

（3）胫骨结节下置术

高位髌骨是手术的指征。尽管从髌股关节接触部位位置来看，这种方法是合理的，但是术后康复时间往往很久而且伴有膝关节的持续肿胀，疼痛通常也不能完全缓解。

外侧垂直部分切除术（外侧切除术）

后面有完整的描述。

全髌骨切除术

全髌骨切除术会造成伸肌无力，切口造成的伤疤也比较大。因此，它仅适用于严重的创伤后关节炎。需要注意的是，切除多至髌骨宽度的25%并不影响髌股关节的生物力学性能。

关节置换术

髌股关节置换术

髌股关节置换手术成功率在44%～99%。临床结果优于单独的髌股表面修饰术。手术失败的原因包括胫股关节炎继续进展、假体位置安放不正确、伸肌装置的力线畸形［没能纠正胫骨结节-股骨滑车（TT-TG）距离增加］。由于手术的结果并不确定，所以我们不建议采用。

全膝关节置换术

对于年龄比较大的患者，全膝关节置换术仍是外侧髌股关节炎的治疗选择，对于疼痛的缓解和功能的改善效果非常显著。术前有显著功能受限和对手术的期望度不高的患者满意度最高。

外侧部分垂直或外侧面切除术

操作起来比较容易，但是指征有限：理想状态下，患者年龄在40～65岁并且有活动受限（上楼或下楼）的表现，行走的距离和屈曲活动都应该在正常范围之内。手术前至少先需要保守治疗6个月。患者不能过于肥胖，冠状面上膝关节的力线正常，触诊髌骨外缘能够激发疼痛。

术前需要拍摄X线片，包括"速降滑雪"位的屈膝45°前后位片，需要确认没有胫股关节没有病变。髌骨轴位片要显示髌骨骨赘或者典型的贝雷帽改变。

CT能够评估TT-TG距离。如果该距离过大，胫骨结节需要向内移位。

手术技术

患者取仰卧位，安放止血带。如果需要的话，可以先行关节镜对胫股关节进行评估，并移除膝关节内潜在的游离体。但根据我们的经验，很少需要关节镜手术（图22.3）。

取外侧髌旁皮肤切口，髌旁外侧切口长度为5～6 cm。松解外侧支持带（图22.4）。注意不要累及股外侧肌的远端纤维。保持膝关节伸展位，可以看到髌骨的关节面和滑车（图22.5）。

用15号刀片小心地将髌旁的软组织从髌骨前缘分离超过1 cm（图22.6）。用骨锯把髌骨外侧缘1～1.5 cm连同骨赘一起锯掉。用拉钩保护关节面，或者在髌股关节之间放置纱布保护（图22.7

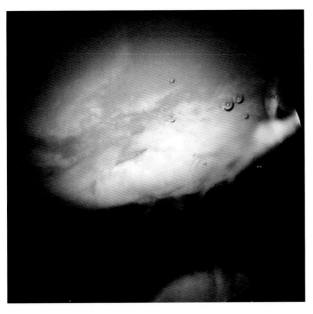

图22.3 关节镜所见：髌股关节炎，软骨下骨暴露

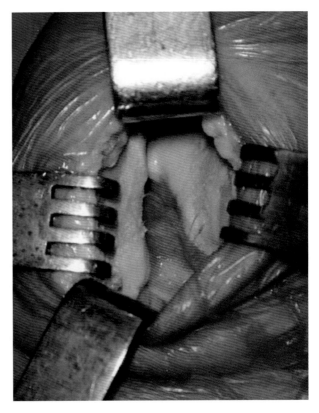

图22.5 松解外侧支持带，直视髌骨和滑车

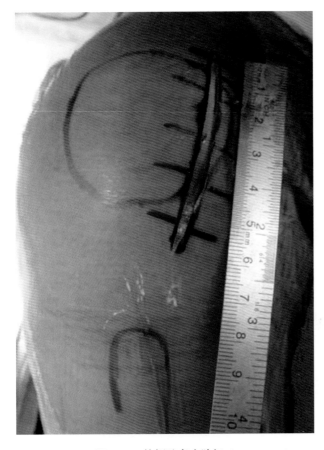

图22.4 外侧髌旁皮肤切口

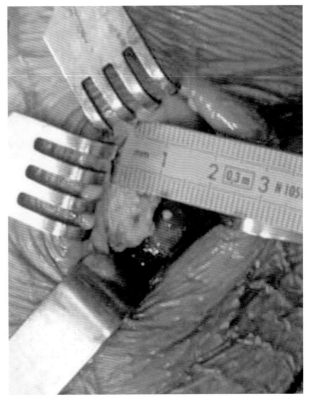

图22.6 从髌骨前缘松解髌旁的软组织

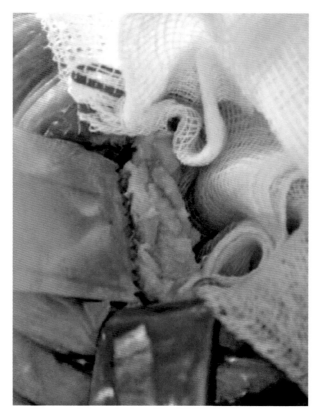

图22.7 髌骨外侧关节面截骨（1～1.5 cm）

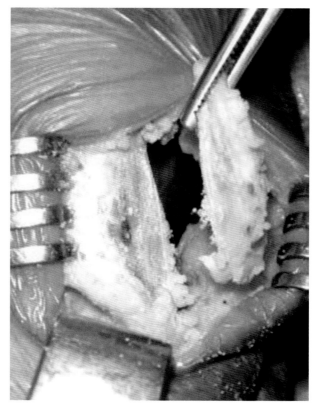

图22.8 截骨后的视野

和图22.8）。截骨区域通常从髌韧带的外侧止点到股外侧肌外侧止点，必须足够的宽大。非常常见的是，没有经验的手术者会失望地发现术后X线片上找不到截骨的痕迹（图22.9）。

不要关闭髌骨中远端的关节囊，术中应该仔细的止血（截骨的区域可以使用骨蜡）。关节腔内的引流管留置24小时。

术后处理

术后冰敷3～4天，抗血栓治疗10天。

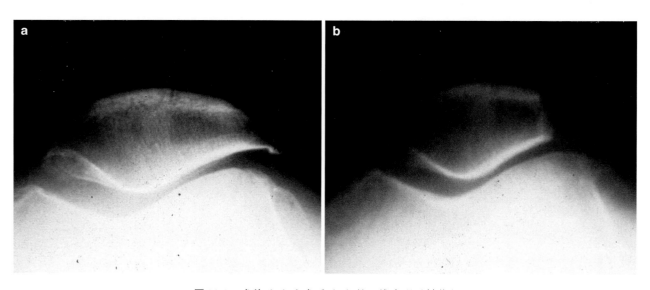

图22.9 术前（a）和术后（b）的X线表现（轴位）

对于髌股关节的所有手术，术后恢复膝关节在静息时要保持在20°的屈曲位，在行走时保持伸展位。股四头肌等长收缩和持续被动锻炼可在术后第1天开始，允许即刻负重，可以拐杖辅助行走3～5天。康复锻炼应该循序渐进、缓慢地进行，以不引起疼痛为准则。股四头肌等长收缩和持续被动活动的训练在术后第1天就该开始。术后1～2个月可以恢复正常的活动和日常的生活。手术后2～3个月不能走下坡路，术后6个月之内不能下蹲。

并发症

并发症包括血肿和由于截骨量不足引起的疼痛。

在近期发表的文章中并未注意到特殊的并发症。尽管影像学的结果一般，但是患者的功能恢复非常好。平均随访8年，并没有发现接受关节面截骨术的患者再接受其他的手术。

23 膝单髁置换术
Unicompartmental Knee Arthroplasty

S Lustig, A Daher, R Magnussen, P Neyret, and C Butcher

引言

单髁置换的假体适用于单间室的关节炎患者。患者的选择和手术的技巧是手术成功的关键因素（参见第14章）。尽管许多中心已将手术指征拓宽，但建议在选择患者时仍要谨慎。由于膝单髁置换（UKA）术后可能具有良好活动度，越来越多年轻患者尝试接受该手术，不过仍要仔细考量假体存活率。尽管我们不推崇同时进行双侧全膝关节置换术（TKA），但双侧同时行UKA手术则是一种合理选择，因为它可以减少出血量，降低系统性并发症的发生率。虽然我们还继续采用区域麻醉和放置引流管，但我们将考虑使用局部关节腔内注射和无引流管技术来减少住院时间。

本章我们将详细讨论膝关节内侧单髁置换术的手术技术（图23.1）。外侧单髁置换术的技术与之相似，在此只介绍一些需要特别注意的地方。本篇涉及的是固定平台假体的植入技术，但不论使用何种器械或假体，手术的基本原则是构建与疾病前天然关节线所对应的假体关节面高度和倾

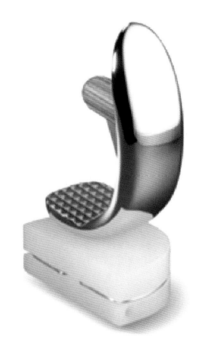

图23.1　U-KneeTec®单髁膝关节假体

斜度。这将与膝关节的自然运动学相类似，因此需要相对正常的关节韧带和软组织结构。这也表明术后在冠状面上的假体对线将与患病前相一致，

S Lustig
Service d orthopedie de l Hopital de la Croix Rousse, Lyon 69004, France

A Daher · R Magnussen
Centre Albert Trillat, Lyon, France

P Neyret (⊠)
Infirmerie Protestante, Lyon, Caluire, France
e-mail: Philippe.neyret01@gmail.com

C Butcher
Healthpoint, Abu Dhabi, UAE

但前提是必须在可接受范围内，才能确保假体固定的寿命。

影像学检查（见膝关节炎的手术指征相关章节）（图23.2～图23.4）。

应力位检查在影像学检查中非常重要。它可以帮助确定畸形能够复原而不是被过度矫正（图23.4和图23.5）。可复原性表明关节畸形是由关节磨损导致的，也是UKA手术恢复关节功能的良好指征。过度矫正表明膝关节存在松弛，或者存在对侧间室的磨损。无复原性可能提示存在持续性的内翻畸形。注意避免持续的严重内翻，后者可能导致术后应力过载（图23.6～图23.8）。

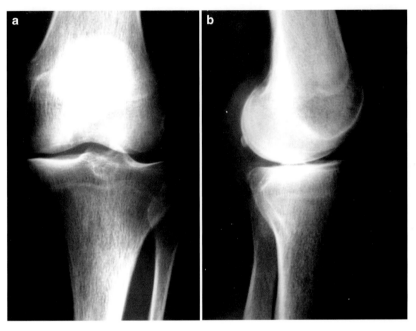

图23.2 膝关节屈曲30°前后位（a）和侧位（b）X线片

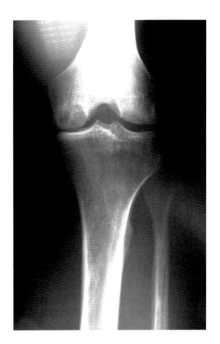

图23.3 Schuss位（屈膝45°）有助于诊断膝关节内侧间室的中度狭窄

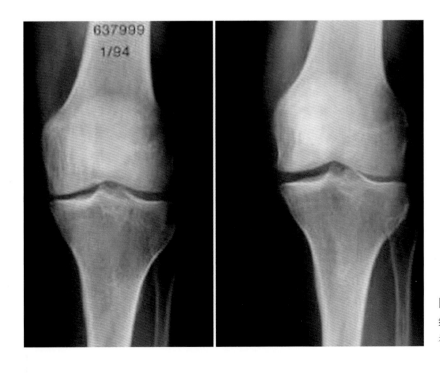

图23.4 内翻或外翻应力下的膝关节X线片。该病例中，畸形可以被减小而不被过度矫正（内侧无松弛）

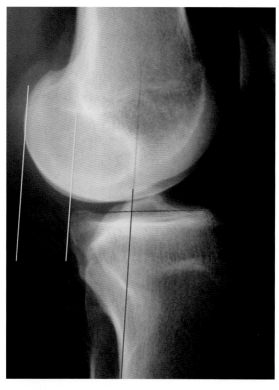

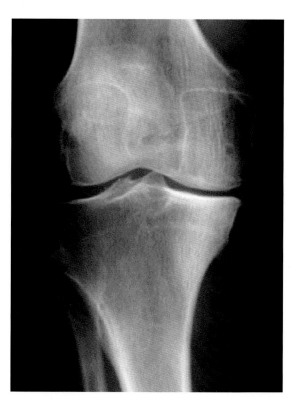

图23.5 胫骨前移增加是骨关节炎伴前交叉韧带损伤的征象。它是UKA手术失败的原因之一（参见第22章，图22.5）

图23.6 内侧间室骨关节炎及持续内翻畸形

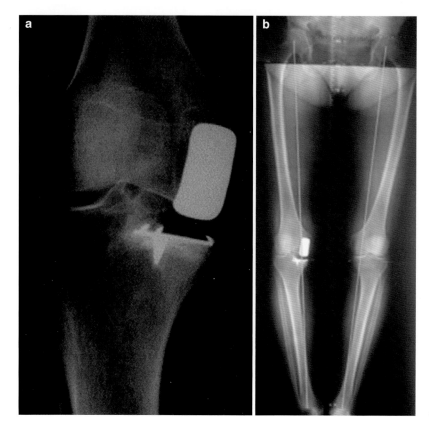

图23.7 a、b. 术后X线片显示膝关节内翻对线程度

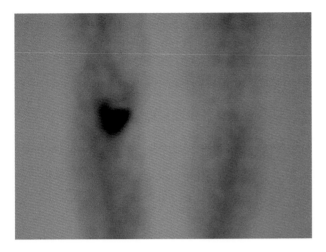

图23.8　骨扫描显示膝关节内侧应力过载

对UKA而言，下肢股骨和胫骨的机械力线（mFTA）应该在适当的范围之内。学者们提出患膝内翻不应该超过9°或外翻不能超过14°。如果超过了限度，通常就需要进行全膝关节置换术。

内侧UKA手术

准备

见全膝关节置换术。

安放止血带。由于假体的尺寸和植入位置至关重要，止血带能提供良好的手术视野。

垂直的外侧支撑架放置在止血带水平，而远端的水平支撑架保持膝关节90°屈曲位。

入路

从髌骨上极内缘向关节线远端做一8～10 cm的内侧髌旁切口，止于胫骨结节内缘（图23.9）。确认股内侧肌和髌腱内侧缘，经股内侧肌内入路切开膝关节（图23.10）。切开内侧半月板的前角，有限地暴露胫骨平台的前内侧。Engh提出股内侧肌入路中使用Metzenbaum剪刀打开股内侧肌约15 mm，这可以充分暴露股骨髁。放置合适的拉钩，检查关节软骨的磨损程度和前交叉韧带的完整性。

将前内侧的关节囊从胫骨干骺端处开始行三角形松解，在胫骨平台内缘和关节囊之间插入骨膜剥离器。不需要任何的韧带松解。用关节镜刨

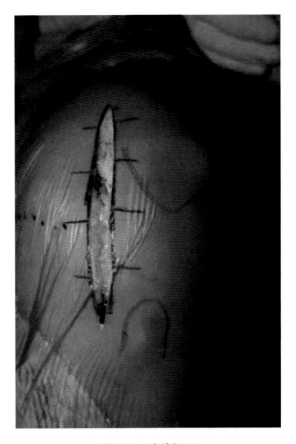

图23.9　皮肤切口

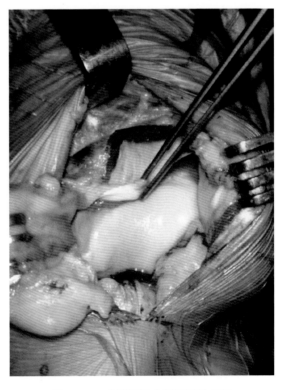

图23.10　内侧经股内侧切开关节腔

削刀、研磨头或锉刀将股骨远端的关节软骨剔除，暴露软骨下骨。软骨下骨将作为UKA术假体位置的参考。

胫骨平台截骨

胫骨平台的截骨量和截骨方向非常重要，它直接决定了假体安放位置的好坏。放置胫骨截骨导向器（图23.11）。先测量冠状面上的力线，再测量矢状面上的力线，两者结合确定了胫骨的截骨。对于没有关节外畸形的胫骨，截骨导向器在冠状面上应该位于胫骨机械轴的中线上。如果胫骨干骺端呈弓形，则胫骨近端冠状面截骨需要与近端胫骨骨骺轴线，而不是与胫骨机械轴保持垂直。

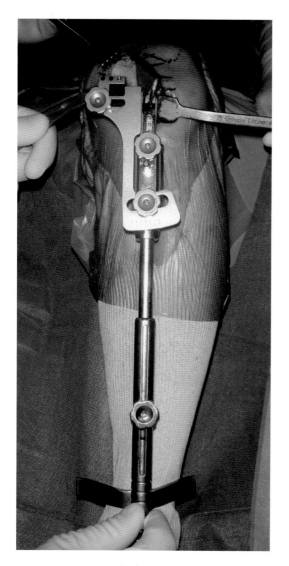

图23.11　安放胫骨对线导向器

矢状位上，在内侧关节间隙中放置导引针，紧贴胫骨平台前后缘表面。在内侧间室，这个导引钉可以可靠地指引功能性后倾及骨性后倾。完整半月板的作用只是略微减少骨性后倾角度。半月板相对固定于凹面的内侧胫骨平台，因此整个膝关节屈伸过程中，后倾角度是不变的（但外侧间室的情况相对复杂，半月板在凸面的外侧胫骨平台上是移动的，所以膝关节屈曲角度增大时后倾角度变大）。

髓外截骨导向器置于导引钉上以重建胫骨的后倾角。一旦截骨导向器在冠状位和矢状位都已经正确的放置，胫骨的截骨高度就被确定。伸膝时，股骨髁远端软骨下骨的显露水平是关节线的参考。控制下的外翻应力可矫正膝关节畸形（图23.12）。通常，我们的目的仅仅是矫正磨损的间室，注意不要过度矫正力线。

保持这个矫正的膝关节的位置不变，置入探针与在股骨远端软骨下骨相接触。胫骨截骨至于该参考以下13 mm处，胫骨截骨量等于伸膝时胫骨组件的厚度（9 mm）加上股骨远端组件的厚度（3 mm）再加1 mm松弛度。额外增加的1 mm是为了允许一些"生理性"松弛。用3～4枚骨针钉入正确的钉孔中，牢固固定截骨导向器。此时应小心评估胫骨截骨厚度。认为用更厚的垫片来填补关节间隙是错误的，过多的胫骨截骨会导致胫骨接触面减少，松质骨骨床质量更差，可能会增加假体松动发生。此外，胫骨截骨过量也会使内

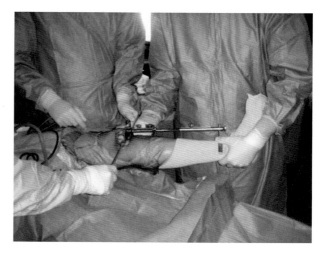

图23.12　用控制下的外翻应力矫正关节畸形

侧副韧带深层或半月板–胫骨韧带后部受损，导致医源性松弛。

导引针可以引导摆锯进行良好的胫骨水平截骨（图23.13）。接下来，紧贴内侧胫骨平台外缘，沿股骨髁间凹内侧轴与股骨头中点连线方向进行胫骨垂直截骨。垂直截骨的后方部分可以借助骨凿来完成。用大号抓持器小心地取出截下的胫骨平台。在屈膝90°，轻微外翻位置下，半月板的后角很容易处理。取下截骨导向器，选择内外侧宽度合适的胫骨试模，试模不能超出胫骨边缘。试模应该在屈膝时容易放入并且在屈伸活动中保持稳定。这一步必须要对胫骨试模的稳定性进行初步评估（图23.14）。

股骨表面重建术

放入胫骨组件试模后，膝关节保持在伸展位，在股骨髁正对胫骨组件前缘的位置做一标记。此时，保持膝关节完全伸直，垂直插入一个特殊的股骨导向器（CROCODILE鳄鱼导向器）贴放于胫骨组件试模上方（图23.15）。这一步非常重要，

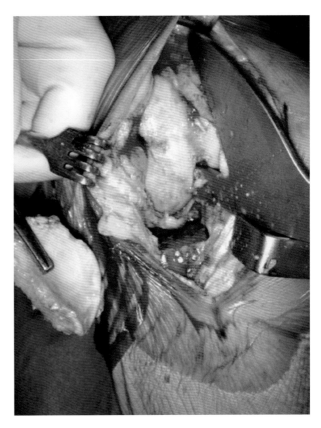

图23.13　导引针引导下胫骨水平截骨

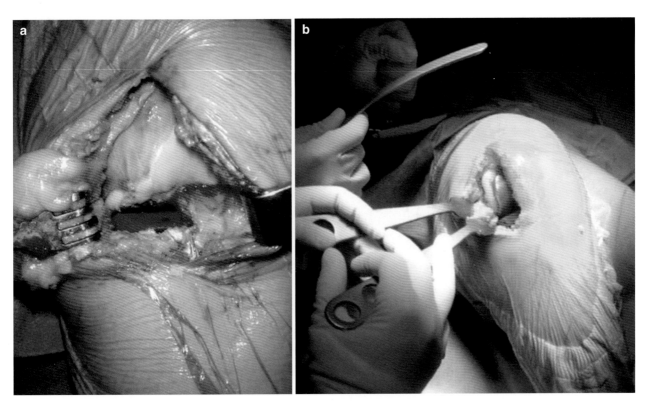

图23.14　a、b.初步评估胫骨试模的稳定性

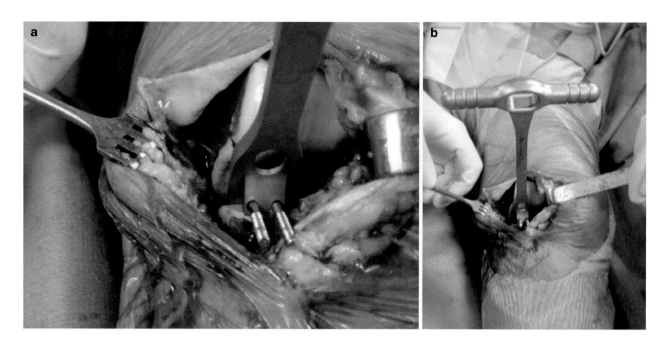

图23.15　a、b. 膝关节伸直位安置股骨导向器

因为这个导向器的定位决定了股骨截骨导向器和股骨组件在冠状面和水平面上的正确位置。通过鳄鱼导向器的2个钉孔插入2个导引针固定。屈曲膝关节至90°，导向器的后缘应该平行于胫骨平台。这一步或下一步时可以允许对导向器进行轻微调整。取出鳄鱼导向器，留下导引针，为股骨钻孔提供参考。屈膝90°，股骨钻孔导向器被安放在前面留下的两个导引针上（图23.16）。钻孔导向器正确位置是垂直于胫骨截骨平面。尽管假体的设计接受一定的力线自由度，但是不能超过6°。如果钻孔导向器出现过大的力线偏差，则需要重新定位。如果必须这样做，需要重新定位通过最中央的钉孔固定导向器于股骨内髁包括外侧骨赘在内的内外中轴线上进行重新定位。接下来，移除导向器，正确地安放股骨钻孔导向器，使之在膝关节屈曲90°时与胫骨截骨面垂直。使用第3个导引针可以确保导向器的位置固定牢固。现在开始预钻固定孔。移除导向器之后，用摆锯锯出一股骨凹槽，把预钻的两个洞连通。接下来把股骨凹槽扩大和压实。根据股骨髁的大小和曲率选择合适的股骨截骨导板（图23.17）。股骨截骨导板型号用经典的股骨后髁参考系统来评估。

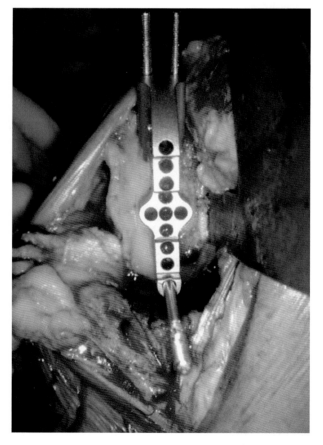

图23.16　膝关节屈曲放置股骨钻孔导向器，如果有需要，导向器可以内移或外移

行股骨远端截骨。

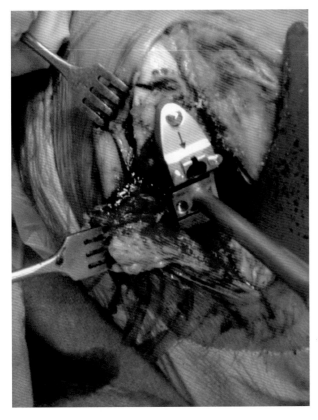

图23.17　安放股骨截骨导板

在前方，它应该位于股骨髁的标记和两个导引针孔之间。截骨导板的曲率应该与股骨髁相匹配，并用钉子固定在合适的位置。最后再次检查股骨的对线，然后进行后髁和后斜面截骨。不需要进

要点

（1）截骨导板型号由股骨髁的形状和曲率来决定。

（2）股骨截骨导板的前缘应该平行或覆盖股骨远端前方先前的两个钉孔。

（3）截骨模块应该与骨股骨后髁紧密接触。

（4）不能改变股骨截骨模板的旋转，来获得较好的股骨髁覆盖，股骨假体的旋转仅由胫骨截骨决定。

置入股骨和胫骨试模，并首先在屈曲位，然后在伸直位评估稳定性。如果在屈膝时，胫骨组件有向前移动的趋势，则首先要怀疑是不是内侧半月板后角有残留，向前推挤胫骨试模，或者胫骨平台后倾角度不足而产生"翻书"样现象（图23.18）。轻微的松弛是可以接受的，能确保没有过度矫正。如果存在韧带紧张，股骨导向器的位置需要重新检查，应该与软骨下骨保持紧密的接触。如果紧张依然存在并且胫骨后倾角合适，则需要再次将胫骨截骨的厚度增加1～2 mm。这个截骨很容易用摆锯徒手完成，原来导引针孔有1～2 mm厚度，把这些针孔痕迹锯平正好。在任何情况下都不要通过韧带松解来解决紧张的问题。胫骨试模也不应超出胫骨的边缘。

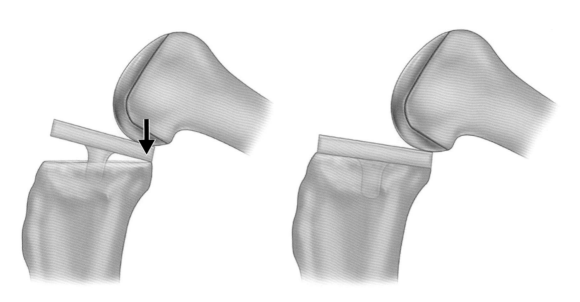

图23.18　后倾不足将导致屈曲紧张

植入假体

如果力线和松紧度都比较满意，可以用骨水泥固定假体组件。在胫骨棘下打一个小骨槽以便加强骨水泥固定。通常，我们首先安放股骨假体，然后安放胫骨假体（图 23.19～图 23.21）。清理关节表面的碎屑，放置引流管，关闭关节腔和皮肤，在关闭切口时不松开止血带。局部注射药物减少术后疼痛和出血。引流管放置于关节内。

术后处理

- 术后摄片（图 23.22）。
- 术后第 1 天可以负重，1～3 周需要使用拐杖辅助行走。
- 术后引流量低于 50 mL 拔除引流管（最多不超过 24 小时）。
- 住院 1～2 天，根据是否出现并发症和患者的家庭情况；现在对于选择性患者进行单髁置换手术，考虑门诊手术是合理的。
- 至术后 45 天，屈曲活动度为 0°～120°，之后无限制。
- 抗血栓治疗 15 天。

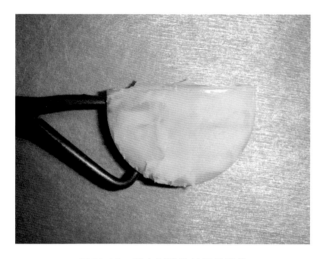

图 23.19　骨水泥涂抹的胫骨假体

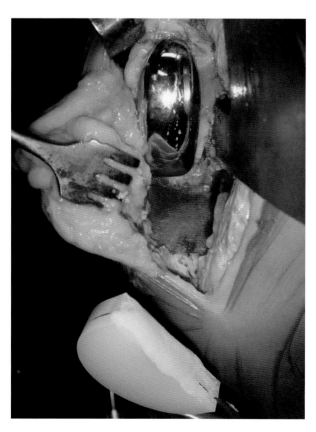

图 23.20　骨水泥固定假体

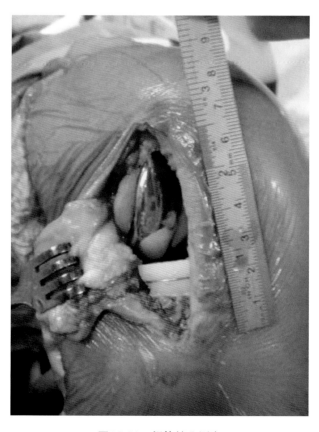

图 23.21　假体植入固定

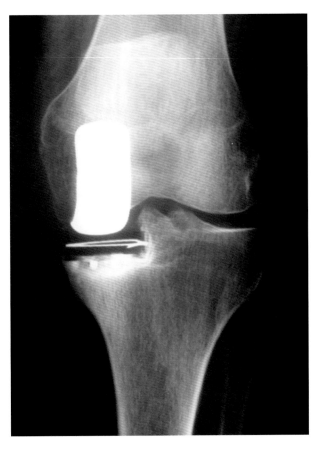

图23.22　术后X线片

外侧单髁关节置换术

一般来讲，应用现代器械，进行外侧单髁手术并不比内侧单髁手术的困难。相反，由于存在使膝关节内翻的下肢运动力矩，外侧间室要比内侧容忍度高一些。所以外侧单髁关节置换的指征可以扩大到冠状位上外翻12°～15°。

从技术上讲，因为可以纠正术前存在的外侧髁发育不良，外侧股骨髁表面置换假体通常比内侧股骨假体更适合膝关节，并且能被外侧间室更松弛的空间所容纳。

胫骨截骨后，内侧和外侧的胫骨平台形状是不同的。外侧呈半月形，内侧偏椭圆形。为了更好地覆盖胫骨平台并防止假体悬垂，必须谨慎选择胫骨假体。

外侧间室单髁关节置换术的方法与内侧置换的方法非常相似，除了一些特殊的地方需要注意。

入路

膝关节屈曲90°，髌旁外侧纵向切开约8 cm的切口，暴露膝关节外侧间室。用外侧切开方式打开关节囊，不要从Gerdy结节松解髂胫束远端止点（图23.23）。

胫骨截骨

外侧单髁最常见的一个错误是施加过度内翻应力使畸形的过度矫正，导致胫骨截骨的厚度不足。因此，我们通常选择不完全矫正外翻畸形，这将导致较厚的胫骨截骨（图23.24）。胫骨后倾与内侧UKA相似，同时需防止出现前交叉韧带的过分应力。

股骨表面重建

通常我们将股骨截骨导向器安放于股骨髁的最外侧，如果有骨赘形成，则置于骨赘的最外侧。这样可以避免股骨假体和胫骨髁间棘之间潜在的撞击，特别是在伸直位（图23.25）。如前所述，常见的错误是冠状位的过度矫正，这是由于外侧间室存在生理性松弛，术中应予以保留。

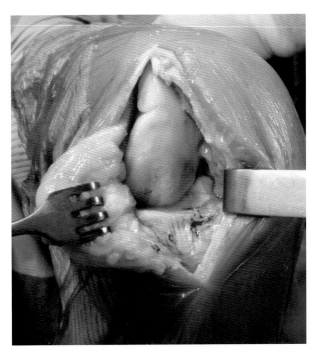

图23.23　关节囊已松解但髂胫束依然完整

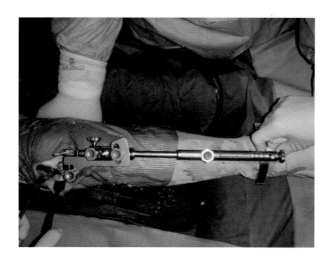

图23.24　外翻畸形不完全矫正

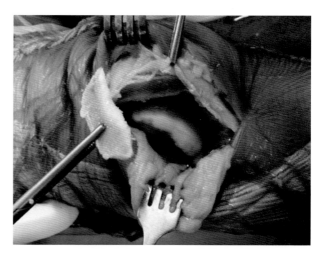

图23.26　髌骨外侧关节面截骨

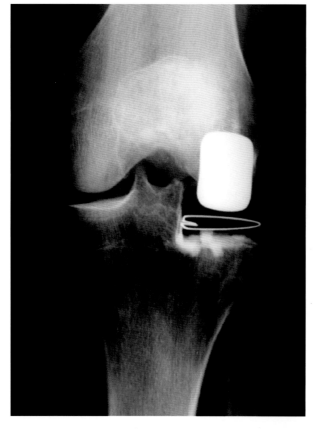

图23.25　股骨假体偏外侧放置，避免与外侧胫骨髁间棘撞击

相关操作

在切口暴露时，我们毫不犹豫做髌骨外侧关节面的切除（图23.26）。

评论

直到1996年，外侧间室单髁置换术常规要进行前方胫骨结节截骨。由于新的微创器械的出现，不进行胫骨结节截骨也可以获得外侧单髁假体准确的和可重复性的植入。因此，自1996年后，这一技术便被废弃了。

并发症

一般并发症要少于全膝关节置换术：脂肪栓塞和深静脉血栓非常罕见。感染性关节炎是一种例外事件，发生率相对全膝关节置换仍较低。

力线不正：以我们的经验，过度矫正是最为常见的错误。

需要一直警惕的是：

内侧UKA中胫骨过度截骨。

外侧UKA中力线过度矫正。

24 膝单髁置换术后对侧间室的单髁置换术

Unicompartmental Knee Arthroplasty (UKA) After UKA to the Other Compartment

Maad AlSaati, S Lustig, R Magnussen, P Neyret, and C Butcher

引言

近10年以来，人们对膝单髁置换术（unicompartmental knee arthroplasty，UKA）的兴趣不断增长。其中手术失败的两大主要原因分别是假体无菌性松动和对侧间室退变缺损的发生。

UKA相较于全膝关节置换术（TKA）而言，具有微创及保留交叉韧带的优势，达到与正常膝关节更为接近的运动功能。另外，UKA的术后并发率和手术费用都相对更少，患者的住院天数减少，更快地恢复正常运动功能。因此，当UKA术后对侧间室发生退行性病变进展时，可以尝试保留这些优势。这一目标可以在一些选择性患者中通过进行第二次UKA手术（双间室UKA）而不是翻修成TKA来实现。

患者选择

膝关节双间室单髁置换术的入选标准见表24.1。它的最佳适应证是初次UKA效果满意而对侧间室

表 24.1　UKA 术后对侧间室置换的适应证及禁忌证

适应证
初次 UKA 术后假体在位良好，无磨损或松动
初次假体"过度矫正"接近5°
初次UKA效果满意（术后疼痛消失出现对侧间室继发症状）
局部疼痛来自对侧胫股间室
骨关节炎C/D期（IKDC）或出现股骨髁坏死
膝关节可复性畸形
交叉韧带正常
膝关节活动度正常或接近正常范围

禁忌证
绝对禁忌证
炎性关节炎
感染史
韧带损伤
巨大骨缺损
伸直受限＞10°
相对禁忌证
髌股关节炎
体重＞80 kg

M AlSaati・R Magnussen
Centre Albert Trillat, Lyon, France

S Lustig
Service d orthopedie de l Hopital de la Croix Rousse,
Lyon 69004, France

P Neyret (✉)
Infirmerie Protestante, Lyon, Caluire, France
e-mail: Philippe.neyret01@gmail.com

C Butcher
Healthpoint, Abu Dhabi, UAE

继发退行性病变的患者。

下肢的机械轴。技术上讲，双间室的单髁置换术并非为了获得180°的力线，而是为了弥补非假体侧的关节内磨损。

影像学评估

标准的影像学检查［正位、侧位、Schuss位（屈膝45°）、应力位片及下肢全长片］能判断骨关节炎的分期（图24.1）、可复性畸形（图24.2）及

同时，需应用轴位片评估髌股关节情况（图24.3）。当存在髌股关节外侧面骨关节炎时，可在UKA术中联合施行垂直部分髌骨切除术（参见第23章）。

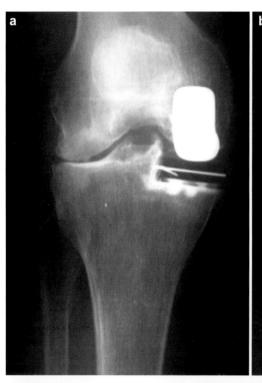
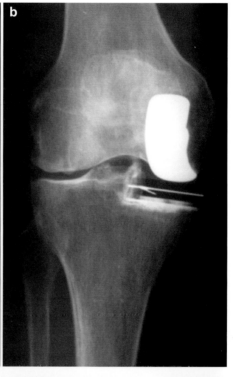

图24.1 a、b. Schuss位和膝关节站立正位X线片。显示内侧UKA术后出现外侧间室胫股关节炎

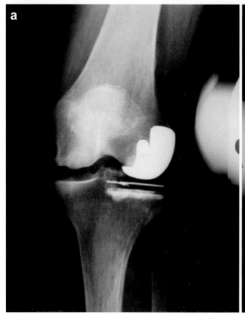
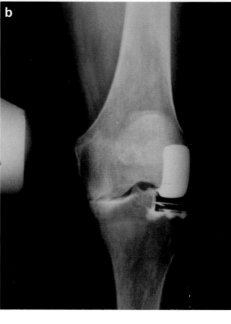

图24.2 a、b. 膝关节应力位X线片。显示外侧UKA术后出现内侧间室胫股关节炎。显示内翻畸形可以良好矫正和外侧假体间室缺乏松弛度

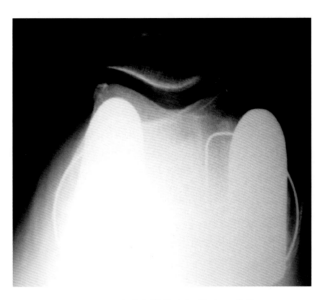

图24.3 膝关节轴位片评估髌股关节

评估初次手术假体和对侧间室的情况很重要。在初次术侧，必须确认假体无松动和磨损，在位良好。在初次UKA时，对侧间室不应有退行性改变，即对侧间室的退行性病变应是UKA术后逐渐出现的。

骨扫描

尽管此检查不是必需的，但骨扫描能发现潜在的假体松动，同时也能证实对侧胫股间室存在应力过载。

CT

对关节进行CT检查可以发现初次UKA后假体是否存在悬出或潜在松动，还可以发现初次UKA术后对侧间室并发症的原因，如骨坏死、半月板撕裂、软骨损伤及游离体等。在将来，有减金属伪影软件的MRI会进一步完善这些检查。

实验室检查

感染必须通过全血细胞计数和炎症标志物分析来排除。

如果怀疑炎性关节病，需要进行风湿病学检查。

关节镜

关节镜下对膝关节的评估会影响到进行第二

次UKA还是TKA翻修的决定。对初次UKA聚乙烯内衬及其余两个间室的状态进行评估非常重要，这可以在翻修手术前完成。

手术技术

同其他膝关节手术一样，术侧膝关节屈曲90°，大腿近侧固定止血带。我们使用骨水泥型钴铬合金的股骨假体和全聚乙烯胫骨假体（HLS Uni Evolution, Tornier®）。手术入路取决于原手术切口。

外侧UKA术后行内侧UKA

二次UKA的手术入路有两种选择。一是选择一个新的8～10 cm的切口（建议两个切口间距离不少于8 cm），从髌骨上极至前胫骨结节内缘（图24.4）。另一种选择是使用初次手术切口（如果原切口足够靠内侧），向近端延伸5～6 cm，向远端延伸2 cm，向内侧分离先开全厚皮瓣，然后做膝关节内侧切开（图24.5）。我们更偏向于选择第二种方法。

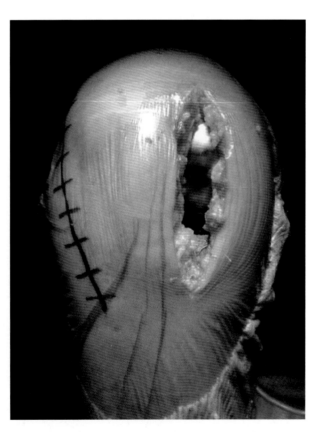

图24.4 在远离原有切口处新建切口

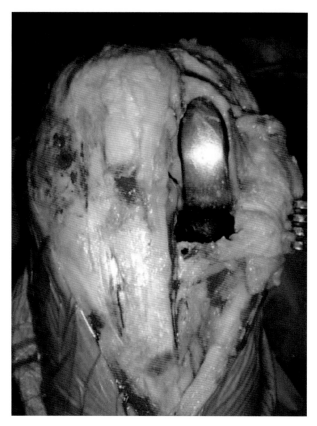

图24.5 我们更偏爱的另一种选择。取原手术切口，向远近端延伸，形成全厚皮瓣，然后内侧关节切开

胫骨侧

为了确定胫骨截骨模板位置，需要将定位钉从胫骨截骨导向器置插入胫股关节。这枚定位钉指示胫骨倾斜的方向，同时确定了关节线的高度。然后用与这枚定位钉在矢状面平行的另一枚定位钉把胫骨截骨导向器固定在关节线水平以下约5 mm位置。髓外定位杆应该平行于胫骨机械轴，如果存在胫骨畸形，则髓外定位杆平行于近端胫骨机械轴。

膝关节放置于伸直位，手术医生对膝关节进行控制下的外翻动作，在不过度矫正前提下，矫正磨损导致的关节间隙狭窄。然后胫骨截骨导板放置在股骨远端下13 mm（股骨髁假体厚度为3 mm，聚乙烯平台为9 mm，预留1 mm以避免矫正过度）。施加的外翻应力越少，胫骨截骨量越多。这是术前评估应力位X线片的好处，可以预测术中可能出现的外翻张开角度。

将2～3枚钉插入导向器固定，放置膝关节于屈曲位，在钉上方截骨。矢状面截骨应朝向着髋关节中心，通过前交叉韧带附着处内缘，沿内侧股骨髁的外侧面进行。这一截骨的后方部分用骨凿（宽10 mm）完成，同时保护后交叉韧带。用鳄嘴钳咬住内侧胫骨平台，切断周围连接的半月板-关节囊组织。在拔出定位钉之前，再次确认胫骨截骨的位置是否正确，截骨面务必平整并在定位钉之上。截下的胫骨平台骨块的底面可以用来选择胫骨试模的尺寸。然后再置入胫骨试模，初步确认试模是否合适及稳定性。

股骨侧

股骨假体和胫骨假体的安放位置位置是紧密联系的。事实上，胫骨的截骨高度（而不是方向）确定涉及关节线高度，而股骨截骨的方向取决于胫骨试模安放的位置。

胫骨试模放置好后，在磨损的股骨髁和胫骨模块之间放置一个特殊的器械，通常我们称之为鳄鱼样定位板（图24.6）。在伸直膝关节的过程中，应确保定位板始终在胫骨模块上而且不会向内侧移位。该器械有两个功能：① 确定股骨假体的前方边界；② 消除膝关节屈曲-伸展过程中股骨假体相对于胫骨假体的旋转。定位板前方钉入两枚钉

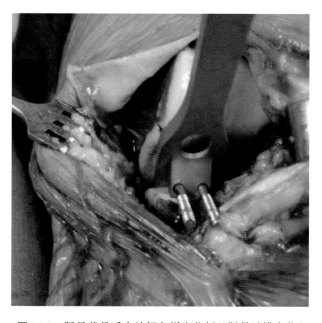

图24.6 胫骨截骨后安放鳄鱼样定位板（胫骨试模在位）

作为标记。

　　屈曲膝关节至120°，卸除定位板和胫骨试模。接下来，把股骨钻孔导向器固定在前面的两枚钉上，准备股骨髁开槽。再次检查导向器相对于内侧股骨髁的位置和方向，以确保股骨假体位置正确（图24.7～图24.9）。

　　确定了股骨假体合适的位置之后，下一步确定其型号大小。股骨假体的型号并非由胫骨假体的大小决定的，而是用解剖参考。不应该为了更好的股骨髁覆盖而牺牲旋转。假体的放置方向应严格吻合股骨开槽。利用固定钉固定合适型号的截骨导板于股骨髁上，然后进行后髁截和股骨钻孔。

试模和假体固定

　　首先置入股骨试模，再放置胫骨试模。我们评估假体的大致稳定性，并利用外翻应力，检查是否存在的内侧张开的松弛度。当施加外翻应力时微小内侧关节松弛也没有，提示存在矫正过度。对于这种情况，不应做任何的韧带松解，而是确认股骨组件紧密坐于软骨下骨后，对胫骨平台做少量截骨以增加内侧松弛度。最后，所有植入假

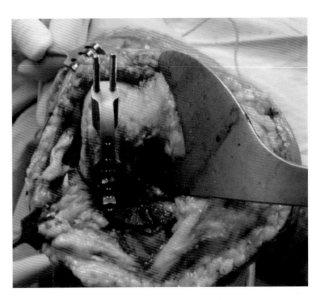

图24.7　安装股骨钻孔导向器

体用骨水泥固定。

内侧UKA术后行外侧UKA

　　除了一些小细节外，外侧UKA的手术技术与内侧UKA大致相同。手术准备与内侧UKA相似。由于已行内侧UKA，我们偏好利用原手术切口并向远近端延伸足够长度以便完成外侧关节切

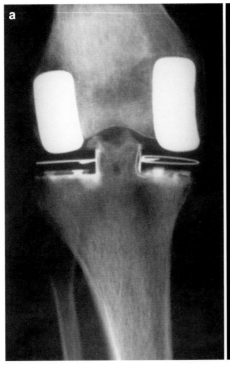
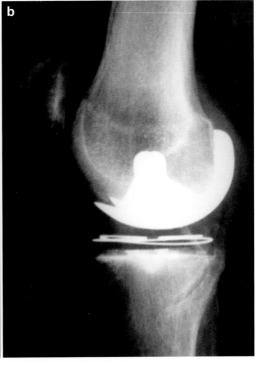

图24.8　a、b. 术后X线片

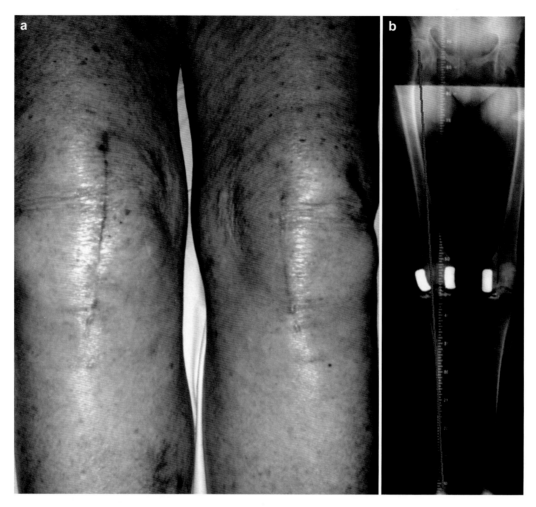

图24.9 术后切口外观（a）和下肢全长X线片（b）

开。如果选择重新做切开，我们还是要与原手术切口保持至少8 cm的距离。这种情况下，第二切口从髌骨上极外缘的开始，沿髌骨和髌腱的外缘向下，延伸至胫骨结节上方终止（Gerdy结节内侧）。从股外侧肌肌腱下缘（可能延续至股外侧肌束内1 cm）至胫骨切开关节囊。松解前外侧关节囊时不将髂胫束从Gerdy结节剥离。

准备股骨面时一个重要的细节与轴向旋转有关。与通常操作不同，我们不能旋转股骨假体去覆盖外侧股骨髁，而按照器械导向，使股骨假体垂直于胫骨截骨面，并尽可能放置于股骨外髁外

侧骨赘上（来自Philippe Cartier的原则）。尽可能偏外侧安放股骨假体可以避免膝关节屈曲时与髁间棘撞击。其余操作内容同前。

术后处理

同初次UKA术后相同。

· 术后第1天全负重下床行走。

· 关节活动度会逐渐增大，但术后45天内可能局限于120°。

· 术后预防性抗凝15天。

25 全膝关节置换术：步骤与策略

Total Knee Arthroplasty: Steps and Strategies

C Butcher and P Neyret

引言

全膝关节置换术（TKA）是全球每年超过100万例的常规手术，但它有许多不同的假体设计和手术方法。我们偏好于对内翻和外翻膝关节采用后稳定型TKA，具体方法在第26和27章中详述。所有方法都有助于创建可靠和高效的工作流程，并使医生、科室、医院或地区的程序标准化。这种可重复性无疑在许多方面提高了最低标准。

然而，两个重要的问题意味着简单的公式化方法是不可取的：① 患者的初始解剖结构和病理解剖结构存在显著差异，因此一个手术方案的细节可能不完全适合某个个体患者或种族。② 与手术的复杂性有关，有多个假体变量（几何形状、尺寸和限制性等）和手术变量（截骨和软组织松解的顺序、类型、器械系统、假体定位等），它们是相互关联的。该操作由许多连续且相互依存的单独步骤组成；每一变量都会影响其他变量。全膝关节置换术就像一个复杂的运算程序，在传统的TKA中，程序是线性的；随着手术的进行，每个参数都已确定并且通常是不可逆的。因此，外

科医生必须不断地重新评估，预测接下来的步骤及其影响，并准备好偏离标准时的方案，因为随着每个步骤的完成，选择变得更加有限。

> *"就像是一个棋手，外科医生总是必须对接下来的一步或多步有所预判。"*

采用不同膝关节置换系统的多变量因素造成的问题可以通过经三维结构的点的可能路径来说明（图25.1）。路径可以从任何一点开始，然后沿着不同的路线前进，直到所有点都被经过一次。一旦做出第一个选择，可用的路线数量就会减少；这强调了决策过程的线性特质。例如，外科医生可以从胫骨截骨或股骨截骨开始，然后以不同的方式进行，进一步进行相关或独立的截骨，并在不同阶段松解软组织。如何开始将反过来影响其他每一个因素。任何一个选择的序列都需要有所权衡，最好的一个将对最终结果的影响最小化。术者必须做出许多妥协，因此在决策过程中确定优先级至关重要。

也可以通过运算程序在任意点预测可能的剩

C Butcher (✉)
Healthpoint, Abu Dhabi, UAE
e-mail: c.butcher@healthpoint.ae

P Neyret
Infirmerie Protestante, Lyon, Caluire, France
e-mail: Philippe.neyret01@gmail.com

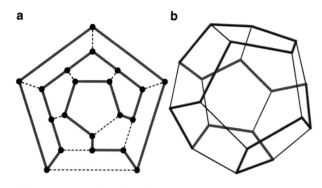

图25.1　a、b. 十面体上的"汉密尔顿"循环的二维和三维展示。爱尔兰数学家威廉·汉密尔顿于1857年发明了一种游戏，将钉子放在木板上的孔中，显示十二面体的二维表现。面临的挑战是找到一条包含所有点的路线——旅行者要访问20个城市，所有的城市只能访问一次［图论是数学的一分支，这个例子是图论（拓扑学）中的一个经典例子］

余路径，并预先决定随后的路线选择。通过这种方式，计算机导航和交互式机器人允许虚拟执行多个步骤，从而在一些截骨或软组织松解之前对其效果进行预测。这是一个强大的工具，虽然尚未证实其优越的临床结果，但所获得的认识正在为理解传统TKA的过程和使用方式提供更多信息。无论是计算机导航还是传统TKA，在手术中的任何给定点权衡选项并改变通常的手术方案的能力，取决于对功能解剖结构和每个建议步骤背后的逻辑的深刻理解。本章旨在概述我们首选的技术背后的思考，并通过简化TKA运算程序来帮助外科医生提高手术的可重复性和个体化。

第一部分：定义和基本概念

TKA的技术目标是以提供良好的力线和平衡的膝关节为前提，将假体置入软组织体内。力线和平衡取决于截骨的水平和方向，以及适当处理的软组织张力，这两者都创造了放置每个组件的空间。本文的目的是了解各个空间，以及原始畸形及其手术步骤的后果。

由于解剖结构和手术过程的复杂性，第一部分将介绍一些定义和概念。在第二部分，我们分别描述了胫骨和股骨空间的基本概念，这是我们手术策略的基础。在第三部分，我们在手术过程的优先级和原则的背景下观察这些空间。在第四部分中，讨论这些信息如何影响我们的日常实践。

畸形

除软组织松弛或挛缩外，由于骨或软骨病理造成的畸形可能有两种类型。

- 关节内。
  - 这通常是由于软骨或骨的磨损（图25.2），或较少见的由于缺血性坏死或关节内骨折引起的软骨下骨塌陷（图25.3）。通常，畸形可以被动矫正，无需软组织处理即可实现良好的力线和平衡。
- 关节外。
  - 这是由于干骺端或骨干的畸形造成的，可能是发育性的（图25.4）、骨折（图25.5）

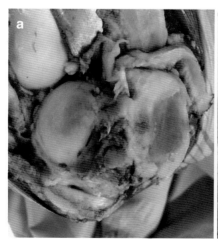
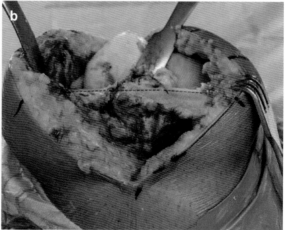

图25.2　a. 由于前内侧磨损造成的关节内畸形（右膝）；b. 虚线表示原始完整的后关节轮廓

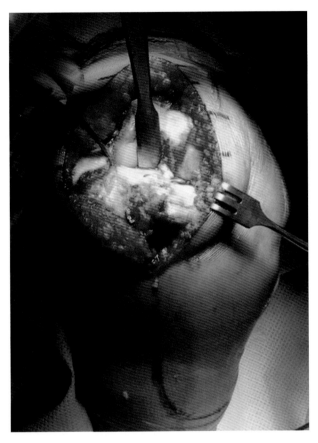

图25.3 内侧平台骨折塌陷引起的关节内畸形（右膝）

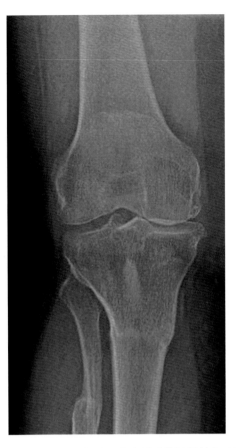

图25.5 干骺端骨折畸形愈合导致的胫骨外翻畸形

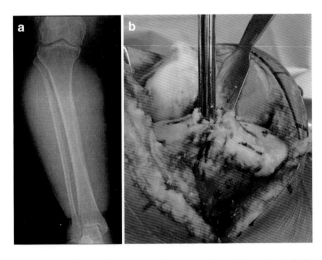

图25.4 近端"固有的"内翻畸形（a）X线片，术中完全插入髓内杆以显示解剖轴，以及相对于髓内杆的关节面内翻倾斜（b）

或代谢性骨病。它不能通过被动矫正，手术矫正关节水平的畸形后，为达到关节平衡需要同时处理并改变软组织袖套的初始

自然状态。

力线

· 良好的力线、平衡和更长的假体留存是相互关联并要一同考虑的，通常需要妥协地做出决定。

· 在膝关节伸直或接近伸直的冠状位力线主要由胫骨截骨和股骨远端截骨所决定。为取得机械轴对线，我们在胫骨侧作垂直截骨。为了取得矩形的截骨间隙并使软组织张力平衡，我们可以接受股骨假体有一些内翻（图25.6）。为了防止胫骨假体过度内翻和可能导致过早松动，我们不尝试运动学对线或胫骨固有力线处理胫骨。而对股骨侧的处理更符合运动学对线，详见第二部分和第三部分。

· 屈曲时的冠状面力线由胫骨截骨和股骨后髁截骨决定。这方面经常被忽视，也在第三部分讨论。

· 胫骨截骨线与胫骨的矢状线是相互垂直的，并以胫骨近端为参考，以优先考虑平衡。这样的截骨适用于后交叉韧带替代型设计的假体，以防止屈曲松弛、胫骨向前半脱位和聚乙烯衬垫上的过度应力。股骨远端截骨所形成的股骨矢状面力线由股骨远端的解剖结构所决定，而不是股骨头与膝关节的连线。

截骨

截骨涉及胫骨、股骨和（在适当的情况下）髌骨。它们由以下定义：

- 截骨水平。
  - 这会影响间隙的大小，因此与屈曲/伸直间隙相等（间隙平衡）有关。

截骨水平通过参考点来引导，该参考点通常是关节内受累最小的部分上的点（图25.7）。在参考点位置移除的骨骼厚度通常会被假体取代，但并非总是如此。骨和软骨切除量应等于或小于最小假体高度，而不是更高，以避免不必要的骨丢失。如果胫骨凹侧仍有骨缺损，应通过填补技术来处理，而不是以牺牲凸侧的骨骼为代价来增加截骨深度（图25.8）。

- 方向。
  - 这会影响肢体力线，也影响间隙的形状（对称性），与韧带平衡有关。在许多情况下，必须妥协对线和平衡之间的关系而做

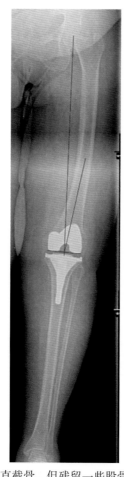

图25.6 胫骨垂直截骨，但残留一些股骨近端畸形以改善韧带平衡

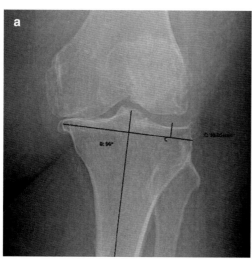

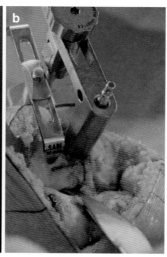

图25.7 a.截骨水平以未受影响的凸面为基准，厚度为10 mm，方向与胫骨的机械/解剖轴成90°；b.术中照片显示10 mm笔针置于未磨损的胫骨外侧髁上

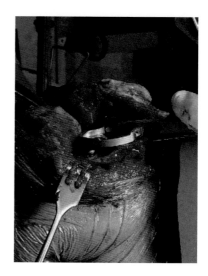

图25.8 内侧缺损通过螺钉和骨水泥填补处理。该缺陷并没有改变截骨的厚度，截骨参考点位于未磨损的胫骨平台凸面

出折中的决定。

"间隙截骨"。

"骨科医生经常会犯错。他必须认识到并选择最可接受的错误。"

截骨可以分为独立截骨和非独立截骨。

- 独立截骨。
  - 每次截骨之间相互独立，并参考骨性解剖标志或由髓内/髓外定位杆引导截骨（图25.9）。该技术通常称为"测量截骨"。
- 非独立截骨。
  - 截骨水平由之前截骨形成的间隙为参考（图25.10）。该技术称为"间隙平衡"或

胫骨截骨

胫骨截骨只有一次，除了局部骨缺损外（图25.8，参见第31章）。截骨方向影响整个屈曲过程中冠状力线与间隙的对称性。冠状面和矢状面的截骨方向可以由髓内或髓外参考来引导。轴向旋转仅由假体位置和胫骨准备来决定，而不是通过截骨（图25.11）。截骨厚度会影响整个屈曲过程中的间隙。

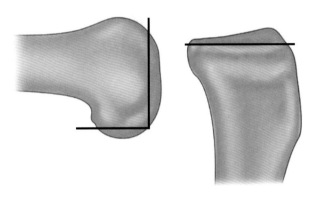

图25.9 基于各骨性解剖标志，截骨之间彼此相互独立

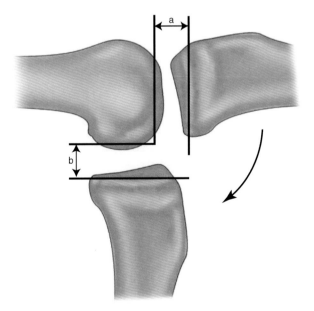

图25.10 一个间隙的参数决定了第二个间隙的参数。在此例中，屈曲间隙（b）由伸直间隙（a）决定

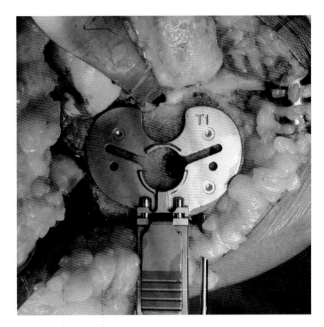

图25.11 轴向旋转由托盘的位置和龙骨准备决定

股骨截骨

股骨远端和后髁截骨分别影响膝关节在伸直和屈曲时的冠状面力线（图25.12）。截骨方向也分别影响伸直和屈曲间隙的对称性。

截骨水平会影响到屈伸间隙之间的关系（间隙平衡）。

前方截骨会影响髌股关节。股骨后髁和前部截骨的厚度与股骨假体大小相关（图25.13）。因此，为优化屈曲间隙和前间隙，其相互妥协是必需的。股骨侧通常需要再作前方和后髁的倒角截骨，对后稳定型假体，如有必要还要行盒状截骨。

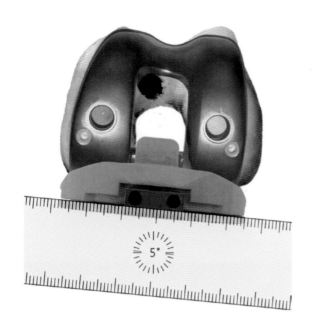

图25.12　屈曲位冠状面力线由股骨后髁截骨和胫骨截骨决定。在这里，股骨假体的外旋贡献了5°内翻

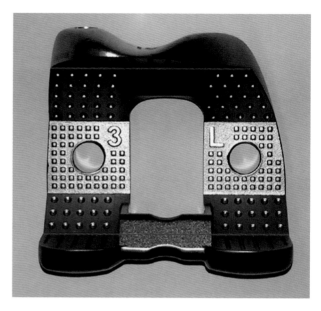

图25.13　股骨假体的截骨是固定的，通常是平行的

间隙

胫股间隙是由胫骨截骨、股骨远端和后髁截骨形成的空间，受软组织长度的影响。虽然通常认为屈曲和伸直间隙是独立的，但它们显然是相互连续的，这在考虑"中段屈曲"稳定性时是相关的（图25.14）。

髌骨的股骨或前方间隙由髌骨（截骨面，或不做髌骨置换时的关节面）、伸直位的股骨前方截骨和屈曲位的股骨远端截骨形成（图25.15）。同样，只有一个髌股间隙，它与屈曲位时的胫股间隙匹配，因此受到股骨远端截骨的影响。

植入物空间和假体界面

被假体占据的间隙称为植入物空间。理想情况下，截骨产生的间隙会比植入物空间稍大，以便有轻微的松弛以避免软组织张力较大引起的疼痛或僵硬。但不要过度松弛，否则会导致不稳定。间隙和植入空间之间的差异是由于软组织松弛和负载条件（包括内在和外在力矩）所决定的。负载条件在很大程度上取决于患者的位置和力线。例如，站立时，如果关节机械轴对线好，在有压

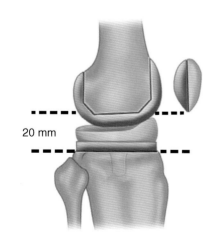
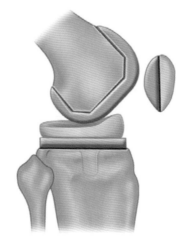
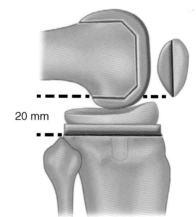

图25.14　屈伸间隙是相互连续的

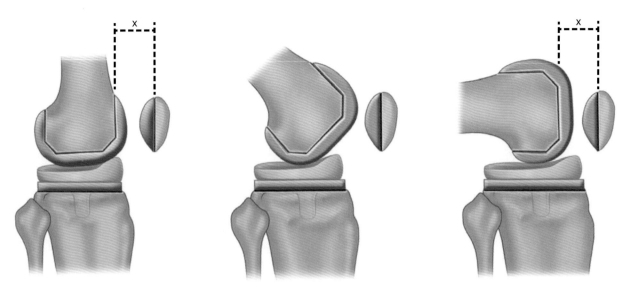

图25.15　髌股间隙，与屈曲时的胫股间隙连续

力时更对称地负载，则间隙和空间可能相同。如果肢体没有机械轴对线，关节一侧可能会出现不对称的负载和压缩，而另一侧可能会有分离趋势的张力，导致间隙和空间不同（图25.16）。在这方面，重要的是要考虑屈曲和伸直时的冠状面对线，

如蹲踞或爬楼梯。

假体的两个组件在假体界面处接触。目标是将其放置在尽可能靠近原始关节线的地方，在半月板边缘的水平，但这可能并不总是可行的（图25.17）。

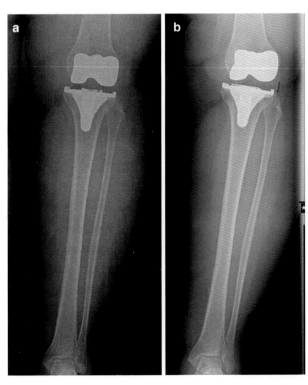

图25.16　a、b. 不同的负载条件会产生不同的外在力矩，内在的内收力矩源于股骨假体的内翻

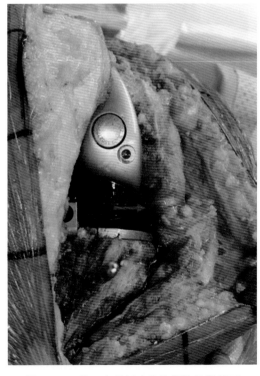

图25.17　位于半月板边缘的假体组件界面

胫骨与股骨节段

胫骨与股骨节段由植入物空间和远端或近端的剩余骨骼组成。因此，它们取决于所选的截骨量及组件厚度。外科医生可以控制胫骨和股骨截骨厚度，但在大多数系统中，只有胫骨组件的厚度可选。每个部分的相对大小决定了假体组件界面相对于软组织附着的位置。目的是将假体组件界面放置在与原始关节线相同的水平上，使软组织的张力正常化（图25.18）。两个节段相对于软组织长度的相对大小决定了这种张力或松弛度。增加每个节段的长度意味着在远离侧副韧带附着

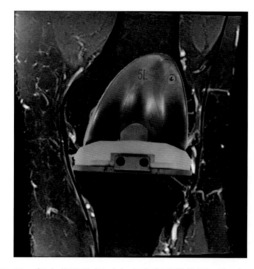

图25.18　每个节段的相对大小决定了假体界面相对于软组织附着的位置。此例中的界面在原始关节线，在半月板水平

处的位置形成假体界面。由于每个节段由骨骼和一个组件组成，增加节段长度将需要更多的骨骼（更少的截骨）或更厚的组件（图25.19）。这可能需要通过松解获得更多的软组织空间。减少某节段则需要相反的做法，即更多的截骨或更薄的组件。在初次TKA中，后者仅适用于胫骨组件，并且在已经使用最小厚度聚乙烯垫片的情况下，这也许是不可能的。

软组织袖套与韧带平衡

软组织袖套由膝关节的所有主动和被动稳定装置组成，但某些结构占主导地位（图25.20）。它包括侧副韧带、伸膝装置、髂胫束、腘肌、前外侧韧带和髌骨稳定装置，以及后斜韧带等各种关节囊的紧缩。它们对间隙的实际影响通常是由于挛缩或由于关节外畸形凹侧的截骨较薄而导致的长度不足，并且可能是由于凸侧的松弛所致。所有这些情况都会导致冠状面出现不对称的间隙。韧带平衡是任何手术策略中的常见技术，是指松解软组织以形成矩形或"对称的"间隙。

间隙平衡

虽然韧带平衡是指一种旨在形成矩形对称间隙的技术，但间隙平衡是一种旨在平衡屈伸间隙的手术策略。在通过截骨（通常是胫骨）和松解形成一个间隙后，该尺寸用于指导另一个"相关截骨"的厚度，从而产生相同大小的间隙（图25.10）。

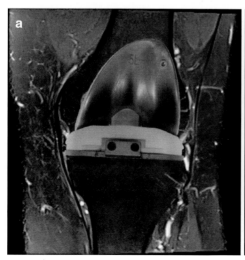

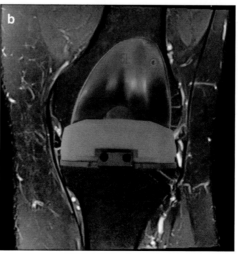

图25.19　胫骨节段的增加可以通过减少截骨量（a）或使用更厚的胫骨组件（b）。在图示的病例中，软组织没有改变，股骨节段通过增加截骨而减少。侧方复合体的总距离没有改变，但假体界面相对向近端平移

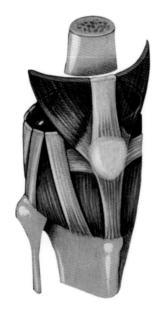

图25.20 软组织袖套由膝关节所有主动和被动稳定装置构成

张力器、撑开器和间隔器

间隙平衡所需的器械需要结合一种可控的间隙紧张装置，以便测量间隙尺寸并将此尺寸用于另一个间隙。这可能是某种张力器，还有其他方法可用于评估间隙（图25.21）。

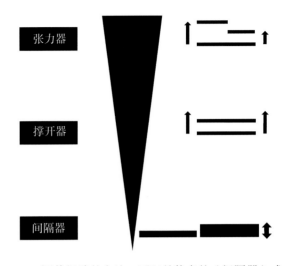

图25.21 评估间隙的方法。可以是静态的（间隔器）或动态的（撑开器或张力器）。张力器允许单独评估关节的内侧和外侧间隙

· 张力器允许分别动态测量内侧和外侧植入空间（图25.22和图25.23）。

· 撑开器允许动态测量假体空间，不分内侧和外侧（图25.23）。

· 间隔器提供假体空间的静态测量。然而，连续静态测量加上外科医生的检查也可提供一些动态参考（图25.24）。

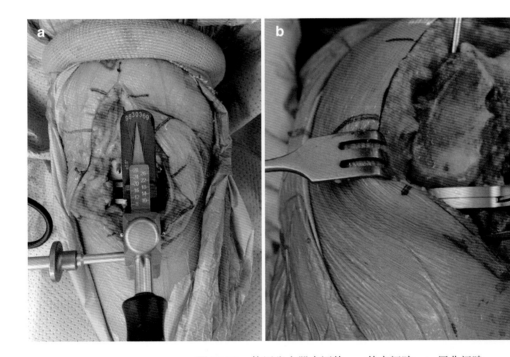

图25.22 使用张力器来评估。a. 伸直间隙；b. 屈曲间隙

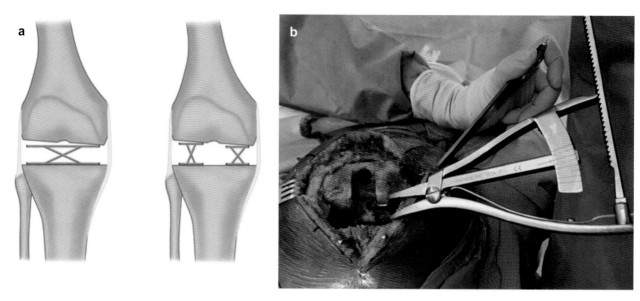

图25.23 a.撑开器（左）和张力器（右）；b.在外侧间隙使用撑开器。若关节内外侧间隙各用一个，则相当于张力器

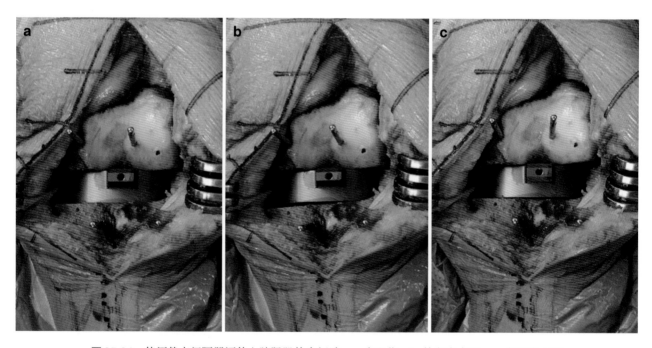

图25.24 使用静态间隔器评估左膝胫股伸直间隙。a.中立位；b.外翻应力下；c.内翻应力下

计算机辅助TKA

使用计算机导航时，非独立截骨/间隙平衡技术更进了一步；这允许在进行截骨或软组织松解之前模拟股骨截骨，以及由此产生的两个空间和对线情况（图25.25）。还可以实时客观地评估软组织平衡的进展（参见第29章）。这样，软组织和骨骼的处理可以单独规划，理论上可以分别考虑平衡和对线的优先级。此时，决策过程已不再是线性的；可以演练不同的方案并独立选择最佳参数。

第二部分中的概念旨在帮助外科医生在常规TKA术中分离其中的一些参数。

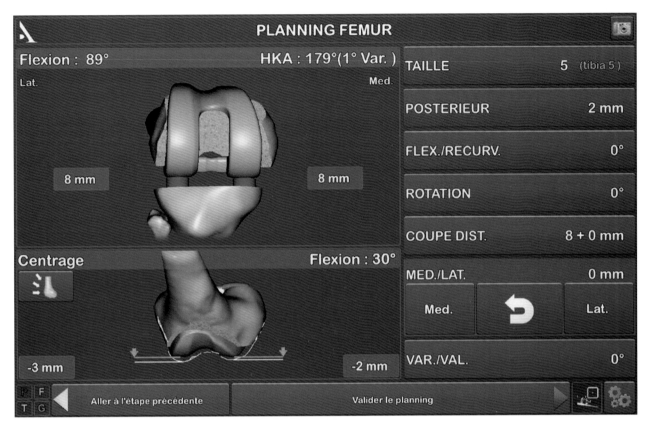

图25.25 计算机导航允许在进行股骨截骨之前同时计划它们对于对线和平衡的影响。在这里，后髁截骨的厚度和旋转对冠状位对线及间隙对称的影响如上图所示。下图显示了前方截骨相对于原始解剖结构的水平和倾斜度

第二部分：胫骨与股骨间隙

Insall引入的屈伸间隙的概念可以扩展到胫骨和股骨单独的影响（图25.26）。这简化了制作相等间隙的分析和过程，并从本质上突出了假体界面的位置。

· 胫骨间隙。

- 胫骨间隙由胫骨截骨和软组织松解（如果施行）所决定（图25.27）。屈伸间隙彼此连续，胫骨间隙在屈伸间隙中占据相同大小的空间且有对称性。

· 股骨间隙。

- 后髁和股骨远端截骨分别决定了屈曲和伸直时的股骨间隙。两次股骨截骨的目的是产生一个像胫骨间隙一样，在整个屈曲和伸直过程中保持恒定的胫股间隙（图25.28）。在这种技术中，由于胫骨间隙在

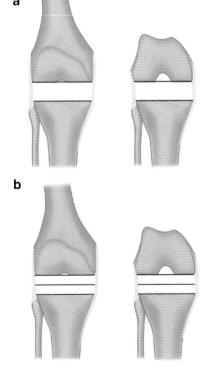

图25.26 a. 屈伸和伸直间隙；b. 胫骨和股骨间隙

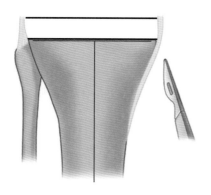

图25.27 胫骨间隙由胫骨截骨形成，必要时可能做软组织松解

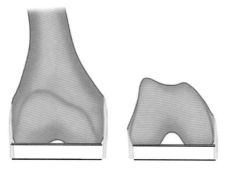

图25.28 软组织附着与股骨远端和后髁截骨（即股骨间隙）之间的关系，在伸直和屈曲时是均衡的

整个屈曲过程中是恒定的，间隙平衡是通过平衡股骨间隙来实现的。

在这一部分，将概述这些原则。进一步的细节将在第三部分介绍。

制作胫骨间隙

获得矩形的胫骨间隙取决于患者的病理解剖。

无关节外畸形

这里的畸形是关节内软骨和骨的磨损。垂直于机械轴的截骨几乎平行于原始关节线（图25.29）。胫骨间隙是矩形的，或接近矩形的。不需要改变软组织。

胫骨关节外内翻畸形

该畸形是关节外的。与机械轴垂直的截骨将产生不对称的、外侧松弛的胫骨间隙（图25.30），这称为"截骨松弛"。为了获得矩形空间，需要加长关节凹侧。

凸侧松弛

由于慢性内翻畸形和负重，凸侧的软组织被拉伸。它们需要通过用假体填充间隙在一定程度上拉紧。为了获得矩形间隙，凹面组织也必须加长，超过原始和自然长度，以匹配病理性加长的凸侧组织（图25.31）。必须注意假体界面，它将从原始自然关节线的水平上改变。

制作股骨间隙

为了在伸直或屈膝时建立相等的矩形股骨

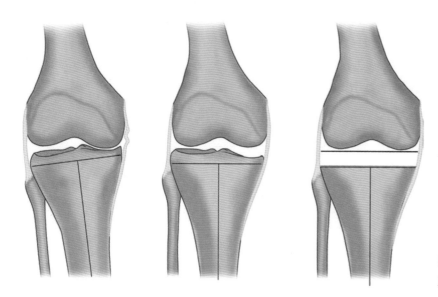

图25.29 胫骨近端的畸形是因磨损而形成的关节内畸形

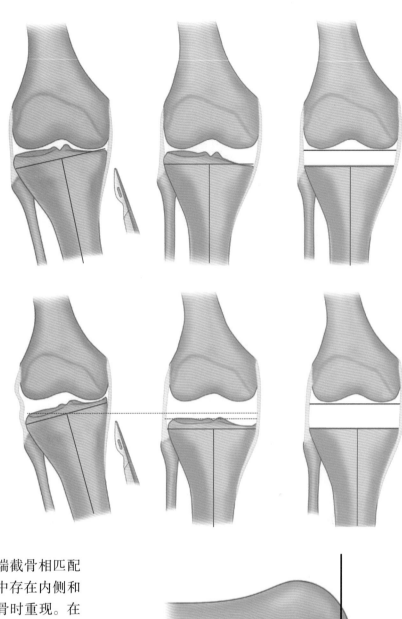

图25.30 畸形是关节外的。垂直截骨产生了一个不对称的间隙，需要在凹面延长

图25.31 凸面的软组织被拉伸，可能需要收紧。为了实现矩形间隙，凹面组织也必须延长，超过原始和自然长度

间隙，股骨后髁截骨需要与股骨远端截骨相匹配（反之亦然）。如果在远端截骨过程中存在内侧和外侧截骨的不对称，这会在后髁截骨时重现。在测量截骨中，可以通过从远端和后髁截下相同的骨量来简单地实现（图25.32）。这种策略，在必要时要考虑到软骨和骨的磨损，应该产生保持膝关节自然屈曲轴的关节线。使用这种技术，股骨假体的外旋受股骨远端截骨的不对称性影响，而不是胫骨截骨的不对称性影响。胫骨截骨的不对称性将通过如前所述的韧带平衡单独处理，并将影响伸直和屈曲。

与胫骨一样，不同情况的股骨畸形指导不同的处理。

· 膝内翻。

- ***没有股骨畸形或股骨近端内翻畸形***。如果

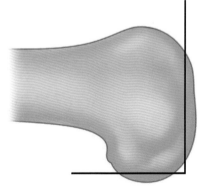

图25.32 股骨远端截骨可用于指导后髁截骨。股骨对屈伸间隙的贡献相等

存在畸形，则来自近端或中段，即位于髓内导向器的近端，因此畸形不会被纠正（图25.33）。远端截骨的厚度参考磨损

较少的外侧髁。如果截骨是对称的，那么后髁截骨也是对称的——平行于股骨后髁连线（PCA）（图25.34）。如果远端截骨是不对称的并且去除的股骨外侧髁骨比内侧多（图25.35），而后髁截骨仍然平行于

PCA，因为我们不希望后髁截骨产生股骨假体的内旋。

- ***膝内翻中的股骨外翻***（不常见——根据我们的经验，发生于不到5%的病例）。如果远端截骨是不对称的，并且去除的股骨内侧髁骨多于外侧。那么后髁截骨也将同样旋转截去更多的内髁，从而使股骨假体外旋（图25.36）。考虑了内侧髁上的软骨磨损（2～3 mm）或骨磨损，以便再现原始关节线。后髁是测量截骨，但它取决于远端截骨。

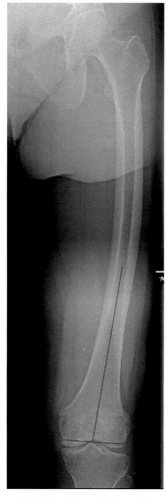

图25.33　近端内翻无法通过使用髓内导向器矫正

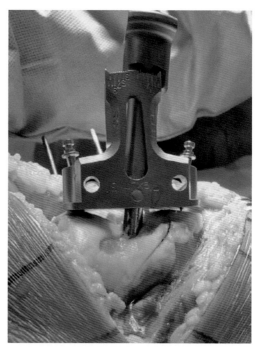

图25.35　左膝：从股骨外侧髁截去更多的骨量，即使考虑到磨损

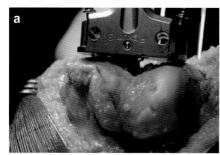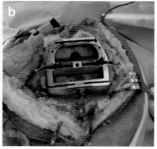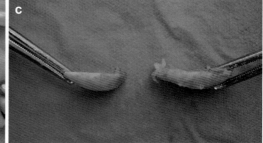

图25.34　右膝：远端截骨从内侧和外侧髁上截掉相等的骨量（a）。放置4合1截骨模板截取相同的后髁骨量（b、c），即0°旋转

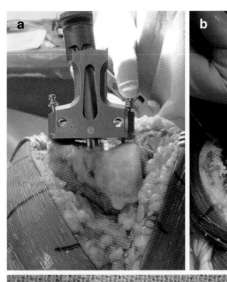
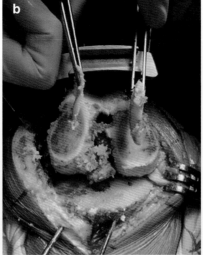
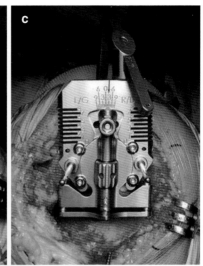

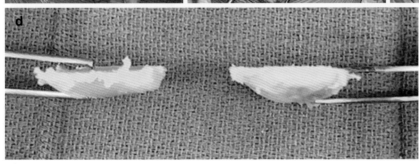

图25.36 右膝：远端截骨从股骨内侧骨髁去除更多骨量（a、b）。截骨导向器外旋，后髁截骨也同样截去更多的内髁，从而使股骨假体外旋（c、d）

• 膝外翻。

这通常是由外侧髁发育不全引起的，但也可能起源于骨干的近端。

－**外侧髁发育不全**。畸形在髓内导向器远端，畸形将纠正。远端截骨的水平参考磨损较少的内侧髁。截骨是不对称的，从内侧髁上切除了明显更多的骨量（图25.37）。

后髁截骨时，设置同样的外旋截骨，外旋

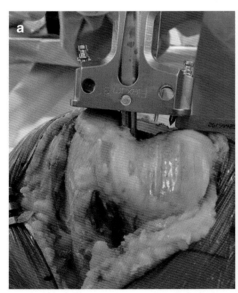
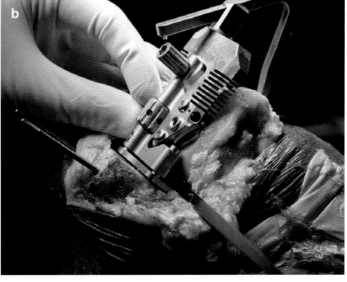

图25.37 右膝：由于外侧髁发育不全，远端截骨内侧明显多于外侧（a）。后髁截骨导向器外旋（b）

放置股骨假体。

- *近端畸形导致的外翻*。髓内导向器位于外翻畸形的远端，不会对畸形进行矫正（图25.38）。与其他示例一样，后髁截骨将由远端截骨的不对称性决定。手术后关节外股骨外翻将保留；屈曲和伸直时的股骨间隙（即关节平衡）将优先于对线。如果计算出剩余的外翻不可接受（罕见，通常是由于畸形愈合），则应首先考虑股骨截骨术。

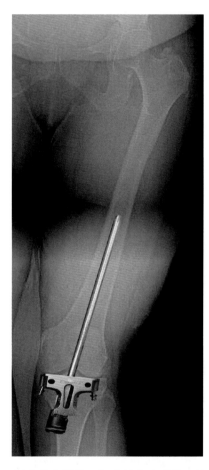

图25.38　髓内导向器位于轻度外翻畸形的远端，不会对畸形进行矫正

结果

目标不仅是获得大小相同、屈伸时对称的胫股间隙（屈曲时可能稍多一点空间），而且还具有恒定的假体界面。这优化了侧副韧带和髌股关节的生物力学。我们更偏好将胫股间隙分成胫骨和股骨间隙来分别实现这一点。

- 截骨形成的胫骨间隙大小在屈伸时相等。如有必要，我们通过软组织松解使其对称。
- 股骨间隙的大小和形状在屈曲和伸直时相等，因为后髁截骨与远端截骨相匹配。

通过分别考虑股骨和胫骨间隙来实现该目标会产生一个在整个屈曲和伸直过程中保持不变的假体界面。

在第三部分，将根据程序的优先顺序考虑制作这些间隙的步骤。

第三部分：优先级和步骤

虽然我们在各个方面都力求完美的膝关节，但有一个基本的优先级顺序是有帮助的。

第一，伸直时的对线和平衡。

第二，屈曲时的对线和平衡。

第三，屈伸之间的平衡。

第四，关节线/假体界面。

但是，该顺序与手术步骤的顺序是不同的。手术的许多步骤直接或间接地促成了多个优先级，这增加了TKA手术程序的复杂性。首先我们将考虑优先级，然后是步骤的顺序。

伸直时的对线和平衡

冠状面总体对线：矩形的伸直间隙不伴松弛，符合机械轴对线仍然是首要任务。我们将详细介绍股骨和胫骨截骨的具体技术，但首先将讨论它们对整体冠状面对线的影响。

在股骨侧，虽然我们的目标是机械轴对线的肢体，但如果出现以下情况，我们将不会矫正股骨近端内翻。这样做会产生不对称的伸直间隙。在股骨侧畸形造成内翻畸形中，严格的垂直机械轴的股骨远端截骨不仅可能导致不可接受的伸直间隙不对称，而且还会导致屈曲时相反的不对称间隙（图25.39）（参见优先级2，屈曲时的对线和平衡）。因此，我们不会根据内翻膝的术前股骨机械轴测量来改变我们的股骨远端截骨，而是使用术中髓内引导器参考股骨远端解剖。在许多情况下，我们优先考虑膝关节的平衡而不是整体冠状面对线。这可以获得良好的长期结果，因为股骨

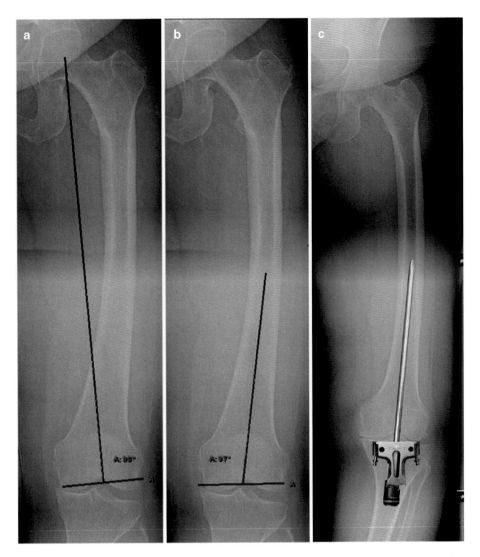

图25.39　a. 在这种情况下严格的垂直机械轴的截骨会导致不可接受的不对称间隙；
b、c.通过以股骨远端解剖轴为参考，以牺牲对线为代价实现更好的平衡

假体本身的轻度内翻并未显示出会导致松动。可接受的整体内翻程度（可能为3°～8°）取决于韧带平衡的质量（凸面松弛程度）、活动水平和患者的预期寿命。

尽管采用这种运动学对线方法处理股骨间隙，但我们的目标不是机械轴对线的胫骨内翻和股骨外翻（例如，分别为87°和93°，图25.40），也不是使胫骨侧不同程度地内翻对线以达到整体运动学对线，这可能会影响胫骨假体的使用寿命。

总之，我们的目标是机械轴对线的肢体，胫骨的垂直截骨，但我们接受股骨假体的一些内翻，以促进膝关节平衡（图25.41）。

股骨远端截骨

虽然计算机导航可以估计股骨的机械轴，并识别屈曲轴，但在传统的TKA中通常使用髓内引导，部分原因是使用股骨头透视的髓外引导不可靠。髓内引导器的插入技术影响对线。我们偏好在股骨远端PCL止点前方插入导向杆，这是冠状面和矢状面上可重复和功能性标志（图25.42）。相较于股骨解剖轴Ⅰ，这更接近股骨远端的髓腔（股骨解剖轴Ⅱ）（图25.43）。如果选择这个点，当假体放置在股骨髁中心时，它会参考这个点向外侧平移，引起轻微的内翻（图25.44）。我们发现，以髓内杆为参考的7°外翻截骨可以提供最可预测

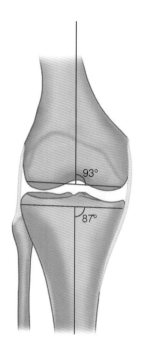

图25.40 胫骨内翻截骨和股骨外翻截骨的机械轴对线

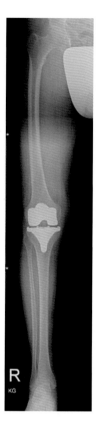

图25.41 胫骨垂直截骨，保留股骨近端畸形以改善平衡

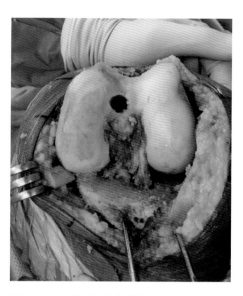

图25.42 髓内参考的引导入口，PCL前方

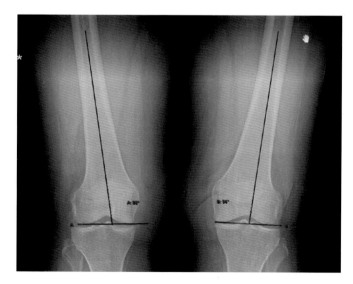

图25.43 右膝：股骨解剖轴Ⅱ——股骨远端的中线。左膝：股骨解剖轴Ⅰ——股骨干中心到膝关节中心

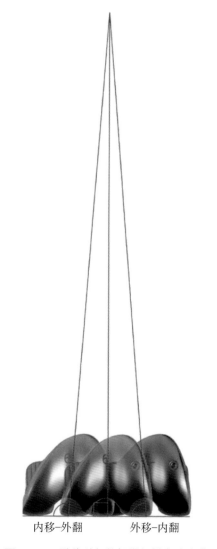

内移-外翻　　　外移-内翻

图25.44 平移引起的轻微机械角度变化

和最令人满意的对线。如果股骨远端以滑车沟为中心，定位杆将更接近股骨解剖轴 I，需要在器械上设置较小的外翻角度。

这两种方法都以股骨远端作为参考，因此忽略了股骨近端。如果股骨近端存在畸形，则无法矫正，结果是股骨远端截骨优先考虑膝关节的平衡而不是对线。对比与股骨头中心及股骨机械轴为参考的术前成像或术中导航技术，在这种技术中，如果股骨近端有内翻畸形，会导致一个不对称的截骨。股骨外髁会截去更多骨量，如上页图所示，形成不对称间隙。这是优先考虑对线而不是平衡的结果。

在两种情况下，我们将改变截骨的角度。

- 外侧股胫关节骨关节炎。
  - 有术后外翻的趋势，我们以5°的外翻角

进行截骨。

- 在肥胖患者中，脂肪主要分布在下肢。
  - 这些人尽管患有内侧股胫关节骨关节炎，但他们的膝关节可能已经出现临床假性外翻，畸形的矫正会导致或夸大这种情况。他们通常有一个非常宽的步态，以防止他们的膝关节在摆动相时相互碰撞（图25.45）。由于内侧软组织的厚度，当站立位臀部中心之间的距离小于膝关节中心之间的距离时，这一点最为明显（图25.46）。患者以屈氏步态和短站立相代偿，这两种步态都很吃力，增加了行走的能量消耗。完全矫正真内翻会加剧这种情况，因此我们将外翻截骨减少到6°，而不是7°（图25.47）。

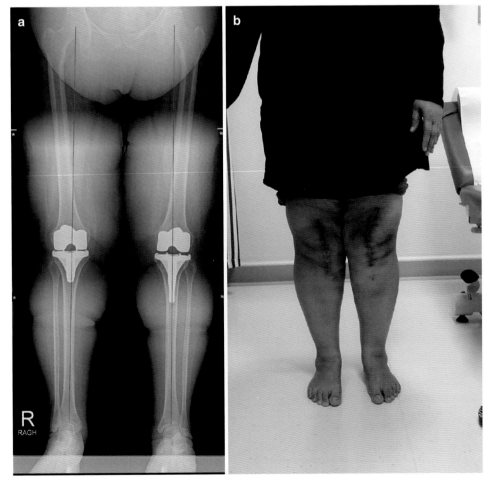

图25.45　a. 肥胖患者畸形的完全矫正可能会加剧或导致假性外翻，随之而来的是步态困难；
b. 该患者试图通过交叉膝关节来减少宽基站立，但在行走过程中无法这样做

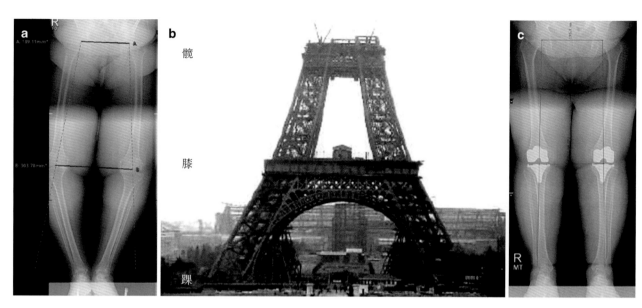

图25.46　a、b.膝关节之间的距离超过臀部之间的距离。完全矫正会导致下肢功能性畸形，让人想起这个著名的地标。稳定的设计，但不是可移动的。c.在这种情况下，尽管双膝有轻度内翻，但仍有明显的假性外翻

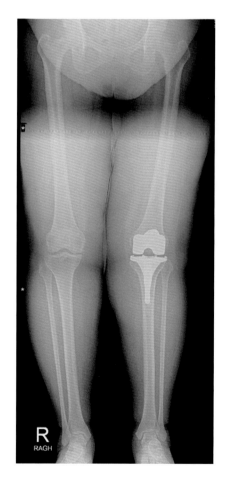

图25.47　左膝略微过度矫正（2°）。如果右膝完全矫正，则踝间距离会过大

胫骨截骨

截骨倾斜：实现垂直截骨

胫骨截骨与冠状面和矢状面的机械轴垂直。矢状面后倾对屈曲间隙的影响将在后面讨论（参见屈伸之间的平衡）。我们目前使用的器械可以结合独立的髓内和髓外参考，并常规使用（图25.48）。这适用于多种临床情况：

（1）在胫骨直的情况下

· 髓内（IM）导向器在冠状面和矢状面均可靠，尤其适用于肥胖患者（胫骨通常较直，这些患者的畸形主要是由于磨损）。

· 髓外（EM）导向器是令人满意的，但在肥胖患者中可能不太精确，因为难以识别踝关节的骨性标志（图25.49）。

（2）如果胫骨关节外畸形（简单或复杂）或胫骨狭窄

· 髓内导向器可能无法到达足踝。在胫骨畸形的情况下，存在矫正不足的风险（图25.50）。可以改变胫骨通道入口，使髓内杆完全通过，但可能会导致截骨的进一步不对称和平衡困难（图25.51）（参见第30章胫骨高位截骨术后TKA）。随后，胫骨假体从孔口平移以试图获得最大的骨骼覆盖范围，这将导致对线变化，需要加以考

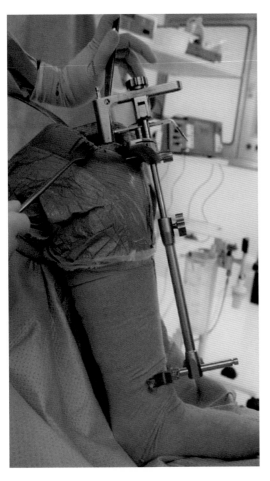

图25.48 右膝：结合髓内和髓外引导。箭头显示髓内杆，完全插入到达足踝

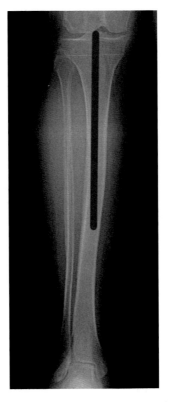

图25.50 垂直于该杆截骨后，外翻仍将保留。远端参考在机械轴的内侧

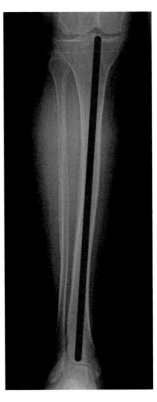

图25.51 这里内移的近端参考点将导致下一步截骨不对称和平衡困难

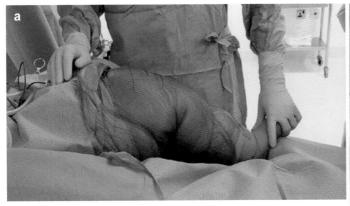

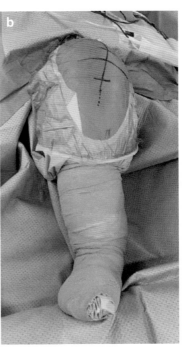

图25.49 a、b. 当患肢铺巾包裹时，足踝处的标志可能难以找到

虑。例如，对于胫骨外翻畸形，通道需要向内移动才能通过髓内杆，从而导致更多的内侧松弛。随后假体的外移导致内翻。在处理涉及侧向和成角畸形愈合时，可能遇到这些问题。这可能难以在胫骨侧进行规划，因为与股骨器械不同，胫骨器械通常不允许可变角度的截骨（参见第42章，病例10）。

- 狭窄的胫骨可能完全不能使用髓内引导（图25.52）。

- 使用髓外导向器，选择近端和远端参考点，作出胫骨的机械轴，忽略解剖轴和两者之间的畸形（图25.53）。然而，必须考虑某些情况：

  - 对于严重畸形、先前的HTO或干骺端畸形愈合，建议使用模板测量，因为可能会发生意料之外的龙骨和胫骨皮质撞击（图25.54）（参见第30章）。

  - 矢状面对线可能难以准确实现，尤其是在肥胖患者中。在使用髓外参考时，我们建议在应用髓外参考的同时，在胫骨近端使用短杆的髓内导向，髓内导向仅用于矢状位对线（图25.55）。一个优点是，如果存在矢状面关节外畸形，矢状面截骨将优先考虑关节平衡而不是矢状位机械轴对线（图25.56）。术前临床评估可以预测膝关节和踝关节的运动是否可以补偿未矫正的畸形而不会造成功能丧失。

- 使用足部解剖结构作为参考时必须小心，因为这可能会由于关节活动或畸形而导致误差（胫骨扭转也会导致误差）。

- 髓外导向器的近端必须与胫骨的矢状轴对齐（图25.57），并平行于导向器的远端。任何偏离此方向的旋转都会引起冠状面变化，从而影响间隙对称性（图25.58）。这与髓内参考相反，如果在轴向平面上旋转，髓内引导仍可在两个平面上做出可预测的截骨。

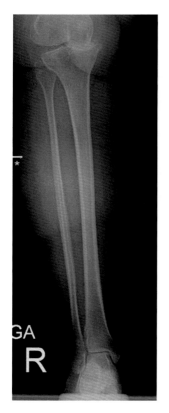

图25.52 狭窄的髓腔阻碍使用髓内引导

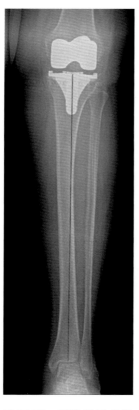

图25.53 髓外引导有效地在这个轻度变形的胫骨中完成垂直截骨

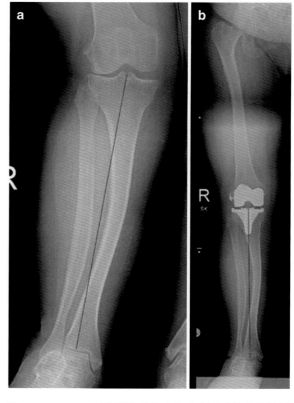

图25.54 a、b. 轻微的龙骨撞击在这个严重的外翻胫骨中是必要的。注意用于软组织平衡的股骨外侧髁截骨术（参见第30章）

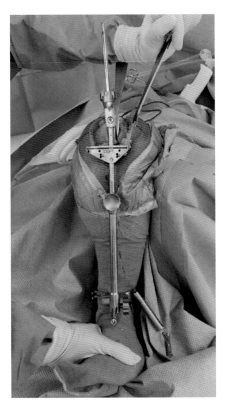

图25.55 左膝：胫骨内翻畸形的膝内翻联合髓内和髓外引导。髓内杆未完全插入，仅用于矢状位对线

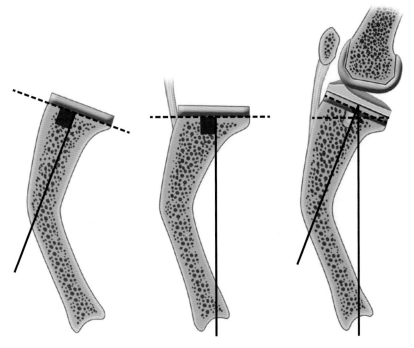

图25.56 矢状面截骨优先考虑关节平衡（左），而不是机械轴对线（中）。如果矢状位对线以机械轴作为参考，则截骨和平衡都是不可接受的（右）

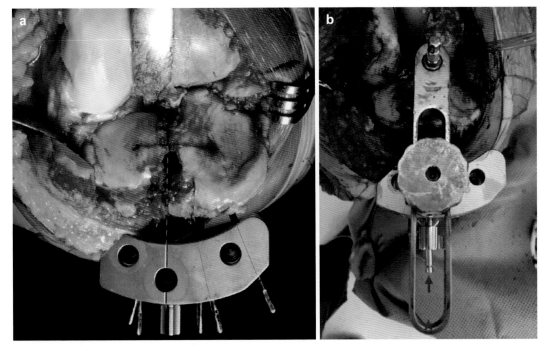

图25.57 右膝：a. 小心地将髓外导向器的近端对齐，截骨以胫骨的矢状轴为参考。在这里，旋转由胫骨平台的中心和胫骨结节引导。b. 髓外导向器的近端（星形）和远端（箭头）平行

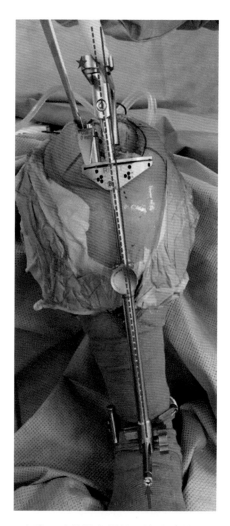

图25.58　右膝：髓外导向器的近端（星形）相对于远端（箭头）的外旋导致截骨模板的外移和成角。在近端可见垂直的髓内杆（实线）和髓外杆（虚线）之间的成角

截骨倾斜度：对胫骨间隙对称性的影响

第二部分讨论了畸形对冠状面间隙对称性的影响。截骨后胫骨间隙的任何不对称，以及挛缩或凸侧松弛都将通过韧带平衡来解决（图25.59）。在内翻膝，这个对称的矩形间隙由松解内侧副韧带来实现。由于只有一次截骨，通过松解产生的对称胫骨间隙在整个屈伸过程中是相同的。我们认为内侧副韧带松解的影响在屈曲和伸直方面是相同的，两者之间仅需要进行微小的调整。

如果截骨的不对称性很小，则内侧松解不是必需的。如果有中度的不对称，可以用"拉花"技术或从胫骨止点侧松解内侧副韧带。在后一种情况下，我们偏好使用较长的柄（总长度至少

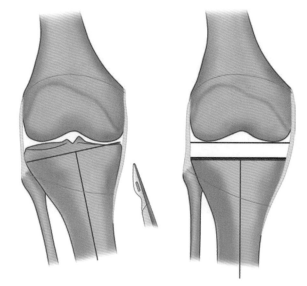

图25.59　不对称的胫骨间隙通过内侧松解达到平衡

75 mm），因为胫骨内侧髁的血液供应可能会受到影响，存在晚期塌陷的风险，尤其是存在残余内翻或肥胖的情况下（图25.6）。

然而，在不增加假体限制性的情况下，通过非对称的截骨和软组织平衡可以补偿的畸形是有限的。靠近膝关节较大的关节外畸形（超过10°）将对机械对线产生较大的影响。此时，结合截骨术的TKA是有益的（参见第42章，病例2a和2b）。

截骨水平

胫骨截骨的厚度多少将直接影响胫骨间隙和节段的高度。然而，也可能存在间接影响，因为截骨厚度也会影响外周软组织从胫骨平台松解的程度。软组织松弛度的增加可能会导致截骨后产生的空间大于移除的骨骼厚度，这与使用术前模板时更为相关。该原则在使用导航时仍然相关，因为目前使用任何的CAS系统都无法通过虚拟手术来预测或精确估计这种类型的截骨后松弛。这种截骨后间接引起的软组织松弛在外侧更加明显，因为前外侧韧带和外侧关节囊附着在胫骨平台关节面下方若干毫米处（图25.60）。附着处几乎在常规胫骨截骨水平，若截骨在内侧超过14 mm，如增加垫块，或在HTO术后严重畸形过度矫正，也会对韧带平衡产生影响。当患者身材矮小时，这些影响可能更明显。因为所有假体的尺寸都需要

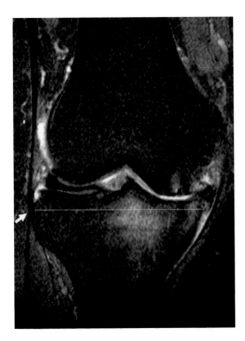

图25.60 冠状位MRI显示胫骨近端的前外侧囊结构附着（白色箭头）（白色虚线）描绘了10 mm截骨水平。这些软组织结构在小个的膝关节中可能更容易受损

相同厚度的截骨，相对于矮小者较短的胫骨，其截骨厚度所占比例更大。

屈曲时的对线和平衡

"屈曲间隙"代表了大部分运动弧的情况，尽管为了简化起见，我们只考虑90°时的情况。这个间隙在两个方面具有挑战性：

• 形成屈曲间隙的股骨截骨同时也确定了髌股间隙。在某些文化中，需要很多时间花在屈曲姿势上，如下蹲、坐在地板上或祈祷，随着这类患者的TKA手术量越来越多，屈曲间隙和髌股间隙之间的关系变得越来越相关。外科医生面临双重妥协，他/她必须考虑屈曲时膝关节的冠状面对线，确保在爬楼梯和下蹲时没有对线不良，还要避免胫股间隙出现明显的不对称。同时，在同一截骨角度和同一假体中，他/她必须优化髌股关节的力学。

• 成功的术后屈曲间隙平衡对于外科医生来说并不是显而易见的。

   - 通过临床评估检测屈曲时的对线不良和松弛具有挑战性（图25.61）。

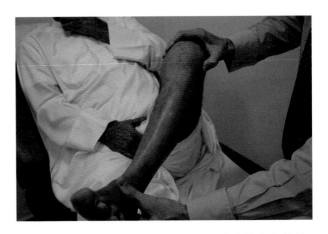

图25.61 评估屈曲时的侧向松弛度。将肢体完全外旋，然后放松，直到在关节线上触及股骨外侧髁和聚乙烯衬垫之间的接触。重复检查给出侧方最大间隙的近似值。对内侧松弛度进行了类似的内旋测试

   - 屈曲位摄片评估很困难，尤其是在负重条件下，因此不作为常规（图25.62）。

因此，术中的评估是关键。膝关节导航技术将术中评估作为重点是其一大优势。

屈曲位的冠状面对线由股骨后髁截骨及股骨假体的旋转决定。我们的技术已在第二部分作了描述，它依赖于伸直和屈曲位的股骨平衡截骨，产生平衡的伸直和屈曲间隙。如果股骨后髁作等

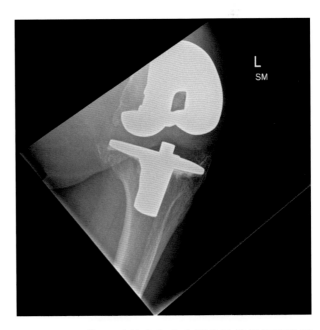

图25.62 屈曲90°时的内翻应力摄片示外侧间隙张开12 mm

量截骨（股骨后髁0°外旋），而胫骨是垂直不对称截骨，则膝关节屈曲位时较术前可能会出现轻度外翻。然而，这将与伸直时膝关节的轴线相匹配，因为机械轴对线的肢体将处于轻度外翻。这符合在整个运动范围内保持相等的对线和张力的原则。

决定股骨旋转的其他技术包括：

· **参考通髁线**：如果确定后髁截骨需要与通髁线平行或成一定角度，那么远端截骨也必须与通髁线成相同角度，以实现对称的股骨伸直和屈曲间隙（图25.63）。通髁线与股骨机械轴及股骨远端和后髁关节面（股骨远端角度和股骨髁旋转角）的关系在具有显著标准偏差的患者之间是可变的（图25.64）。人们可以利用术前多平面成像或术中屈曲轴的估计来引导截骨。但在实践中，我们只是简单地做股骨远端与股骨后髁的均衡截骨。

· *使用固定的外旋*：使用标准外旋进行后髁截骨（如3°）忽略了在人群中股骨远端角度和股骨

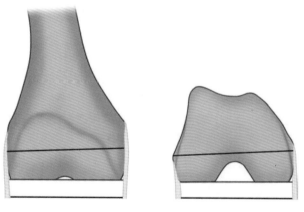

图25.63　按相对于通髁线的相同角度作股骨远端和后髁截骨

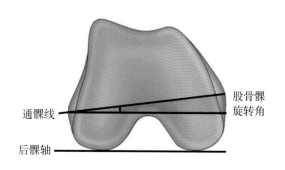

通髁线
股骨髁旋转角
后髁轴

图25.64　股骨髁旋转角

髁旋转的变异，这对许多人来说可能是一种不必要的妥协。这种解剖变异在外翻膝中尤为显著。

· *在明显的胫骨畸形上优先考虑股骨旋转，即使用不对称胫骨截骨*：采用胫骨侧垂直截骨时，截骨线相对关节线外翻3°，股骨远端截骨相较于自然关节线3°内翻时，后髁截骨也为3°是合理的。这样的情况肯定不会存在于所有的膝关节。尤其当胫骨畸形大于3°，如8°时，后髁外旋3°就不合理了。在截骨平衡技术中，屈曲平衡的重要性优先于屈曲力线。胫骨的内翻畸形在胫骨截骨后纠正，随后在获得屈曲间隙平衡时行后髁截骨。接下来相似的股骨远端非对称截骨将产生一个伸直位内翻的对线，或者接受不同形状的屈伸间隙（伸直时内侧紧张）。

· *使用间隙平衡法*：如果外科医生选择间隙平衡器械，则股骨旋转取决于胫骨截骨和韧带松解。平衡与力线之间需要做出谨慎的折中，在内翻膝优先考虑屈曲间隙时意味着需要接受膝关节伸直时内翻或接受内侧较紧张。使用计算机导航模拟截骨与间隙可能是找到这种折中方案以免过度旋转或对线不良的最佳方式。使用常规器械时，需要谨慎地韧带松解，并二次检查确认后髁的截骨角度。例如，利用术前多平面的摄片或术中截骨厚度等。屈曲时外侧间隙自然松弛和持续的内侧间隙紧张，可能会导致过度外旋。TKA术后屈曲负重位内翻对线的影响尚不清楚，但骨折畸形愈合导致的股骨远端外旋畸形会增加内侧应力，需要考虑总体上的屈曲内翻。

股骨假体过度或不恰当外旋的其他后果，总结如下：

－ 股骨外侧皮质切迹（notching）或股骨假体型号增大。假体前后径增大，因此内外侧径也增大，增加了假体内侧或外侧悬挂，引起软组织激惹或关节僵硬。胫股组件的不匹配风险也将增大，这也取决于不同的假体系统。

－ 异常的髌股运动轨迹。

－ 股骨近端内翻畸形时的屈伸间隙不匹配（图25.39a）；股骨远端截骨时外侧截骨较多，但后髁截骨时外旋，内侧截骨较多。

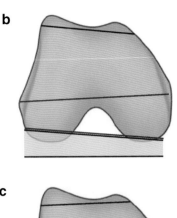

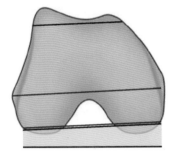

图25.65 右膝，平衡屈伸间隙需要按照相同的股骨髁旋转角行股骨远端及后髁截骨，这样会使假体内旋。a. 股骨远端截骨时，股骨外髁比内髁截去更多的骨量，造成外侧间隙增宽的梯形间隙。b. 按照与股骨远端截骨时相同的髁旋转角，后髁截骨时内旋，造成外侧较宽的梯形间隙，虽然屈伸间隙平衡，但髌股关节的生物力学不可接受。c. 股骨后髁外旋截骨，内髁截掉更多骨量。屈曲间隙内侧较宽，伸直间隙外侧较宽

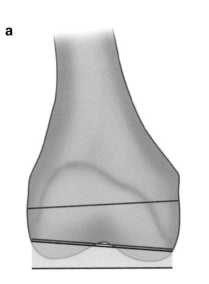

伸直间隙呈梯形，外侧较宽。屈曲间隙呈梯形，内侧更宽（图25.65）。在这种类型的畸形中，我们在中立位行后髁截骨，接受屈曲时轻度内侧松弛。只有内旋位后髁截骨时才能达到胫股间隙平衡，但是这会影响髌股关节。

我们对于股骨假体旋转定位是单独考虑股骨间隙的自然结果，截骨的方向、间隙和平衡，在伸直和屈曲位是相同的。优点是该技术是个体化的、可重复的，并且不需要特殊的器械、导航或术前成像。

胫骨假体的旋转可以优化髌骨轨迹，使胫股关节更加匹配，这里可能需要进一步妥协。我们的方法是在胫骨截骨前，通过参考内外侧平台的中心点、后十字韧带及胫骨结节来标记胫骨平台自然的前后轴与内外轴（图25.66）。

胫骨截骨后，可以通过钻孔的方式，继续延续以上胫骨平台的轴线标志（图25.67）。

屈曲和伸直平衡（间隙平衡）

屈曲和伸直之间的平衡是各部分间隙相对大小的反映。众所周知，这种传统的分析忽略了中段屈曲平衡，但是屈伸间隙平衡得越好，它们之间就越不容易出现不稳定。然而，我们的首要任

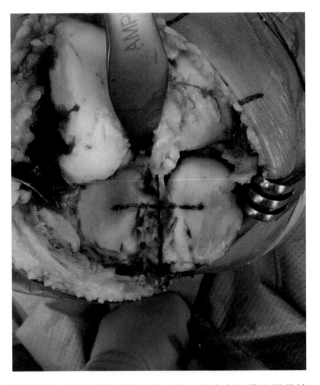

图25.66 用内外侧平台的中心点、后十字韧带及胫骨结节作为参考，在胫骨截骨前标记胫骨平台的前后轴与内外轴

务是保证伸直间隙的平衡，轻微的屈曲松弛是可以接受的，尤其是在截骨方向适当的情况下。

在术前没有固定屈曲畸形的情况下，均衡的

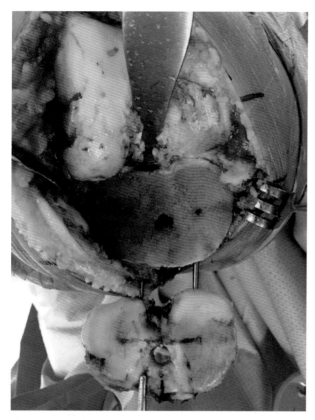

图25.67　胫骨截骨后，可以通过钻孔的方式，继续延续先前胫骨平台上的轴线标志

股骨远端和后髁截骨通常会建立对称的间隙，我们实现的方法在第二部分和下文中进行描述（参见"假体界面"）。然而，有许多因素需要考虑。

术前因素
· 术前固定的屈曲畸形（图25.68）。
· 大的后方骨赘（图25.69）。
固定的屈曲畸形通常可以将股骨截骨水平向

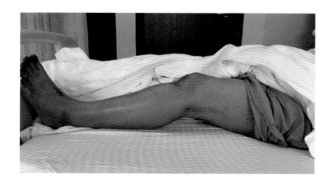

图25.68　术前固定的屈曲畸形

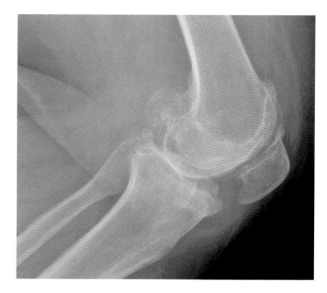

图25.69　后方骨赘，通常是股骨侧，限制了活动范围

近端平移，从而减少股骨段，虽然病变通常位于主动和被动的后方软组织结构的挛缩。然而，去除后方骨赘后，控制股骨或胫骨后方软组织松解较困难，并且过度松解的后果（在步态周期中不受控制的反屈）除非改变为限制性假体，否则难以治疗。尤其是后内侧组织，包括半月板-胫骨韧带和后斜纤维。患者可能无法治愈并且需要使用铰链型假体进行机械稳定，而不是软组织处理。轻微残留的固定屈曲畸形与轻度屈曲松弛相结合将比不受控制的反屈更能被患者接受。随着时间的推移，术后固定屈曲畸形有改善的趋势。

手术因素
· 股骨组件髁的几何形状。
· 后交叉韧带切除或功能不全（PCL），屈曲间隙增大。
· 股骨截骨水平。
　－股骨起始孔的前后位置及截骨配套工具可能影响截骨的方向和位置，使用PCL作为标志是可靠的。从股骨远端解剖结构参考股骨假体的矢状方向是合适的，而不是参考股骨头中心至膝关节中心的连线。我们建议髓内定位杆的开口朝向股骨髓腔峡部，相对股骨远端可能有略微过伸，参考定位杆3°屈曲（图25.70）。

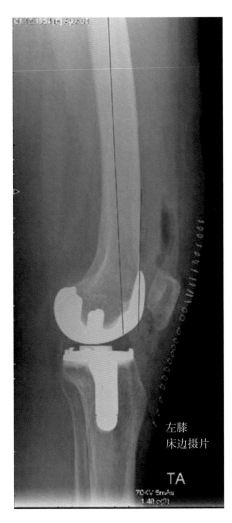

图25.70 由于股骨前弓，股骨远端截骨相对髓内杆屈曲

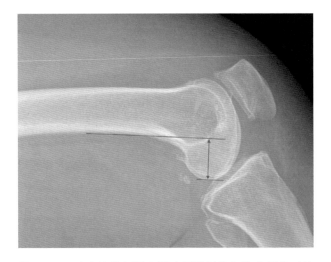

图25.71 正确的偏心距会影响间隙平衡和防止屈曲时的后方撞击

体界面）。

- 必须优先考虑前方或后方的截骨水平，同时适应现成的假体尺寸。

- 后髁截骨水平与股骨远端截骨相关并影响间隙平衡，同时它也决定了正确的后方偏心距离以避免膝关节屈曲时的假体后方撞击（图25.71）。

- 前方的截骨的水平会影响髌骨的股骨间隙，在大多数情况下，前方的偏心距在理想情况下保持不变以维持生理的髌骨负荷。理想的前方截骨水平是切除与假体相同厚度的股骨前髁和滑车骨质。大多数系统的前方参考点只是滑车近端的股骨前髁皮质（图25.72）。因此，滑车沟深度与股骨髁高度也将由股骨假体的几何形状决定。

- 前后髁之间截骨与假体大小之间的妥协较为复杂，因为前后尺寸的选择同时决定了假体的宽

－ 股骨前后截骨的水平取决于：
  ◦ 选择的参考；前或后。
  ◦ 假体大小。
  ◦ 选择的旋转中心（见下文第四部分，假

图25.72 a、b. 最常用的前方参考滑车近端的（虚线）股骨前方皮质。滑车前方的股骨前髁高度（实线）同样受股骨假体几何形状影响

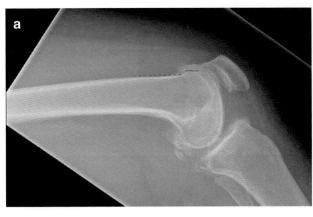

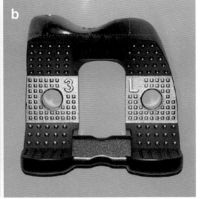

度，这反过来又会影响内外侧的张力及对髌骨的约束。如果骨骼质量允许，我们建议选择较小的股骨假体。

- 胫骨截骨的矢状方向。
  - 我们使用后稳定假体和以胫骨近端为参考的矢状面与胫骨后倾成0°角（图25.73）。这让后部聚乙烯的应力变小了，防止负重时胫骨前半脱位，避免PCL替代型假体中的屈曲时过度松弛。
  - 相反，对术前后倾较大的胫骨平台行0°截骨会使屈曲间隙过紧。增加后倾角将放宽屈曲间隙，由于股骨髁在胫骨平台可以更加靠后以增加屈曲度，这样在PCL保留型假体中可能更适合达到平衡。

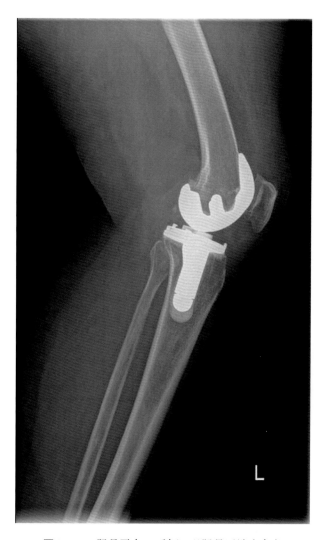

图25.73　胫骨平台0°后倾，以胫骨近端为参考

假体界面

一般原则

在自然的膝关节中，关节界面指关节线。在TKA中，股骨、胫骨和髌骨组件在假体界面相接触。这个位置在以下方面很重要：

- 韧带的起止点及胫股间的软组织袖套。
- 髌骨的位置及髌骨与股骨、髌骨与胫骨间的约束装置。

可能存在几种病理情况，相较原始关节线而言改变了假体界面的位置。

假体界面无变化

由关节磨损引起的关节内畸形（图25.29）。除了关节磨损外，没有其他需要纠正的畸形，可以直接将关节线保留至假体界面水平。截骨通常是对称的，或者几乎是对称的。关节凸侧的截骨厚度将被假体厚度所代替。在胫骨侧，参考点通常位于凸侧。这将是角度校正的旋转中心，因此关节线的水平不会发生变化。凹侧的软组织被拉长或必要的手术松解来重建原始关节线的高度以形成矩形的空间。原始关节线的位置可由半月板的边缘来引导。

假体界面的一侧变化

关节外畸形（不可复位）（图25.30）由于不对称截骨，一侧的长度被增加。关节面仍可以在参考侧建立。在加长的一侧，假体尺寸会增加，因此界面的高度较原始关节线有所变化。随着关节外畸形的越严重，关节界面的改变也会越多。

假体界面的两侧变化

在这些情况下常见，关节两侧长度均有增加，关节间隙病变，截骨，软组织平衡超过了截骨厚度，可能是骨骼或软组织原因导致的。

- *凸侧松弛*（图25.31）。这可能是因为慢性且严重的畸形（图25.74）。这种情况下，内外侧都需要处理以形成矩形的间隙。在凹侧，软组织需要被松解（比疾病前延长），而凸侧的松弛部分需要被收紧。这样会导致内外两侧实际均被延长，导致肢体长度增加几个毫米（图25.75）。产生的间隙大小大于截骨的厚度。假体组件需要增大以适应新的软组织张力，从而导致了关节线的改变。

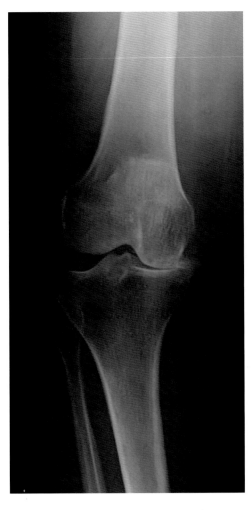

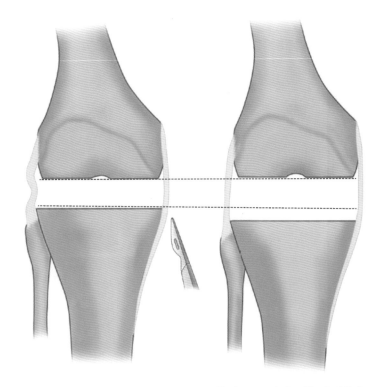

图25.75 不常见，关节一侧松弛，可能需要一些松解延长达到稳定

图25.74 慢性重度畸形，可能存在真正的凸侧松弛

· *韧带或软组织的医源性延长*。这可由于常规胫骨截骨时前外侧韧带和关节囊被切断。随着截骨厚度的增加，这种可能性也越大（图25.60）。如果是干骺端畸形，如在HTO之后，垂直截骨的倾斜度可能会增加凸侧软组织损伤的可能性。

· *医源性关节外畸形*。这在以前接受过胫骨高位截骨手术的病例中可见。截骨的参考点在胫骨平台的其他位置（图25.76），参考侧需要的截骨量较少，以避免在截骨后产生过大的间隙，或损伤软组织袖套（见上文和第30章）。这潜在地改变了假体界面水平。

· *由于骨磨损产生明显的关节内畸形*。这在外侧胫股间室骨关节炎（第27章）和类风湿关节炎中更常见。由于三间室疾病，可能没有自然的参

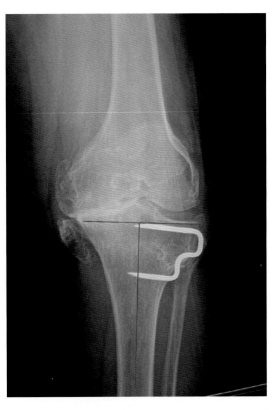

图25.76 这个内翻膝的外侧关节参考点因之前的手术而改变。如果截骨是常规的厚度（如10 mm），将会导致过多的胫骨内侧截骨。更薄的截骨是合适的，如图所示红色的线

考点，因此确切的原始关节线可能难以定义。

关节内外侧均延长时，需要使用更厚的垫片，或者截骨厚度将更加要有所保留。这些要求的程度由普遍被接受的松弛度决定。

- 如果胫骨侧截骨较少，或者用较厚的聚乙烯衬垫，胫骨节段的厚度将增加。也就是说，假体的界面和所有软组织止点，包括胫骨侧（内侧副韧带、髌腱、关节囊）和腓骨侧（外侧副韧带）的距离将增加（图25.77）。这显然会对股胫关节的生物力学产生影响。假体界面将相对于原始关节线和髌骨被"抬高"（更向近端）（图25.19）。如果胫骨节段的增加是由于聚乙烯衬垫厚度的增加，而不是胫骨截骨较少，一个额外的考虑将是假体骨界面处的合力。这些将是与关节面（施加扭矩力的地方）和假体最远端（抵抗扭矩力最大的地方）到假体骨界面（可以因为重复应力分离）相对距离的合力（图25.78）。随着假体界面与假体骨界面之间的距离变大，假体龙骨的支持也必须增加。好比是一艘龙骨船，其中的龙骨，为作用在帆上的力提供反扭矩（图25.79）。如果膝关节平衡需要很厚的衬垫，应考虑通过增加假体约束性实现关节的稳定，如使用铰链型假体。这样假体界面和生物力学可以保持在可接受的范围内。

- 如果股骨侧截骨少，或者使用加强垫块使股骨假体的负重面向远端移动，即假体界面到股骨

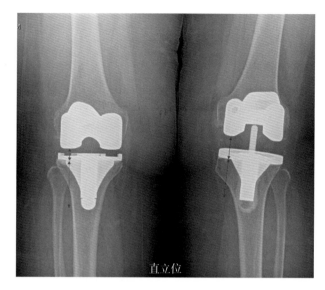

图25.78 胫骨平台与骨水泥界面处的扭矩为与龙骨长度和假体高度成正比

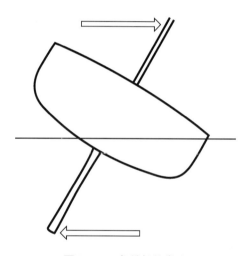

图25.79 龙骨船的类比

侧软组织止点（内侧副韧带、外侧副韧带、关节囊）之间的相对距离增加，尤其是在伸直位（图25.80），同样会对胫股关节的生物力学带来影响，因为股骨侧侧副韧带的距离本身较短，其影响甚至超过胫骨侧高度增加（图25.81）。单纯股骨节段的延长不会对髌骨高度带来影响，但是髌股韧带和支持带的起止点距离被拉长，屈膝时（图25.80a和图25.82），会造成张力增加。

胫骨和股骨节段延长的极限与髌股关节的运动学和侧副韧带相关，股骨节段的变化影响更大。我们建议延长胫骨和股骨的比例为2∶1。按绝对

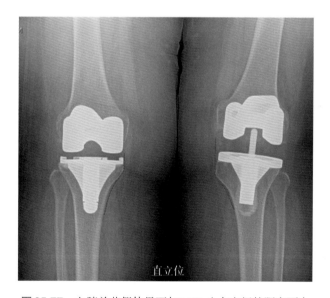

图25.77 左膝关节假体界面与MCL止点之间的距离更大

图25.80　a. 随着股骨节段的延长（红色箭头），胫股关节的生物力学将会改变，但股骨假体界面与髌骨的关系不变（蓝色箭头）；b. 通过减少截骨来使股骨节段增加，增加截骨使胫骨节段减少。软组织的起止点距离并未变化，但关节线更向远端平移了

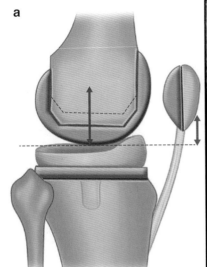
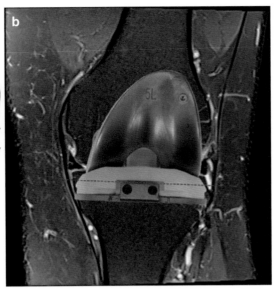

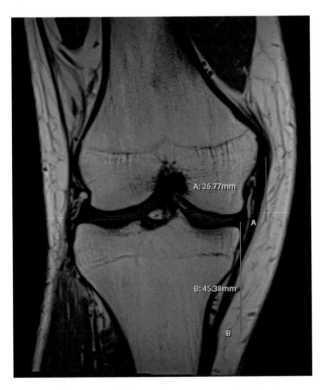

图25.81　内侧副韧带在胫骨侧和股骨侧的长度

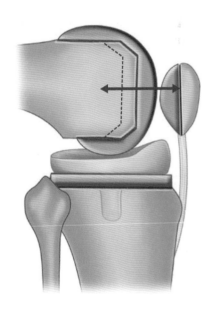

图25.82　髌骨约束装置受长度变化和张力的影响，特别在屈膝时

有关，无论松弛在内侧还是外侧，无论屈/伸平衡、活动水平、患者年龄和体重。

屈曲时的假体界面水平

　　该界面是屈曲时胫骨节段与股骨节段的相对大小所共同决定的，某些因素会特定的影响股骨后髁的大小，从而影响屈曲时的假体界面。

　　· *截骨类型*。测量截骨（使用独立的截骨）比非独立截骨更不可能改变假体界面。

值计算，胫骨的抬高极限大概在4 mm（如标准的10 mm胫骨截骨，并增加4 mm聚乙烯，总胫骨节段为14 mm），股骨节段的极限为2～3 mm。超过这个限度则建议使用限制性假体（旋转铰链）来恢复原来的关节线。可接受的松弛程度是多因素的，很难用具体数字表示。它与力线和内收力矩

· *参考系统*。后参考系统帮助保持假体界面与原始关节线相同，而前参考系统优先考虑前部空间。

· *假体设计和可选规格*。尺寸规格越多，股骨/胫骨的兼容性越大，用股骨假体前移以防止前方切迹的需要越少。

· *矢状位屈曲*。股骨远端屈曲位截骨时可能会增加股骨节段的长度（图25.71）。

· *旋转中心*。如果选择膝关节中心进行外旋截骨，则内侧截骨厚度会多于假体厚度，导致假体界面相对于关节线，有微小的改变（图25.83）。通过选择旋转中心也可以影响假体界面的变化。例

如，在外翻膝，通常有术前的内侧松弛，外旋可以通过"重建"外侧髁，而不是切除更多的内后髁来达到。"重建"外侧髁可以通过增加旋转导向器的钩足与后髁之间的间隙从而减少截骨来获得（图25.37b）。这里，旋转中心在内后髁表面，完全相同截骨量被假体金属替代（图25.84）。凹侧将被拉长（屈曲）以匹配伸直位所需要的矫正外翻的延长。这种技术有助于防止屈曲时的内侧松弛，特别是当有术前屈伸不匹配的固定屈曲畸形。在这种情况下，屈曲间隙将趋于更加宽松，尤其是在内侧。这种技术的缺点是导致股骨假体前后尺寸增加（外旋时已经需要），这可能导致假体内外

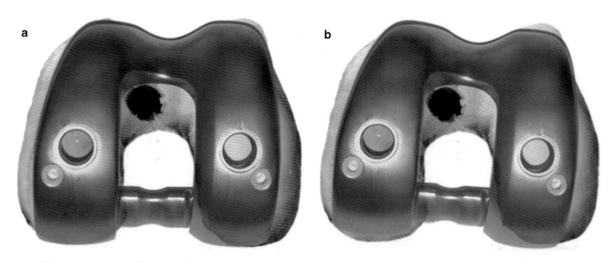

图25.83　a、b.左膝中心的旋转中心。与中立位旋转相比，外旋需要切除更多的后内侧髁和前外侧髁骨骼

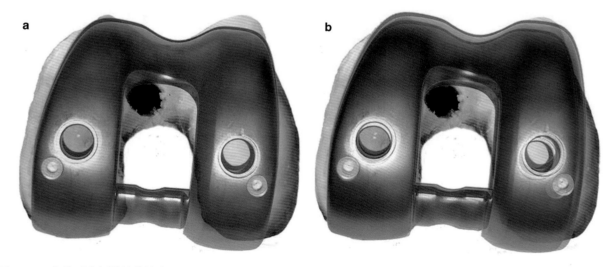

图25.84　左膝后内侧髁的旋转中心。a.内侧关节水平与术前相比没有变化，但有更多的前外侧髁截骨，增加前方切迹的可能；b.较小和较大尺寸假体的叠加，具有相同的旋转。加大尺寸会减少前方切迹，但可能会导致内侧或外侧假体悬挂

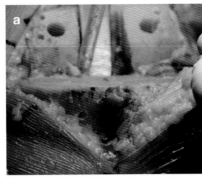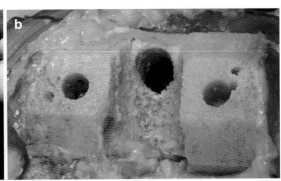

图 25.85 a. 胫骨侧加截仅需要一次直接的截骨；b. 股骨加截时，因为股骨截骨的形状较胫骨更加复杂，截骨次数多，加之器械稳定性等因素，股骨加截较复杂费时

侧的悬挂和组件不匹配。解决方案是折中两种技术，将旋转中心定于膝关节中心和膝关节后内侧髁的连线上（图 25.17，参见第 27 章）。

TKA 中的步骤顺序

步骤的顺序通常与优先级的顺序不同。这个差距因为目前所采用的手术器械不同而较大。按照既定步骤执行同时牢记优先事项是具有挑战的，需要领先几步的思考判断。

尽管可能有不同的步骤，但最常见的是首先进行胫骨截骨。实际上这在一定程度上可能是 TKA 所有通用方法的第一步，有几个优点：

• 有助于 TKA 的首要任务——伸直位的对线与平衡。

• 就长期固定而言，冠状方向的胫骨截骨比股骨更关键。因此，可以作为手术的第一步。

• 只有一次截骨，产生一个胫骨间隙，影响整个屈伸过程中的股骨胫骨间隙。简化了接下来的术中决策。

• 如有必要，可以调整胫骨节段：
- 它可以在手术的后期通过以下方式轻松增加远端切除水平（例如，屈伸间隙都紧张）（图 25.85）。相比再次增加股骨截骨就没有那么简单。
- 可以通过模块化聚乙烯插件或不同厚度的整体组件来增加胫骨节段的高度（例如，在伸直和屈曲间隙松弛）。股骨截骨后，如果没有垫块，则难以增加股骨节段的长度，因为股骨组件的厚度是固定的。这意味着，如果伸直位松弛，无论是术前既有的或术前评估遗漏的，或胫骨截骨时医源

性引起的，都需要借助翻修假体来纠正。这将需要垫块、延长柄及合适的工具，这些东西在初次手术中通常没有准备。最初进行保守的远端截骨以防止这种情况发生，但可能需要多次重新截骨。

• 胫骨截骨导致的松弛程度无法准确预测。因此，即使在使用计算机导航时，在手术早期执行此步骤也是一个优势。

偶尔在非常僵硬的膝关节，或者胫骨后方骨赘较多时，难以进行胫骨的半脱位和安全的胫骨截骨（图 25.86）。在这种情况下，可以先行股骨截骨。用带有小号后髁"钩足"的旋转和尺寸导向器有助于这一步操作（参见第 27 章，图 27.8）。

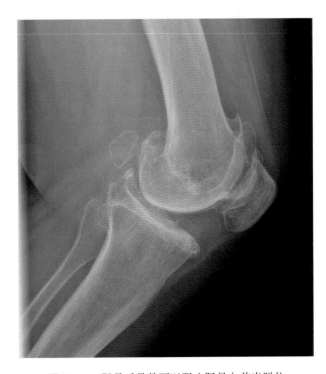

图 25.86 胫骨后骨赘可以阻止胫骨向前半脱位

手术可以多种方式进行；外科医生选择有计划的截骨顺序和韧带松解。在完成任一系列的步骤后，所有的截骨都是初次的，这是一种旨在使平衡可预测的方式（图25.87）。随后进行软组织松解。另一种手术方式，在计算机导航下，完成一次截骨后，模拟在实际截骨后的软组织松解和间隙平衡。其间，有其他可能的顺序。选择的基本顺序反映了外科医生的培训、经验和提供的设备。

如上所述的原因，我们首选的顺序是从胫骨截骨开始，先做胫骨间隙，如果不需要韧带平衡，就完成了。然后做股骨侧的间隙，从测量截骨开始股骨远端截骨。我们在伸直位上的对线因此决定，并且是优先的。伸直位的平衡在许多情况下都是优先考虑的，使用髓内引导而忽略轻度的股骨近端内翻（如果存在）。此外，内侧软组织松解可以在任何阶段执行，就像我们唯一的非独立截骨不依赖韧带张力，伸直位的平衡仍然是优先的。股骨屈曲间隙的大小和形状通过相关的后髁截骨与伸直间隙平衡，并完成屈曲时的对线和平衡。早期确定的一个方面是胫骨和股骨截骨的矢状倾角。这些是不容易重新修正的。在实践中，我们发现后交叉韧带牺牲型TKA的0°胫骨后倾和3°股骨外旋截骨能达到令人满意的间隙平衡，但任何

传统的TKA顺序中，优先级上有不可避免的妥协。

尽管在大多数情况下，该顺序将成为每个手术医生的常规操作。但手术时这个顺序会有很多变化，可以通过第四部分中的临床和放射学评估进行术前预测。

第四部分：日常操作

有多种手术途径可用于进行TKA。临床检查和放射学评估的目的是识别解剖学和病理学特征，这些特征可以预测对某些步骤的需要及其后果。这样做时，TKA的一些程序可能要在进手术室之前考虑。

需要考虑的主要因素有：
- 软组织袖套。
- 存在的畸形。
- 畸形部位：胫骨与股骨、关节内与关节外。

临床检查

由全长站立位、45°屈曲位（Rosenberg位）、侧位及轴心位可以明确畸形的存在和位置。然而，一些常规临床检查无法提供重要信息，可能提醒外科医生需要进行特殊检查，如应力位摄片或全

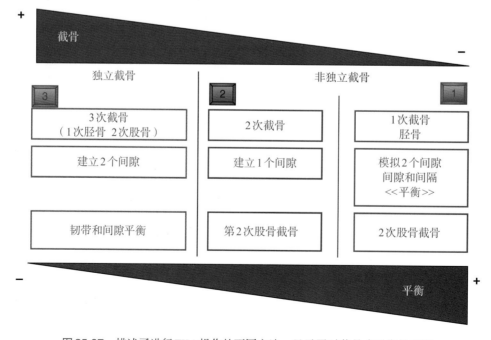

图25.87　描述了进行TKA操作的不同方法，显示了对截骨或平衡的重视

长侧位片。

畸形

· 畸形可以恢复吗？如果是，有可能恢复对位和原始关节线水平。如果不是，则可能需要松解凹侧挛缩，或有关节外畸形需要不对称截骨和韧带平衡。

· 是否有矢状面畸形的证据？这可以确定截骨参考的类型和可靠性，和/或影响屈曲/伸直间隙平衡（图25.56）。可能需要全长的侧位X线片，因为畸形可能在标准的侧位片上遗漏，并在全长正位X线片不可见。

活动范围受限

· 是否存在固定的屈曲畸形？这可以预测较困难的间隙平衡，需要额外的股骨远端截骨。注意后方骨赘和软组织松解。这些也能从全长正位X线片上得到信息，屈曲畸形和下肢的旋转可以产生明显的冠状面畸形。

· 屈曲受限吗？这可能来自关节内或关节外病变，但无论哪种类型都预示着暴露困难并难以使胫骨和髌骨半脱位。手术步骤可能需要改变，先做股骨截骨，并采用股四头肌剪口或胫骨结节截骨等暴露技术。

松弛

· 在侧向应力试验中，凸侧有冠状面松弛，或在步态中存在侧向摆动（图25.74）？这预示着需要凹侧松解、一个较大的间隙及相较原始关节线有所改变的假体界面（图25.31）。

· 有反屈吗？这提示需要谨慎地截骨以避免需要用较厚的聚乙烯衬垫填充间隙（图25.88）。可能存在全身松弛，但还需要进行神经病学评估以排除虚弱。在这两种情况下，可能考虑增加假体的限制性。在这些病例中，手术显露较为容易。

放射学评估

负重位X线平片的功能评估，可以反映软组织及骨与关节的畸形。可以通过补充应力位摄片来观察畸形是否可复或最大的松弛度（图25.3和

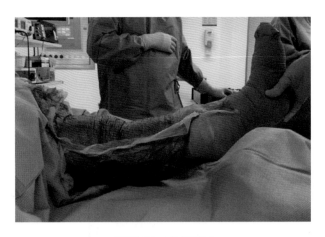

图25.88 术前反屈

图25.5，参见第26章）。

负重位全长的正位和45°屈曲位显示畸形的位置。如果怀疑矢状面畸形，可以通过全长侧位X线片获得。畸形需要确定为：

· 关节内或关节外。
· 胫骨、股骨或两骨。
· 干骺端或骨干。

有某些"家族性"的畸形。在内翻膝中，最常见于胫骨近端（图25.4，参见第14章，图14.8～图14.10）。它也可能出现在股骨干的近端、股骨近端或胫骨的其余部分（图25.33和图25.89）。在外翻畸形中，通常是混合的；股骨外髁发育不全可能与胫骨干或股骨干的外翻并存（图25.90）。

通过测量定位和定义畸形：

· 下肢机械力线（图25.91）。
· 股骨的机械和远端解剖力线（图25.92）。
· 胫骨力线（图25.93）。

需要注意拍摄X线片时膝关节处于旋转中立位。外旋会放大机械力线和股骨远端解剖轴之间夹角的差异（图25.94），外旋和屈曲的组合会明显增加机械力线内翻（图25.95）。在此基础上规划股骨远端截骨，这些截骨角度必须谨慎选择。

因为骨性关节炎引起的旋转畸形常被忽视，需要进行临床检查，必要时通过CT检查。股骨外旋畸形最常见于股骨骨折后，并使内收力矩增加，导致膝内侧间室负荷过重。对于年轻患者，计划TKA时需要考虑这种情况，截骨术可作为潜在的辅助手术。

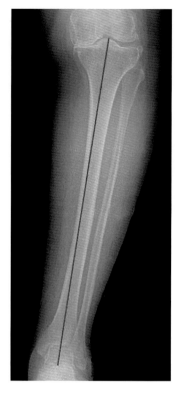

图25.89 胫骨干与胫骨近端内翻

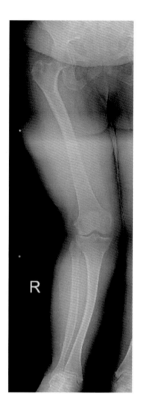

图25.90 股骨和胫骨干的外翻畸形，以及股骨外髁发育不全

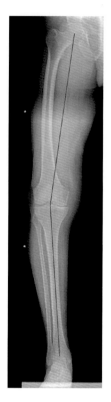

图25.91 髋膝踝角（HKA）

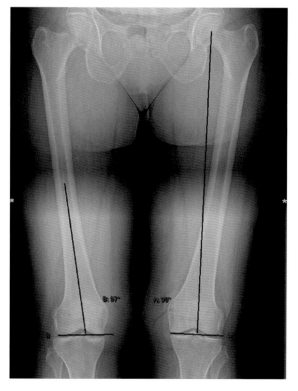

图25.92 右侧股骨：股骨远端内侧解剖角。左侧股骨：股骨内侧（机械）角（MFA）

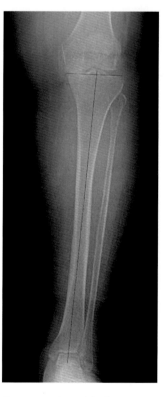

图25.93 胫骨内侧角（MTA）

图25.94 a、b. 外旋放大了机械力线和股骨远端解剖轴之间夹角的差异

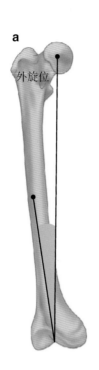
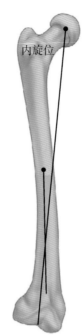

外旋位 内旋位

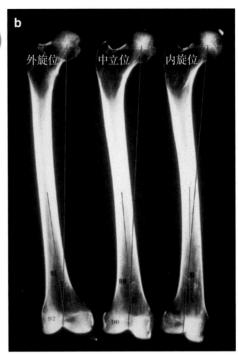

外旋位 中立位 内旋位

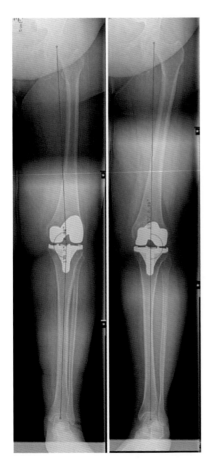

图25.95 同一天同一肢体的全长片。随着轻微的外旋和屈曲，肢体出现内翻（左方X线片）。随着轻微的内旋，看起来有轻微的外翻（右方X线片）

然后考虑预期的参考类型；将股骨的机械轴或解剖轴作为参考？胫骨髓内还是髓外参考？绘制适当的参考线，预测股骨和胫骨截骨的倾斜度，以及平衡和术后对线。例如：

· 股骨：如果股骨没有畸形，以股骨头为参考的机械轴可能适用于对线和平衡。如果存在畸形，并且程度可以接受，则远端解剖参考将优先考虑膝关节的平衡而不是对线，并且可能更可取（图25.38和图25.39）。

· 胫骨：如果没有畸形，髓内参考是可能的、准确的，并且在肥胖者中具有优势。如果有畸形，需要考虑髓外引导进行冠状面对线；即使可以通过髓内引导，也可能导致错误（图25.51和图25.96）。然而，髓内引导可能仍然有利于适当的矢状面对线（图25.56）。在这个阶段也可以预料胫骨龙骨和皮质之间潜在的互相碰撞（图25.54，参见第27章）。

关节外畸形的程度将预测截骨相对于侧副韧带止点的不对称性。反过来，这将预测间隙不对称和韧带平衡的需要。

· 磨损导致的关节内畸形：截骨不对称性较低，可能不需要软组织松解（除非软组织明显挛缩）（图25.29）。

· 关节外畸形：截骨总是不对称，软组织可能需要松解（图25.30）。

· 距离膝关节较近的畸形：截骨不对称的影响较大（图25.96）。

· 远离膝关节的畸形：截骨不对称的影响较小。

病例

膝关节内侧间室OA，无关节外畸形

可复性的内翻畸形，没有关节松弛，有良好的活动范围。HKA为176°，MFA为91°，MTA为89°（图25.97）。使用联合髓内和髓外作导向器，以胫骨外侧平台面为参考，行10 mm胫骨垂直截骨，从内侧和外侧胫骨髁移除几乎相同骨量（图25.98）。8 mm厚度、7°外翻、3°屈曲，股骨远端截骨从内侧和外侧髁移除几乎相同的骨量（图25.99）。旋转设置为0°旋转后髁截骨（图25.100）。使用与2号胫骨假体兼容的3号股骨假体，无需进行前后位调整。间隙对称不需要韧带松解，间隙是平衡的。术后达到机械轴对线（图25.101）。

· 由于没有关节外畸形，实现长期效果所需的对齐不需要改变患者的原始软组织袖套，间隙对称和平衡是自动的。

膝关节内侧室OA，胫骨内翻畸形

不可复的内翻畸形、轻微的侧向松弛和良好的活动范围。HKA为170°，MFA为93°，MTA为82°（图25.102）。

使用髓内联合髓外定位杆为引导，以外侧平台为基准截骨10 mm。从胫骨外侧髁去除的骨量比内侧多（图25.103）。8 mm厚度、7°外翻、3°屈曲、股骨远端截骨从内侧髁移除比外侧髁更多的骨（图25.104）。旋转设置为相同的3°，以平衡股骨空间（图25.105）。前方截骨减少1 mm以避免切迹，使用5号股骨，与4号胫骨兼容。由此产生的伸直和屈曲间隙是梯形的，外侧间隙较大，但它们是平衡的。从胫骨侧松解MCL以获得对称性（图25.106）。间隙平衡令人满意。12 mm的聚乙烯衬垫在插入间隙后，外侧软组织轻度的拉伸以获得合适的张力。较长的胫骨柄用于保护内侧胫骨，因MCL松解而可能导致其变弱。尽管胫骨组件有2°外翻，但术后整体是机械轴对线的（图25.107）。

要点

· 股骨后髁截骨的倾斜度不是由胫骨畸形或胫骨不对称截骨决定的，而是取决于股骨远端截骨。

· 胫骨截骨的不对称性只能通过软组织松解转化为平衡的屈伸间隙。无论实际不对称量如何，该规则都适用。

· 在这一病例（病例2）中，胫骨内翻过度矫正。虽然垂直截骨是目标，但欠矫比过矫更可取，并且会减少内侧松解范围。

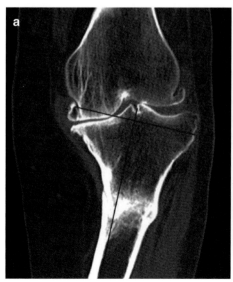
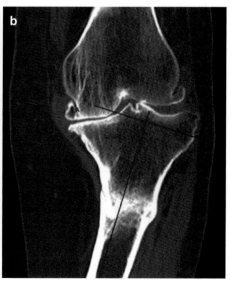

图25.96 膝关节附近的畸形造成了不对称的截骨（a）。当参考点偏一侧时并通过髓内杆时，不对称截骨的情况会被放大（b）。此阶段的计划对于预测龙骨和胫骨皮质撞击也很重要

图25.97 a～c.病例1：关节磨损引起的微小内翻，无骨畸形

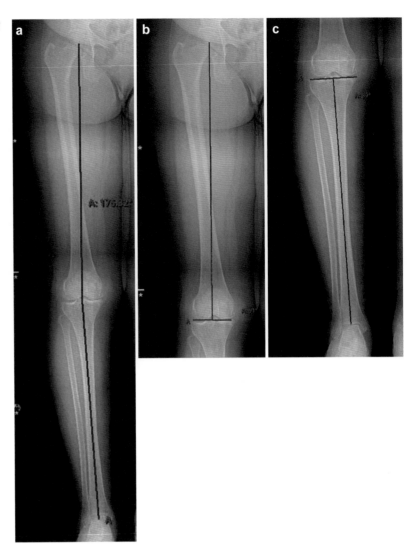

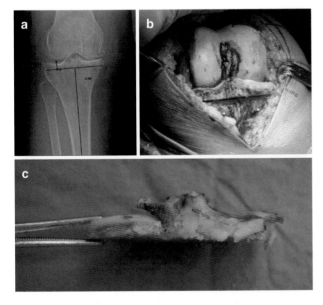

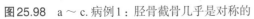

图25.98 a～c.病例1：胫骨截骨几乎是对称的

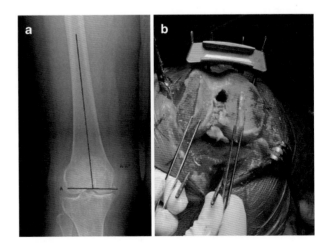

图25.99 a、b.病例1：股骨髁远端等量截骨

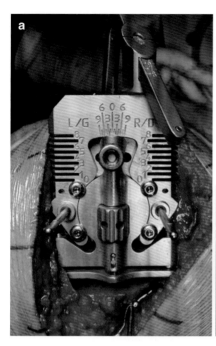

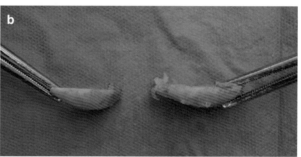

图25.100　a、b.病例1：股骨后髁等量截骨，将截骨引导设置为0°外旋

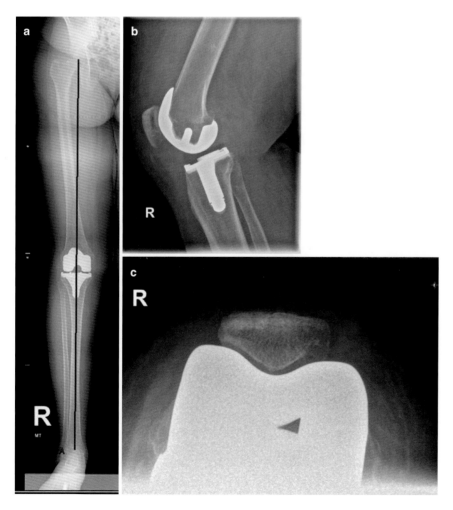

图25.101　a、b.病例1：机械轴
对线

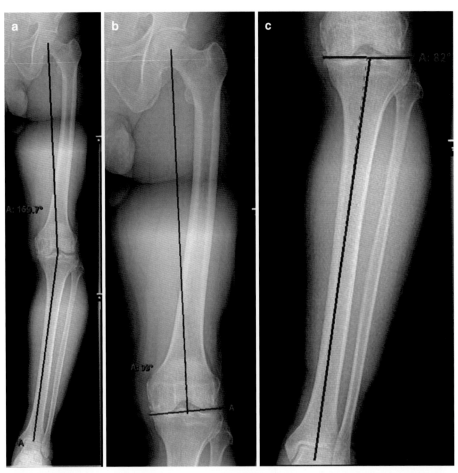

图25.102　a～c. 病例2：关节内翻源于磨损和胫骨近端畸形

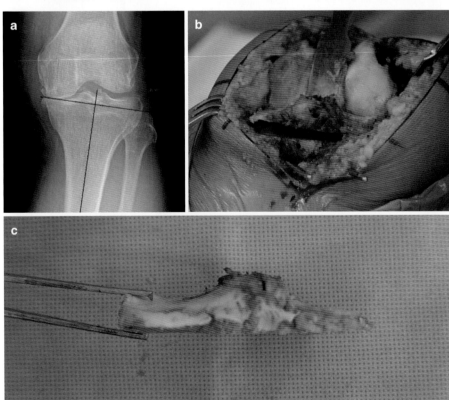

图25.103　a～c. 病例2：不对称胫骨截骨（胫骨平台截骨更容易从后方观察）

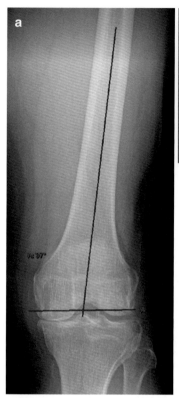

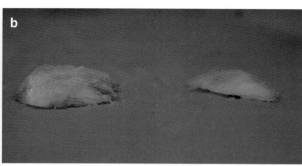

图25.104　a、b. 病例2：股骨远端截骨，内髁比外髁截骨更多

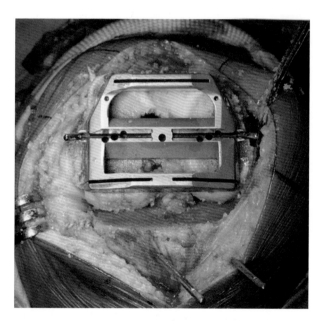

图25.105　病例2：放置截骨导向器，股骨后内侧髁较外侧截骨更多

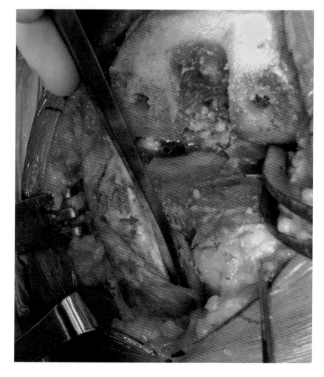

图25.106　病例2：从胫骨侧松解MCL（箭头）以获得对称性。MCL用椎板撑开器稍微拉紧，并用弯曲的器械从胫骨近端轻轻分离，重复评估间隙对称性以防止过度松解。星号标示完整的鹅足

图25.107　a～c. 病例2：术后总体的力线是机械轴对线，尽管胫骨组件有2°外翻

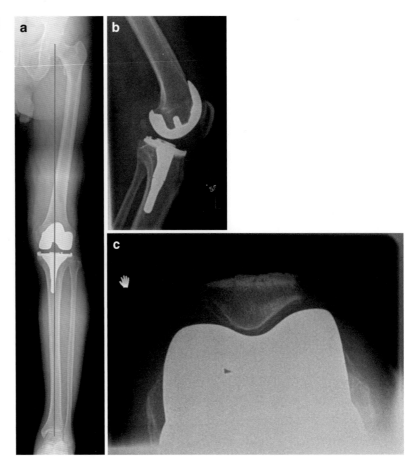

膝关节内侧间室OA，内翻畸形源于股骨近端

有不可复的内翻畸形，没有侧方松弛，并且有很好的活动范围（0/0/120°）。HKA 160° MFA 85° 和 MTA 83°（图25.108）。股骨内翻位于股骨近端。使用胫骨髓内和髓外联合引导，以平台外侧为参考的 10 mm胫骨垂直截骨。从胫骨外侧髁去除更多骨骼，产生一个不对称间隙，外侧较宽。8 mm、7°外翻、3°屈曲的股骨远端截骨。参考股骨远端从内侧和外侧髁移除几乎相同的骨量，旋转设置为外旋0°，以平衡股骨空间。对内侧副韧带行"拉花技术"松解后实现屈伸间隙的平衡。虽然固有的内翻畸形很明显，但胫骨假体几乎是垂直放置的（图25.109）。

要点

• 与机械轴垂直的股骨远端截骨将会明显增加外侧的截骨量，形成一个外侧较大的明显梯形的伸直间隙（图25.39a）。我们决定接受残余的术后内翻畸形，用髓内杆以股骨远端为参考予以常规的外翻7°截骨（图25.39c）。

• 在这一病例中，股骨内外髁截去相等的骨量。在那些外髁截骨量更多的病例中，可能会产生一个矩形的屈曲间隙，匹配伸直间隙（梯形，外侧较宽），但这将需要内旋的后髁截骨，外侧比内侧去除更多的骨量（图25.65）。股骨外旋会在内侧后髁截骨量超过外侧后髁，产生一个梯形的屈曲间隙，内侧更宽。在这些情况下，我们建议使用平行于后髁轴的后髁截骨，使髌股关节获得生物力学可接受的倾斜度。然后接受在屈曲时出现轻度的内侧松弛。因此，需要考虑在力线校正、屈曲平衡、屈伸平衡和髌股关节生物力学之间进行妥协，以避免出现任何不可接受的极端情况（参见第42章，图42.44和图42.45）。

• 可接受的内翻程度取决于患者的年龄、活动量、BMI和骨质量，并且是有争议的。这一病例可能已经到了极限，并且手术策略是可以讨论的。当股骨近端的内翻严重得不可接受时，可以先行截骨术，随后进行常规TKA。

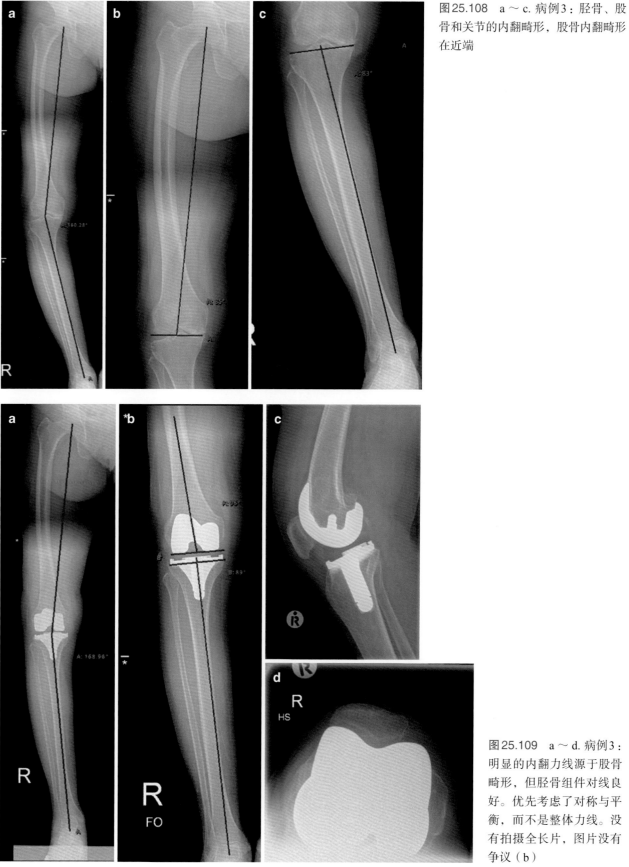

图25.108　a～c. 病例3：胫骨、股骨和关节的内翻畸形，股骨内翻畸形在近端

图25.109　a～d. 病例3：明显的内翻力线源于股骨畸形，但胫骨组件对线良好。优先考虑了对称与平衡，而不是整体力线。没有拍摄全长片，图片没有争议（b）

股骨外髁发育不全的膝外侧间室OA

不可复的外翻畸形，轻微的内侧松弛，35°的固定屈曲畸形，最大屈曲活动度达140°（图25.110）。HKA 为197°，MFA 为96°，MTA 91°（图25.111）。有IV期外侧间室骨关节炎伴胫骨平台骨缺损超过5 mm。

胫骨近端的髓内定位引导矢状对线和髓外定位引导冠状对线。以胫骨内侧平台面为参考，垂直对称截骨7 mm。截骨后的胫骨平台面骨缺损深度小于5 mm，范围小于平台的10%。以股骨内髁为参考，行外翻5°，屈曲3°的10 mm截骨（假体厚度+2 mm），外侧髁截骨仅1 mm（图25.112）。股骨外旋的建立部分通过外髁截骨（5 mm）部分通过中心旋转（2°）来建立（图25.113）。由此产生的屈曲和伸直间隙是梯形的，内侧更宽。由于术前屈曲挛缩和股骨中心旋转，伸直间隙小于屈曲间隙。在这种情况通过外侧入路进行韧带平衡（松解ITB）和股骨外髁截骨术，将骨块向远端

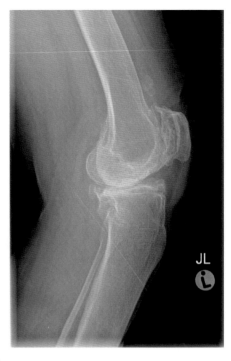

图25.110　病例4：术前完全伸直位侧位X线片，有固定屈曲畸形35°

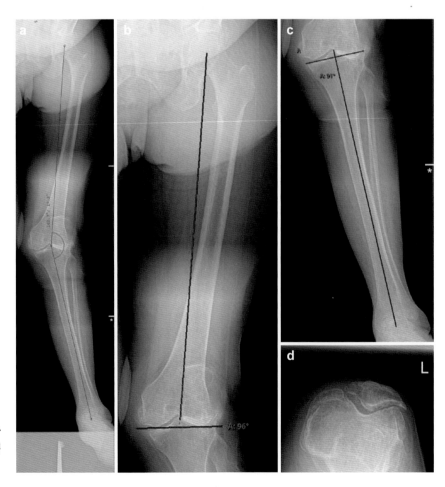

图25.111　a～d. 病例4：有IV期外侧间室骨关节炎。外翻来自关节磨损、胫骨畸形和股骨外髁发育不全

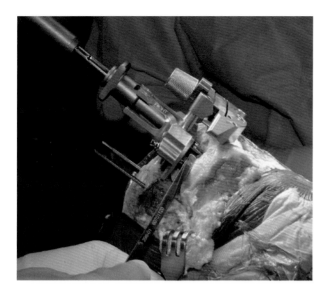

图25.112　病例4：股骨外髁发育不全明显。骨和截骨导向器之间的距离用已知厚度的骨刀评估，以帮助在随后重建

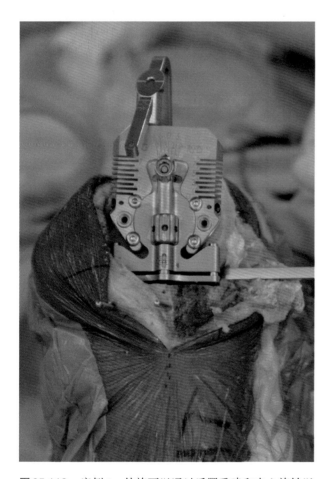

图25.113　病例4：外旋可以通过后髁重建和中心旋转以允许使用较小的股骨假体而不产生切迹来获得

移动多于向后方移动，来帮助实现间隙平衡（图25.114）。达到完全伸直，但需要接受部分屈曲松弛。术后达到机械轴对线（图25.115）。

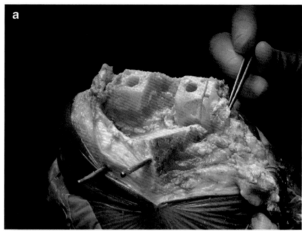

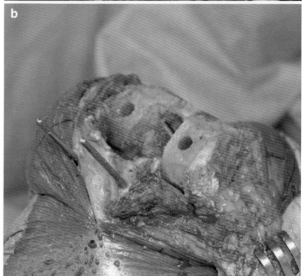

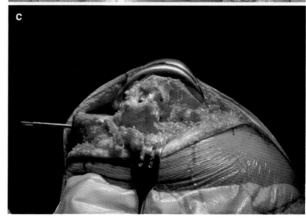

图25.114　病例4：股骨外髁滑移截骨术。a. 截骨完成，固定之前；b. 骨块用单个螺钉固定；c. 骨块向远端移动比向后移动更多，可改善间隙平衡和间隙对称性

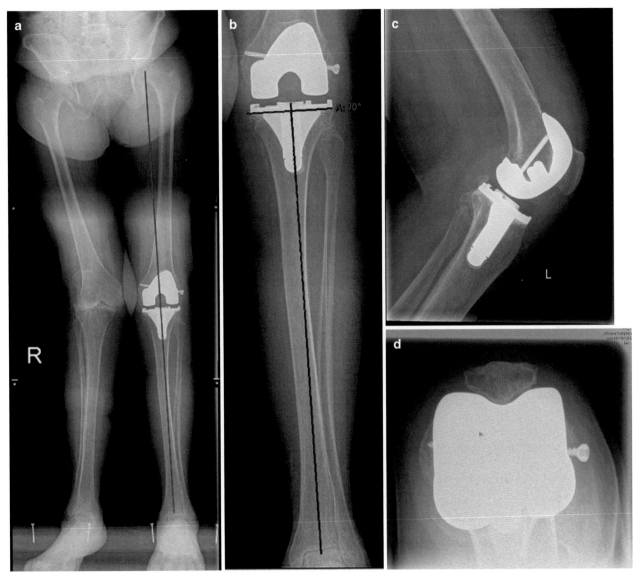

图 25.115 病例 4：a. 符合机械轴对线。b. 髓外导引是必要的。外髁骨块的远端移位很明显。c. 侧位 X 线片。d. 髌骨外侧关节面切除

要点

· 用运动学方法对股骨截骨、股骨间隙和屈伸时股骨外侧髁的缺损重建。

· 股骨外髁截骨术非常适合关节内畸形，可以认为是为了扩大股骨段创造空间。它可以在屈曲或伸直时创造更多空间以帮助实现间隙平衡。

· 股骨假体外旋需要术者作出妥协：增大股骨组件但有潜在的假体悬挂可能，或者股骨/胫骨尺寸不匹配，使用较小的股骨假体造成股骨前方切迹或股骨后髁截骨的调整。通过外旋来重建股骨外髁，同时又保留股骨内后髁的截骨水平，需要

使用更大的股骨假体为代价。使用中央旋转是另一种限制假体大小的方法，在这一病例中，为了避免假体悬挂，股骨假体选择 2 号以匹配 1 号胫骨假体。第三种选择是调整股骨后髁截骨水平。当有术前屈曲畸形时，这和中心旋转技术一样减少了屈曲时的股骨节段并加剧了间隙不平衡。

总结

TKA 的技术目标是产生一个没有不良对线的平衡的膝关节。如何构成良好的对线仍有争议，

但出于技术原因，我们仍然致力于整体的机械轴对线，但我们对股骨侧的处理方法更具运动学对线的特点。我们采用这个策略很多年，在假体寿命、患者报告的结果和髌股关节功能等结果上效果良好。

在传统的全膝关节置换术中，众多相互关联的步骤和操作的线性过程，要让每个患者都达到预期效果是困难的。成功取决于通过截骨和软组织松解制作特定大小和方向的屈伸间隙。了解这些步骤之间的关系、它们的顺序和优先级，在传统TKA和导航TKA中都非常重要。这种理解不仅是安全使用导航必要的，也是在可预见的未来仍将是世界许多地区主要使用的传统的TKA手术所必需的。

在尝试简化TKA程序时，我们分别考虑股骨和胫骨对间隙的贡献。这个简单的胫骨、股骨空间和节段的概念有助于理解截骨和软组织松解互换的关系，并提供患者特异性股骨旋转的基本原理。

随着材料和方法的发展，非自然对线和平衡的限制也可能被消除，使我们能够朝着重建每个患者解剖结构的过程迈进。随着时间的推移，程序会变得更加简单。

26 内侧膝关节炎的全膝关节置换术：手术技术

Total Knee Arthroplasty in Medial Arthritis: Surgical Technique

G Demey, R Magnussen, P Neyret, and C Butcher

术前准备

制定术前计划时应详细回顾患者的病史、专科检查及影像学资料等，从而选择最合适的手术入路和膝关节假体，并对术中可能出现的技术难题进行充分的准备。

影像学评估时，可参考膝关节骨关节炎的手术指征（图26.1和图26.2）。

在外翻应力作用下行X线检查，以确定内翻畸形是否有所缓解（图26.3）。不能完全缓解的原因是膝关节内侧的关节囊及韧带发生了挛缩。此时，需进行手术松解。如果截骨面不对称，也应进行软组织松解（图26.4）。可先垂直于解剖轴画出截骨线，进而对截骨面进行评估。尽管我们也会在内翻应力作用下行X线检查，但很少会出现外侧韧带松弛。这些患者的膝关节常出现伪外摆，这不是因为外侧韧带真的出现松弛，而是由膝关节内侧磨损、塌陷导致（图26.5）。

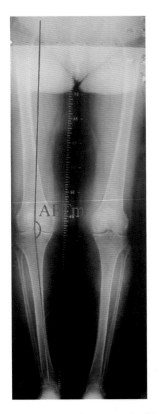

图26.1 机械胫股角（AFTm）的测量

G Demey
Clinique de la Sauvegarde, Lyon Ortho Clinic, Lyon, France

R Magnussen
Centre Albert Trillat, Lyon, France

P Neyret
Infirmerie Protestante, Lyon, Caluire, France
e-mail: Philippe.neyret01@gmail.com

C Butcher (✉)
Healthpoint, Abu Dhabi, UAE
e-mail: c.butcher@healthpoint.ae

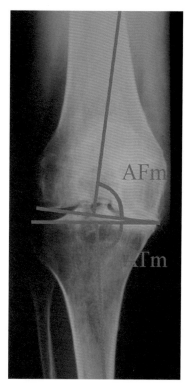

图26.2　力学股骨角（AFm）和胫骨角（ATm）的测量

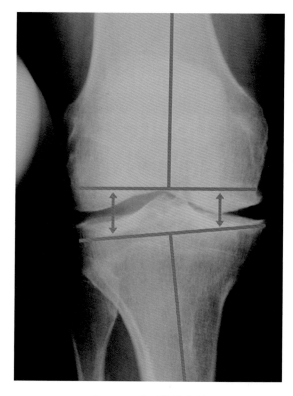

图26.4　非对称性截骨

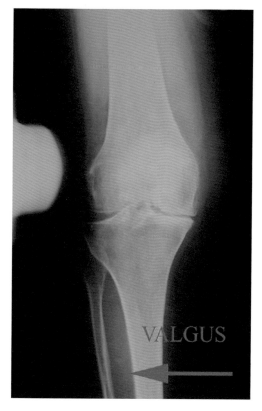

图26.3　外翻应力（VALGUS）作用下X线平片显示缺乏可纠正性

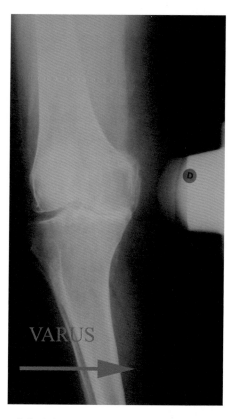

图26.5　内翻应力（VARUS）作用下X线平片显示内翻来自内侧狭窄而不是外侧松弛

手术技术

本章介绍后稳定型全膝关节置换。

入路

采用足部支撑器使膝关节放置在90°和完全伸直位置。大部分患者使用消毒止血带（图26.6）。采用区域麻醉、周围神经阻滞麻醉及局部浸润麻醉预防术后疼痛。

手术切口标记，采用粘贴手术铺巾（图26.7）。采用旁正中切口，切口起自髌骨近端5～6 cm处，向远端延伸至胫骨结节内侧。切开皮肤及皮下脂肪后，需分离至支持带浅层。再将支持带深层与浅层进行分离，外侧需分离至髌骨外侧5 mm处，直至可辨识近端的股四头肌肌腱及远端的髌腱内侧缘等结构。此时，可将一块蓝色无菌巾缝至切口周围，从而将皮缘与手术区域隔离。可用23号刀片打开关节囊。首先切开股四头肌内侧，肌肉断端保留部分肌腱组织，以利于重新缝合关闭切口。随后切开髌腱内侧，并向远端延伸至胫骨结节内侧。将刀片紧贴胫骨平台前缘，切除内侧半月板的前部。然后将内侧关节囊从内侧胫骨平台前方呈三角样打开（图26.8），用骨膜剥离器将内侧副韧带的深层纤维从胫骨平台近端边缘分离。接着切除所有的内侧半月板，将膝关节完全伸直，用Volkmann拉钩外翻髌骨及伸膝装置，使完全向外侧脱位。保持髌骨外翻，屈曲膝关节。谨慎操

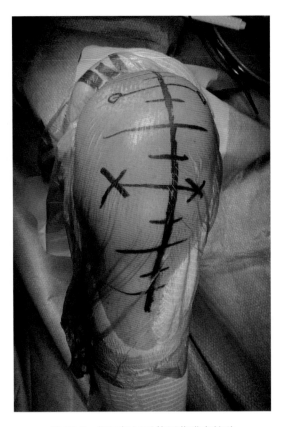

图26.7 切口标记后使用薄膜巾粘贴

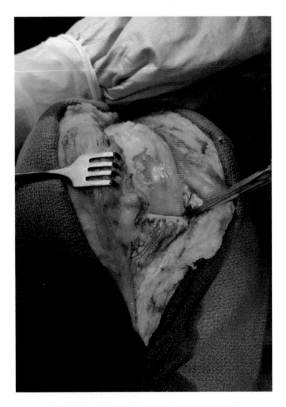

图26.8 松解内侧关节囊和后方三角

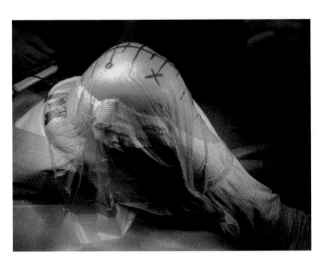

图26.6 膝关节放置在屈曲90°位，消毒止血带已放置

作以避免髌腱破裂或其在胫骨结节上的止点撕裂。切除近端的滑膜以显露股骨前方皮质，同时切除Hoffa脂肪垫、外侧半月板前角、膝横韧带及前交叉韧带（ACL）止点。最后清理股骨的撞击区域，并去除所有的骨赘。

从髁间窝插入Hohmann拉钩，将胫骨拉向前方脱位，注意尖端紧贴骨面，膝关节完全屈曲，以显露胫骨后缘。在胫骨平台外侧再插入一个Hohmann拉钩，从而完全显露出胫骨平台（图26.9）。有时候，先放置外侧拉钩可能更加容易，尤其当髌骨比较低位或伸膝装置比较紧张时。胫骨平台中心和后交叉韧带止点标记，画出纵向和横向轴线。可以在胫骨平台中心点钻孔，与髓内定位杆平行，作为后续胫骨截骨的参考（图26.10）。

当髌骨外翻且膝关节屈曲30°～100°时，以及胫骨前脱位时，应当谨慎操作以避免伸膝装置发生撕裂。当低位髌骨或慢性ACL不稳定导致的关节炎时，胫骨前脱位将比较困难。此时，髌腱

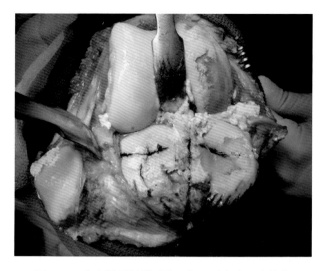

图26.9 完全暴露胫骨平台，标记平台中心和轴线

在胫骨结节上的止点处可打入1枚固定钉，该固定钉应直接打入胫骨外缘，且位置不应影响后续的手术操作（图26.11）。另外一种减少伸膝装置张力的方法是脱位髌骨，但不翻转髌骨。

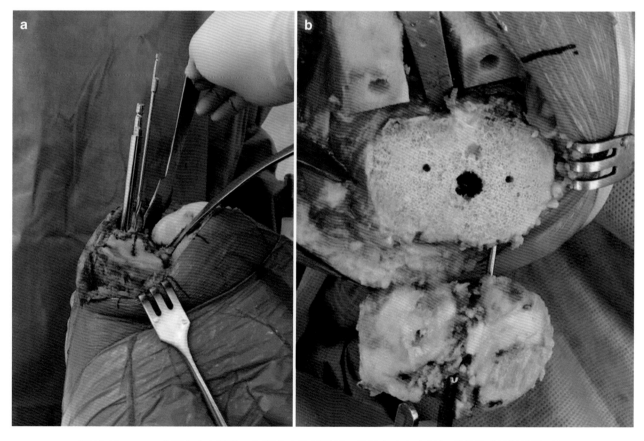

图26.10 a、b. 在平台中心钻孔，与髓内定位杆平行，将平台中心点标记到截骨后的胫骨平面上

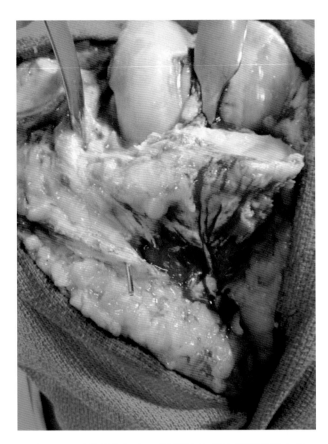

图26.11 显露困难时，可用固定钉固定髌腱远端止点

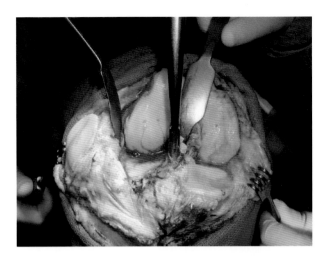

图26.12 在前交叉附着点用螺旋骨刀开髓

胫骨截骨

用螺旋骨刀在ACL止点处开口（图26.12），并插入胫骨髓内定位装置，从而可保证矢状面上的对线准确。我们的目标是胫骨截骨与胫骨长轴垂直。然而，单独使用髓内定位装置并不总能保证冠状面对线准确，因此还需另外使用髓外定位装置（图26.13）。如果足没有畸形，将这个定位器对准踝关节中间（不是踝中间）和第1跖骨间隙（图26.14）。胫骨截骨厚度设为外侧胫骨平台中心下方10 mm（图26.15），这是由于内侧关节炎时，外侧平台正常。接着可用2枚固定钉将0°胫骨截骨导向器安装至胫骨上（图26.16）。取出髓内定位装置后打入第3枚固定钉，手术医生此时可以微调力线（图26.17）。用摆锯进行胫骨近端截骨。注意锯片不要过度超过后方Hohmann拉钩。胫骨截骨后，用骨凿从固定钉上将胫骨平台撬开后用钳子移除（图26.18）。周围软组织，包括后交叉韧带和

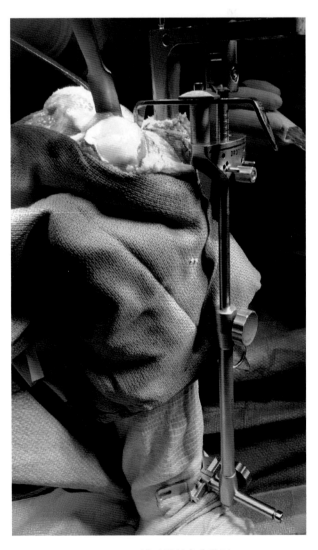

图26.13 辅助髓外定位装置

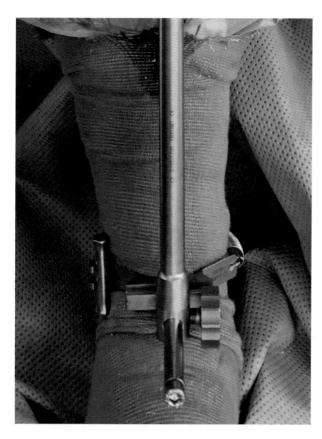

图26.14 髓外定位器远端对向踝关节中心

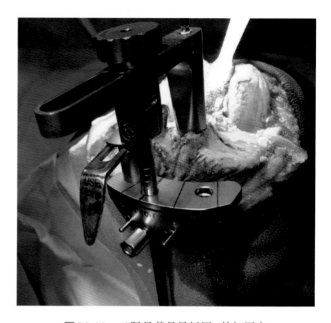

图26.16 0°胫骨截骨导板用2枚钉固定

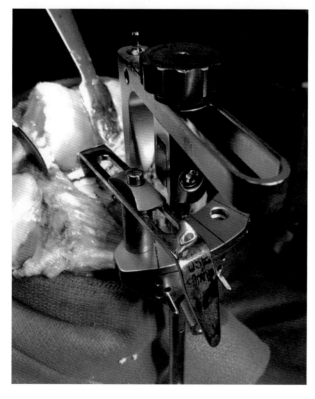

图26.15 胫骨外侧平台中心参考

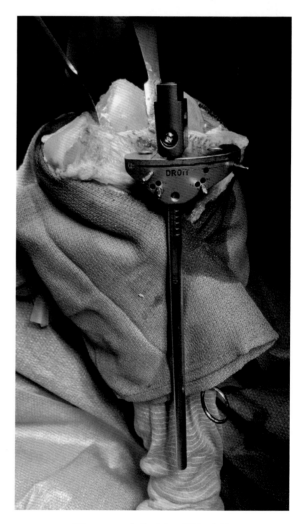

图26.17 在此阶段可微调力线

前外侧结构靠近骨面进行松解。必要时，可对某些显露困难的部位再次截骨，如平台边缘或外侧平台的后方（图26.11）。当胫骨外侧缘或Gerdy结节周围区域不能完全显露和骨无法去除时，安装的胫骨假体会出现内翻或内移（图26.19）。需谨慎操作以避免损伤腘肌肌腱及髌腱。胫骨截骨完成后，用不同型号的试模来测量胫骨平台的大小（图26.20）。

技术要点

所有的截骨操作均应使用摆锯。截骨时，可用透明塑料板遮挡手术区域，以防止血液及骨屑飞溅，从而保护手术医生（图26.21）。

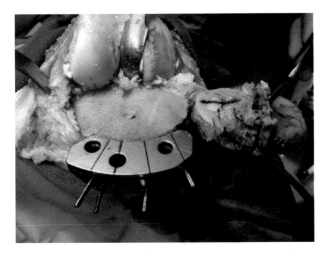

图26.18　轻轻掀开胫骨平台后用钳子移除胫骨平台

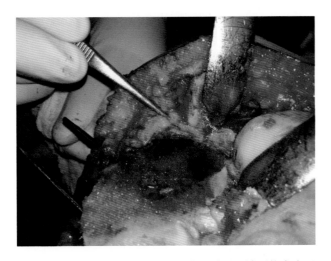

图26.19　当胫骨外侧缘或Gerdy结节周围区域不能完全显露和骨无法去除时，安装的胫骨假体会出现内翻或内移

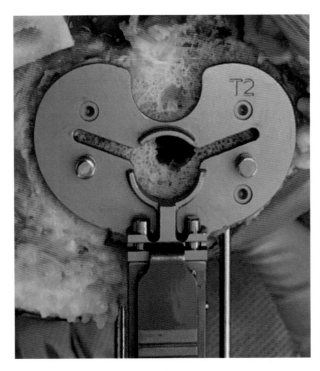

图26.20　测量胫骨平台尺寸

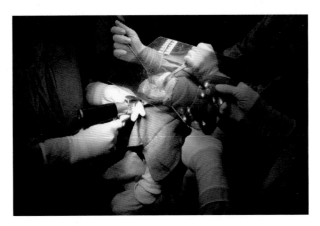

图26.21　透明塑料板保护血的飞溅

技术难点

胫骨截骨和股骨外侧髁后方截骨两种情况下，腘肌肌腱断裂的风险较大（图26.22）。

股骨远端截骨

膝关节此时屈曲90°，髓内定位杆的进针点大概位于后交叉韧带附着点的前1 cm的位置，稍靠近股骨滑车的内侧（图26.23）。有时需先去除骨赘以确认后交叉韧带标志。用弯的骨刀进行开口。如果进入点过于靠后会导致股骨假体过度屈曲，

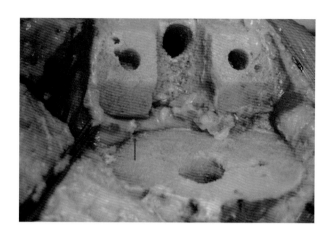

图26.22　腘肌肌腱在胫骨截骨时损伤（箭头）

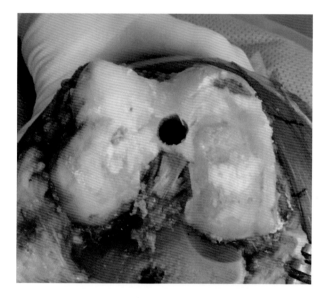

图26.23　股骨进针点位于后交叉韧带前方

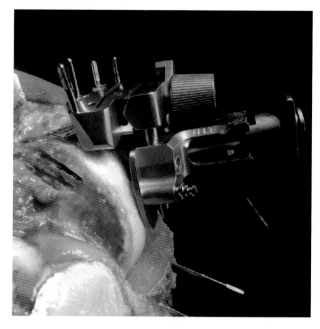

图26.24　股骨截骨导引器用4枚固定钉固定

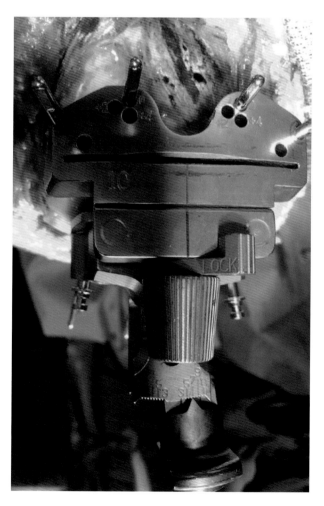

图26.25　远端截骨设定7°

过于靠前会使股骨假体安装后处于过伸位，并导致前方切迹。为降低脂肪栓塞的风险，在插入髓内定位杆前先抽吸髓腔内骨髓。

　　把自带3°屈曲的股骨截骨导引器放置在股骨髁远端并用4枚固定钉固定（图26.24）。在冠状面的力线定位，术前测量的股骨解剖与机械轴线并不能准确重复，除了特殊的解剖异常，我们将所有的内翻膝都设定7°外翻截骨（图26.25）（见后文的股骨假体旋转）。根据术前测量的活动度，进行8 mm或10 mm的股骨远端截骨。如果术前有固定的屈曲畸形，可进行比假体厚度多2 mm的截骨，如10 mm截骨。在切割过程中，用特殊器械或宽骨刀保护胫骨（图26.26）。髌骨是使用先前放置的Hohmann拉钩进行保护，内侧皮肤用Hohmann或钉耙拉钩。透明塑料这张纸可以再次用来保护员工免受血溅。检查切除的股骨髁的厚度，这将指导下一步的股骨髁旋转定位（见特殊技术要点）。

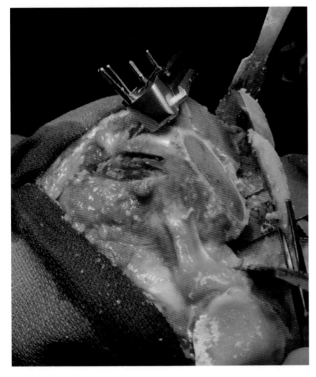

图26.26　保护胫骨、内侧副韧带、髌骨。确认每个髁截骨的厚度

股骨前后髁截骨

选择具有可选旋转度的股骨尺寸测量器放置在股骨远端，确保后"脚"与股骨后髁接触（图26.27）。"前笔"是置于股骨前皮质的中间，用"天使翼"确定和检查股骨尺寸（图26.28）。如果骨骼在大小之间，则选择较小的尺寸，股骨尺寸测量器前移，以便有不要刻痕。另一种选择是前移下一步的4合1截骨导板。

2枚固定钉穿过股骨尺寸测量器，此钉将作为设置4合1截骨导板的旋转位置指导。取出股骨尺寸测量器后，将截骨导板放置在固定钉上，有或没有向前调整（图26.29）。插入另外2枚固定钉以稳定导板，在截骨前检查计划的骨切除量。目视检查后髁截骨量，并使用"天使翼"进行前方测量。前方和后方截骨是在斜面截骨之前进行，以保持切割导板的最大稳定性（图26.30）。腘肌肌腱和MCL在后方截骨时用Hohmann拉钩直接放置在骨上进心保护。

后稳定盒式截骨

盒式截骨导向器放置于股骨并稳定固定钉固定。去除股骨内侧和外侧骨赘，必要情况下，确认盒式截骨导向器的内外侧位置。盒式截骨是由

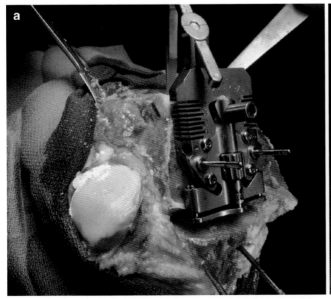

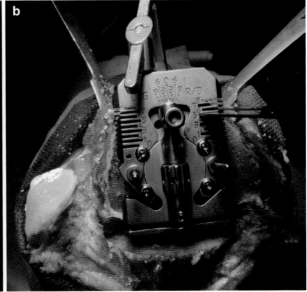

图26.27　股骨尺寸测量器（a），脚部贴紧后髁（b），此病例旋转设定为0°

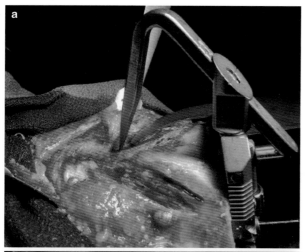

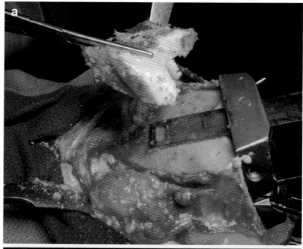

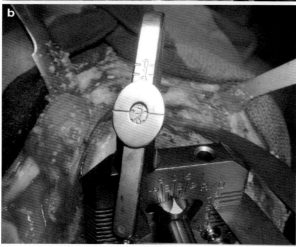

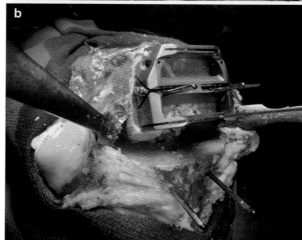

图26.28　前笔与"天使翼"一起置于股骨前皮质的中间（a），此病例股骨测量尺寸是5号（b）

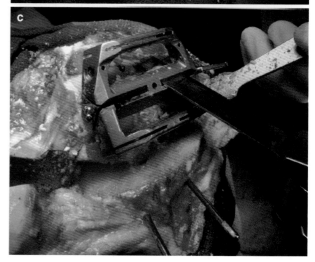

图26.30　a～c. 在斜面截骨前先进行前后截骨

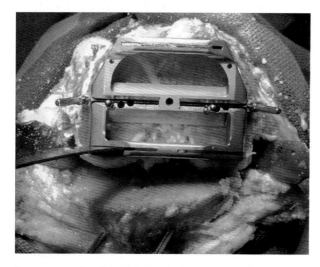

图26.29　4合1截骨导向器放置于股骨远端。在进行截骨前检查后部截骨量。Hohmann拉钩贴近骨面保护内测副韧带和腘肌肌腱

特定的钻头和骨凿组合完成的（图26.31）。移除盒式截骨导向器，并切除PCL的残留物（图26.32）。弯曲骨刀用于去除在术前X线上识别的后髁骨赘，

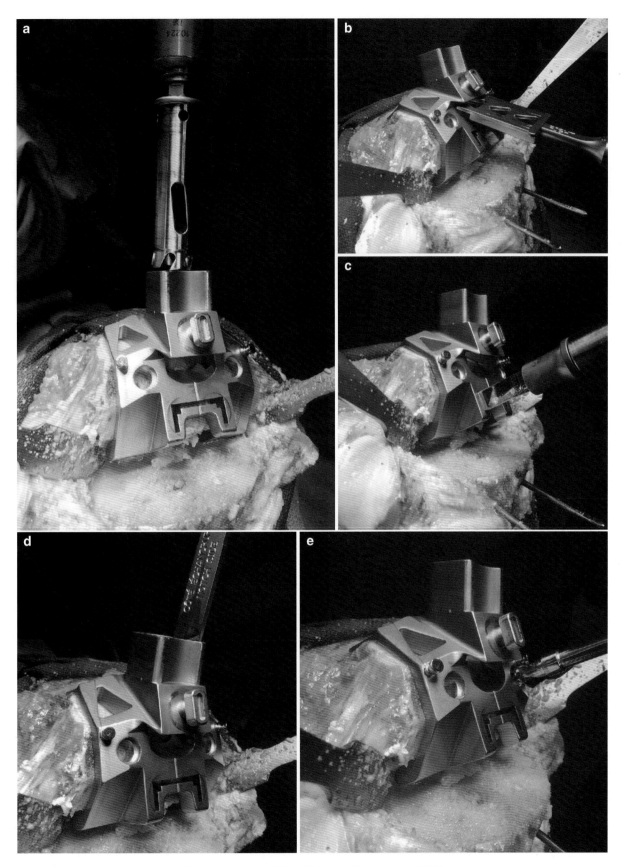

图 26.31 a ～ e. 用特定的钻头和骨刀进行盒式截骨

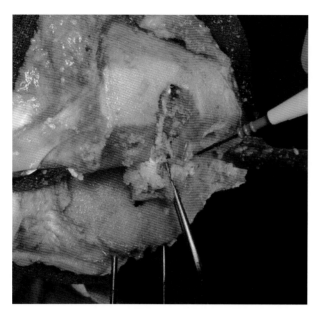

图26.32　切除后交叉韧带残余

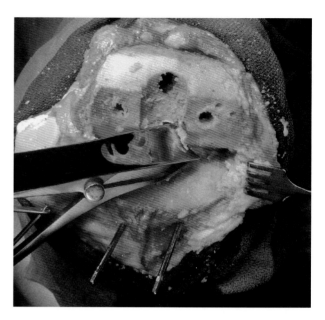

图26.33　用弯骨刀切除后方骨赘

使用髁间片状扩张器可方便此截骨（图26.33）。

试样假体和间隙评估

此时使用垫片或张力器进行屈伸间隙评估（图26.34）。如果在内侧有紧绷感，需进行内侧松解（图26.35）（参见本章后面的内侧副韧带松解）。另一种选择，如果平衡看起来合理的，就直接插入试样进行间隙评估。所选股骨试样打紧实，需要注意将其与之前的截骨面纵向对齐。被选中的最薄聚乙烯衬垫的胫骨组件是在屈曲位插入，膝关节缓慢伸展（图26.36）。内翻和外翻应力依次施加，观察有和没有髌骨缩小。评估内侧和外侧在完全伸直和不同屈曲度时的松紧度。很少情况下需要一个更大的聚乙烯衬垫来平衡膝关节，这个典型的情况是术前就有侧位松弛。

然后在无接触技术下对髌骨股骨轨迹（PF）下评估，然后通过股骨假体和胫骨结节进行胫骨假体旋转评估。胫骨试样的中心将位于髌腱后方。然后在胫骨前部的3个位置上标记胫骨组件位置（图26.37）。

髌骨截骨

髌骨是伸肌机构的关键环节。必须在不增髌骨整体厚度的情况下替代关节面。过度切割髌骨可以削弱它，增加骨折的风险。膝关节放置于伸直位置。髌骨外翻到侧面。近端和远端软组织应切除以暴露肌腱结构，测量髌骨厚度。髌骨切割钳是使用前参考导板设计（图26.38）。目的是获得一个对称的截骨，平行于髌骨前方皮质，保留厚度约为15 mm。应该总是保留厚度大于12 mm，以避免骨折，有时在较大的髌骨可达16 mm或17 mm（图26.39）。髌骨假体和切除后的髌骨总厚度不应该比原来的髌骨更厚。

髌骨切割后，应手动检查对称性（图26.40）。出于无菌原因，外科手套应更换，避免直接接触髌骨，可使用纱布覆盖触诊髌骨截骨面。髌骨假体3个固定孔被铰削（图26.41）。这些固定孔的位置应避免水平排列，因为有髌骨骨折的风险，两个孔在内侧扩孔，一个在外侧扩孔。

髌骨假体应放置在偏低和偏内侧的位置。

放置髌骨试样假体，如果髌骨大于髌骨试样假体，外侧骨超出部分使用摆动锯徒手切除。再次对髌股轨迹进行多个活动周期的非接触式评估（图26.42）。髌股轨迹被认为是全膝关节手术过程的温度计（止血带）。如果手术过程的每一步都有正确执行，髌股轨迹应该是完美的，很少需要外侧支持带松解。然而，如果需要松解，应该在程序结束时放松止血带后进行。

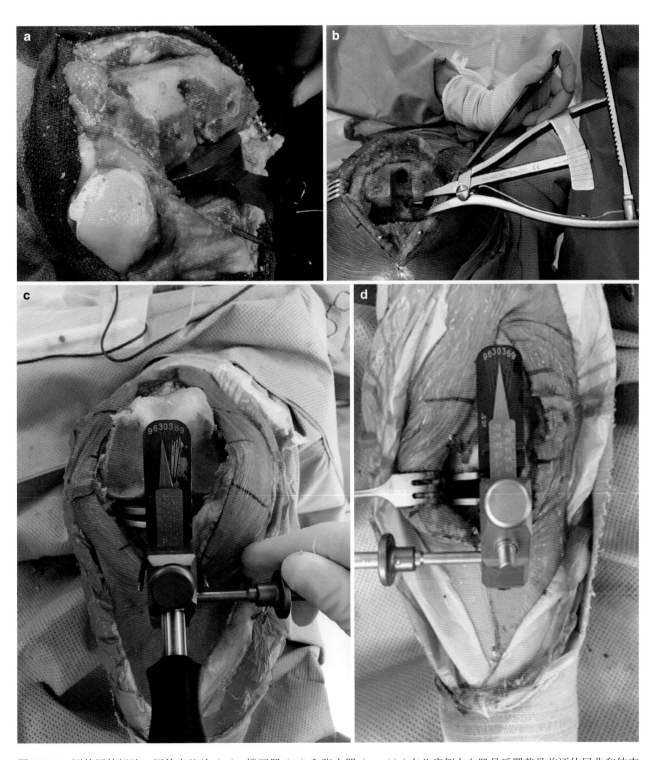

图26.34 评估屈伸间隙，用静态垫片（a）、撑开器（b）和张力器（c、d）（在此病例在左股骨后髁截骨前评估屈曲和伸直位张力）

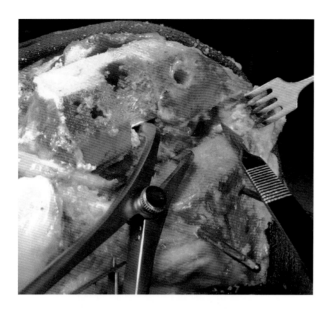

图26.35　用15号刀片进行内侧拉花松解

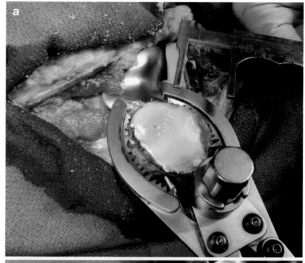

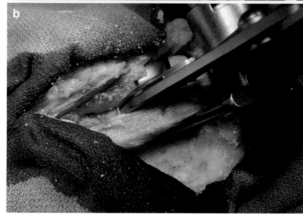

图26.38　a.髌骨厚度测量在19 mm，放置髌骨切割钳；b.切割钳是前参考点

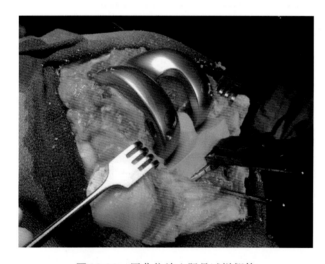

图26.36　屈曲位放入胫骨试样假体

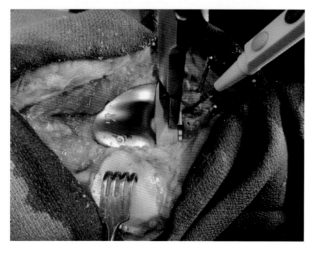

图26.37　胫骨试样三角测量标记3个位置

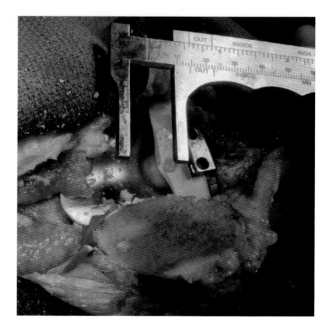

图26.39　髌骨厚度测量是14 mm

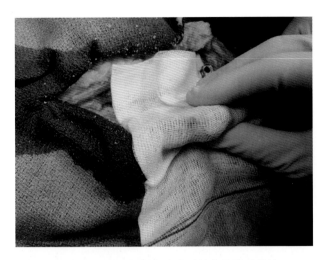

图26.40 用纱布覆盖手动测量截骨的对称性

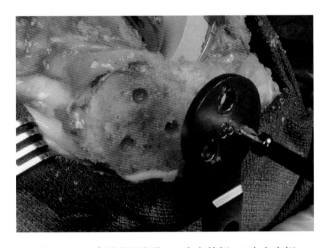

图26.41 合适的固定孔：1个在外侧，2个在内侧

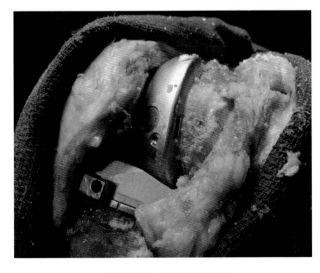

图26.42 评估髌骨轨迹

最后的胫骨准备

胫骨在完全弯曲的位置向前脱位，放置胫骨试样假体。必须小心防止股骨外侧髁与胫骨试样假体之间的撞击，导致内旋错位。之前标注的胫骨前标记引导旋转定位，但要再次检查与胫骨结节的关系、胫骨的形状，以及之前的钻孔（如果已制作）。大多数情况下，内侧平台比外侧大，正确定位的胫骨组件将留下未覆盖的内后方区域（图26.20）。胫骨的正确尺寸是假体最大限度地覆盖胫骨平台的尺寸，没有超出。

胫骨试样固定到位，在使用特殊器械进行三角翼准备前，胫骨力线可在此阶段再次检查（图26.43）。必须小心使用龙骨和三角翼截骨打压，如果胫骨内侧有软骨下硬化骨，建议先用锯子锯切三角翼槽，以防止骨折，并防止试样向外侧移位。

植入

当骨水泥和假体开始准备时，开始局部麻醉剂浸润，从后关节囊开始，有条不紊地覆盖所有深层组织（图26.44）。然后进行彻底的脉冲灌洗（图26.45）。

首先插入胫骨组件并打压，然后去除多余的水泥。在打入聚乙烯内衬后，膝盖过度弯曲以方便放置股骨假体。一旦股骨假体越过胫骨立柱后，膝关节可以屈曲90°进行股骨打压和去除多余的骨水泥（图26.46）。通过支撑脚跟将膝盖伸直，保持中立旋转的肢体。髌骨假体骨水泥固定后用特殊夹子加压。

在骨水泥硬固时，完成余下的局部浸润麻醉，包括所有切开的骨膜、关节囊、伸膝装置和皮肤（图26.47）。

伤口闭合

在水泥硬化后释放止血带。为预防血肿，止血带释放前20分钟静脉注射氨甲环酸，通过透热疗法达到仔细止血。在关闭前，膝盖再次彻底用脉冲冲洗枪冲洗。

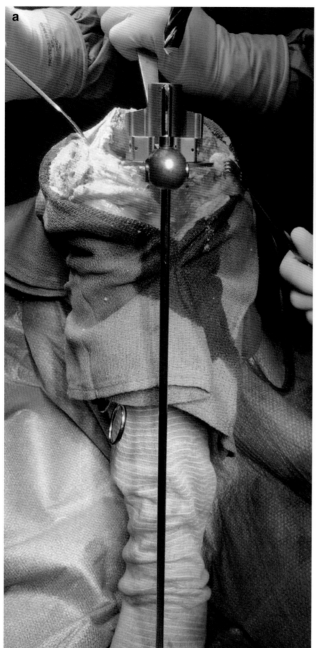
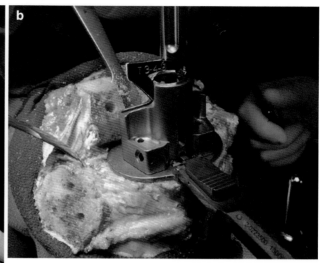

图 26.43　a. 最后检查胫骨力线；b. 准备龙骨和三角翼截骨

　　"膝盖在伸展或屈曲时会出血，幸运的是很少同时发生。"

　　膝关节进行最后一次的完整运动范围和松弛检查。

　　伸膝装置在屈曲 90°时用多个间断的不可吸收缝合线缝合。使用以前的放置标记以指导初始缝合（图 26.48）。可放置一根关节内引流管。用可吸收缝线缝合皮下层，关闭潜在的无效腔，并用缝皮钉闭合皮肤。在膝盖弯曲位覆盖无菌敷料（图 26.49）。

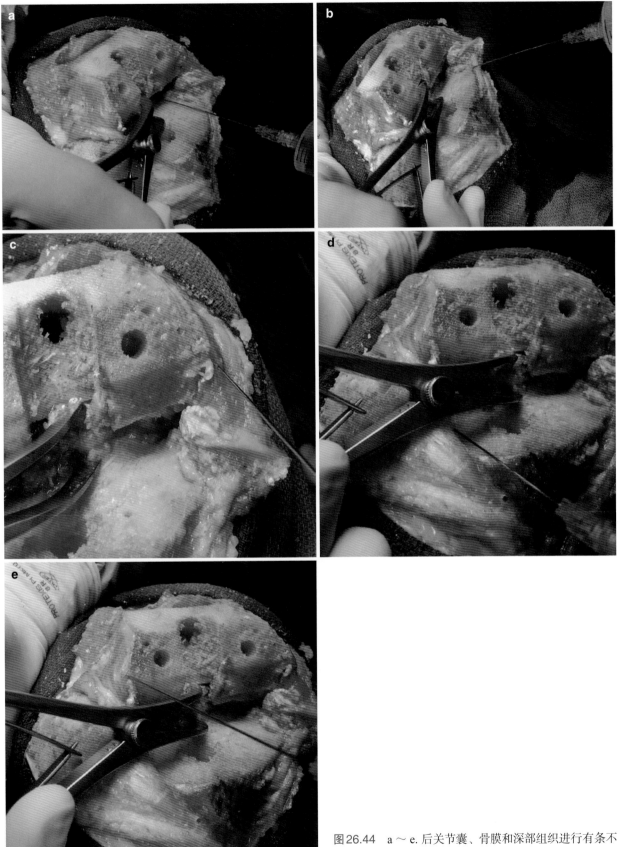

图26.44   a～e. 后关节囊、骨膜和深部组织进行有条不紊的浸润麻醉

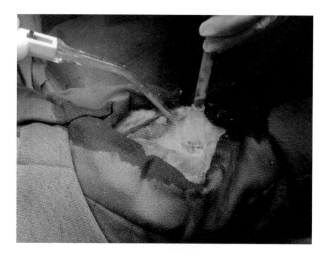

图26.45 脉冲冲洗

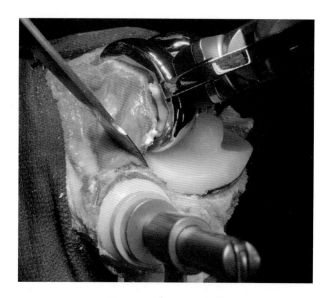

图26.46 打入股骨假体

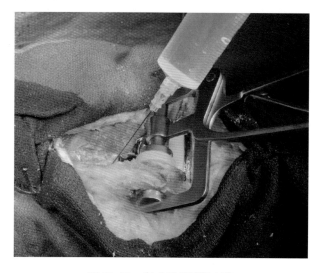

图26.47 完成局部浸润麻醉

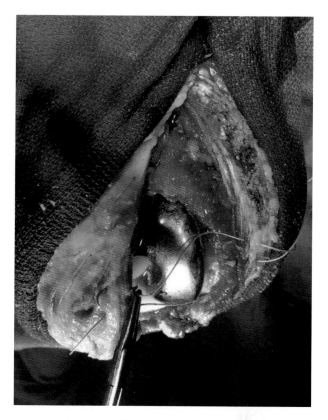

图26.48 第一针按照先前的标记缝合

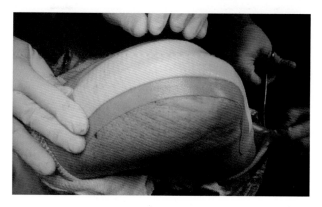

图26.49 在膝盖弯曲位覆盖无菌敷料

手术要点

股骨髁假体的旋转

　　股骨后髁截骨面平行于后髁时不会导致股骨假体发生旋转。仅当股骨远端截骨面不对称时，才需要对股骨假体进行旋转纠正。当股骨截骨导向器仅与股骨内侧髁接触时，股骨远端截骨会导致外侧髁截骨较少（图26.50）。这种非对称截骨使得制备屈曲间隙时应外旋股骨截骨导向器，从而减少后外侧髁的截骨量。所需的外旋角度可通过测量股骨外髁与截骨导向器间的距离得出。测量时可插入多个截骨刀片（图26.51），然后将相同数量的截骨刀片插入股骨后外髁下，使股骨截骨导向器外旋。这种方法的旋转中心在股骨内髁上。

另一种方法是依靠中心轴外旋。许多系统使用这个原理（图26.52）。重要的是要知道，其中一些系统，其后内侧髁截骨量将超过更换的金属厚度和股骨远端内侧髁正常截骨量。

当然，膝关节内翻时（MFA < 90°），股骨远端非对称截骨不会导致内旋。

内侧副韧带的松解

早在20世纪80年代，Insall最初建议软组织

松解后再进行截骨。然而，目前我们认为截骨后再进行软组织松解更合理。先天性膝关节内翻畸形中，胫骨干骺端出现内翻畸形时，垂直于胫骨

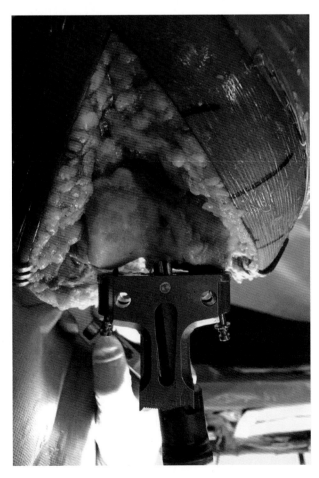

图26.50 当股骨截骨导向器仅与股骨内侧髁接触时，股骨远端外侧截骨会较少

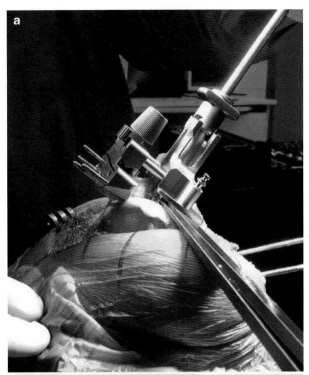

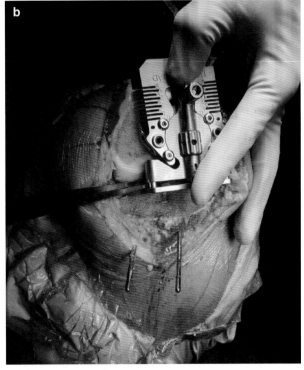

图26.51 a、b. 不对称远端截骨可转化到屈曲位时股骨截骨板外旋，股骨外后髁截骨减少。走线是股骨内后髁

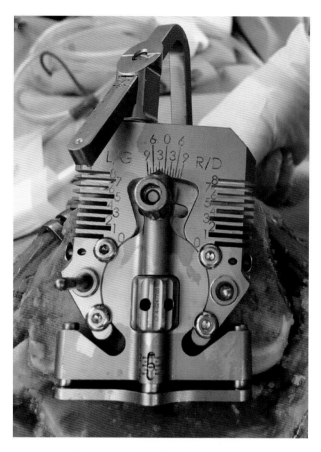

图 26.52　中央轴线 3° 外旋（左膝）

长轴进行截骨会导致膝关节外侧松弛（图 26.53）。当外侧胫骨平台截骨较多、前外侧软组织切断时（见前外侧关节囊结构），这种关节外侧的松弛更严重。此时，需要对内侧软组织进行松解。通常，内侧入路可以充分松解关节囊和 MCL 深层，以满足间隙平衡的要求。如果不能满足，如严重的先天性内翻畸形时，可进行多种手术操作，从而使内侧软组织充分松解。

内侧副韧带拉花样松解

　　Insall 建议在胫骨侧松解 MCL 浅层。需考虑到的是，广泛松解常导致一种"全或无"的现象：MCL 广泛松解会导致关节内侧出现过度松弛，因此我们采用拉花样松解技术来松解 MCL。首先使用 11 号刀片刺穿 MCL 浅层，然后屈曲膝关节，逐步评估并松解 MCL，最后获得屈曲及伸直间隙的韧带平衡（图 26.35）。我们的经验是，先天性（关节外）畸形达 6° 时可采用上述松解技术。无

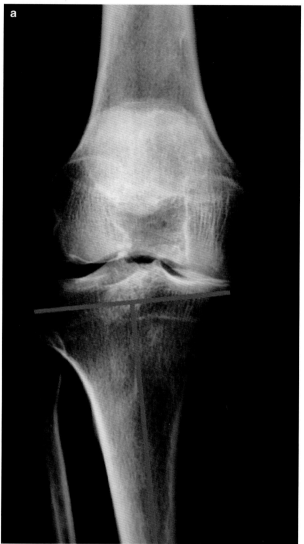

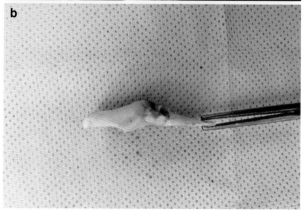

图 26.53　a. 结构性内翻畸形；b. 非对称截骨

论膝关节伸屈，拉花样松解技术可延长 MCL 达 6～8 mm。Whiteside 认为可以对 MCL 的后束、前束进行有选择性松解，从而分别增加膝关节的

伸直和屈曲间隙，但我们并不赞成上述观点。严重畸形时，拉花样松解会导致MCL完全切断。

MCL远端松解

膝关节内翻畸形6°～8°时，可在MCL远端胫骨侧进行松解。使用骨膜剥离器将其从胫骨上剥离，保留鹅足的连续性（图26.54）。

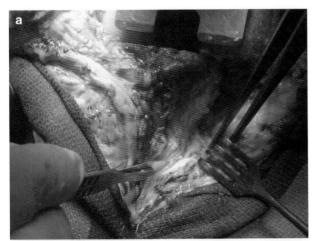

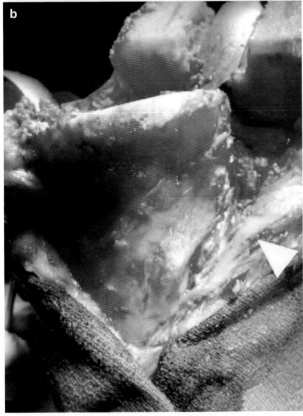

图26.54　a、b.内侧副韧带远侧松解（箭头）

固定屈曲畸形的纠正

如果股骨后髁出现巨大骨赘，应先将其去除。这些骨赘在侧位X线平片上可以清楚地显示，它们会卡压后方关节囊，并导致固定屈曲畸形（FFD）。FFD通常是由于半膜肌及其肌腱挛缩导致的（图26.55a），可从胫骨近端的后方进行松解（图26.55b）。对于术前出现FFD的患者，我们处理的方法是将股骨远端截骨量由9 mm增加至11 mm，从而扩大关节的伸直间隙，并最终使用9 mm的聚乙烯衬垫。另一方面，松解后方关节囊对解决内翻膝固定屈曲畸形并无太大意义。

髌骨外侧松解

内翻畸形膝关节行TKA术很少出现髌骨不稳

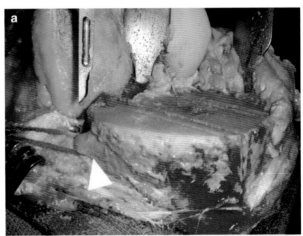

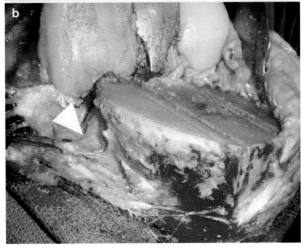

图26.55　a、b.半膜肌肌腱附着点的识别与分解（箭头），肌腱从骨面松解（箭头）

定。如果试模复位时出现髌骨不稳定，医生应注意检查股骨假体是否出现旋转。通常情况下是由于股骨假体过度内旋导致的。必要时，可在假体安装到位、止血带放开后进行髌骨外侧支持韧带松解。将膝关节完全伸直，用23号刀片从关节内进行松解（图26.56）。松解可从髌骨上缘的外侧软组织开始，逐渐向远端延伸。谨慎操作，注意止血。

前外侧关节囊结构

内翻畸形膝关节采用前内侧入路可以保留外侧关节囊结构，但胫骨截骨量较大时，前外侧关节囊会被切除，导致关节外侧出现切除后松弛。我们可参考前交叉韧带撕裂合并Segond骨折的病例来更好地理解上述现象（图26.57）。该型骨折是由于膝关节扭转损伤时，前外侧关节囊结构从胫骨平台上撕脱（图26.58）。上述现象还会出现于外侧胫骨平台截骨较多时，或者术中将胫骨向前脱位显露时。这些结构在术中易于识别（图26.59），如果胫骨截骨面在止点水平以上，可保持其结构

和功能完整，表现为向前脱位的胫骨平台和股骨关节囊间的绳索状结构。胫骨截骨较多或不对称时，其止点被切除（图26.60）。

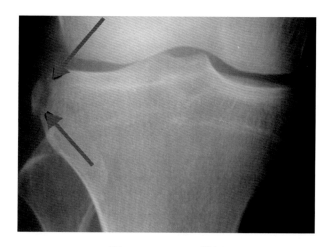

图26.57　Segond骨折

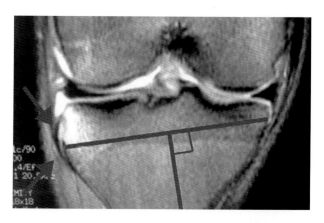

图26.58　MRI显示的前外侧关节囊结构

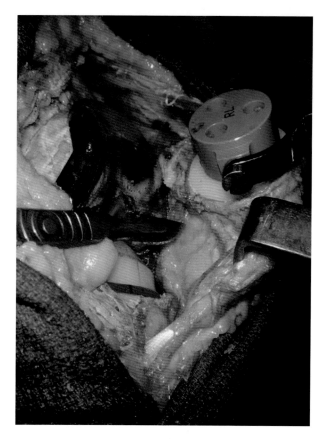

图26.56　从关节内侧松解外侧支持带

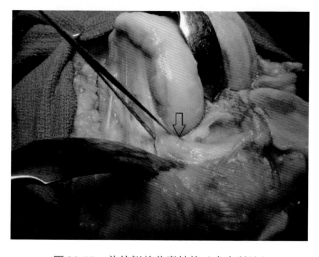

图26.59　前外侧关节囊结构（术中所见）

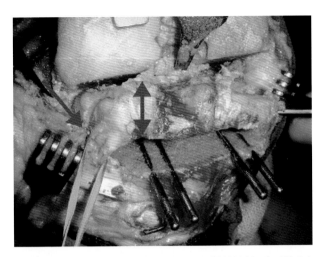

图26.60　不对称厚切胫骨，前外侧关节囊结构被切除（箭头）

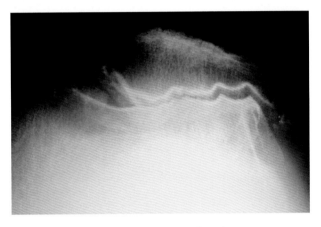

图26.61　软骨钙化的典型表现

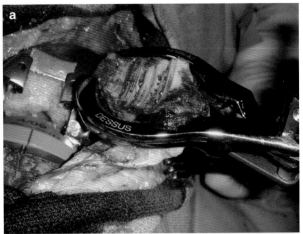

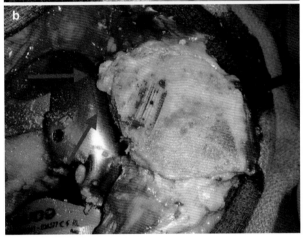

图26.62　a、b. 髌骨极度磨损。我们建议使用截骨导向器时保留外侧骨赘

髌骨准备的难点

在膝关节内侧关节炎中，髌骨很少会出现明显磨损。然而，如果出现明显磨损，髌骨截骨将十分困难。软骨钙质沉着症时，髌骨的典型表现是Merchant位X线平片上出现锯齿状磨损（图26.61）。对于这样的病例，我们建议，安装截骨导向器时应保留髌骨外侧的骨赘，因为这样可以稳定导向器，从而使髌骨的截骨面平坦且对称（图26.62）。当髌骨出现严重磨损时，应当考虑避免髌骨整体重建。

术后处理

· 术后立即使用弹力绷带。同时用Velpeau绷

带固定膝关节，术后1小时可去除。将下肢固定于伸直位。从手术当晚开始应用低分子肝素进行抗凝。

· 定时检查患者足部的血供情况。检查患者双侧腓肠肌以排除DVT，必要时可行多普勒超声检查。

· 密切观察患者的呼吸功能。若血氧饱和度突然降低，提示肺栓塞可能，可采用螺旋CT或V/Q扫描来确诊。

· 术后高质量的膝关节正侧位X线摄片用来排除骨折，它可能改变术后的管理。

康复锻炼

术后1天开始进行康复锻炼，包括持续被动运

动（CPM）和逐步主动锻炼。康复锻炼的目标是恢复患者膝关节的被动、主动伸屈活动功能。术后6周内膝关节屈曲不得超过95°，以防止切口裂开，避免血肿形成，并缓解疼痛。患者一般可在术后7天出院或转至康复中心，并在术后2个月返院复查，需下肢全长摄片。

27 外侧膝关节炎的全膝关节置换术：特殊性和手术技术

Total Knee Arthroplasty in Lateral Arthritis: Specifics and Surgical Techniques

P Archbold, J Pernin, G Demey, P Neyret, and C Butcher

入路

　　首先行外侧旁正中切口。近端显露出股四头肌肌腱，远端显露出髌腱外缘。标记髌骨上外侧部分的肌腱，以促进手术结束时的闭合（图27.1）（所有图均显示左膝）。沿股四头肌肌腱外缘纵向切开，打开关节腔，仅保留少量腱性组织附着于股外侧肌上，以利于切口关闭。将髌骨脱位，沿髌腱外缘继续向远端打开关节腔，直至前外侧胫骨平台。当分离至髌腱时，我们建议将部分脂肪垫随支持韧带一同翻向外侧（图27.2）。这样可在关闭切口时提供额外的软组织，这在行TKA纠正严重的外翻畸形时尤为有用。从胫骨平台前外侧骨面将外侧关节囊松解，关节囊与胫前肌起点保持连续。用手术刀片在Gerdy结节骨膜下松解髂胫束止点。由于髂胫束远端与胫前肌相连，我们建议将其切开（图27.3）。

　　切除外侧半月板前角后，膝关节可完全显露。在关节线水平上，用Trillat骨膜剥离器将关节囊从

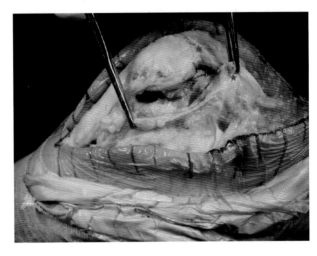

图27.1　外侧入路。髌骨上极电灼标记（星号）

胫骨平台外侧分离。某些病例中，外侧松解时还需继续向Gerdy结节延伸，直至胫骨平台外侧后缘（图27.4）。至此，可完全显露出腘肌肌腱（图25.3）。有时胫骨截骨后胫骨内后方的暴露会有所改善。在此之前，使用摆锯时必须注意保护内侧副韧带和后内侧关节囊（图27.5）。

P Archbold · J Pernin
Centre Albert Trillat, Lyon, France

G Demey
Clinique de la Sauvegarde, Lyon Ortho Clinic, Lyon, France

P Neyret
Infirmerie Protestante, Lyon, Caluire, France
e-mail: Philippe.neyret01@gmail.com

C Butcher (✉)
Healthpoint, Abu Dhabi, UAE
e-mail: c.butcher@healthpoint.ae

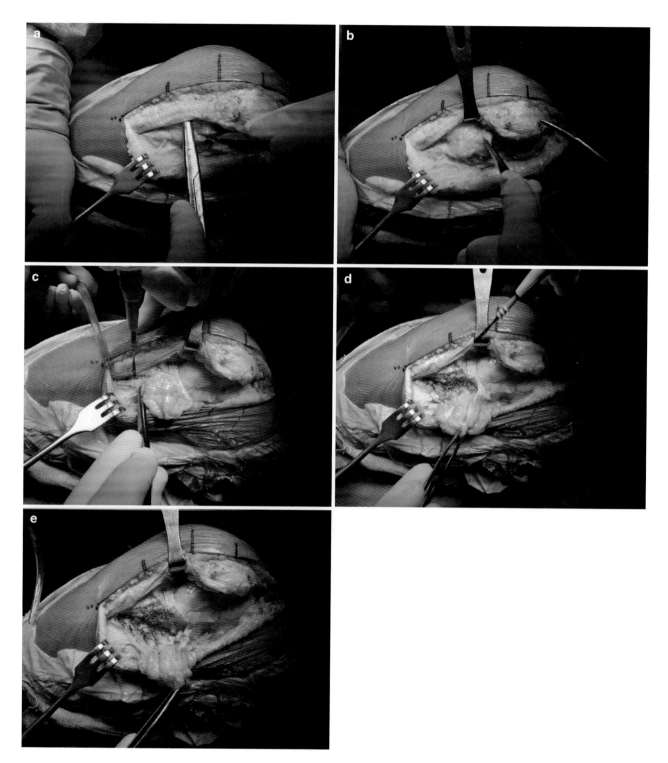

图27.2　a～e.脂肪垫保留在支持带上

胫骨结节截骨

外侧入路时，髌骨脱位会较内侧入路困难。当髌腱张力过高、胫骨平台显露不充分时，可对胫骨结节进行截骨。如果我们在1996年之前相对频繁地使用这种技术，那么现在20多年来这种截骨术很少进行，但它可能对膝关节僵硬或低位髌骨有用。该截骨术不同于发作性髌骨不稳定时所

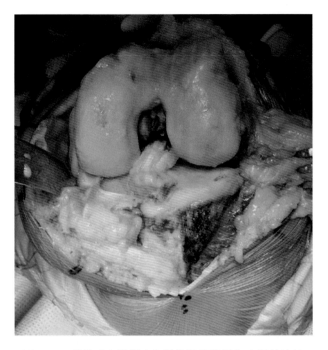

图27.3 关节囊和髂胫束与胫前肌的肌腱起点保持连续

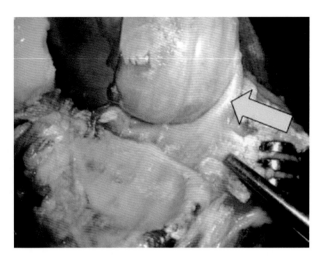

图27.5 腘肌肌腱（箭头）

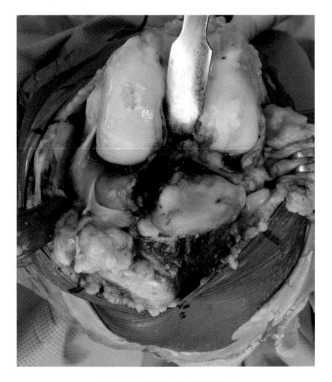

图27.4 胫骨平台后缘暴露

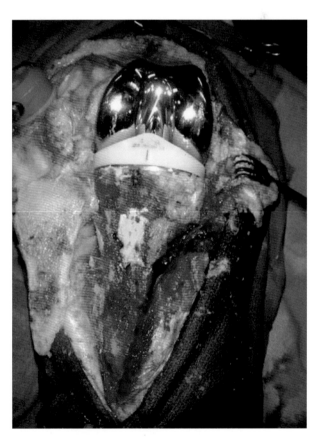

图27.6 胫骨结节截骨时，应保证足够的厚度和长度

采用的胫骨结节截骨术，详情参见下文。

截骨时必须保证足够的厚度和长度，才能使截骨面达松质骨，并且为骨愈合提供足够大的接触面积。

同时，截骨也不能过厚，以避免出现胫骨近端骨折。沿前方皮质向远端截骨时，应当渐进且平顺（图27.6）。远端不能进行横向截骨，以维持胫骨前方皮质的强度，从而避免发生骨折。最后，用2枚

4.5 mm双皮质螺钉固定截骨块，不使用垫圈；另一种方法是用3枚3.5 mm螺钉。应在前方皮质钻孔后再进行截骨，每一枚螺钉的长度应比前后皮质距离长2 mm，从而获得可靠的固定。术中不使用金属丝（Whiteside）或可吸收线（Vielpeau）。

截骨

胫骨截骨

一旦胫骨向前脱位，每个髁突的中心，以及冠状和矢状轴，都被电灼标记（图27.7）。在某些情况下，充分前脱位以暴露胫骨后内侧是困难的。首先进行股骨远端切口，可能还有后髁和斜面截骨，可能会有所帮助。在后一种情况下，使用带有小后"足"的股骨尺寸测量器将有助于实现这一点（图27.8）。

与内翻膝一样，我们使用髓内和髓外联合定位，这在外翻膝中是有利的，因为有时会遇到外翻骨干畸形，这会阻止定位杆的通过（图27.9）。通常为对侧膝盖设计的胫骨切割导向器非常适合从髌腱外侧切割平台（图27.10）。与内翻膝一样，胫骨切口的参考是对侧平台。在内翻膝中，切口位于外胫骨平台下方10 mm处，该平台是凸面的（假设有10 mm的胫骨假体厚度）。对于外翻膝，参考是内侧平台，它是凹形的。低于内侧凸面10 mm的切口会过大，会降低关节线。因此，我

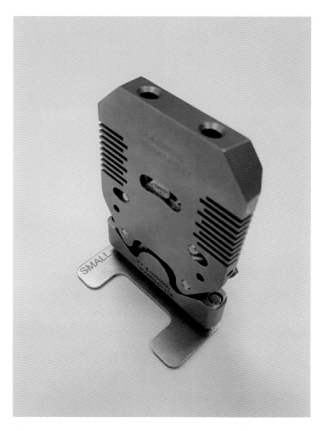

图27.8 小后"足"股骨截骨导引器可方便股骨的初始准备

们总是在内侧平台下方切割7 mm。很少需要执行重新切割。切除的平台通常是不对称的（内侧较厚），这不仅是由于外侧磨损，还因为关节外畸形（图27.11）。

股骨截骨

髋膝角（HKS）均设为5°（图27.12）。由于每位患者的股骨近端变异均不一样，因此术中常规并不考虑该变异。我们认为，与测量患者的髋膝角相比，我们的方法更简单且更具有可重复性。换句话说，我们并未从关节内去纠正关节外的近端畸形（绝大多数病例）。截骨时如果考虑每位患者的髋膝角，会导致股骨远端截骨面不对称，并加大了韧带平衡的难度。外翻畸形膝关节行全膝关节置换术时，可采用前述的股骨假体旋转的方法（参见第25章）。这些病例的股骨外髁常伴发育不良，将髓内股骨导向器以外翻5°安装后就可发现这种病变（图27.13）。股骨远端截骨导向器经常不与股骨外髁接触，这是由于股骨内外髁均发

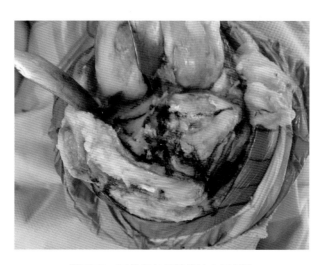

图27.7 冠状和矢状轴线被电刀标注

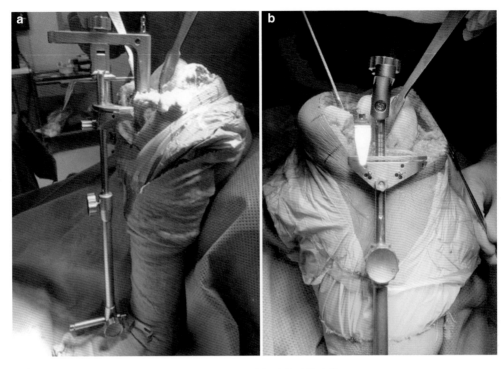

图27.9　a、b.联合髓内髓外定位

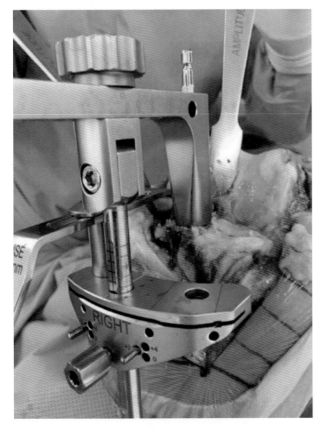

图27.10　右侧截骨导向器非常适合从髌腱外侧切割左侧平台

生磨损，并且外髁存在发育不良。在这种情况下，股骨远端和后髁都进行非对称性截骨（图27.14），因此需要外旋股骨假体。外侧髁的后方截骨必须小于内侧髁的后方截骨。外旋有3种选择。

　　第一种选择，旋转中心可以是后内侧髁。在这种情况下，虽然后外侧髁切得较少，但从内侧髁上切除的后骨不会比平时多。这对于防止预先

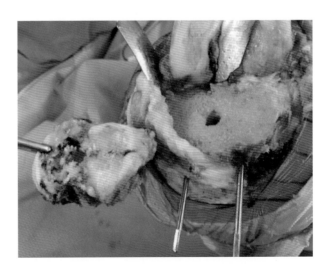

图27.11　切除的平台，通常内侧较厚

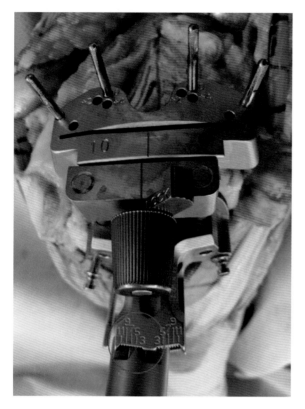

图27.12　外翻角设置为5°

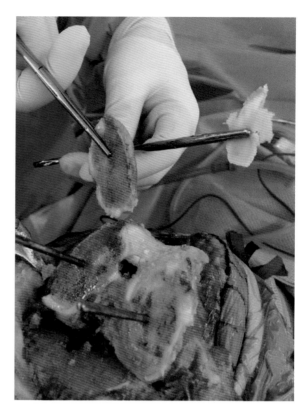

图27.14　外侧髁截下的小骨片

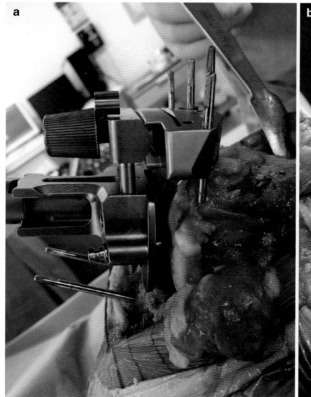

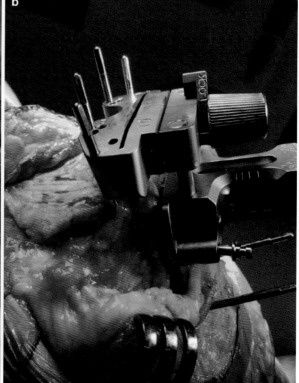

图27.13　a.外侧髁发育不全；b.与内侧髁接触良好

存在的内侧松弛的加重特别有用。这是通过使用
某种垫片为截骨导向器进行外侧堆积来实现，我
们使用骨凿（图27.15）。骨凿越厚，产生的外旋越
多。缺点是组件的前后（AP）尺寸会增加，导致
组件不匹配或内侧外侧股骨假体突出。如果使用
较小的组件以避免不匹配或突出，可能会导致股
骨外侧切迹。

第二种选择是使旋转中心位于膝盖的中间
（图27.16）。然后从外侧髁截骨更少，但从后内髁
上截骨却比平时多。它可以产生更多的内侧松弛，
但它限制了股骨假体增加的前后尺寸。

第三种选择是前两种的组合，是假体的前后
大小和内侧松弛过度增加的妥协（图27.17）。这是
一个我们实践中的共同选择。

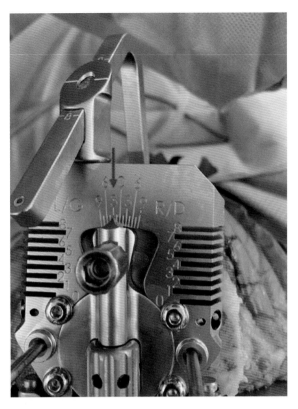

图27.16　以导杆为中心的3°外旋；旋转中心位于膝盖中心

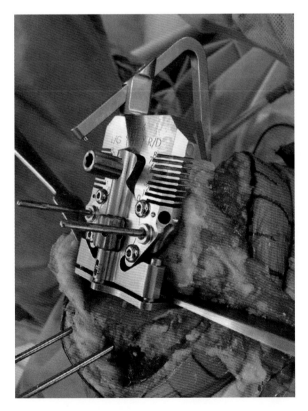

图27.15　用骨刀作为垫片来外旋测量器，旋转的轴线时股骨内后髁

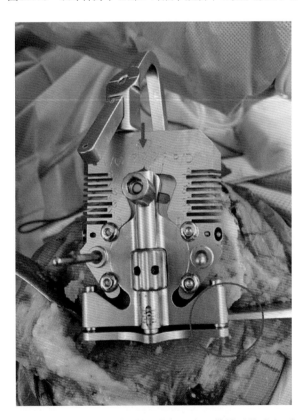

图27.17　两种方法的折中。注意3°中心旋转（箭头），加上横向后部的"堆积"（圆圈）

外侧松解

外髁截骨（Burdin）

将膝关节屈曲90°，切除覆盖于外髁的滑膜组织，以显露出腘肌肌腱和外侧副韧带。制作纵向和横向标记以允许估计截骨后侧向骨折块的位移。用细小的摆锯进行截骨，方向与股骨长轴平行（图27.18）。截骨厚度约1.5 cm（即股骨外髁宽度的1/3）。用截骨刀小心地完成截骨操作，再用手术刀松解后外侧结构，并将骨块向远端、后方移动（图27.19）。

膝关节的屈曲、伸直间隙韧带平衡通过撑开器来完成。如果关节的屈曲间隙外侧较紧，截骨平面将会偏后方（膝关节屈曲时）；如果关节的伸直间隙较紧，截骨平面将会偏远端（图27.20）。用电刀标记最佳的截骨位置，随后用带或不带垫圈的4.5 mm皮质骨螺钉进行固定。骨片可进行适当的修整（图27.21和图27.22）。

在股骨髁水平进行截骨的优势是能够对外侧韧带结构进行可控地松解。截骨面可向远端或后方移动，从而分别调整伸直间隙或屈曲间隙的紧张度。目前，我们建议在外侧副韧带及腘肌肌腱等软组织松解的上方进行截骨（图27.23）。事实上，松解外侧软组织并植入前交叉韧带保留的

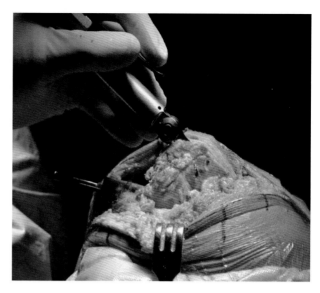

图27.18 截骨术是用小锯片完成的。注意纵向和横向标记，以便估计后续位移

TKA假体时，常导致关节前外侧发生松弛，这在术后仍有部分内翻的患者中尤为显著。但是，软组织松解并不能准确地控制韧带延长和外侧松弛的程度。Insall建议可从内侧打开关节囊后，拉花样松解关节后外侧软组织结构，从而松解外侧副韧带及腘肌肌腱。

股骨髁截骨的患者术后无特殊处理。术后45天可在支具保护下进行足尖负重。关节活动范围的锻炼与传统的康复方案一致。

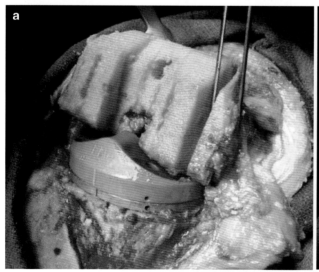
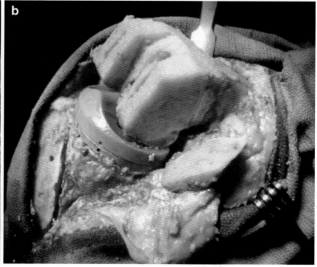

图27.19 a、b.用骨凿完成的截骨术，通过锐性解剖使骨块远端和后部自由移动

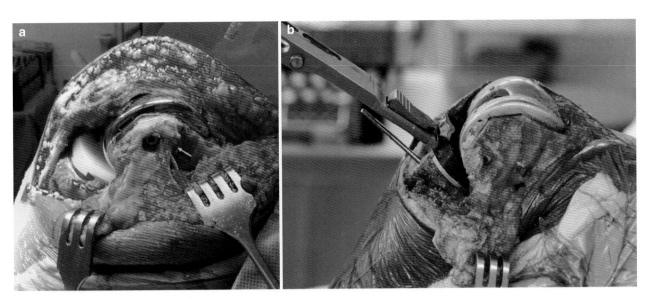

图27.20　a. 在此病例，髌骨片向远侧移动（箭头）；b. 在此病例，它已向后（蓝色箭头）和远端（绿色箭头）移动。骨片远端修剪（星形）

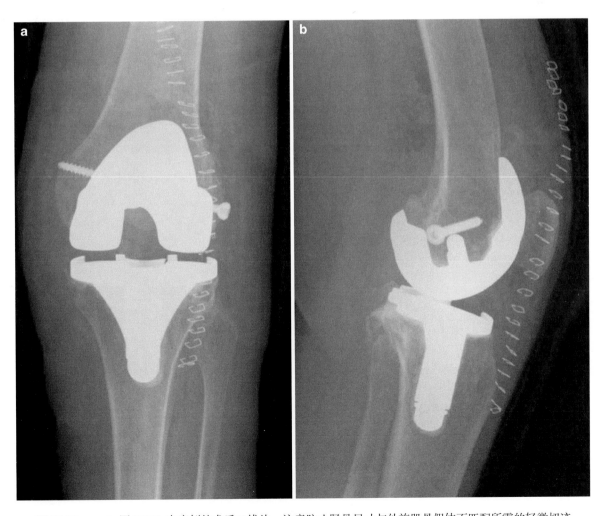

图27.21　a、b. 图27.20b中病例的术后X线片。注意防止胫骨尺寸与外旋股骨假体不匹配所需的轻微切迹

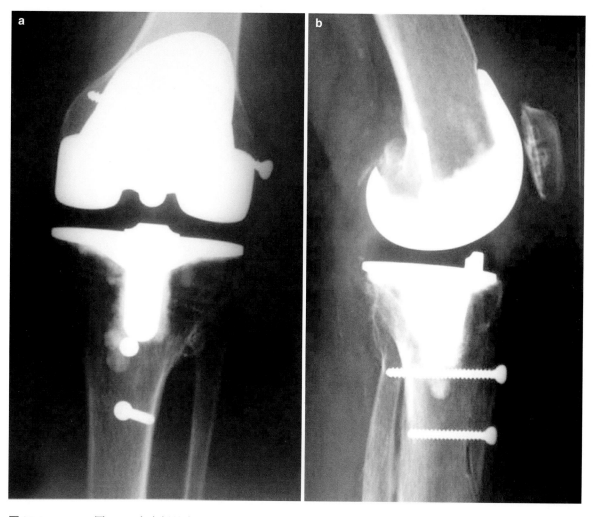

图27.22　a、b. 图27.19中病例的术后X线片。注意胫骨结节截骨，并再次轻微切迹以防止假体尺寸不匹配和外露

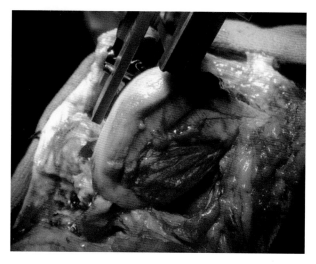

图27.23　骨膜下外侧结构的松解（外侧副韧带和腘肌腱）

髂胫束拉花样松解

对髂胫束进行拉花样松解时，可在髂胫束肌腱上刺戳出多个交叉切口。但除非在手术结束前，膝关节伸直时仍有严重的挛缩，否则我们很少进行这种松解（图27.24）。

手术顺序

膝关节外翻畸形是一种动态的病变，其机制目前仍不清楚。与膝关节内翻畸形相比，其术前评估（应力位下肢全长X线平片）并不能预测术中可能遇到的困难。通常，胫骨截骨后就可以判断是否需要进行软组织松解。如果在关节面水平从外侧胫骨平台上松解关节囊后，膝关节屈曲或伸直间隙仍不对称，常规进行股骨外侧髁截骨。

手术结束前，髂胫束挛缩会导致伸直位膝关节的软组织不平衡。在这种罕见的情况下，我们可进行髂胫束拉花样松解。尽管有学者建议进行股二头肌肌腱松解或腓骨头截骨，但我们从未采用该技术来调整关节力线或平衡软组织。如果老年患者出现明显的关节松弛，可使用髁限制性膝关节假体。髁限制性假体可能会引起并发症，因此需要限制这种假体的使用范围。由于需要预定，如果使用这种假体，在术前即已确定这种假体的手术方案。

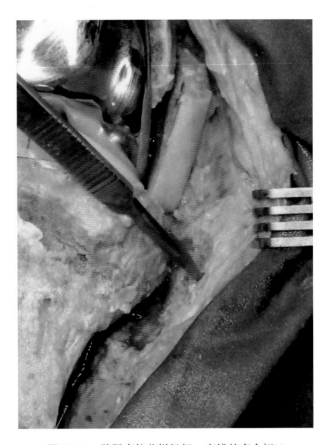

图 27.24 髂胫束拉花样松解：交错的多个切口

28 计算机辅助全膝关节置换术

Computer-Assisted Total Knee Arthroplasty

S Lustig, R Badet, Maad AlSaati, P Neyret, and C Butcher

引言

前面介绍了计算机辅助全膝关节置换术（TKA）的理论，本章将继续探讨计算机辅助TKA的临床应用。在前面的章节中，我们讨论了传统TKA的手术技术，本章将讨论计算机辅助TKA。

自从Saragaglia博士第一次将计算机辅助TKA应用于人体，计算机导航手术已经发展了10余年。该技术的目标是使手术更精确、更具可重复性，且必要时可随时转换为传统的手术。我们采用的是PLEOS导航系统（图28.1），其手术策略为以下三者之一：

- 独立截骨。
- 非独立截骨。
- 模拟股骨远端及后方截骨（胫骨截骨后）。

术前准备

患者的体位及术前准备与传统的全膝关节置换术相同。

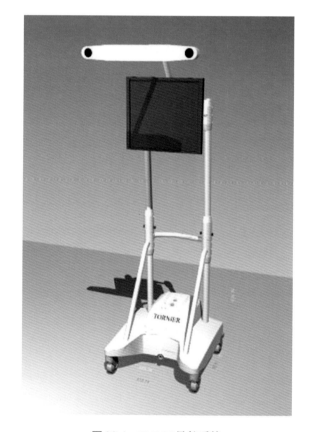

图28.1　PLEOS导航系统

S Lustig
Service d orthopedie de l Hopital de la Croix Rousse,
Lyon 69004, France

R Badet・M AlSaati
Centre Albert Trillat, Lyon, France

P Neyret (✉)
Infirmerie Protestante, Lyon, Caluire, France
e-mail: Philippe.neyret01@gmail.com

C Butcher
Healthpoint, Abu Dhabi, UAE

入路

我们采用标准的TKA手术入路：对膝关节内翻畸形患者采用前内侧入路，对外翻患者采用前外侧入路。

切断交叉韧带后，用Hohmann拉钩将胫骨向后脱位。该操作需要显露所有必要的骨性标志。

传感器介绍

在胫骨和股骨上各安装1枚传感器，并可通过摄像头进行探测。2枚传感器均经皮固定，安装位置不应阻挡手术的入路。

胫骨传感器安装于皮肤切口的下方10 cm处，从而避免干扰胫骨截骨导向器。电钻钻孔后，将2枚带螺纹固定钉打入胫骨内侧皮质，钉孔间距与传感器宽度一致，接着将传感器安装至固定钉上。同样地，在股骨的皮肤切口上方10 cm处经皮打入2枚固定钉，从而避免与股骨截骨导向器碰撞。

最后，检查计算机和接收天线的位置。膝关节完全伸直和极度屈曲时，摄像头都应可以清晰地探测到股骨和胫骨上的传感器。

确定标记点

股骨

先将膝关节伸直，再将整个下肢缓慢、多次地做环形运动，从而确定股骨头的旋转中心。该步骤中应确保骨盆不会活动（图28.2）。

通过带光学传感器的探棒获取其余的标记点。

· 前方皮质上定3个标记点。值得注意的是，应包括前方皮质上的最高点，以避免股骨前方截骨时发生碰撞（图28.3）。

· 确定Whiteside线上的3个标记点（图28.4）。

· 膝关节的中心位于PCL股骨侧止点的前方5 mm处（图28.5）。

· 将探棒沿股骨内外髁的最远端滑动（图28.6），从而确定截骨面的水平（截骨高度）。

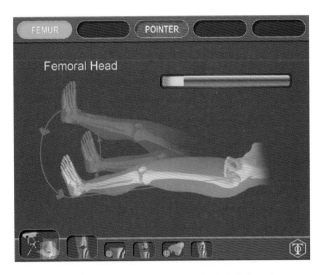

图28.2 顺时针旋转下肢，确定髋关节中心点

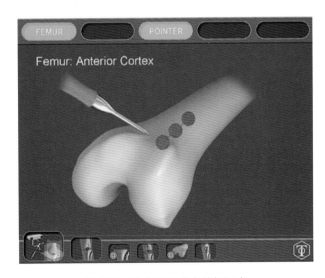

图28.3 确定股骨前方的标记点

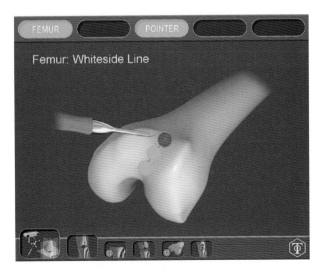

图28.4 确定滑车底部的标记点（Whiteside线）

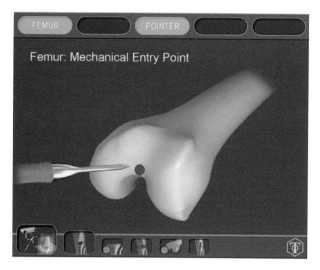

图28.5 确定股骨中心的标记点，位于PCL止点的上方5 mm处

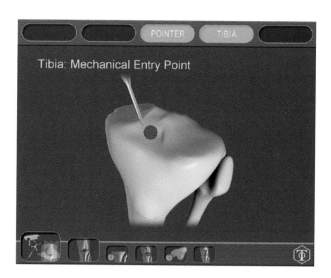

图28.7 确定ACL胫骨止点的区域

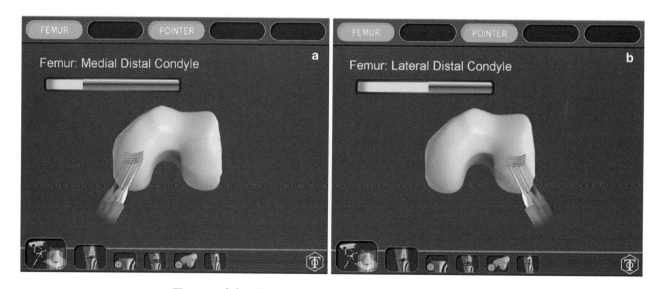

图28.6 确定股骨髁远端的标记点（a为内侧髁，b为外侧髁）

在这个系统中，股骨后髁由专用工具来确定。首先，将该工具的2个小探针与股骨髁后方及远端受力面接触，再将探棒插入该工具中，通过计算机计算出其矢状面上的旋转角度。可设定旋转角度为0°（根据医生的选择，也可设为3°）。

胫骨

使用探针获取胫骨上的以下点：

· 确定ACL在胫骨棘上的止点（图28.7）。

· 通过在相应区域画动确定内侧胫骨平台的最凹陷区域和外侧胫骨平台的最突出点，从而确定截骨面的水平（图28.8）。

· 确定胫骨棘后方的PCL止点和前方的胫骨结节（ATT）内侧1/3（图28.9），这两点的连线即胫骨平台的方向。

· 用探针确定踝关节的内外踝（图28.10）。

力线和韧带

通过导航系统测量膝关节接近完全伸直时的下肢整体的力线（图28.11）。

评估膝关节伸直时的内外翻松弛程度。可用

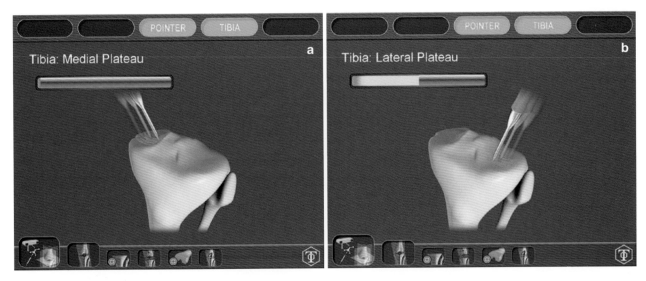

图28.8 确定胫骨平台上的标记点（a为内侧，b为外侧）

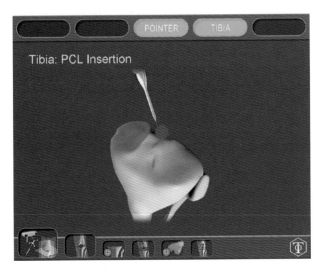

图28.9 确定PCL胫骨止点的区域

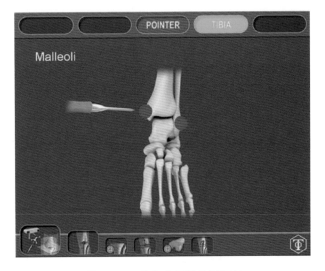

图28.10 确定内外踝的标记点

力将膝关节内翻、外翻，并通过导航系统记录变化的最大角度。

将膝关节屈曲90°，再次进行上述同样的测量。

最后，记录膝关节的最大屈曲角度。

胫骨截骨

将膝关节屈曲90°，并将胫骨向前脱位。将一个Hohmann拉钩放置于胫骨后方，另一个放置于外侧胫骨平台的外侧，以维持髌骨外翻并显露手术野。

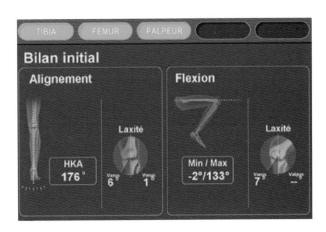

图28.11 通过测量畸形（HKA）、伸展/屈曲松弛度和运动范围进行初步评估

接着，用固定钉固定胫骨导向器，固定钉位于胫骨近端中央的ACL止点处。通过显示器上的目标图像，对导向器的位置进行精确控制（图28.12）。然后调整所需胫骨截骨的高度（对于我们目前的假体，在膝内翻的情况下，相对于外侧胫骨平台通常为10 mm，在膝外翻的情况下，距离内侧胫骨平台为7 mm）（图28.13）。

验证参数后，将使用2个固定钉"保存"胫骨切割导向器的位置，然后用锯进行切割。然后通过将传感器设备放在切割表面上，将实际切割与预测切割进行比较（图28.14）。

软组织平衡

股骨截骨前，用10 mm的垫块评估膝关节的平衡性。

首先检查膝关节的屈曲间隙平衡（图28.15）。计算机可显示出关节的内外侧间隙和股骨的截骨范围。目前使用的假体关节间隙应至少达18 mm（胫骨垫片为10 mm，股骨截骨高度为8 mm）。必要时可松解内外侧软组织以平衡关节的屈曲间隙，并进一步调整预期的截骨和股骨假体位置。因此，我们不仅可以控制旋转、尺寸和偏移，还

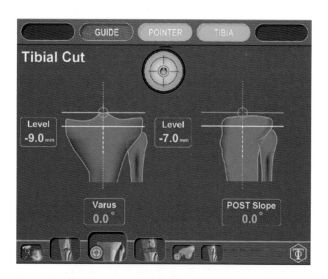

图28.12 屏幕上的目标图标将指导外科医生正确放置胫骨导向器并实现选定的切割

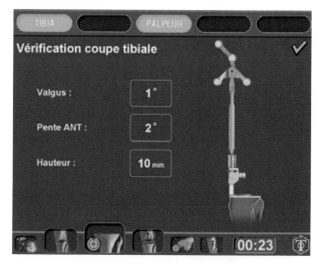

图28.14 将传感器安装至截骨面，确认截骨面与手术计划的一致

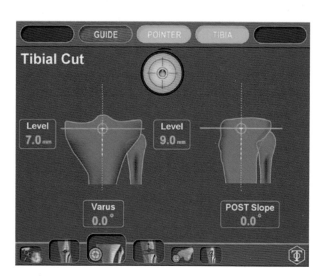

图28.13 调节胫骨截骨导向器的内外翻、后倾及截骨高度

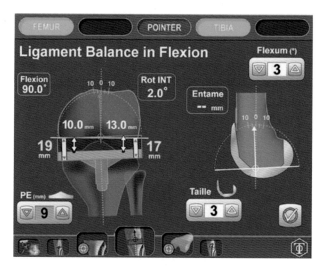

图28.15 调节屈曲间隙

可以在不使用多功能截骨导板的情况下控制屈曲平衡。

然后检查膝关节的伸直间隙平衡（图28.16）。计算机可显示出关节的内外侧间隙和股骨的截骨范围。目前使用的假体关节间隙应至少达18 mm。选择获得所需股骨机械轴和伸直位平衡所需的位置。

一旦认为所有参数都令人满意，则就可确定虚拟定位和尺寸。

股骨截骨

在屏幕上的目标图标的引导下，股骨器械被应用并固定在股骨上。这将提供上一步骤中所选择的股骨远端截骨（适当的内翻/外翻和屈曲）。然后设定所需的股骨切口深度（通常距离股骨远端10 mm）（图28.17）。

完成远端切割后，通过将传感器放置在截骨表面上，将其与预测的截骨进行比较（图28.18）。

下一个器械引导用于4合1股骨切割导向器的2个定位钉。它应用于股骨远端切口，其2个后足与2个后髁接触。根据先前选择的值进行旋转和前后定位的调整。一旦定位被验证，2个定位钉被引入，导航被移除。应用4合1切割导向器，并执行剩余的4次股骨切割。

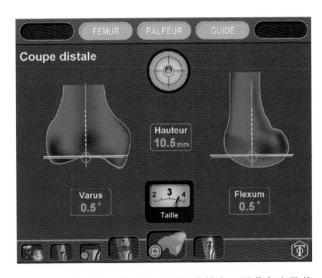

图28.17 调节股骨截骨导向器的内外翻、屈曲角度及截骨高度

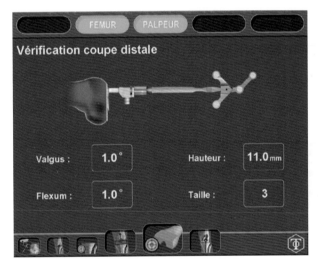

图28.18 将传感器安装至截骨面，确认截骨面与手术计划的一致

试模安装

安装试模后，伸屈膝关节，检查下肢的力线及关节松弛程度（各参数应与手术计划的一致）。髌骨截骨无需计算机导航辅助。

假体安装

在最终的假体上涂抹骨水泥并安装到位。通过评估膝关节力线来确认假体的最终位置，当骨

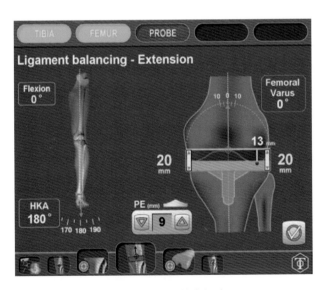

图28.16 调节伸直间隙

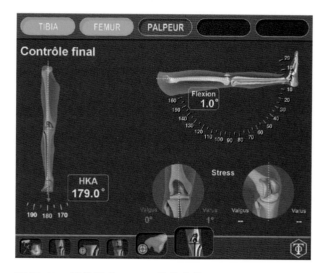

图28.19　最终检查HKA、膝关节伸屈下的松弛程度、最大屈曲角度等

水泥硬化后，再评估膝关节的内外翻松弛程度（图28.19）。

切口关闭和术后处理

取下所有的导航设备，切口关闭与术后处理与常规手术一致。

29 机器人辅助的膝关节单髁置换术

Robotic Assisted Unicompartmental Knee Arthroplasty

S Lustig, C Batailler, E Servien, and P Neyret

引言

机器人手术是提高膝UKA手术截骨和韧带平衡精确度的有力工具。它的目的不是取代手术医生，而是帮助医生提高手术操作，"增强型手术医生"一词可能更加合适。

根据在*AngloSaxon*期刊上发表的大量数据显示，目前美国使用的机器人系统，包括MAKO系统（Stryker）在内，是由一个限制性机械臂根据术前获得的扫描数据来运行工作的。这些系统主要局限性就在于需要进行术前CT扫描。

另一种实现机器人手术的技术路径发展到骨建模替代术前影像评估。本章将介绍这一改进系统的技术细节，过去它是一个开放平台，现由一家公司所有（Navio, Smith and Nephew）。该系统只需要标准的X线片，无需特殊的术前影像学检查（图29.1）。此外，内侧UKA的操作技术与外侧UKA基本类似。

术前准备

患者取仰卧位，用外侧固定架和远端固定架保持膝关节90°屈曲位（图29.2）。根据手术医生习惯，可以在大腿根部安放止血带。

NAVIO PFS控制系统由三部分组成。

· 远红外摄像机（与传统手术导航系统类似），需安装在手术区域1 m范围内，且面向术者，保证股骨传感器和胫骨传感器持续可见。

· 覆盖无菌保护膜的触摸屏。它位于操作者可触及的范围内，通常在对侧髋关节水平位置。

· 一个由控制台控制的机械操作端，带有可控机械磨钻和冲洗系统。机械端可以用一只手握住，另一端通过导线及引流管与控制台相连。

切口（对于内侧UKA）在髌骨旁内侧，可取髌骨上极至关节线下方1 cm位置，长度约为10 cm。

第一步是放置股骨和胫骨传感器，通常胫骨侧经皮置入，股骨侧经股内侧肌下置入（或者经股四头肌置入）。这两个传感器必须在整个手术过程和膝关节屈伸活动时均可见。

S Lustig (✉) · C Batailler · E Servien
Service d orthopedie de l Hopital de la Croix Rousse,
Lyon 69004, France
e-mail: sebastien.lustig@chu-lyon.fr

P Neyret
Infirmerie Protestante, Lyon, Caluire, France
e-mail: Philippe.neyret01@gmail.com

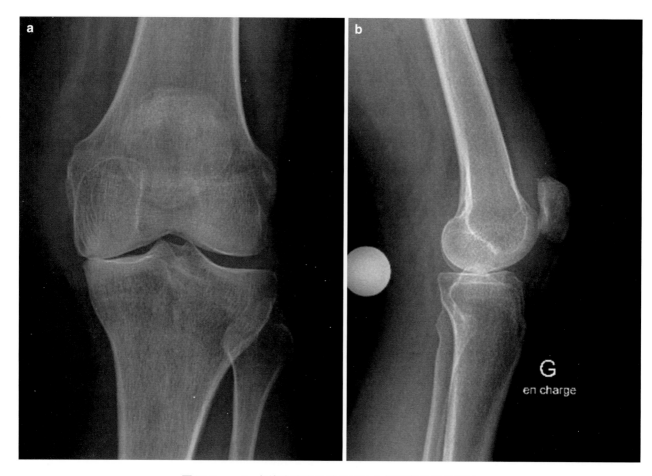

图29.1　a、b.术前膝关节X线片显示内侧胫股关节炎Ⅲ级

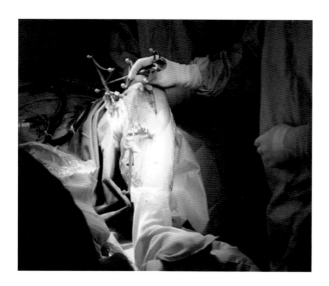

图29.2　股骨和胫骨传感器放置于患者肢体内侧图，术者位于患者膝关节外侧以保证传感器随时可见

获取采样点

为了验证传感器在整个手术过程中是否稳定，需在胫骨和股骨侧各确定一个参考点。手术中可以用探针检查这些传感器，以确认传感器没有移位。

髋关节中心通过反复的回旋动作确定，最大误差为0.9 mm。

内踝和外踝位置可直接用探针在踝关节处确定。

膝关节屈曲轴线需在无内外翻应力下，进行完整的屈曲伸展运动获得。

获取股骨内髁上的离散点或面参数。用探针接触股骨兴趣区域表面获取股骨表面形态。然后在胫骨侧重复这一操作。

在膝关节活动的各个维度施加应力后屈伸关节，再次记录膝关节屈曲轴线。

手术计划

这是机器人手术系统的关键步骤之一，因为它允许实时动态的规划（考虑到关节畸形的可矫正性）。

我们首先确定股骨假体在空间中三个平面上的理想位置（图29.3）。第一步是选择合适的假体尺寸，可以随时更改。另一个屏幕可实时显示假体放置在建模后的股骨髁上的准确位置。在触摸屏上可旋转显示根据规划植入假体后的股骨髁三维影像，以便准确显示假体的最终位置。股骨假体相对应的角度值可实时显示：内翻/外翻、屈曲、旋转。假体的选择应尽可能覆盖骨面，保持关节间隙高度，避免与胫骨棘相撞。

然后对胫骨部分执行相同的步骤。我们首先决定胫骨假体的大小和聚乙烯垫片的厚度，然后选择内/外翻、胫骨后倾、与胫骨棘的相对位置，以及假体的旋转角度。同样，触摸屏可以旋转三维图像，精确地显示假体在空间的三个平面上的位置。

下一步是在0°～120°屈伸范围内可视化观测我们规划植入后的角度矫正效果（术前对比术后）（图29.4）。在这一步，我们可以修改胫骨假体（内翻/外翻、后倾、旋转、截骨量）和股骨假体（内翻/外翻、屈曲、旋转、截骨量）的位置，并实时观察最终角度矫正效果。这些参数不仅考量了静态采集数据，也考量了初始的动态数据，还考虑到不同屈曲角度下可畸形矫正性。

最后一个步骤是将在膝关节屈曲过程中两个假体之间的接触点可视化。必要情况下，需要内移或外移其中一侧假体，使接触点更好地处于中心位置（图29.5）。

该系统可以在不同屏幕之间切换导航，一旦获得理想效果，最后的选择就可以确认。

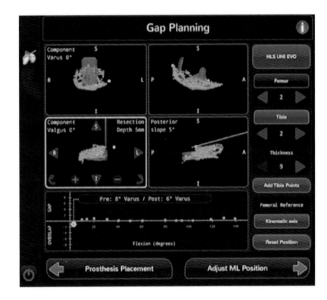

图29.4 根据股骨和胫骨假体放置，规划膝关节整体间隙平衡

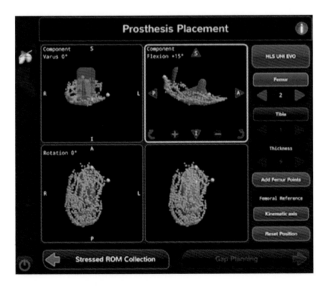

图29.3 股骨假体放置规划：0°内翻，0°旋转，以及15°屈曲

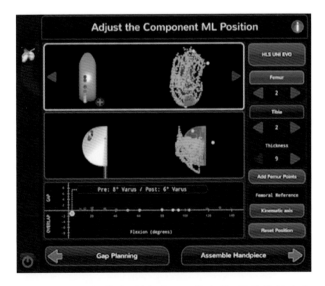

图29.5 调整假体内-外侧位置，使股骨-胫骨接触点中心化

骨表面准备

术前规划确认之后，可以开始骨表面的处理（图29.6）。铣刀和冲洗系统的组装及校准需要几秒。最后的控制步骤可以将待磨挫区域可视化，并确认该区域与直视下的假体植入区域相对应。

手术通常从更易操作的股骨侧开始，但如果愿意，也可以从胫骨侧开始。自动控制系统只在设定区域内进行铣削，一旦离开这个区域，磨钻就会回缩，从而避免失误而磨挫规划外的骨组织（图29.7）。手术过程中，屏幕上残留的骨组织深度可以通过色块实时显示，使磨钻能有效地定位。手术医生可以自由移动，而机器人系统会在磨钻超出手术规划区域时收回磨挫头。逐渐弯曲膝关节，让磨挫钻处理股骨髁最后方区域。有时需要先预处理胫骨，才能显露股骨髁最后方（图29.8）。

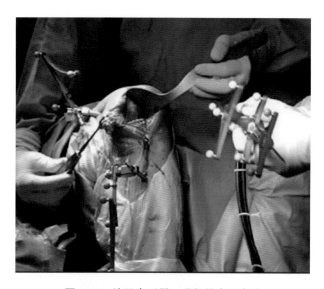

图29.6　放置牵开器，进行骨表面磨挫

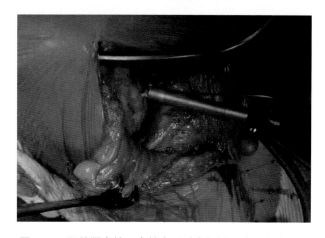

图29.7　股骨髁磨挫。磨钻离开手术规划区域即自动缩回

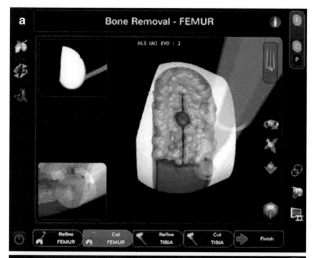

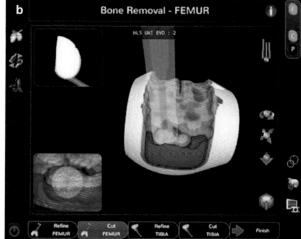

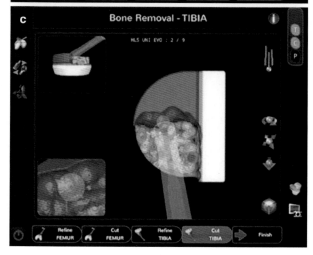

图29.8　屏幕显示钻孔区域和待移除的骨面。a. 股骨远端；b. 股骨后方；c. 胫骨

股骨处理完成后，磨挫胫骨前将胫骨转入同样的控制系统可视界面。首先从胫骨最前端开始，依次磨挫规划区域的骨面。一种方式是用Navio胫骨磨挫处理胫骨前方，然后放置胫骨导板，用摆据截掉胫骨平台后方。

使用锉刀可以将截骨面压平。此时半月板很容易处理，放在最后切除。

最后根据每种假体设计不同，在股骨上磨挫供股骨假体固定的槽或孔。这个准备过程是把手术规划在屏幕上显示后在可视控制下完成（图29.9）。

测试

我们可以通过手动和屏幕显示进行试样假体的测试。同时我们可以验证获得的膝关节力线和整个屈伸范围中的间隙平衡（图29.10）。

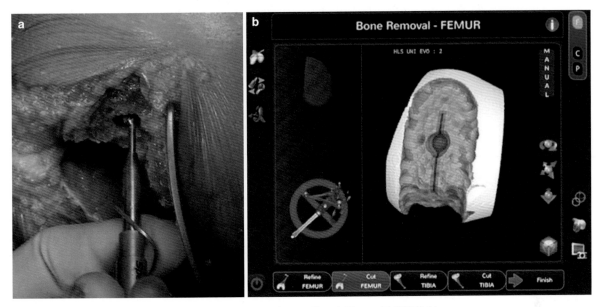

图29.9　修整股骨骨床。a.放置磨钻；b.屏幕端控制

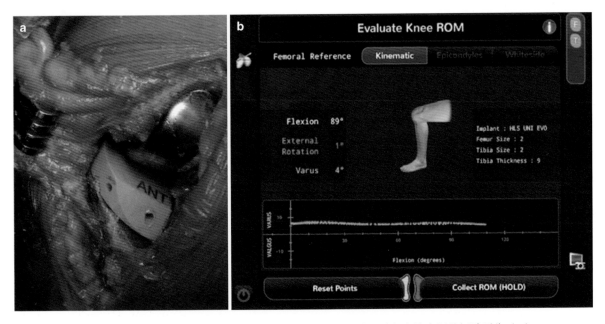

图29.10　植入胫骨试样假体（a），屈伸膝关节，在关节活动各个维度调整间隙平衡（b）

假体植入

根据手术医生的操作习惯，涂抹骨水泥，植入并固定正式假体。可以在假体在位情况下再次验证角度矫正和间隙平衡情况。移除股骨和胫骨传感器，常规缝合切口。在传感器置入位置，只需用皮钉闭合皮肤即可。

术后处理

无需特殊的防范措施，术后处理同传统内侧UKA手术（参见第27章），可以即刻完全负重，膝关节活动不受限制。

结果

依据我们使用这套机器人系统的经验，手术效果尤其是假体位置得到了显著的改善。通过X线在三个平面的影像分析，与理想的规划相比结果是满意的（图29.11）。我们没有遇到特殊的操作困难，在最初的一些病例需要时间熟悉操作系统以后，手术时间迅速缩减到60分钟以内。我们的初步结果证实了我们的AngloSaxon同事近期关于该机器人系统的报道。目前的手术适应证已经扩展到初次全膝关节置换术和双交叉韧带保留的膝关节置换术。

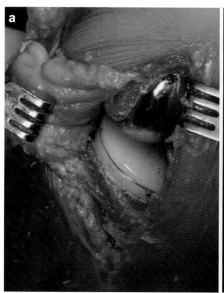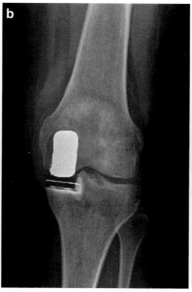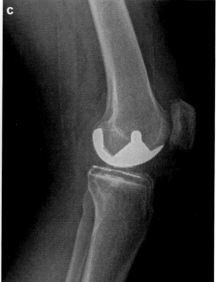

图29.11　最终假体位置（a）和术后X线片（b、c）

30 胫骨外翻截骨术后的全膝关节置换术

Total Knee Arthroplasty After Valgus Osteotomy of the Tibia

G Demey, H Hobbs, P Neyret, and C Butcher

引言

胫骨高位截骨术后的全膝关节置换术有多个难点，因为截骨术造成了骨畸形，如果全膝关节置换是基于韧带平衡技术进行的截骨，则可能导致截骨不平衡。这种潜在的困难必须在术前通过全面的临床及放射学检查予以预估和计划。

放射学检查：

- 单腿站立下的正侧位 X 线片。
- 屈膝30°时的髌骨轴位 X 线片。
- 内外翻应力位 X 线片。
- 负重位下肢全长 X 线片。

胫骨平台畸形形态的评估：

- 水平移位。
- 成角。

可通过额状面测量机械胫骨角（mechanical tibial angle，mTA）和矢状面测量胫骨后倾角来实现（图30.1）。下肢的总体力线由机械胫股角（mechanical tibiofemoral angle，mFTA）表示，矫正不足（mFTA ≤ 180°）或过度矫正（mFTA > 182°）。先前截骨术的成角方向相对不那么重要。这些数字加上模板可以对假体的位置进行预测：

- 骨骼和假体不匹配，随后龙骨与骨皮质发生撞击。
- 预计的截骨水平和倾斜度，以及其产生的间隙。

有了这些信息，外科医生就可以计划手术。超过9°的成角时建议TKA联合胫骨截骨，或者选择具有偏心龙骨的假体或定制假体（图30.2和图30.3）。

- 手术技术：
  - 入路，内侧或外侧，胫骨结节截骨术。
  - 导引，髓内、髓外或联合导引（冠状面截骨）。
  - 平衡，股骨外髁滑移截骨（Burdin），TKA联合胫骨干骺端截骨术。
- 假体类型：
  - 限制性或非限制性。
  - 定制假体，偏心龙骨。

G Demey
Clinique de la Sauvegarde, Lyon Ortho Clinic, Lyon, France

H Hobbs
Centre Albert Trillat, Lyon, France

P Neyret
Infirmerie Protestante, Lyon, Caluire, France
e-mail: Philippe.neyret01@gmail.com

C Butcher (✉)
Healthpoint, Abu Dhabi, UAE
e-mail: c.butcher@healthpoint.ae

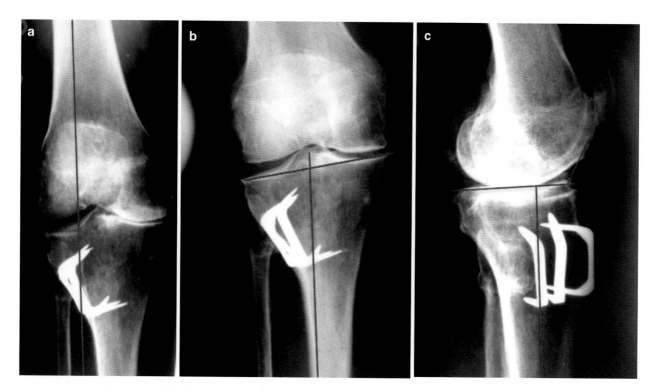

图30.1 评估整体力线（a），胫骨平台的水平移位及成角（b），胫骨后倾和髌骨高度（c）

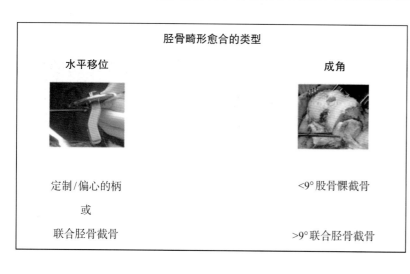

图30.2 对畸形的分析指导治疗。有显著移位和成角超过9°时，采用TKA联合胫骨截骨

手术技术

体位同全膝关节置换术。

切口

手术入路的选择很重要，因为它会影响松解和韧带平衡的操作。

如果原切口靠近中线，如有必要，可再次使用之前的纵行切口并延长。

之前水平的切口不可再次使用，需在中线上做一个新的纵行切口，尽可能与之前的手术瘢痕直角相交（图30.4）。

之前手术切口的位置不影响内侧或外侧关节切开的选择。

· 对矫正不足（内翻膝）的病例，建议从髌旁内侧切开关节。

· 对过度矫正（外翻膝）的病例，建议从髌旁外侧切开关节（图30.5）。

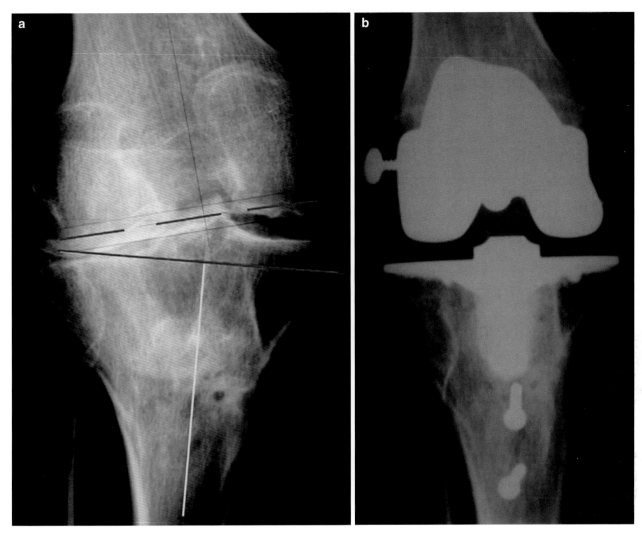

图30.3　a、b. TKA术中行外髁截骨术和术前、术后X线片。可以看到截骨术后外侧间室增大。如不行股骨髁截骨或胫骨矫正截骨，这种畸形很难解决

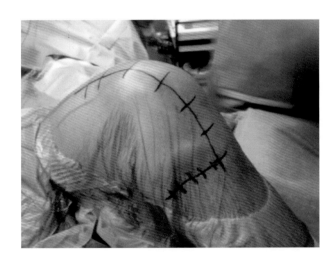

图30.4　先前水平方向的切口。新的切口与先前的瘢痕成直角

对有多道手术瘢痕的病例，可能发生皮肤坏死，有时需要找整形外科医师会诊。

植入物的移除

先前的植入物并非都要常规取出。当有必要时，我们会在全膝关节置换术中尽可能取出，避免二次入院手术。然而，在有感染可能的情况下，还是建议二期手术。对有感染史的患者，必须做微生物学检查。

先前截骨术留下的手术瘢痕也许可单独用来取植入物，但存在皮肤坏死的风险，特别是一期TKA手术。

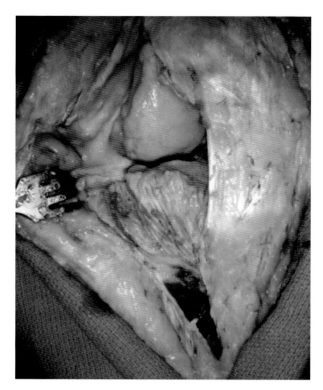

图30.5　过度矫正（外翻膝）的病例，从髌旁外侧切开关节

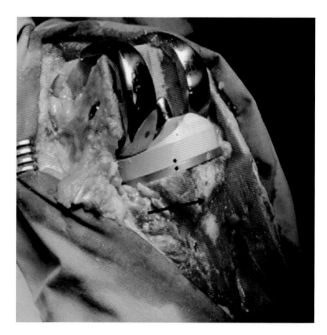

图30.6　胫骨结节截骨

暴露

如果有低位髌骨或严重的膝关节僵硬（屈曲≤90°），术中屈膝髌骨脱位时有髌韧带撕裂的风险。如果髌韧带止点的张力过高，可以在髌韧带止点处打入1枚2 mm的钉限制髌骨脱位时的张力。此法可强化韧带止点，有助于避免屈膝和胫骨向前脱位时髌韧带撕脱。

有时需要做胫骨结节截骨术。不过，我们倾向于先行关节松解术以避免做截骨术，松解股骨髁侧窝可以获得更好的暴露。胫骨结节截骨术的优点是当髌骨位置低时，可将胫骨结节的骨块向近端移位。胫骨结节的截骨块要足够长（≥6 cm）足够深（深达干骺端的松质骨），用2枚4.5 mm直径（或3枚3.5 mm直径）的螺钉固定以防骨不愈合（图30.6）。

无需常规松解外侧支持带，如果必要，可在关节内进行松解，避免伤及髌前区。

此时先完成股骨后髁截骨有助于胫骨脱位和暴露。这种情况下用带有较小后"足"的截骨模板比常规模板更容易操作（参见第27章，图27.8）。

胫骨截骨

目标是使机械胫骨角为90°，截骨平面在额状面及矢状面均要垂直于胫骨机械轴。我们使用髓外和髓内定位双重确认胫骨平台正确的截骨角度（髓外定位杆提供内外翻力线）。接下来有两个难点：恢复关节线，兼顾胫骨假体的覆盖率和假体柄与骨皮质不抵触。

这需要在术前计划时先以模板测量，确保胫骨假体柄与胫骨干骺端皮质不抵触。同样，必须先画出草图评估胫骨截骨后假体摆放的不对称性。

截骨高度难以决定。胫骨形态导致难以利用平台位置决定截骨平面及间隙高度。外侧间室在截骨术后的"变窄"以至于不正常的软骨磨损，内侧间室则同时有骨关节炎及骨量缺失。

· 对于内翻/截骨矫正不足的患者，胫骨截骨平面要垂直胫骨长轴，定位参考外侧平台，截骨量为7 mm（适应10 mm的胫骨侧组件厚度）（图30.7）。必要时在内侧胫骨平台上钻多个孔有助于骨水泥固定。

· 对于外翻/截骨过度矫正的患者，胫骨截骨平面要垂直胫骨长轴，定位参考内侧平台，截骨

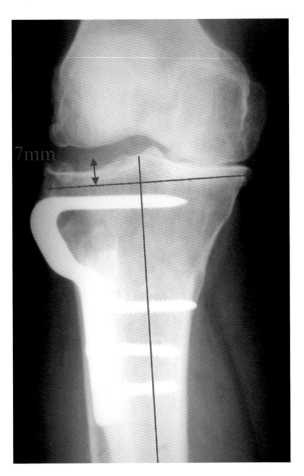

图30.7 矫正不足时（内翻膝）：胫骨截骨以胫骨外侧平台为参考，截骨7 mm

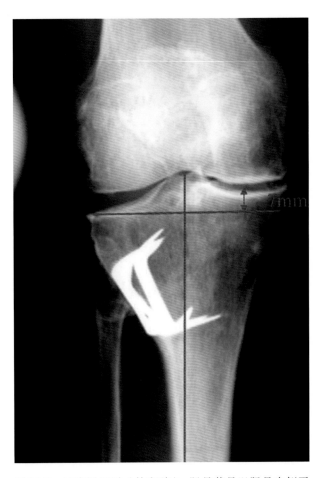

图30.8 过度矫正时（外翻膝）：胫骨截骨以胫骨内侧平台为参考，截骨7 mm

量为7 mm（同样为了适应10 mm的胫骨侧组件厚度）（图30.8）。

对于胫骨截骨术后的平台水平移位，术中需要兼顾假体的覆盖和假体龙骨或柄不与胫骨皮质抵触。必要时可用带偏心距龙骨的假体或定制的假体（图30.9和图30.10）。因此，术前计划选择合适的假体很重要。踝中心至膝关节中心的连线是理想的力线，但为了避免骨皮质抵触，有时不得不做出调整（图30.11）。向内平移仍可用垂直的假体，但会有更多不对称截骨和间隙对称困难。对于先前使用人工骨植骨做开放楔形截骨术的患者，建议使用长柄胫骨假体（75 mm或100 mm）。

全膝关节置换术中胫骨后倾的概念很重要，因为增加胫骨后倾角会导致负重时胫骨前移和向前半脱位，因此我们希望术后胫骨后倾角为0°。冠状面不对称截骨也会影响矢状面，因此术前要

仔细地评估胫骨后倾角。后倾角的测量，建议测量胫骨干的轴线与胫骨内侧平台的夹角，而非胫骨内侧平台与胫骨前方皮质的夹角（此角在摄片时受胫骨旋转的影响）（图30.1）。

在常见的外翻/过度矫正畸形中，软组织平衡应在股骨远端截骨前进行。骨赘切除及外侧松解有助于韧带平衡。进行外侧松解的顺序如下：

· 做外侧髌旁入路时，松解Gerdy结节上的髂胫束止点。

· 如果伸直位紧张，用"拉花技术"松解髂胫束（松解使其延长）。

· 若伸直和屈曲时都有轻度挛缩，用"拉花技术"做后外侧角松解。

· 若伸直和屈曲时都有严重挛缩，则行股骨外髁截骨（Burdin）（相关手术技术见之前的章节）（图30.12）。

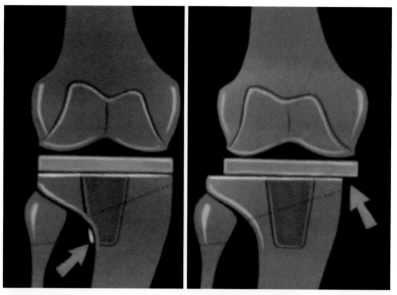

图30.9　胫骨平台明显水平移位的病例，可能发生胫骨假体悬挂或龙骨穿出胫骨皮质。处理选项包括胫骨截骨术、使用带偏心龙骨的假体或定制假体

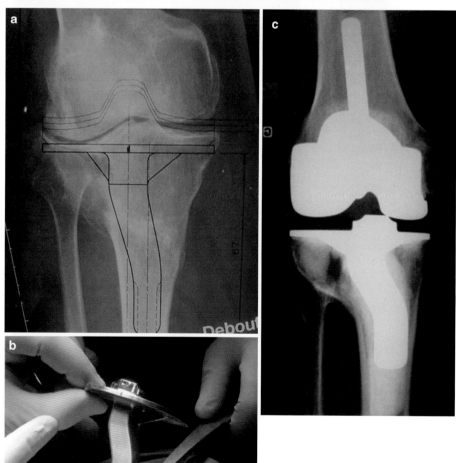

图30.10　带偏心龙骨的胫骨定制假体。a. 术前计划；b. 术中所见；c. 术后X线片

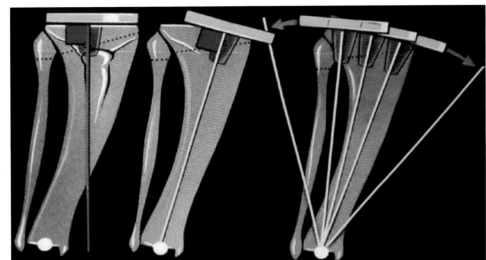

图30.11 有多个胫骨假体位置可以选择。对胫骨覆盖、龙骨/皮质撞击和不对称截骨对间隙对称及平衡的影响有不同的作用

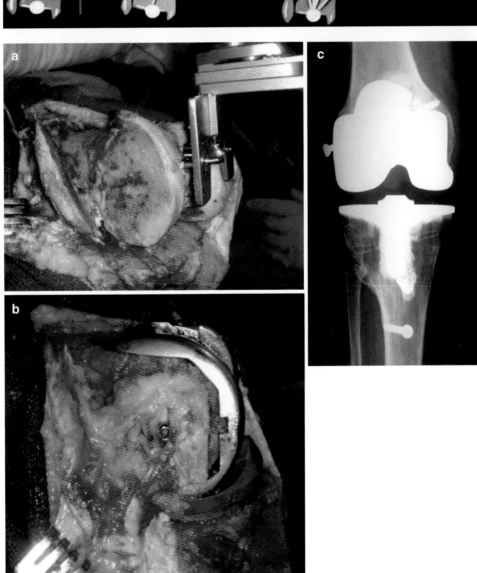

图30.12 a～c.股骨外髁截骨有助于屈伸间隙平衡

· 少数特别严重的病例，可在股骨侧松解腘肌肌腱和外侧副韧带（图30.13）。

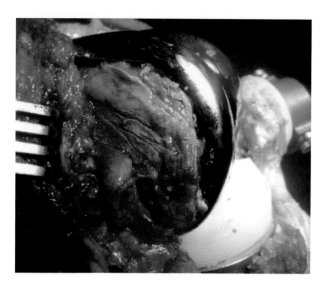

图30.13　在股骨侧做腘肌肌腱和外侧副韧带的骨膜下松解

最后，对于存在严重外翻/过度矫正的患者（mTA > 100°），建议在TKA前先行矫形截骨术，以确保手术可在最理想的情况下操作。避免矫形截骨术和全膝关节置换在一次手术内完成。这种病例我们也常用股骨外髁滑移截骨术来处理。

手术的其余部分

股骨远端截骨最常做外翻6°，然后用骨水泥固定假体。常规闭合切口。

术后处理

术后1天即可挂拐负重，60天内膝关节屈曲不超过95°，之后不受限制。在伸直位股四头肌足以稳定膝关节之前，行走时使用伸直位支具。如果术中行胫骨结节截骨上移术，伸直位支具需用2个月。

31 膝关节单髁置换翻修术

Revision Unicompartmental Knee Arthroplasty

G Demey, R Magnussen, P Neyret, and C Butcher

引言

膝关节单髁置换术（UKA）对单间室的胫股关节炎具有良好的效果。然而，失败的案例也时有发生。

单髁置换术后的翻修经常采用全膝关节置换术（TKA），许多术者以为其与初次TKA一样容易，对此笔者并不赞同，但它可能比TKA术后翻修简单一些。

翻修术前应当全面了解患者膝关节的手术史：单髁置换的类型（截骨量与表面置换厚度）及失败的原因（金属碎屑沉积、假体松动、磨损、胫骨平台骨折等）。

UKA翻修不仅仅限于转换为TKA，有时只是两个假体组件中的一个需要更换。另外，UKA术后慢性和不明原因疼痛（最常发生于内侧UKA术后）可行关节镜检查，但这种情况非常少见。

UKA术后翻修为TKA

此处只是论述手术计划和技术，具体植入

TKA的技术细节不再赘述。本章着重介绍UKA翻修的特殊性。

适应证

术前应明确UKA的失败原因，常有：

· 无菌性松动。

· 假体脱位。

· 衬垫磨损或断裂（图31.1）。

· 继发骨关节炎（对侧胫股间室或鲜有的髌股关节）。

· 感染（少见，＜0.5%，如果出现我们倾向于二期翻修）。

有时，失败是多因素导致的。

术前准备

除了分析UKA失败的原因外，术前规划的主要目的之一是预测可能需要植入的假体类型。

首先，如果胫骨存在骨缺损，则需要胫骨填充块和胫骨延长杆，但通常不需要增加假体限制

G Demey
Clinique de la Sauvegarde, Lyon Ortho Clinic, Lyon, France

R Magnussen
Centre Albert Trillat, Lyon, France

P Neyret
Infirmerie Protestante, Lyon, Caluire, France
e-mail: Philippe.neyret01@gmail.com

C Butcher (✉)
Healthpoint, Abu Dhabi, UAE
e-mail: c.butcher@healthpoint.ae

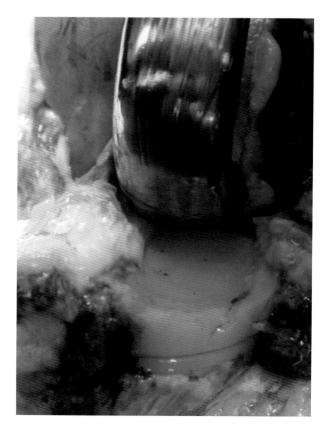

图31.1 金属沉积和聚乙烯衬垫磨损

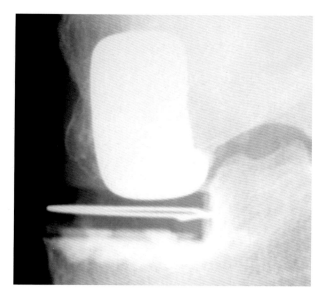

图31.2 Schuss位显示聚乙烯磨损

CT对UKA失败的分析（如骨溶解、假体过大、松动等）和手术计划的制定很有用。

如果能在不取股骨假体的情况下使用截骨导向器，需要先测量股骨后髁角，这样能为新股骨假体提供正确的旋转对线（图31.3）。

锝（^{99m}Tc）骨扫描和白细胞标记骨扫描能证实假体松动为无菌性还是感染性。

技术难点：手术策略

手术存在的技术难点主要在骨量丢失和韧带松弛。

· 骨量丢失是最常见的，术前可通过X线摄片（图31.4）和CT扫描评估。但是骨质缺损的实际情况只有术中移除胫骨假体后才能得知。

· 冠状面韧带松弛可通过外翻或内翻应力位X线片确定。一旦出现内侧UKA术后外侧松弛，应进行韧带平衡，但往往很困难。以笔者的经验，对此很少需要翻修成铰链式TKA。肢体凹侧的松弛更容易通过TKA弥补。

· 笔者使用的是后方稳定型TKA，因此矢状面上的韧带松弛很少造成技术困难。在一些未诊断出的前方松弛病例，当聚乙烯磨损到下面的金属后会出现金属碎屑沉积，此时准确评估骨缺损情况会更困难，这时CT扫描图像需要仔细评估。

· 假体：如果假体位置非常良好，可以原位

性。大多数初次TKA假体系统兼容胫骨延长杆和填充块，因此适用于该类患者。相反，如果股骨存在骨缺损，则必须准备TKA翻修假体，因为大多数初次TKA假体不兼容股骨延长杆及股骨填充块。

其次，如果假体失败是由于畸形凸面的松弛所致，TKA翻修时假体限制性则必须考虑和有所准备。

术前准备和规划包括临床体格检查、实验室检查和影像学检查。必须根据病史、体格检查、感染标志物、影像学检查和骨扫描检查排除感染。

标准的影像学检查有：

· 膝关节正位X线片（评估假体松动、对侧胫股间室情况）。

· 膝关节30°屈曲站立侧位X线片。

· 膝关节45°屈曲Schuss位X线片（图31.2）。

· 膝关节外翻/内翻应力位X线片。

· 下肢站立长轴位X线片（评估下肢力线和角度，同初次全膝关节置换术）。

· 对侧膝关节摄片。

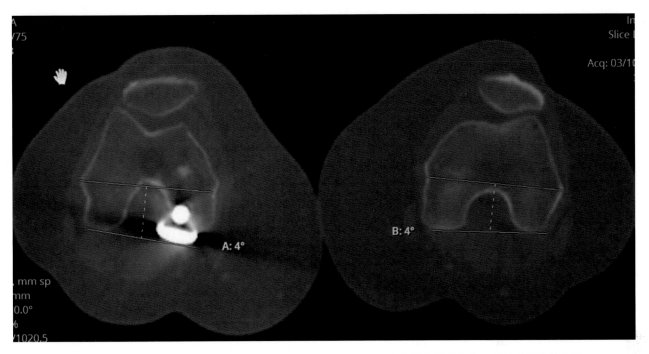

图 31.3 CT 显示股骨假体与外科通髁轴的相对位置能指导股骨导向器的旋转定位，以及新假体的安放

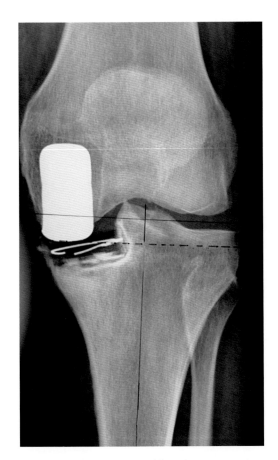

图 31.4 术前 X 线片示截骨 9 mm 后内侧胫骨平台的骨缺损（虚线）

保留仔细分析侧位 X 线片和 CT 影像可提示假体横截面和矢状面对线情况，下肢全长 X 线片可以提示冠状面对线情况。屈曲情况可通过侧位 X 线片来了解，伸直情况可通过正位 X 线片及下肢长轴 X 线片来判断。然而，股骨假体常阻碍截骨导向器的满意放置，常常必须在截骨前移除股骨假体。

内侧 UKA 翻修

入路

皮肤切口选择原手术瘢痕，必要时可向两端延伸。内侧髌旁入路（图 31.5），一般不需胫骨结节截骨。

明确单髁置换失败原因，评估假体磨损和固定情况。行滑液和骨组织活检，以排查磨损碎屑或感染因素。

胫骨截骨

胫骨可较易向前脱位（图 31.6）。小心移除胫骨假体和骨水泥，防止进一步的骨量丢失。股骨假体一般保留在原位。以前交叉韧带胫骨附着处为标记，骨刀凿平后，插入胫骨髓内导向器。

胫骨截骨方法同初次 TKA，以未手术的外侧

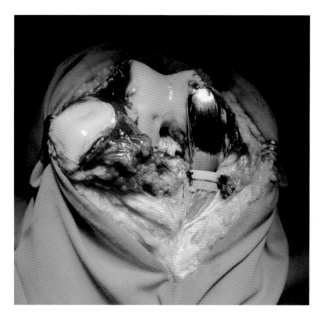

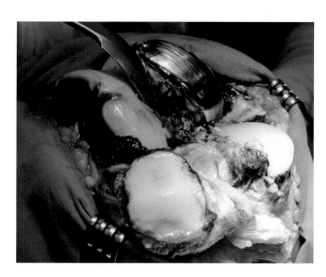

图31.6　显露胫骨

图31.5　内侧髌旁入路

间室为参考确定截骨量，截骨厚度应该与胫骨假体厚度相等（图31.7）。使用摆锯截骨。截骨的目标是避免进一步骨缺损和重建胫股关节线。

标准的胫骨截骨水平可能在假体移除后的内侧间室残余骨床的近端。如果是这样，可以在内侧胫骨平台加截5 mm或10 mm，使之容纳金属垫块后平行于外侧间室（图31.8）。

胫骨截骨完成后，置入胫骨试样假体和垫块（图31.9）。术前CT可以指导胫骨假体旋转定位，胫骨后缘及胫骨结节是术中参考点。准备胫骨假

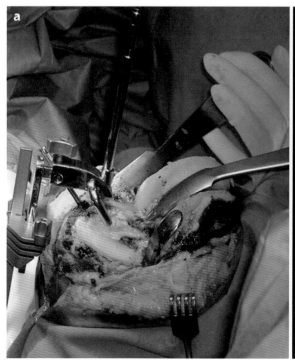

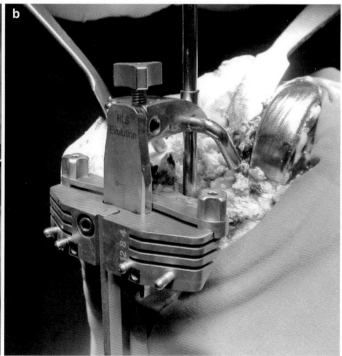

图31.7　插入髓内导向器（a），固定胫骨截骨导向器（b）

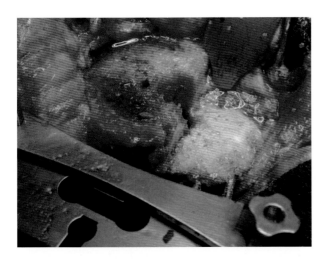

图31.8 胫骨内侧间室再截骨（4 mm、8 mm、12 mm）

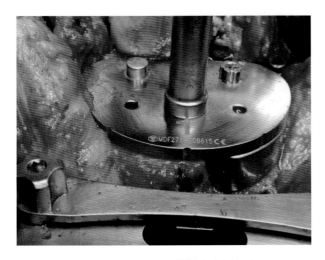

图31.9 金属垫块填充内侧空隙

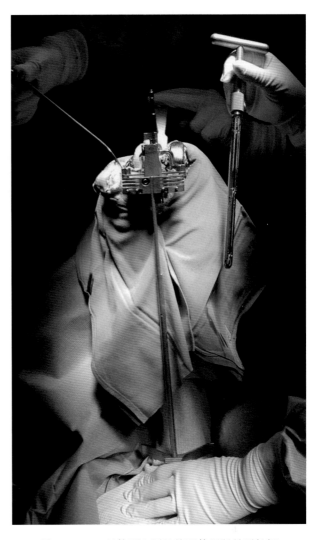

图31.10 一旦使用金属垫块要使用胫骨延长杆

体龙骨槽。如果必须使用垫块，则需要使用延长杆。我们会毫不犹豫地使用长细的延长杆（直径10～12 mm）以避免与骨皮质撞击同时利于假体安装（图31.10）。为减少这些问题，一些翻修系统提供偏心延长杆选择。组配式袖套系统是另一个选择。最后，也可以使用定制型假体，如图31.11a展示的郁金香型胫骨延长杆。该假体能填充胫骨半侧骨骺，使假体支撑于胫骨内侧骨皮质上，类似于全髋置换中的股骨柄（图31.11b）。

股骨截骨

膝关节90°屈曲。如之前介绍TKA的章节所述，股骨后髁截骨导向器需安装在股骨远端和股骨髁后部。

术前影像学检查如能判断假体位置良好，安装导向器时则不需移除股骨假体。务必排除假体的旋转错位和大小匹配，如发现股骨假体错位，需移除假体，其后方缺损用股骨截骨导向器上安装填充块填充（图31.12）。

一般我们倾向于在放置股骨远端截骨导板前移除股骨侧假体。由于截骨导板是安放于正常侧的股骨髁上，移除假体后不需在远端增加填充。

在股骨髁间凹偏内侧（后交叉韧带止点前方）为股骨入针点，骨凿清理后，电钻以7°外翻角度打通股骨髓腔，将股骨远端截骨导向器髓内定位杆插入髓腔，股骨切割导向器安装在股骨髁上。注意导向器必须放置在股骨髁后部，如股骨假体移除后，则应靠在外侧髁与内后侧填充块上。

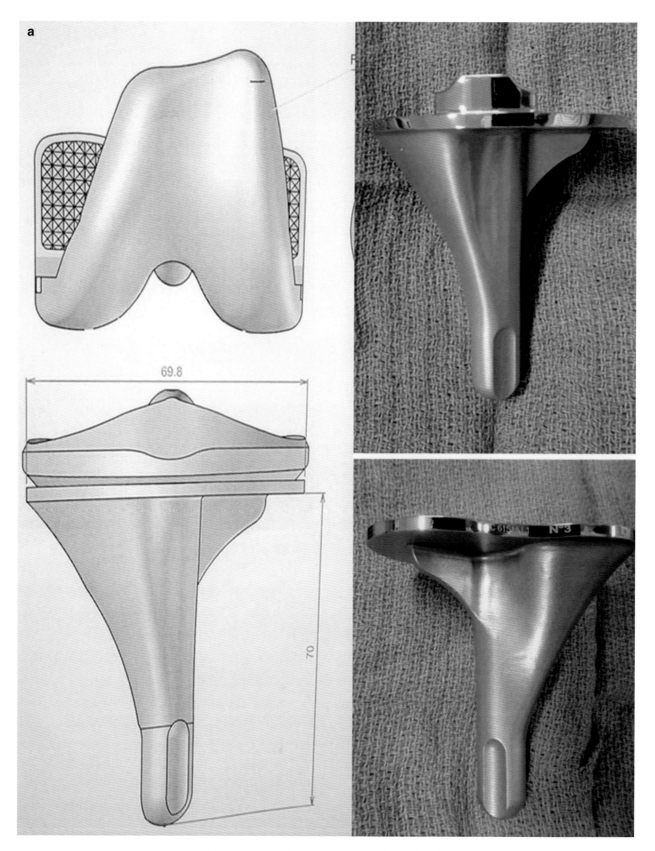

图 31.11　a、b. 郁金香型胫骨柄放置于内侧骨皮质上

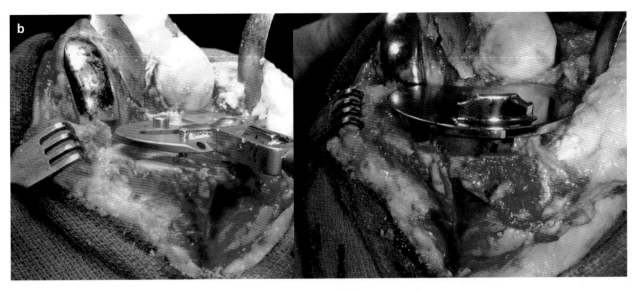

图31.11（续）

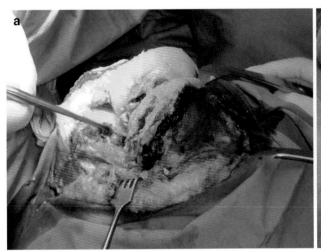
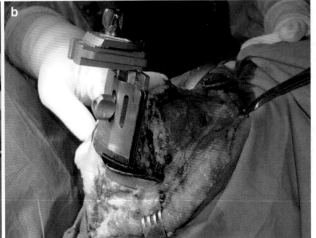

图31.12 移除股骨假体（a），放置股骨截骨导向器（b）

股骨前后侧的假体大小由股骨前端皮质骨上的导向器测量，根据术前CT评估和确定合适的股骨假体旋转位置。基于这种分析，如果股骨内髁假体位置看起来很完美，导向器可以靠在股骨内髁假体上测量。如果UKA的股骨内髁假体过大，可能造成TKA股骨假体过度内旋。如股骨内髁假体已移除，应放置内髁后方填充块以防止过度的外旋。因此，以股骨内外髁为基准控制假体的旋转度比初次TKA更具有不可测性。除了CT影像评估，还可借助股骨内外髁上连线或股骨髁前后相轴线（Whiteside线）作为参考。如果对股骨内髁假体定位有任何疑问，我们会在确定旋转定位

前移除它。

如果在初始放置截骨导板时保留股骨假体，那么一旦放置合适后要先暂时取下，在去除股骨假体后再安装回去，以进行股骨远端和后髁截骨（图31.13）。

截骨导向器靠在正常一侧的股骨髁上。如前所述，完成股骨远端及斜面截骨（图31.14）。

骨缺损填充

当骨缺损是中度和包容性（周边绝大部分有骨组织包绕），可用切割下来的自体骨或骨水泥填充（图31.15）。若骨质支撑强度不足，应使用延长

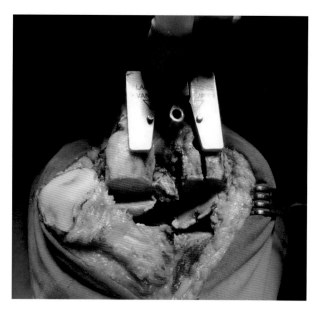

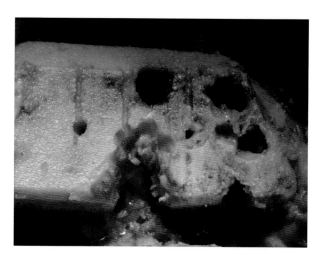

图31.15　中度骨量缺损，主要是包容性缺损

图31.13　股骨后髁截骨

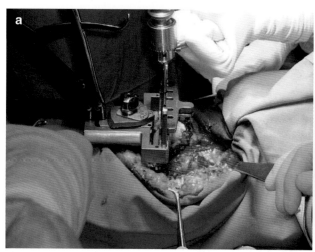

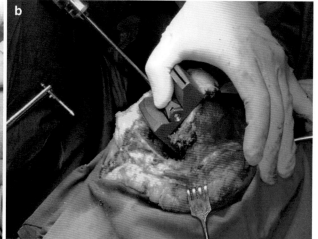

图31.14　股骨远端（a）及前方、斜面截骨（b）

杆。当骨缺损较大或呈非包容性，应该使用延长柄联合金属填充块（见TKA翻修）。填充块可用在后方或远端，或两者都用。

植入试样假体，用一个9 mm衬垫（图31.16）。

韧带平衡

以笔者的经验，切断后交叉韧带，使用后稳定型膝关节假体能使韧带平衡更容易。然而，UKA失败后会导致侧副韧带更松弛，增加了韧带平衡的难度。

松解的第一步是随手术入路中松解内侧副韧带深层。如前所述，对MCL"多点针刺"可以进一步松解内侧结构。如有必要，可对MCL浅层远端进行彻底松解。在屈曲挛缩畸形的病例中，可松解半膜肌胫骨止点。

假体植入

植入假体时应确保胫骨填充块与内侧副韧带无摩擦，各个尺寸和厚度的填充块都应备齐（图31.17）。

首先骨水泥固定胫骨平台和延长柄。如延长柄较长（＞75 mm），应在胫骨髓腔植入聚乙烯髓腔塞以防止骨水泥渗入远端髓腔。

放置聚乙烯衬垫，然后高度屈曲膝关节，置入股骨假体。在膝关节90°屈曲位敲击股骨假体。如股骨延长杆超过75 mm，也应插入聚乙烯髓腔塞。伸直膝关节以进一步压挤压骨水泥，同时骨水泥固定髌骨假体，完成手术（图31.18和图31.19）。

外侧UKA翻修

除了手术入路与胫骨截骨量不同外，其余手术技术与内侧UKA大致相同。

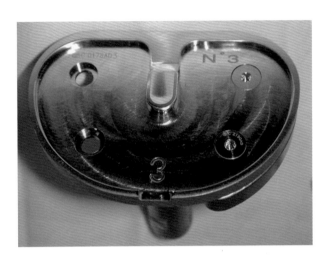

图31.17　假体内侧连接金属填充块

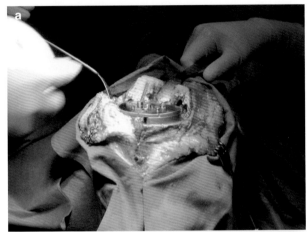

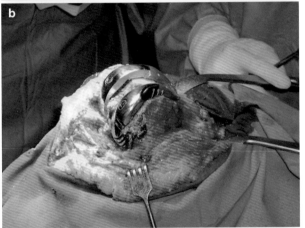

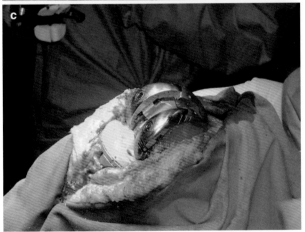

图31.16　放置假体试模，胫骨端（a）、股骨端（b）及垫片（c）

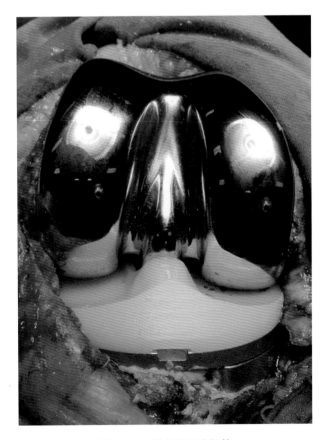

图31.18　骨水泥固定假体

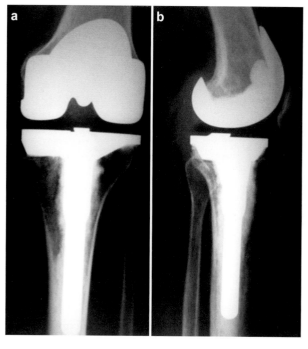

图31.19　术后膝关节X线片：正位（a）和侧位（b）

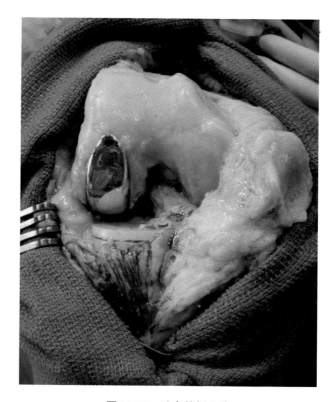

图31.20　髌旁外侧入路

入路

对于外侧UKA转行TKA，切口取原手术瘢痕，再向两侧延展（图31.20）。如有多处手术瘢痕则取最外侧，我们倾向于外侧而不是内侧切口是由于软组织松解更容易并在切口暴露时自动完成，也能避免诸如皮肤坏死和髌骨坏死等问题。外侧切口的手术显露比内侧更容易，也很少需要胫骨结节截骨（图31.21）。

胫骨准备

胫骨截骨的参考基准是对侧正常间室，内侧胫骨平台的截骨厚度应小于胫骨假体的厚度（假设胫骨假体为10 mm，那么胫骨内侧截骨厚度控制在7 mm以下）。因为内侧胫骨平台呈凹面，不像呈凸面的外侧胫骨平台（图31.22）。如同内侧UKA翻修一样，胫骨内侧平台截骨线一定要在移除胫骨假体后的外侧平台骨床之上。外侧胫骨平台只需与内侧平台平行的少量截骨即可。即使两侧相差5 mm甚至10 mm，也能通过相应的金属填充块得以补偿（图31.23～图31.25）。我们推崇最低限度地减少骨量丢失。

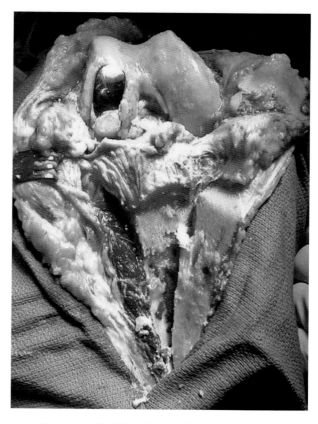

图31.21　手术野暴露困难时行胫骨结节截骨术

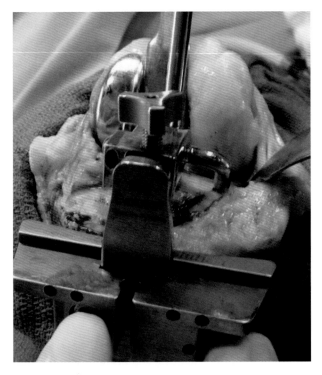

图 31.22 放置截骨导向器，截骨量为内侧胫骨平台下 6 mm

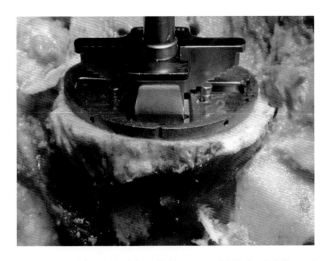

图 31.23 内侧胫骨平台下截骨 6 mm，胫骨表面平整，不需金属垫块

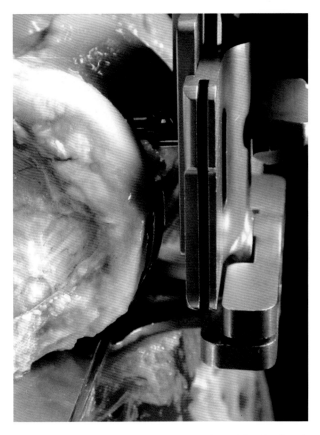

图 31.24 放置股骨截骨导向器，导向器与股骨内髁相贴（1）

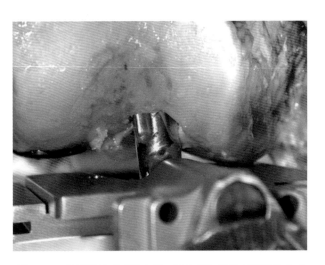

图 31.25 放置股骨截骨导向器，导向器与股骨内髁相贴（2）

股骨准备

由于移除假体后，股骨后髁缺如，术者应避免股骨切割导向器内旋。导向器贴于内侧股骨髁，同时股骨外侧髁后方置入填充块以保证外旋角度。同理，在外股骨髁与导向器之间暂时插入若干骨凿也能获得足够外旋（图 31.26）。在器械导引下，先股骨髁后方截骨，然后股骨远端截骨，最后斜面截骨（图 31.27 和图 31.28）。

韧带平衡和试模胫骨假体置入

外侧 UKA 失败后导致的内侧韧带松弛往往很难平衡。初步松解可在前外侧手术入路进行，这

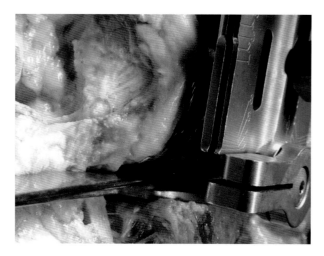

图31.26　股骨外髁后侧与导向器之间放置若干骨刀，保证外旋角度

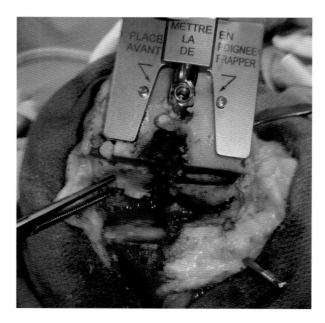

图31.27　股骨后髁截骨

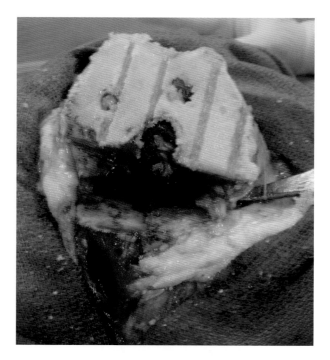

图31.28　股骨远端截骨

时可以松解外侧关节囊，以及在Gerdy结节处松解髂胫束（但要保持其与胫骨前肌筋膜的连续性）。植入假体试模后，屈曲和伸直膝关节以检查韧带松弛度。如果伸直位下内侧韧带仍松弛，可用11号刀片对髂胫束进行"拉花"处理，形成多个横行切口。

最终假体置入

　　骨水泥固定假体后，伸直膝关节以充分挤压骨水泥（图31.29）。

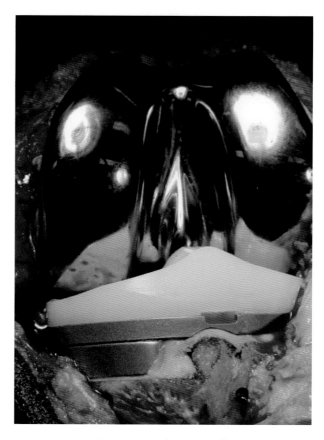

图31.29　骨水泥固定假体

术后处理

UKA行TKA翻修后的术后康复同初次TKA（详见第26、27章）。如术中行胫骨结节截骨，45天内膝关节屈曲不能超过95°。在术后初期的45天内佩戴两个膝关节支具，一个为伸直位支具（行走时佩戴），另一个为屈曲30°支具（休息时佩戴）。在术后45天时摄片，在去除支具和增加膝关节屈曲角度前确认截骨部位充分愈合。

膝关节镜及单髁置换术

当UKA术后发生不明原因的疼痛时，膝关节镜是十分有用的诊断和治疗手段。它有助于诊断：

- 对侧间室的半月板损伤。
- 股骨假体与胫骨棘或髌骨撞击。
- 髌股或对侧胫股关节炎（图31.30）。
- 新生半月板组织引发的疼痛。
- 金属溶解。
- 聚乙烯衬垫完整性。

此外，关节镜还能摘除突出的骨水泥、手术纤维瘢痕、半月板组织（残余或新生半月板）（图31.31和图31.32），以及肥大性滑膜炎等。同样也可观察关节伸直屈曲运动轨迹。

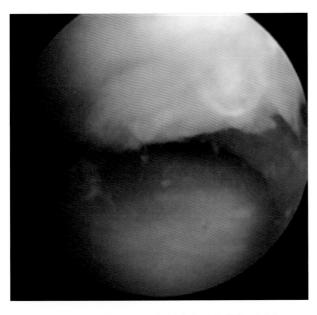

图31.30 对侧间室退行性病变（关节镜下观）

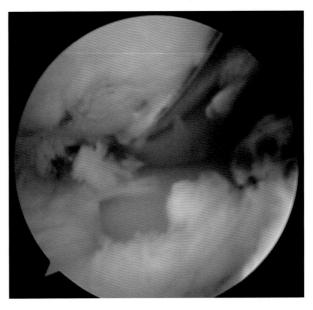

图31.31 新生半月板（关节镜下观）

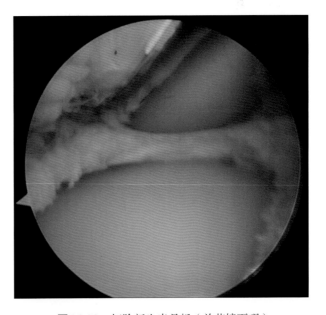

图31.32 切除新生半月板（关节镜下观）

手术技术

膝关节镜相关技术已在之前章节讲述，要小心地进入关节腔内，以免损坏股骨假体。首先进行髌股间室探查，观察是否有软骨损伤、滑膜增生、股骨假体与髌骨撞击等。注意镜头及器械勿破坏正常的股骨胫骨假体组件。

第二步是膝关节屈曲90°时探查股骨髁间凹。触探前交叉韧带，如发现Hoffa脂肪垫过于肥厚，可部分切除。将膝关节分别外翻和4字位，探查内侧和外侧间室。

术中可能发现垫片磨损或金属沉积病。金属沉积病很难诊断：间接征象是滑膜增生和聚乙烯衬垫磨损，很少能看到黑色的滑膜或滑液。检查假体稳定性和是否有多余骨水泥。假体松动有时会很明显。然而通过触碰很难判断到底是单单假体在动，还是假体连带着所固定的骨骼一起动。可以切除假体-胫骨交界处的增生纤维，观察是否存在微动。

对侧半月板损伤或增生（半月板全切除术后的新生半月板）可通过关节镜下处理。需注意电动削刀勿伤及聚乙烯衬垫。术后处理包括完全负重和早期活动。

单髁置换术后单髁翻修

只能在明显的假体位置不良（图31.33）或假体过大（图31.34）导致关节疼痛的情况下，才考虑翻修更换股骨胫骨的假体组件。然而，有文献指出该手术效果不佳，失败率高，因此应告知患者仍存在持续疼痛的风险。

手术技术

入路与前次手术相同，术中可取组织活检以排除感染可能。注意是否有垫片磨损及金属沉积反应的征象。用骨凿移除移位的假体（图31.35），尽量减少骨量丢失。假体位置不良的矫正需要技巧，如使用螺钉增强等（图31.36～图31.38）。术前应告知患者，可能需要转行TKA，同时备好TKA器械（包括填充块及延长杆）。

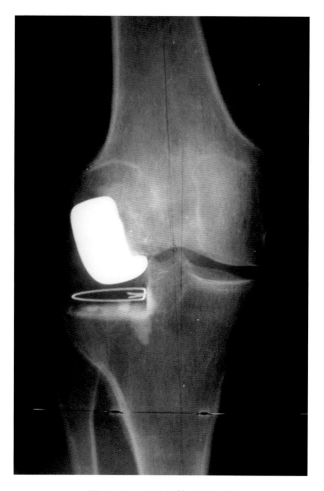

图31.33　股骨假体过度内翻

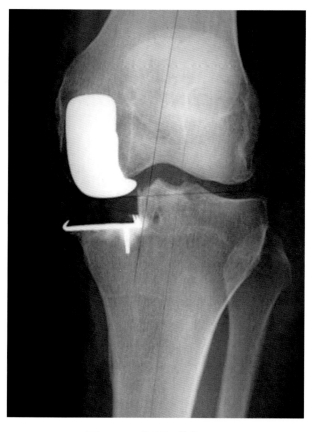

图31.34　胫骨假体外悬出

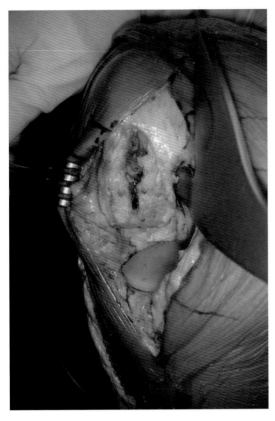

图 31.35 移除位置不良假体时，最小限度地减少骨量丢失

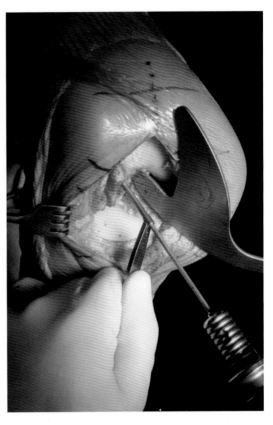

图 31.36 使用螺钉矫正假体位置不良：钻孔（手术技术）

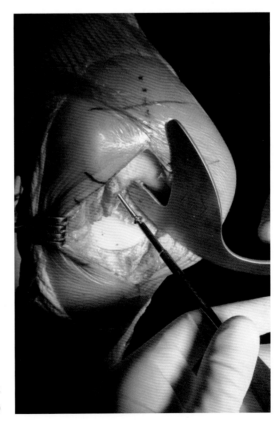

图 31.37 使用螺钉矫正假体
移位：置入螺钉（手术技术）

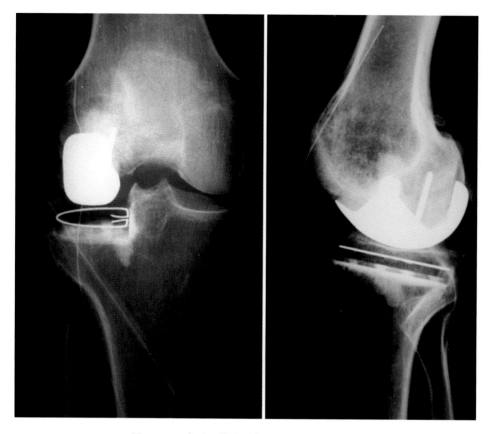

图31.38 术后X线片（与图31.33同一病例）

32 全膝关节置换翻修术：术前计划和手术技术

Revision Total Knee Arthroplasty: Planning and Technical Considerations

S Lustig, R Magnussen, P Neyret, and C Butcher

术前计划

术前计划是翻修手术的基础，必须认清初次置换术后失败的原因。

感染筛查

术前应筛查是否存在潜在的感染，包括临床病史（局部肿胀、疼痛或膝关节症状同时伴有其他部位感染）、影像学评估、实验室检查（白细胞计数、红细胞沉降率、C反应蛋白）和骨扫描（可辅以中性粒细胞标记的骨扫描和骨髓扫描），如果怀疑感染，关节穿刺活检有助于诊断。

骨缺损的评估（X线摄片±对侧膝关节，CT扫描）

X线平片无法准确评估骨缺损。当术前怀疑存在金属碎屑时，可通过CT扫描明确骨缺损范围。相较于X线平片，CT对骨缺损的分辨率更加高。

假体大小的评估

通过手术记录或使用模板了解植入物大小非常重要。用模板测量对侧膝关节有助于选择合适的翻修假体。

为去除假体对特殊器械的需求

为提供假体取出时所需的特别辅助器械，了解植入物的类型非常重要，尤其是在取出带有长龙骨、垫块和袖套的高限制性假体时。对于铰链型假体，为了分离胫股关节假体，需要充分了解假体的机械特性。

侧副韧带的评估（应力位摄片）

这是翻修手术的关键步骤。正位应力位摄片是评估侧副韧带的常规检查。关节过度松弛（特别是由内侧副韧带损伤所致的关节松弛）需选用限制性假体进行翻修。在铰链型假体出现机械性失败的情况下，应力位摄片可见假体在冠状面的

S Lustig
Service d orthopedie de l Hopital de la Croix Rousse, Lyon 69004, France

R Magnussen
Centre Albert Trillat, Lyon, France

P Neyret
Infirmerie Protestante, Lyon, Caluire, France
e-mail: Philippe.neyret01@gmail.com

C Butcher (✉)
Healthpoint, Abu Dhabi, UAE
e-mail: c.butcher@healthpoint.ae

异常移位。

关节线的评估

拍摄负重下的下肢全长正位X线片（完整显示双下肢情况），可评估对侧股胫关节线的水平（下肢全长与股骨长之比）并与术侧膝关节关节线进行比较。也可以通过初次置换术前的X线片（如有的话），评估关节线相对于初始状态的改变量。但是在关节屈曲挛缩时，此分析方法缺乏可靠性。

假体限制性的选择

使用非限制性假体（后稳定型、"深盘型"或后交叉保留型）取决于侧副韧带的质量。假体的选择还取决于一些解剖学因素，同时还应考虑患者的年龄和意愿。在关节内翻/外翻过度松弛或无法获得伸直和屈曲间隙平衡的情况下，需要使用限制性假体。侧副韧带松弛（术前已存在的或预料再手术时将造成的）是使用旋转铰链型膝关节假体与否的主要因素。以下情况可将铰链型假体列为首选：

· 严重的术前关节强直：因其需要大范围的松解侧副韧带。

· 严重的冠状面上的松弛或反屈，包括由神经系统疾病造成的。

· 那些为了代偿松弛而分离或脱位导致关节线显著改变和低位髌骨的病例。

· 铰链型假体的翻修。

在所有这些情况下，都存在周围软组织袖套不足。

我们也建议对非常高龄的患者使用旋转铰链型膝关节假体。

我们必须在术前预估所需的假体，在没有把握的情况下须选择限制性更高的假体。在任何情况下，对于经验不足的医生，建议手术开始前，在手术间准备好限制性更高的假体。

组配式假体的选择

有必要在翻修术中使用组配式假体，包括更长的柄和胫骨、股骨垫块。假体在干骺端足够

稳定，是复杂翻修成功的关键。在翻修时，我们过去常使用定制的郁金香式假体，但是现在有更好的袖套状假体可供选择（图32.1）。术前合适的模板测量通常可以预估术中所需的部件。然而，移除假体时可能造成比预计更大范围的骨缺损。需要注意的是，在有金属存在的情况下往往会低估骨缺损的情况。术者应牢记此点并明白什么情况下要做CT扫描以更详尽地了解骨缺损的程度。

手术技术

为便于理解，我们将手术方法分两部分阐述：假体取出阶段和新假体植入阶段。尽管这两个部分是先后发生的，但这是一种"功能性"手术，这两个部分实际上是密不可分的。然而，在感染的情况下，这两个部分将分为两个阶段进行。

假体取出

体位

患者的体位与初次全膝关节置换术相同。患者取仰卧位，大腿根部放置止血带。在肢体远端放置楔形垫，保持术中屈膝90°。

入路和显露

用记号笔在皮肤上标记翻修手术的切口。通常利用第一次手术的切口，并在两端作一定延伸。如果先前有多个切口，应选用最外侧的切口。

第一种入路为正中入路，此法与侧方入路相似。在切开浅筋膜前不可做皮下分离，到达筋膜下层后就可以安全地做剥离操作。髌骨前面的松解不能超过髌骨外侧缘，沿着股四头肌肌腱和髌韧带的内侧缘切开。用23号刀片切开关节，沿股四头肌肌腱的内侧缘（有时难以辨认）纵向切开，在股内侧肌缘保留少许肌腱，术毕可做密实地缝合。

于髌骨内侧沿髌韧带内缘向下延伸切口至胫骨结节前内侧面，然后将内侧关节囊直接从胫骨平台的前内侧骨面上剥离，即内侧关节囊三角形松解。

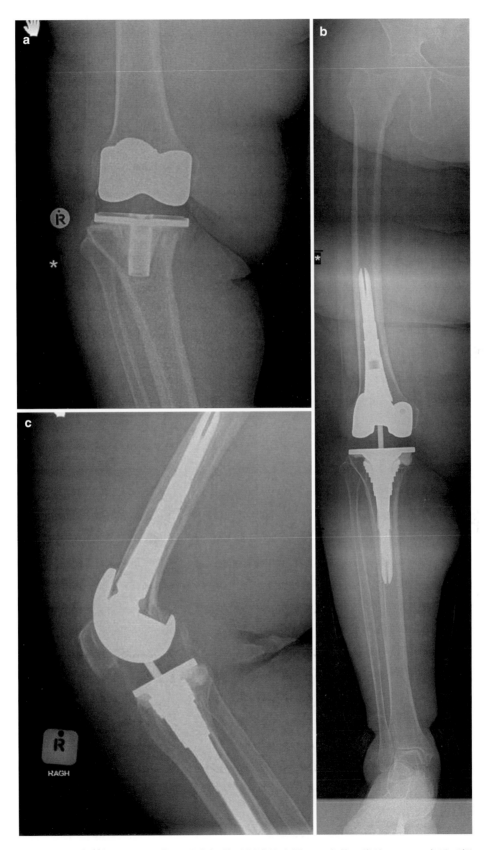

图 32.1 膝关节翻修系统，使用袖套提供干骺端的支撑。a. 术前 X 线片；b、c. 术后正侧位 X 线片

用骨膜剥离器将内侧副韧带的深层纤维沿关节线剥离至胫骨假体上缘。

于伸膝位时翻转髌骨，将伸膝装置脱位到外侧。仔细地松解髌下区和股骨髁侧窝的粘连。为了暴露假体滑车部上方区域，需要广泛切除股骨前方的滑膜。

前次手术留下的髌下脂肪垫也需切除。

很少需要将外侧支持带切开以翻转髌骨。屈膝后将髌骨脱位至外侧（翻转或不翻转）（图32.2），这个步骤有时有危险，需当心髌韧带止点撕裂。可用1枚钉钉在胫骨结节的髌韧带止点上以避免上述状况发生（图32.3）。

如果膝关节明显强直（屈曲小于70°）或髌骨的位置很低，术者有时必须在手术的开始阶段即行胫骨结节截骨。我们喜欢采用股四头肌剪口（向上、向外侧斜行切开）。若牵开伸膝装置仍无法暴露膝关节，则需行胫骨结节截骨术。截骨时膝关节屈曲90°，用摆锯（最好用骨刀）自外而内截骨，长度至少6 cm，保留截骨片上附着的肌肉与前外侧肌肉、筋膜的连接。最后用骨刀在髌韧

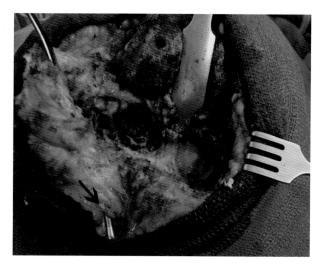

图32.3 用1枚钉保护髌韧带的远端止点

带后将胫骨结节顶部与胫骨完全分离。

滑膜组织活检

组织活检常作为排除感染的检查手段。这项检查包括冰冻组织切片下中性粒细胞计数和细菌培养。每高倍镜视野下中性粒细胞大于10个提示感染。

标记关节线高度（假体在位时）

标记股骨侧和胫骨侧假体的高度。可利用特制的器械完成标记，或者在距离原关节线一定距离（一般取6～10 cm）的胫骨或股骨上做出标记（图32.4）。术者便可以量化任何由于假体置换引起的关节线位置的变化。在极少数情况下，不再继续进行翻修时，记录这些标志与关节线的距离以便下次手术。

假体移除

第一步是移除聚乙烯衬垫（图32.5）。患者屈膝90°，在聚乙烯衬垫和金属盘之间插入骨刀旋转解除锁扣，然后再用Kocher钳取出。有时为了获得更大的空间以便取出衬垫，需要将膝关节处于伸直位。取出衬垫后记录其磨损的程度和位置。

下一步取股骨假体。假体没有松动时，用骨刀逐渐将假体与骨的界面分离（图32.6a）。这个过程中，可以使用不同宽度的骨刀。专门设计的骨

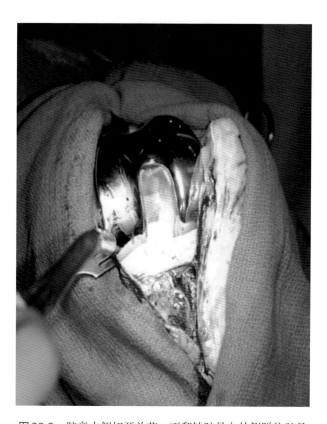

图32.2 髌旁内侧切开关节，不翻转髌骨向外侧脱位髌骨

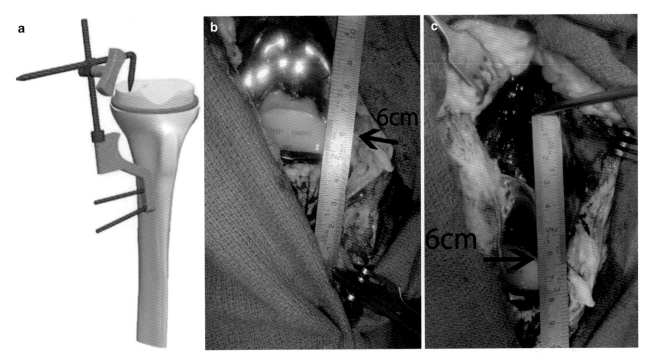

图32.4 标记关节线水平。a. 使用特制的器械；b、c. 在胫骨和股骨各钻一个3.2 mm的孔

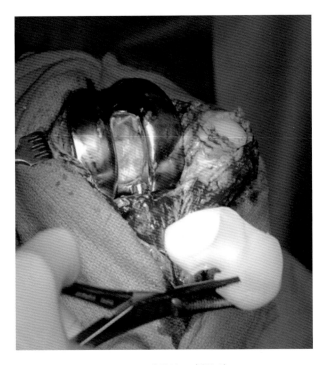

图32.5 移除聚乙烯垫片

刀可供处理困难部分，如股骨切迹（图32.6b）。但是不能用骨刀撬假体，这种操作会损伤骨质。有些术者喜欢用线锯分离出股骨假体的前部，而笔者的经验认为用线锯会移除过多的骨质。我们倾

向于使用薄的锯子紧贴假体，慢慢地插入。随后将股骨组件从股骨上取下（图32.7）。

接着用两把拉钩暴露胫骨，一把在胫骨后方使胫骨向前方脱位，另一把在胫骨平台的外侧，牵开翻转的髌骨。取出胫骨假体有时很困难，髌韧带可能会妨碍骨刀分离胫骨假体的外侧部分。对该位置和胫骨假体后方的分离，特制的骨刀会有帮助（图32.8）。

为了减少对胫骨的损伤，可以用第二把骨刀插入假体金属盘底面与第一把骨刀之间，再重复同样的操作（插入第三把骨刀），内外侧交替进行（图32.9）。如果胫骨假体是全聚乙烯材料，有时可以用摆锯移除假体。许多组件允许集中插入专有拔出器以完成移除胫骨组件（图32.10）。通用拔出器对多数假体有用（图32.11）。

移除骨水泥需要时间和耐心。移除胫骨侧骨水泥需要用Lambotte骨刀。将骨水泥凿成碎片以便更容易取出，远端骨水泥塞通过钻孔然后用镊子取出。如果是长柄的骨水泥假体，有时需要在骨水泥帽的远端开孔，然后用逐步增大的可曲性铰刀取出骨水泥。皮质开窗技术作为最后的手段使用。用骨刀取骨水泥时，必须注意避免骨水泥

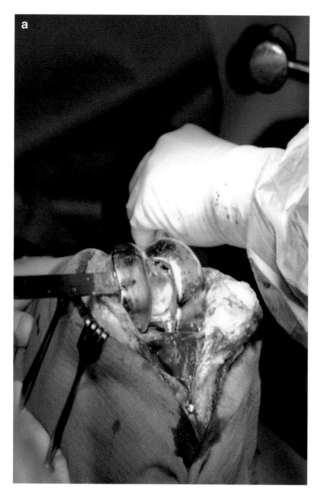

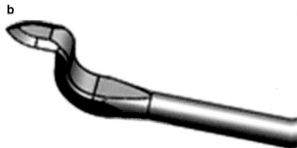

图32.6　a. 用Lambotte骨刀分离骨-假体界面；b. 用特定形状的骨刀处理不同的界面，包括股骨切迹（Shukla medical NJ）

碎片弹到未消毒的手术灯和口罩上再落入伤口内。

取非骨水泥假体时，术者必须非常小心，注意取出的方法并且有足够的耐心，因为在取出假体时可能会带出较多附着于假体的骨质。在尝试移除假体前，应尽可能用骨刀分离骨与假体的界面。

对所有的病例，术者都应当花时间去观察这些移除的假体并留意聚乙烯的异常磨损，这些发

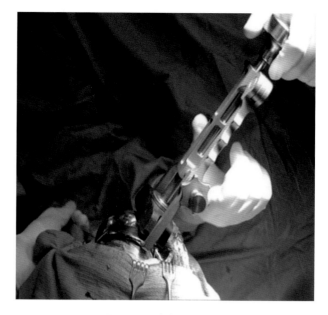

图32.7　移除股骨假体

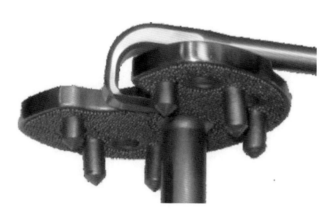

图32.8　用特别设计的反向骨刀插入假体后方界面（Shukla medical NJ）

现可以为寻找假体失败的原因提供线索，并且应写在手术记录内。

髌骨假体

决定是否需要移除髌骨假体有时很困难。髌骨假体并非都需要移除，因为取髌骨可能导致髌骨骨量丢失或使髌骨过薄（小于12 mm）。术者应考虑髌骨假体是否已经磨损或松动，如果出现任何一种情况都要行髌骨假体翻修。其他决定是否行髌骨置换的因素包括原髌骨假体的形状（穹顶形、"警察帽子"形）与新的股骨假体滑车是否匹配。

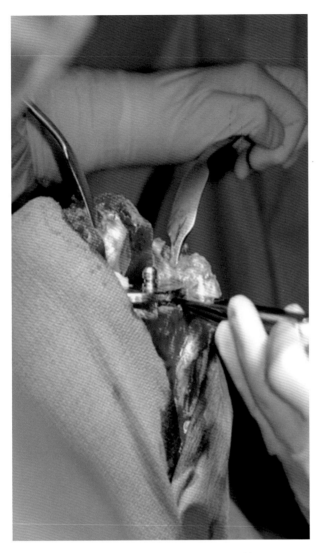

图32.9 用成叠的骨刀移除胫骨假体

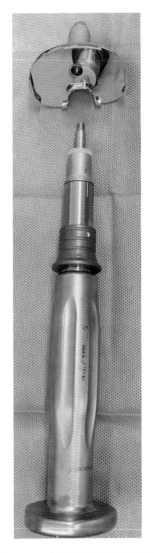

图32.10 专用的胫骨假体打拔器

"更好"是"好"的敌人（过犹不及）。

当没有感染并且髌骨假体的情况可以接受时，可以保留原髌骨假体。如果决定移除髌骨假体，术者应知道取出带金属托的髌骨假体非常困难。我们尝试使用薄而窄的骨刀，但始终冒着髌骨骨折的风险。我们可以尝试将一个薄锯片锯入金属托的后方，做出一个分离界面以保护骨质，然后用Lambotte骨刀完成分离。取出聚乙烯髌骨假体就容易得多，可用摆锯来移除假体。残存的固定栓可以用磨钻移除。将小号的磨钻（2.7 mm）置于固定栓的中央然后启动磨钻。除非固定栓已经

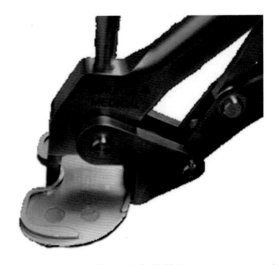

图32.11 胫骨假体的通用打拔器（Shukla Medica NJ）

松动，否则还需要用小的刮匙将残存的固定栓聚乙烯碎屑取出。

假体移除后，在胫骨和股骨假体下各取3个组织做活检和细菌培养。必要时，髌骨假体下方亦取检。

清洗（骨水泥，肉芽组织）

必须仔细取出新假体放置区域的所有残留的骨水泥和软组织。极度屈曲膝关节并将股骨向前方牵引，以便术者仔细清理股骨髁后表面。只有充分清理之后才能对骨缺损有正确的评估。

重建的原则

假体取出后，术者关注的重点是如何解决骨缺损和确保新假体的正确力线。

有两种方案：

· 用髓内定位杆确定机械轴并固定截骨导向器，然后将假体组件（包括圆锥体、袖套和垫块）置于这些导向器上。

· 首先重建关节面（用髓内或髓外定位），然后使用髓内杆增强固定作用。

胫骨重建

首先重建胫骨侧（由 B. Mandhuit 引入的胫骨平台概念）。用专用的胫骨截骨模板截出一个满意的胫骨平台（图32.12）。髓内定位设定后倾0°，髓外定位设定与额状面机械轴成90°位。用钉固定预钻孔后的截骨模板，做最少量的截骨（可能1mm就足够了）获得平整的骨面（图32.13）。如果胫骨内侧或外侧平台存在较大的缺损，胫骨截骨模板在初始截骨的基础上可以在外侧或内侧加截5mm或10mm。移去截骨模板，依次递增试模估计胫骨平台的大小。必要时将5mm或10mm厚的金属垫块也安装在胫骨试模上。聚乙烯衬垫和楔形垫块高度的估算，即新的胫骨假体的高度，是通过测量胫骨假体和胫骨上预钻的孔之间新的距离来确定的。

股骨重建

然后放置股骨假体试模（特殊的翻修假体）（图32.14）。股骨假体的大小由以下几点综合决定：

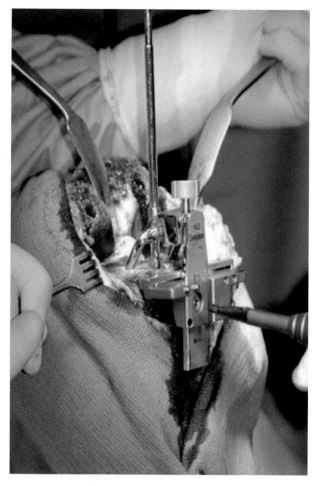

图32.12　固定胫骨截骨导向器。髓外导向器用于冠状位对线，随后被移除

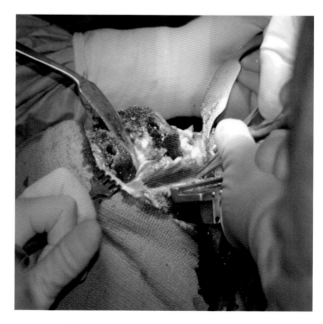

图32.13　最少的截骨获得平整的骨面

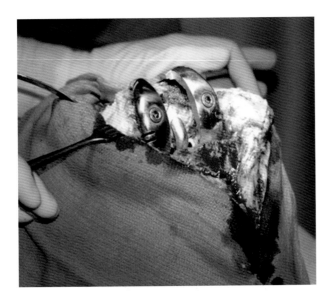

图32.14 股骨试模定位

· 原股骨假体的尺寸。

· 术前模板测量对侧膝关节或初次假体植入前的膝关节。

· 胫骨假体的尺寸（避免股骨与胫骨假体的误配）（图32.15）。

· 股骨内外径的大小。

· 股骨的前后径。

将股骨髓内定位杆放置在外翻7°来测量股骨机械轴。然后放置股骨试模，并保证它与股骨内外髁均有较好的接触（股骨试模应当有可供髓内杆通过的孔道）（图32.16）。

如果股骨髁不能获得良好的支撑，需要通过添加远端楔形垫块（或增加截骨量）的方式使得股骨试模获得良好的支撑。股骨外翻的角度并不决定股骨远端关节线的水平。

屈曲间隙的平衡

第二步是平衡屈曲间隙。屈曲间隙的平衡并不是通过韧带松解完成，而是通过植入物填充间隙来实现。这种方法被"T. Ait Si Selmi"称为"骨平衡"。为了实现"骨平衡"，必须降低股骨假体的后髁与胫骨平台间的关节线。尽量避免对股骨后髁再次截骨，除非股骨后髁的旋转必须调整，或者是因为股骨后髁的偏距太大而导致此次翻修。经过以上处理后的股骨前后径将最终决定假体大

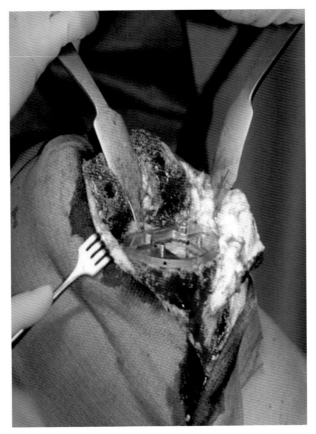

图32.15 胫骨试模定位

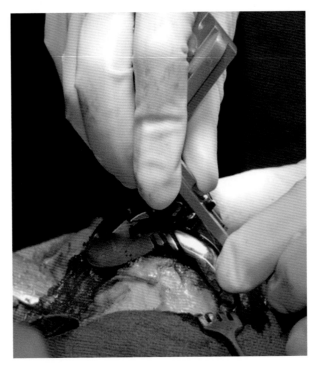

图32.16 通过7°的髓内杆调整股骨试模定位，确立股骨假体的机械轴

小。然而，如果在内外侧平面上不匹配，我们可能需要采取折中办法，用较小号的股骨假体和厚一点的聚乙烯垫片。

然而，这种做法的风险是可能会改变关节线高度并造成低位髌骨。

股骨假体的旋转可以通过参考上髁的位置来确定，但在翻修手术中常常难以确认。因此，术前测量股骨假体的旋转位置是有用的（图32.17）。术前假体内旋可以用CT扫描诊断，并通过添加金属垫块（或后内侧髁再截骨）来矫正。有些器械有天使翼，可以在移除前标记前一个股骨假体的旋转（图32.18）。

随后检查屈曲间隙的平衡（图32.19）。屈曲位对称的间隙有几毫米的松弛是可接受的。如果存在不对称的松弛，可以在后髁添加楔形垫块（注意垫块对旋转的影响）或紧缩外围结构，但是可能需要用限制性更高的假体。如果存在对称性松弛，我们倾向于选择在内外侧后髁上各添加一个

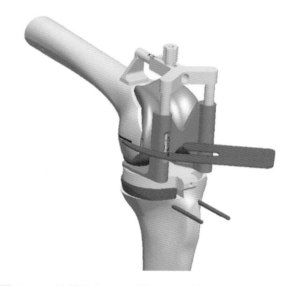

图32.18 该器械有一个可使用天使翼的插槽，有助于标记原先股骨假体的旋转

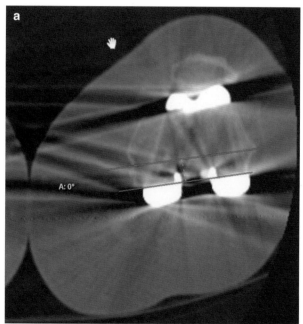

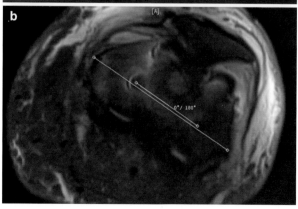

图32.17 术前测量股骨假体的旋转定位。a. 利用CT扫描；b. 利用MRI。在这两个病例中，假体平行于外科通髁轴

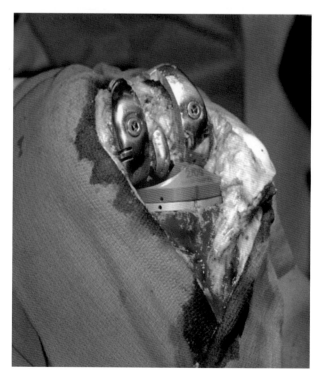

图32.19 屈曲位的韧带平衡

薄的垫块，而非选用一个更厚的聚乙烯衬垫，但对于这样的病例，可能还是需要使用限制性更高的假体系统。

伸直间隙的平衡

第三步是平衡伸直间隙。

实现伸直间隙的平衡也不是通过软组织松解，而是通过植入合适的假体。在很少的情况下，需要股骨髁远端再次截骨以矫正膝关节的屈曲挛缩。

为了估计股骨髁远端需要下降的距离，必须利用术前（如是否存在膝反屈或屈曲挛缩、术前模板测量等）和术中的一切信息。在术中评估松弛度是困难的，重要的是要鉴别冠状面上对称性和非对称性松弛，以及是否存在过伸。通过测量相对于先前标记的与新关节线的水平，可以精确地知道关节线的改变。如果半月板的边缘还存在，也可以用作关节线的解剖标志。如果术后关节线的改变超过8 mm，会导致术后关节功能较差。此时，必须选择较高限制性的假体以维持胫股关节线更接近正常。

如果存在明显的伸直位对称性松弛，可以使用两个远端垫块向远端安放股骨假体，或者使用较厚的聚乙烯衬垫（必须注意对屈曲间隙的影响）。8 mm以内的股骨假体延伸是可以接受的。我们倾向于增加胫骨假体空间和增加股骨假体空间的比例在2∶1。

如果存在不对称的伸直间隙松弛，一般的做法是松解较紧的一侧而不是收紧较松的一侧。我们可以应用与初次全膝关节置换术同样的内侧或外侧软组织松解的方法（在内翻的病例中使用"拉花技术"或向远端松解内侧副韧带胫骨侧止点，在外翻的病例中使用"拉花技术"松解髂胫束或行股骨外髁截骨）。

术中对假体选择的改变

长的龙骨

由于骨量不足使用了楔形垫片时，有必要用长的龙骨以稳定假体。用硬的磨钻逐级增大钻孔，然后测试带长龙骨的假体的稳定性。圆锥体和袖套对填充干骺端骨缺损非常有用，可以使假体在骨水泥固定前即获得良好的初始稳定性。

固定

我们在膝关节翻修术中都应用抗生素骨水泥（Palacos Genta®）来固定假体。所有的假体组件通常一次完成骨水泥固定。在骨水泥固化前膝关节须处在完全伸直位。当骨水泥硬化后，可放松止血带，用电刀止血。静脉或局部应用氨甲环酸（图32.20）。

限制性

如之前所述，术者在术中可能面临屈伸间隙无法平衡，为了避免屈伸间隙不匹配，避免关节线明显改变，此时有必要使用限制性更高的假体，常用旋转铰链型假体（图32.21）。

切口缝合

膝关节屈曲90°位缝合3层组织。先用2号薇乔（Vicryl®）缝合最深层组织，在关节腔内放置引流管，用0号薇乔缝合皮下层，用皮钉缝合皮肤。

特殊的化脓性感染病例

对于此类病例，大多数都采用两期翻修，关节型间隔填充关节间隙6周。这个决定是与感染科共同协商作出的。

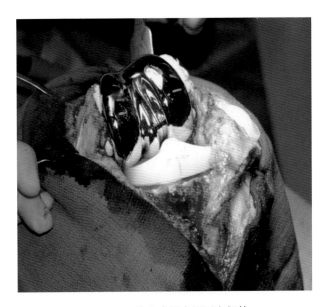

图32.20　抗生素骨水泥固定假体

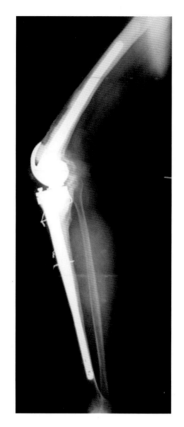

图32.21 铰链型假体

假体取出后，多个深部组织样本（假体及骨水泥周围不同部位的关节液、滑膜）送病理科和微生物科进一步分析。

有窦道时，在切口暴露过程中应仔细地切除。因为组织炎症，暴露有时很困难，但我们尽量不采用胫骨结节截骨。如果需要做胫骨结节截骨，在假体移除后，胫骨结节用可吸收线通过螺丝钉孔与胫骨干上的3.2 mm钻孔做临时固定（图32.22）。

在两期翻修术的间隔期间，保持关节内的空间至关重要，包括股骨髁的后方及髌股关节。用模具塑造大小合适的关节型间隔物。使用含抗生素的骨水泥（Palacos Genta®）。术后应避免负重，是否可以活动则取决于手术中骨水泥间隔的稳定性。

对于第二期的翻修术（假体再次植入），用前文提到的"钻孔定位法"来确定关节线非常有用。

假体再植入术后的处理

术后第1天即可负重。45天内屈曲活动限制

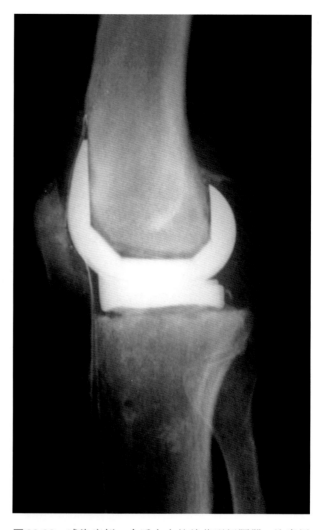

图32.22 感染病例：合适大小的关节型间隔器。注意用于固定胫骨结节骨块的钻孔

在95°，此后不再受限制。股四头肌肌力恢复前，行走时应使用伸直位支具。如果做胫骨结节截骨，伸直位支具在2个月的康复训练期内应持续使用。

特殊病例

胫骨结节向近端移位

如果术前屈膝明显受限，有时需要将胫骨结节向近端移位（图32.23）。对此类病例，术者可以用2枚螺钉固定并用金属线加强其附着，该金属线从胫骨结节远端的骨质穿过并用螺钉固定，这种在远端的附加固定是为了防止胫骨结节向近端移位（图32.24）。

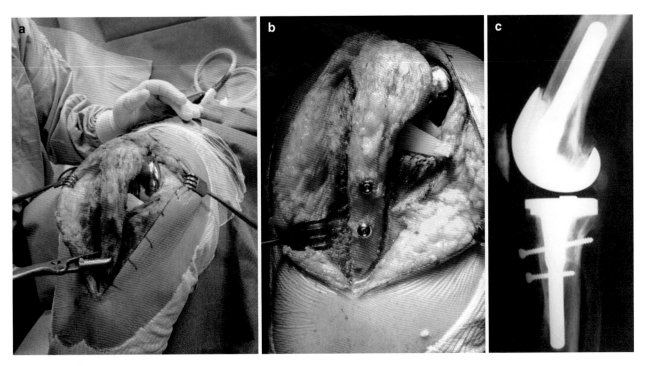

图32.23 胫骨结节向近端移位并用2枚4.5 mm螺钉固定。a、b.固定前后的术中所见；c.术后X线片

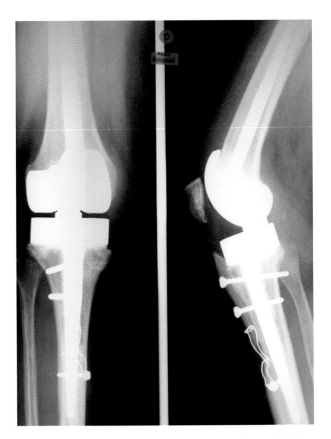

图32.24 附加的胫骨结节远端固定以防止其向近端移位

有时胫骨假体的龙骨较大，我们只能用金属线固定胫骨结节（图32.25）。对此种病例，我们必须避免将金属线绕过胫骨后方，因为这样做有很大的损伤血管的风险，推荐的做法是在假体植入前将金属线绕过胫骨假体龙骨的后方。

所有的病例，患者在康复期间行走和休息时必须使用支具将膝关节固定于伸直位，直到截骨

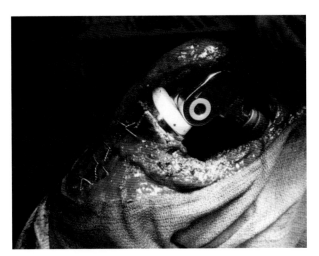

图32.25 金属线在胫骨假体置入前绕过其龙骨后方固定胫骨结节骨块

面愈合（2个月）。

使用定制的郁金香型假体

对于干骺端有严重骨缺损但皮质骨的包容性尚存的病例，我们使用带有长龙骨的郁金香型胫骨假体。它的好处是即使骨缺损严重亦能保留侧副韧带的骨性附着点，这样就有可能使用低限制性的后稳定型假体。如今，运用最新一代的翻修假体，包括带偏距的柄、圆锥体、袖套和垫块，已经很少需要定制假体而延迟手术了。

Part III
髌骨疾病的手术
Surgery for Patellar Conditions

33 发作性髌骨脱位的手术治疗

Surgical Management of Episodic Patellar Dislocation

E Servien, P Archbold, P Neyret, and C Butcher

引言

发作性髌骨脱位被定义为客观存在的髌骨不稳定或偶发的髌骨脱位。

这种情况的定义是通过总结历史上多种原因导致髌骨脱位的病例而得到的，这些病例经患者本人、医师或导致脱位的异常影像学表现（髌骨内侧缘撕脱性骨折或股骨外侧髁骨折）明确证实。

在使用专业术语时避免把这种情况称为不稳定。H. Dejour强调了对于"不稳定"的不同解释及明确主观性的"不稳定"和客观性的"松弛"之间的区别。毕竟，不稳定只是一种症状而非综合征。在英语国度中，关于客观髌骨不稳定的术语的认知仍旧存在误解（没有明确或统一的定义）。当结束了在里昂4个月的访问学习后，Dan Fithian教授团队决定提出建议来阐明这个问题：使用发作性髌骨脱位（EPD）来取代之前的术语。在2012年第15届里昂膝关节大会上，由David Dejour教授协助提出了我们针对EPD发生原因的整体改良意见。

形态学异常

在EPD病例中，我们明确了几种形态学异常能够促进或导致髌骨的脱位。在超过96%的EPD病例中，通过影像学检查都将发现至少存在以下异常现象中的一项：

- 内侧髌股韧带（MPFL）功能不全。
- 髌骨滑车发育异常。
- 高位髌骨。
- TT–TG距离大于20 mm。
- 髌骨倾斜大于20°（作为其他解剖形态异常的一种结果）。

不变因素

MPFL功能不全

可以由直接损伤事件导致的急性断裂，伴或不伴有继发于其他形态学因素的慢性功能不全。

E Servien
Service d orthopedie de l Hopital de la Croix Rousse,
Lyon 69004, France

P Archbold
Centre Albert Trillat, Lyon, France

P Neyret (✉)
Infirmerie Protestante, Lyon, Caluire, France
e-mail: Philippe.neyret01@gmail.com

C Butcher
Healthpoint, Abu Dhabi, UAE

基本因素

股骨滑车发育异常

根据文献报道及我们的临床经验，发生髌骨脱位的患者中有90%以上存在股骨滑车发育异常。这是EPD发生的主要解剖特征，由股骨滑车沟上部分变平或凸起组成。

影像学特征：膝关节侧位摄片中于股骨滑车沟层面可见"交叉征"和股骨前髁异常突起（隆起，凸起）。

主要因素

在EPD患者组中经常出现，但在对照组（没有髌骨脱位病史的患者）中不可见。我们能够使用影像学对它们进行测量，并可通过已定义的临界值对它们进行校正。

胫骨结节-股骨滑车（TT-TG）距离

TT-TG距离被用来评估伸肌装置的旋转力线。这是通过在膝关节完全伸直时，重叠股骨滑车沟顶点（冠状位平扫，当股骨凹槽类似罗马拱形时）和胫骨结节的CT扫描影像。股骨滑车沟的最深点和胫骨结节的最高点被垂直投射于股骨后髁的切线上。这两点之间的距离就被定义为TT-TG距离。

在CT冠状位扫描影像上，TT-TG距离大于20 mm被认为是异常的。

髌骨高度

正常髌骨在膝关节屈曲第一时间就会进入股骨滑车沟。然而，当髌骨相对于股骨滑车位置太高时，这种啮合就会太晚发生，以至于增加髌骨脱位的风险。

当影像学侧位摄片中Caton-Deschamps指数（C-D指数）大于1.2表示存在异常。

髌骨倾斜

髌骨倾斜定位为髌骨横轴相对于股骨后髁切线的倾角。以下几个因素可能导致髌骨倾斜：股四头肌发育不良、股骨滑车沟发育不良，以及高

位髌骨。处理方法为软组织重建手术，如内侧髌股韧带重建或外侧股内斜肌成形术。

CT扫描影像示髌骨倾斜大于20°为异常表现。

次要因素

在EPD组内的出现率较低，并且无法获得明确的临界值。女性发生率较高。我们必须将它们视为潜在因素，但不常规建议将这些因素作为手术指征来进行外科矫正。

- 膝外翻。
- 膝反屈。
- 股骨前倾角过大。

临床检查

临床检查结果在诊断EPD方面可靠度不高。

Smillie试验（恐惧征）

患者取仰卧位，膝关节伸直，检查者对患者髌骨施加向外应力。阳性表现：患者和检查者均察觉到髌骨有即将发生的脱位趋势。然而，对于Smillie试验来说，阴性结果远较阳性结果有临床意义。Smillic试验阴性可以排除髌骨脱位，而阳性结果却不能明确诊断髌骨脱位。

"J"征或"逗号"征

外侧半脱位的髌骨在膝关节伸直位至屈曲30°运动过程中，髌骨的运动轨迹呈现非线性。

髌骨的向外倾向

又称"蚂蚱跳跃"征，表现为膝关节屈曲至90°时，髌骨高位骑跨及外侧半脱位于膝关节的上外侧角。

Q角增大

这也被称为"刺刀"征，表现为髌韧带远端止点相对于髌骨本身和股四头肌过于偏向外侧。但是，这作为临床发现很难被定量，并预示着潜在的TT-TG距离过大。为了精确定量胫骨结节相对于股骨滑车沟的位置，应该测量TT-TG距离。

体格检查的其他方面，如渗出、压痛、膝反屈和下肢力线作为次要或间接征象对治疗方案的决定意义不大。

影像学研究

滑车发育不良

交叉征

在严格意义上的膝关节侧位X线片（股骨内外侧后髁齐平）上，正常股骨滑车沟基底的影像学表现为一条明显硬化的曲线，向股骨髁远端及后方延伸。起点为股骨前方皮质，止于股骨髁间窝顶线（Blumensaat线）前方。该线正常情况下不会与股骨前方皮质切线的延长线相交并到达切线前方。

股骨滑车发育不良的患者滑车沟存在异常的突起，侧位摄片可见其交叉位于股骨前皮质切线的前方，最终与滑车内外侧壁相交（图33.1）。与股骨前皮质交叉的位置越靠近股骨髁远端，则滑车发育不良越严重。

突起

它又被称为滑车沟基底相对于股骨前方皮质远端10 cm的"隆凸"（"boss""bump"或"eminence"）。评估突起超过3 mm被认为是病理性的（图33.2和图33.3）。

股骨滑车深度

在膝关节侧位摄片上标记股骨后方皮质的切线，并通过股骨后髁标记一条该切线的垂线。与垂线向下成15°角标记一斜线，向前延伸与滑车沟线和股骨髁前方关节面相交，两个交点之间的距离就是滑车沟的深度。评估深度小于4 mm被认为是异常的（图33.4）。

TT-TG距离

TT-TG距离被用来评估伸肌装置的旋转力线。这是通过在膝关节完全伸直时，重叠股骨滑车沟顶点（冠状位平扫，当股骨凹槽类似罗马拱形时）和胫骨结节的CT扫描影像。股骨滑车沟的最深点和胫骨结节的最高点被垂直投射于股骨后髁的切线上。这两点之间的距离就被定义为TT-TG距离。

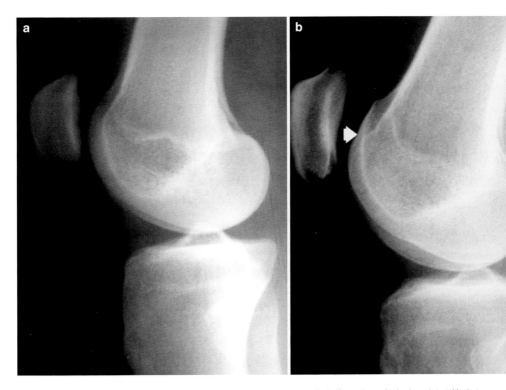

图33.1 侧位影像。a. 正常膝关节；b. 滑车发育不良，存在交叉征（箭头）

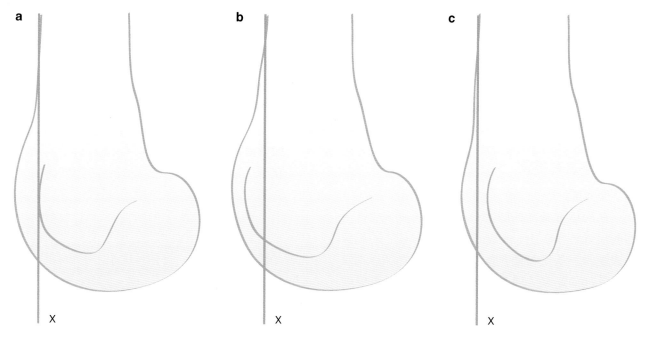

图33.2 突起。a. 无突起；b. 正性突起；c. 负性突起

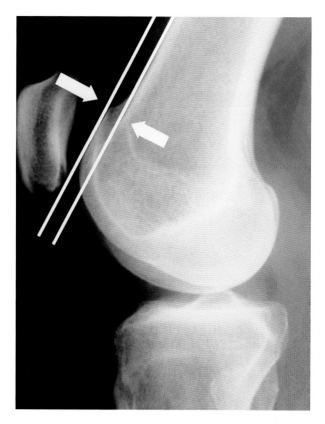

图33.3 在侧位X线片上对突起进行影像学测量

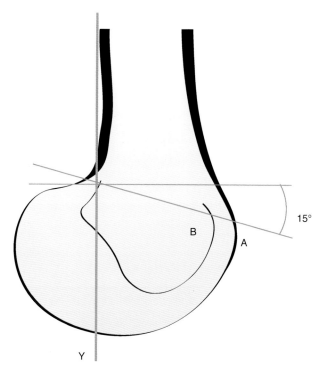

图33.4 股骨滑车深度（=BA）

测量TT–TG距离大于20 mm被认为是异常的（图33.5）。TT–TG距离由胫骨结节外侧位置和膝关节外旋程度共同决定。在某些情况下，测量的精确度存在问题。例如，固定的髌骨外脱位时会增加膝关节的外旋角度。

高位髌骨

目前有数个指标可用于评估髌骨高度。这些指标可根据参考胫骨（如Insall–Salvati、Caton–Deschamps、Blackburne–Peel）或参考股骨（如Blumensaat、Bernageau）来进行分类。

理论上来讲，参考股骨来评估髌骨高度更符合逻辑，因为我们最重视的还是髌骨与滑车沟的匹配问题。但是，以股骨作为参考缺乏可重复性。因为这个原因，评估髌骨高度的标准方法是以胫骨为参考的。

Caton–Deschamps指数（C–D指数）

该指数需在标准的膝关节侧位X线片上进行测量。对比髌骨关节面下级至胫骨平台上级的距离与髌骨关节面的长度，该指数即为两者的比值（图33.6）。该指数容易被测量，而且不会因膝关节在影像上屈曲角度不同而发生变化。

该指数大于1.2可特征性地诊断高位髌骨。

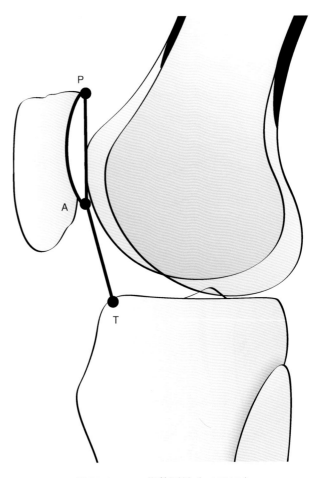

图33.6 C–D指数测量（=AT/AP）

髌骨倾斜（Maldaghe和Malghem）

根据膝关节屈曲30°时的侧位X线片进行评估通常不太准确（图33.7）。推荐在膝关节伸直位的CT平扫上进行测量，这时股四头肌处于收缩松弛状态。髌骨倾斜角被定义为股骨后髁连线与髌骨长横轴的夹角。有时测量该角度需要添加两个层面的CT影像，尤其是存在高位髌骨的患者。

Merchant角

该角度的测量需要在膝关节屈曲45°的轴心位摄片上进行。标记股骨滑车内外侧面所形成夹角的二等分线，然后通过股骨滑车沟最深点和髌骨滑车嵴最低点标记一直线，该直线与二等分线所成的夹角即为Merchant角。如果Merchant角位于二等分线的内侧，该角度为负值；位于外侧则为正值。该角度正常值为 −6°。Merchant

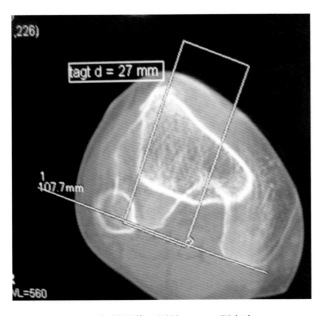

图33.5 CT扫描影像上测量TT–TG距离为27 mm

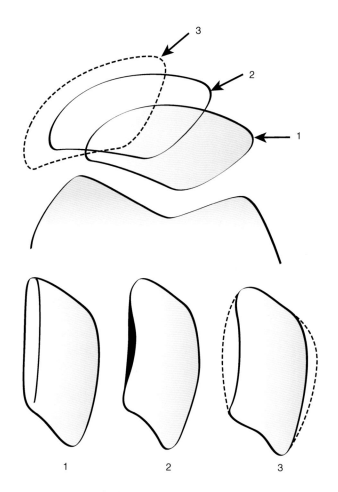

图 33.7 髌骨倾斜（Maldaghe 和 Malghem）。1：正常。2：中度倾斜。3：严重倾斜

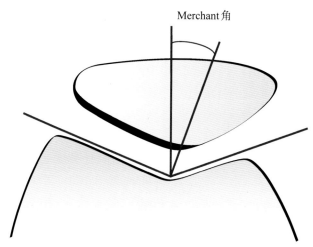

图 33.8 Merchant 角

角大于 +16° 被认为是异常的（图 33.8）。通常情况下 Merchant 角度不会发生显著改变，然而在股骨髁发育不良的患者中受限于股骨髁的近端部分。

髌韧带长度

需要在 MRI 影像上测量，相比在侧位 X 线片上测量所得的髌骨高度指数来说，测量髌韧带长度在研究髌骨不稳定方面拥有更高的特异性和敏感性（图 33.9）。髌骨不稳定患者拥有过长的髌韧带（通常情况下长度大于 52 mm）。

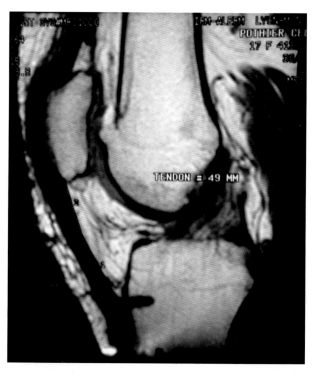

图 33.9 髌韧带固定术后在 MRI 上测量髌韧带长度为 49 mm

治疗

治疗计划的逻辑演示见流程图 33.1。

保守治疗

非手术治疗并不是这一章的重点，不具体展开。

髌骨疼痛综合征治疗中保守治疗被视为金标准，而手术治疗则可能加重症状。与之不同的是，在 EPD 的治疗中保守治疗所起的作用甚微，尤其当已存在一些明确与 EPD 相关的因素：高位髌骨，

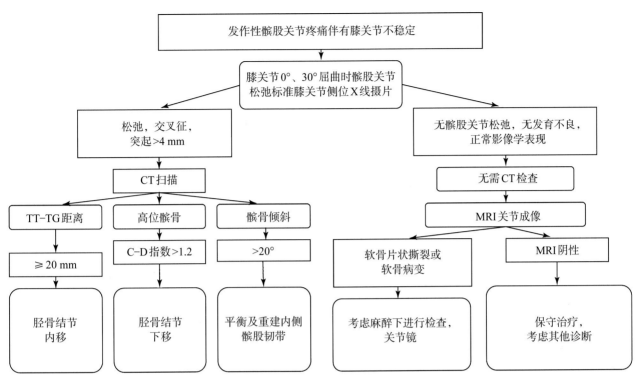

流程图33.1 治疗计划

增大的TT-TG距离或髌骨倾斜，以及患者存在反复出现的EPD的时候。

只有在非频发的髌股关节不稳定，且影像学无明显异常表现，只是以疼痛为主要症状的患者，才能被允许接受物理治疗。物理治疗包括股四头肌和腘绳肌的伸展训练和股四头肌加强训练（尤其是股内斜肌）。

手术治疗

手术治疗被推荐用于存在形态学异常的患者。这些患者需要同时满足以下两点：一次或多次EPD发病史和一个或多个主要致病因素（高位髌骨、TT-TG距离过大或髌骨倾斜）。

在这个章中，我们不对1987年H. Dejour和G. Walch建议的股骨滑车成形术作过多的阐述。滑车发育不良是EPD发病的基础成因之一，但是滑车成形之所以不被我们推荐作为首选治疗方案有以下几个原因。绝大部分情况下，滑车发育不良程度均较轻，且患者对轻度滑车发育不良所带来的症状拥有较好的耐受性。手术加深滑车沟只对严重滑车发育不良且存在髌骨轨迹异常的患者有效。而且，较高的手术技术要求并不能获得一致的临床疗效。因此，笔者所在科室的存在严重滑车发育不良（突起＞6 mm，髌骨轨迹异常或之前手术失败）的患者才被允许接受加深滑车成形术治疗。

手术技术

以下介绍的手术技术通常都比较简单，但如果没有按照正确的手术操作规范，术中缺乏谨慎将会导致严重的并发症。这些手术技术并不适用于髌骨疼痛综合征患者，将会导致患者症状加重。

内侧髌股韧带重建术（D. Fithian技术）

这个手术技术被用于治疗髌股内侧韧带稳定装置，尤其是MPFL的过度松弛。定义为在膝关节屈曲30°时，向髌骨实施向外侧的应力导致髌骨存在9 mm以上的外侧移位。手术后，髌骨需位于水平位且没有脱位可能。通过膝关节上外侧辅助入路，可以先进行关节镜检查以评估相关损伤程度和髌骨轨迹。该手术方式需要在髌骨和股骨内侧髁行3个小切口，一个切口为了置入自体收集的肌腱，其余两个则为了置入内固定（图33.10）。

自体半腱肌肌腱的收集

接下来的步骤就是获取MPFL重建所需的自体移植物。行鹅足表面纵行或斜行5 cm切口，于腘绳肌联合腱行L形切开，断端角被向上向内放置。暴露半腱肌肌腱，切断其在小腿筋膜和膝关节后内侧角的附着。可吸收缝线缝于半腱肌肌腱的游离缘，然后将其从胫骨近端附着处完全游离下来（图33.11和图33.12）。游离的半腱肌肌腱作为移植物随后被修剪成条带状。

移植物在后台进行准备。用于MPFL重建，移植物的长度应该在16～20 cm范围。锁边缝合半腱肌肌腱植入物的另一游离端，随后对折肌腱重叠为两股，缝线缝合重叠处远端2～3 cm的双股肌腱（图33.13）。

髌骨隧道

在髌骨表面、髌骨内侧缘和中线之间做一长度为4～5 cm的纵向切口。骨膜下解剖分离暴露

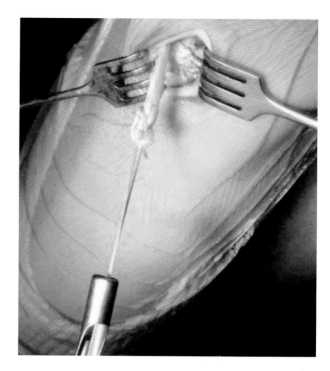

图33.11 半腱肌肌腱的收集（1）

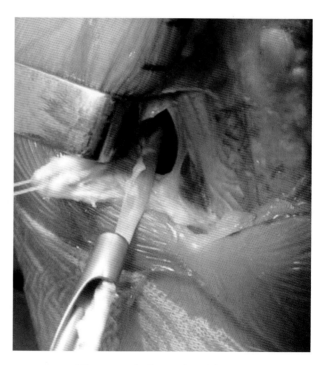

图33.12 半腱肌肌腱的收集（2）

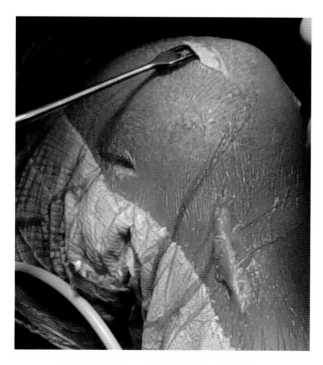

图33.10 MPFL重建所需的3个小切口

髌骨内侧1/3（图33.14）。继续沿MPFL与关节囊层次之间向内侧解剖分离。

于髌骨近端1/3依次使用3.2 mm和4.5 mm钻头打通两个骨隧道。隧道起于髌骨内侧缘，水平

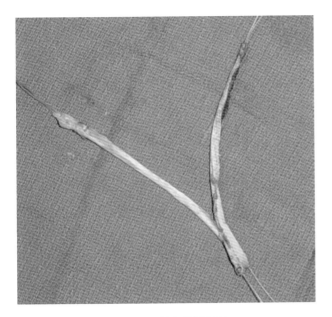

图33.13 植入物的制备

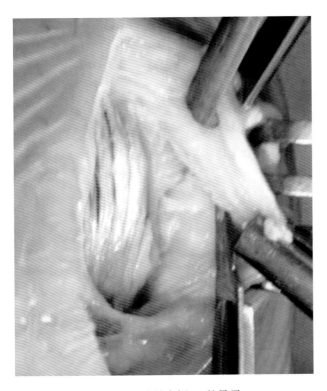

图33.14 髌骨内侧1/3的暴露

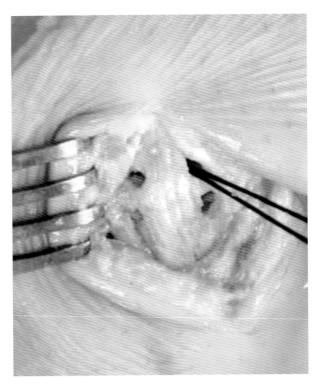

图33.15 髌骨隧道

一长度5 cm的纵向切口。解剖分离暴露至股骨表面。通过髌骨切口，沿着MPFL和关节囊层次之间，使用解剖剪刀向股骨内侧髁分离，直到连接股骨内侧髁和髌骨表面切口。在X线透视下，于股骨内侧髁近端和内收肌结节远端向股骨外侧髁置入导引针1个（图33.16和图33.17）。此时，MPFL的韧带等距可以被测量，将一根5号编织聚乙烯缝线绕于导引针，另一端穿过髌骨隧道。如果在膝关节伸直位时缝线被拉长，则导引针应置于更偏近端的位置；相反，如果屈曲位被拉长则应更偏远端放置。在导引针周围钻一直径7 mm，长度25 ～ 30 mm的盲隧道（足够容纳植入肌腱重叠尾部）。通过一个穿过隧道的导引针将植入物拉入盲道内，并使用挤压螺钉固定（Habilis 7 mm，Phusis）（图33.18和图33.19）。植入物的两个游离端在自身MPFL深层（即关节囊表面）穿过两个切口之间，分别由髌骨内侧置入髌骨隧道并从髌骨前表面开口引出。随后使用非吸收缝线将返折后的游离端与自身单股肌腱植入物端端缝合（图33.20和图33.21）。在打结前必须中置髌骨以获得

方向走行开口于髌骨前表面，8 ～ 10 mm外侧于髌骨内侧缘（图33.15）。

股骨内侧髁隧道及其解剖

于连接股骨内侧髁和内收肌结节的脊表面行

适当的韧带张力。在这里定义"适当"的张力非常困难。通常情况下，在膝关节屈曲70°位进行最后的张力测试，从而获得适当的张力。

随后需要评估髌骨活动，必须达到良好的髌骨运动终点位置，定义为髌骨向外侧活动7～9 mm；髌骨必须水平位且不应有外侧脱位可能。随后，

皮下放置3.2 mm引流管并关闭切口。

使用自体股四头肌肌腱重建内侧髌股韧带

2013年以来这是我们更推崇的手术方式。主要的优势是可以避免术中髌骨骨折的风险。股骨侧骨隧道，韧带张力调整及股骨侧的固定都与之

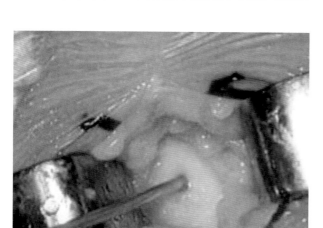

图33.16 导引针穿过股骨内侧髁的近端

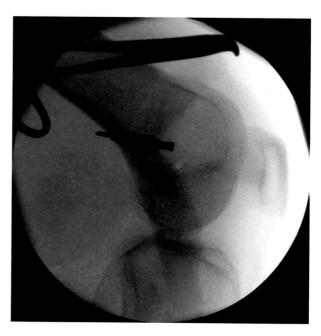

图33.17 骨隧道位置过于靠近近端和偏前，导引针需要重新调整位置。建议术中通过C臂机透视来选择最佳的股骨侧隧道位置

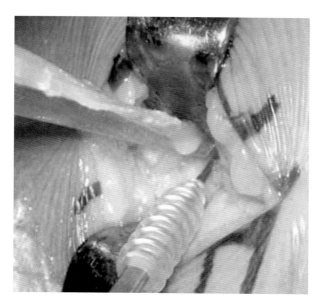

图33.18 股骨侧使用可吸收挤压螺钉固定

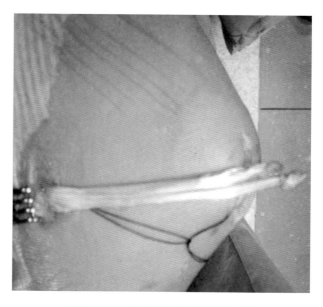

图33.19 双股半腱肌肌腱的长度足够

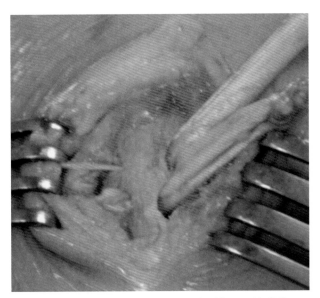

图 33.20　植入物的两个游离端分别穿过髌骨隧道

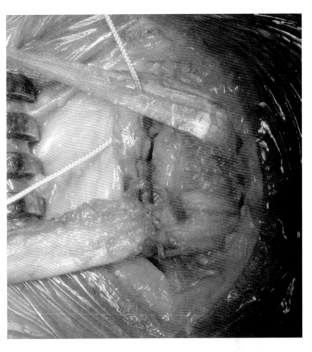

图 33.21　端端缝合植入肌腱

前介绍的方法一致。

　　自体股四头肌肌腱移植物可以通过常规正中切口收集，或者通过小切口微创的方法获得，这时需要使用一种专用的韧带收集器（Karl Storz 微创股四头肌肌腱收集系统）（图33.22）。股四头肌移植物长度9 cm，宽度6 mm，只取部分厚度的股四头肌肌腱性组织（厚度3～4 mm）。移植物近端游离部分的尾端3 cm范围使用2号爱惜邦缝成管状。移植物远端髌骨骨膜下分离不超过5 mm，以

保证股四头肌肌腱骨结合部位的强度。髌骨近端内侧1/3的骨膜袖套分离后被提起（图33.23）。移植物折叠90°朝向内侧穿过骨膜和自体内侧髌股韧带的深面到达股骨侧骨隧道的位置，在这里被拉紧调整好张力后固定于骨隧道，具体操作方法同前（图33.24）。在髌骨表面，移植物通过股四头肌肌腱骨结合与可吸收缝线固定于髌骨骨膜（图33.25）。

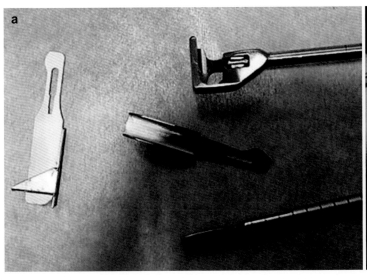

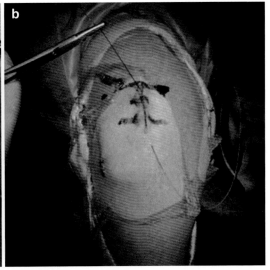

图33.22　a.股四头肌肌腱收集器（Karl Storz微创股四头肌肌腱收集系统）：双刃刀（确定股四头肌肌腱的宽度）、横向刀片（确定股四头肌肌腱的厚度）、手柄和切割器。b.收集股四头肌肌腱的纵切口

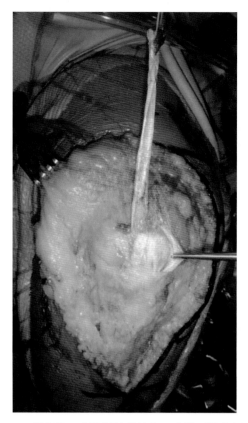

图33.23 管状股四头肌肌腱移植物。髌骨近端内侧1/3的骨膜袖套被分离后提起用来包裹移植物

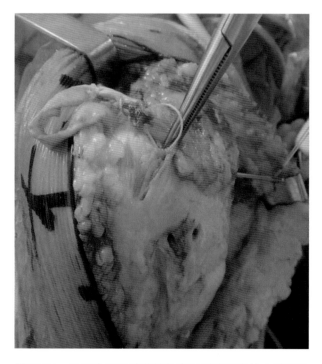

图33.24 股四头肌肌腱移植物穿过骨膜和自体内侧髌股韧带的深面到达股骨侧骨隧道的位置

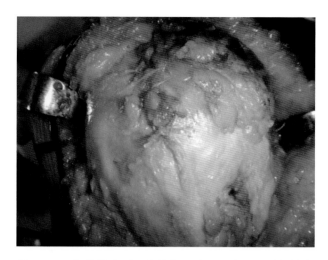

图33.25 在髌骨表面，移植物通过股四头肌肌腱骨结合与可吸收缝线固定于髌骨骨膜

胫骨结节远端移位术（TTT）

这个手术技术被用于纠正高位髌骨。患者完善术前准备后于大腿近端尽量高位放置止血带。在TTT术之前可先行膝关节镜检查，评估髌骨轨迹和软骨损伤可能。

手术的目的是将胫骨结节移向更远端的位置，从而纠正C-D指数到1.0。举例来说，一位患者C-D指数为1.3，AT=39 mm，AP=30 mm，则为了达到C-D指数=1.0需要将胫骨结节向远端移位9 mm。术中应在移位时额外增加2 mm以抵消在使用螺钉固定胫骨结节时可能引起的近端移位，最终胫骨结节的远端移位距离=11 mm。

行内侧髌旁切口，远端沿胫骨结节中线延伸，长度为8 cm。皮下组织进行解剖分离（图33.26）。电刀烧灼标示胫骨结节截骨范围，长度为6 cm。暴露髌韧带和髌骨下极。

于胫骨结节中线钻两个直径4.5 mm的螺钉孔。为了避免皮下触及突起的螺帽，固定时使用埋头螺钉技术（图33.27）。

使用摆锯和骨凿完成胫骨结节截骨。首先进行外侧水平方向截骨，随后内侧垂直方向截骨，最后行远端的横行截骨。截骨远端需额外截除部分骨量，截除长度等于术前计划中胫骨结节需远端移位的距离。这样胫骨结节就有足够的空间放置在更远端的位置（图33.28和图33.29）。这样

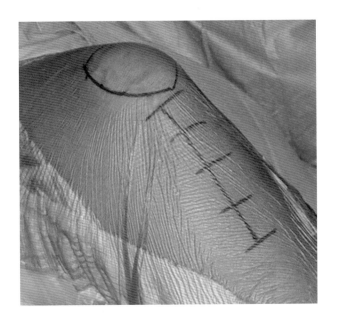

图33.26 皮肤切口

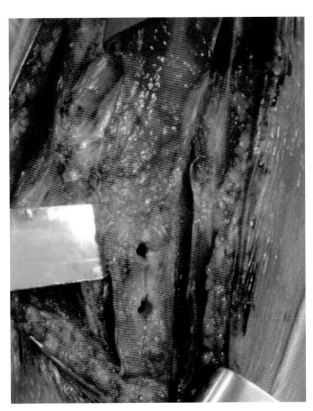

图33.28 胫骨结节外侧水平位截骨

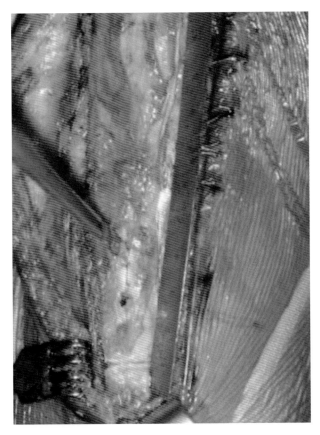

图33.27 胫骨结节截骨：长度6 cm，钻有2个4.5 mm螺钉孔。图中可见胫骨结节（长度6 cm）和4.5 mm的孔口

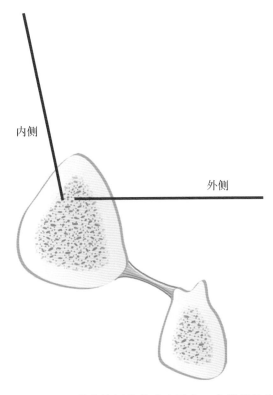

图33.29 胫骨结节外侧截骨为水平位，内侧截骨为垂直位

游离的胫骨结节可以被放置于术前计划更远端的位置，并使用Farabeuf牵开器临时固定。将膝关节置于屈曲90°位，放松下肢腓肠肌。通过胫骨结节中线的两个4.5 mm钻孔垂直于经骨干，使用3.2 mm钻头钻孔并打穿胫骨后方皮质。随后使用2枚4.5 mm皮质骨螺钉固定截骨块。螺钉要求完全垂直于经骨干置入，螺钉长度需比钻孔轨道长2 mm以保证合适的固定，避免术后发生胫骨结节分离（图33.30）。当然，螺钉也不能固定过紧，不然的话胫骨结节的位置可能过于靠后。需要注意的是，移位后的胫骨结节截骨块必须与其之前的位置平行，不然将导致髌骨发生外侧倾斜（图33.31）。

放置引流后关闭切口。

髌韧带固定术

该手术需与胫骨结节远端移位术同时进行。它适用于髌韧带长度大于52 mm的患者（图33.32）。

在完成TT截骨但还未经行固定前，在髌韧带的两侧分别置入1枚带线锚钉，固定位置位于胫骨平台水平远端3 cm（髌韧带正常附着水平）（图33.33）。TT随后被2枚4.5 mm皮质骨螺钉固定于理想的位置（图33.34）。

胫骨结节固定后，于髌韧带宽度的1/3和2/3部位，使用23号外科手术刀片垂直于髌韧带做两个切口。锚钉的缝线穿过切口并内外侧交叉打结

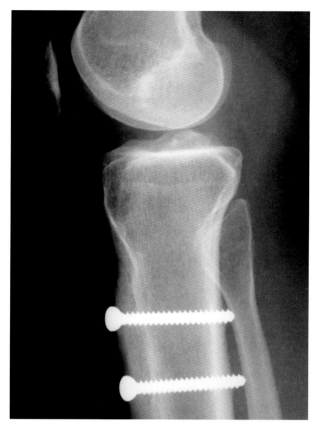

图33.30　术后X线片

固定髌韧带（图33.35）。这样，髌韧带的长度就被缩短了。这个在术后MRI检查中可以被进一步评估（图33.36）。

剩下的手术步骤与胫骨结节远端移位手术一样。

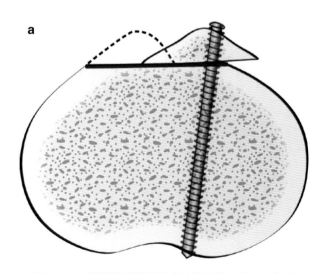

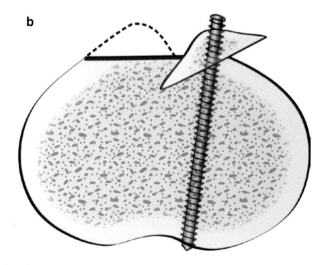

图33.31　举例说明胫骨结节远端移位和内侧移位手术的正确固定方式（a）和错误固定方式导致的髌骨外侧倾斜（b）

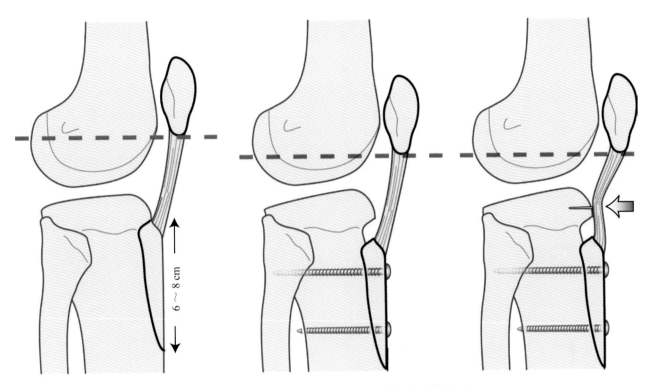

图 33.32 胫骨结节远端移位联合髌韧带固定术的原理

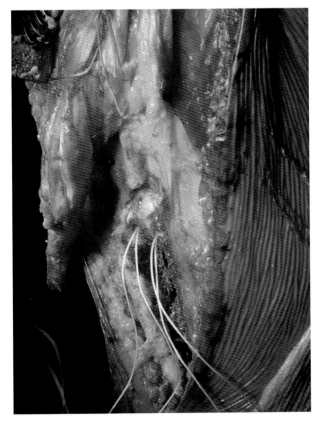

图 33.33 在正常髌韧带止点平面固定锚钉

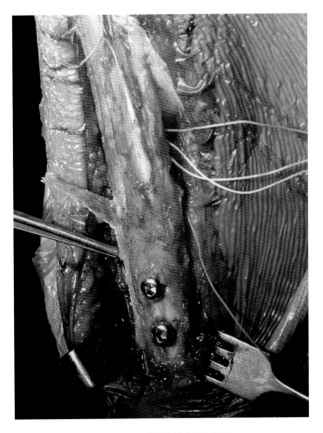

图 33.34 胫骨结节的固定

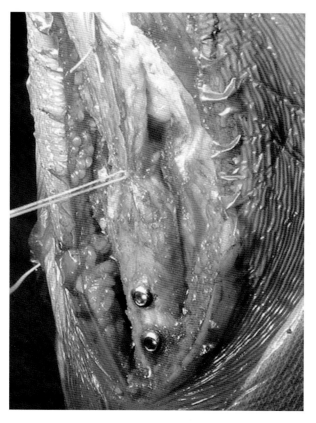

图 33.35　缝合完成后的手术图像

胫骨结节内移术

这个手术操作用于纠正患者的 TT-TG 距离过大。行内侧髌旁切口，远端沿胫骨结节中线延伸，长度为6 cm。皮下组织进行解剖分离（图33.37）。与胫骨结节远端移位术一样，胫骨结节截骨块长度为6 cm。暴露髌韧带及其内外侧附着部位、髌骨下极和胫骨结节。手术的目的是将胫骨结节移向更内侧的位置以获得 TT-TG 距离为12 mm。举例来说，一位患者的 TT-TG=20 mm，那么胫骨结节需要内移8 mm。在胫骨结节中心钻一个4.5 mm的螺钉孔。截骨使用摆锯完成，截骨从外侧开始直至内侧皮质，保留完整的胫骨结节下级部位贴覆于胫骨前方皮质（图33.38）。随后，胫骨结节按照术前计划被移至更内侧的部位。与胫骨结节远端移位术不同，只需使用1枚螺钉固定胫骨结节截骨块。将截骨块置于轻度偏近端位置，使用3.2 mm钻头通过中央4.5 mm螺钉孔向胫骨后方皮质钻孔，使用4.5 mm皮质骨螺钉固定截骨块，螺钉长度同样要求比钻孔轨道长2 mm（图33.39）。

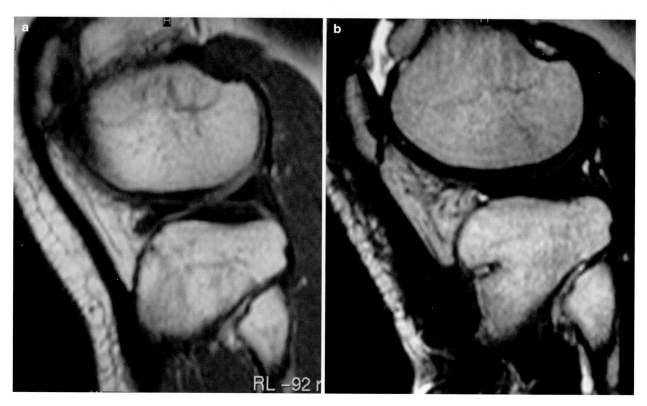

图 33.36　a、b. 术前与术后的MRI影像显示髌韧带长度的纠正

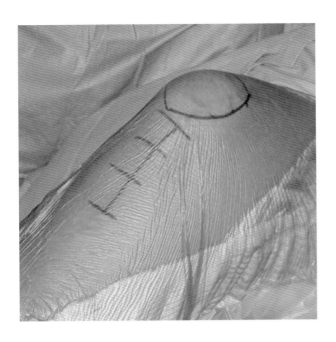

图 33.37 手术切口

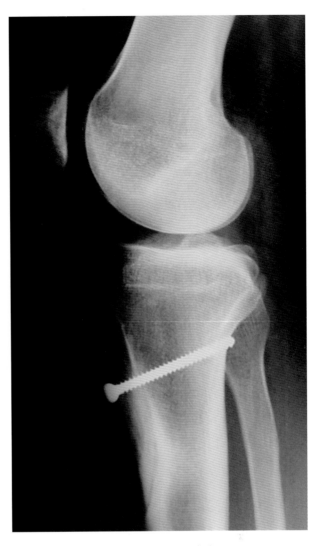

图 33.39 术后 X 线片

放置引流后关闭切口。

术后处理

术后 24 小时接受预防性抗生素管理。LMWH 血栓预防持续 10 天。通常情况下局部冰敷持续 5 天，直到出院。在晚间睡眠及行走康复与物理治疗的间隙使用屈曲 30° 的夹板进行外固定。在使用拐杖辅助的前提下，术后即刻允许保护下的全负重康复。

接受 TTT 截骨的患者术后需使用伸直位锁止支具固定，直到影像学评估示截骨块达到完全骨愈合。每天的物理治疗包括主动股四头肌等长收

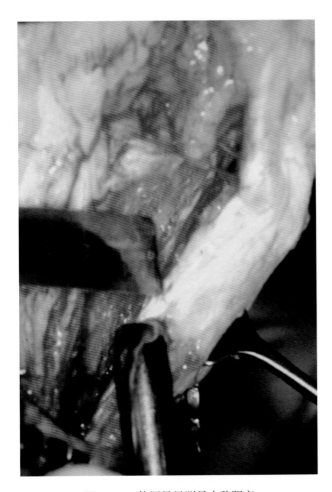

图 33.38 使用量尺测量内移距离

缩伴随良好的髌骨抬起和内外侧活动。被动的膝关节屈曲运动康复术后早期即刻进行，但必须被限制在95°范围内。

接受MPFL重建的患者，在术后第1天即可允许扶拐保护下的全负重康复，膝关节屈曲活动无限制。

术后45天或截骨块达到骨愈合后，患者可恢复正常行走，但要避免上下楼梯。完整的屈曲角度必须得到恢复。术后60天，允许开始正常的主动日常活动和驾驶。开始进行膝关节开放式运动链康复。患者在术后4个月可开始进行体育活动。术后6个月内避免下蹲和跳跃运动。膝关节同时接受多项手术的患者，术后康复按照限制要求最严的手术进行。

并发症

血肿是所有类型的EPD手术中最常见的并发症，可引起患者强烈的疼痛及导致切口切开和感染。这个问题可以通过术中仔细止血及放置负压引流得到解决。跟其他外科手术一样，EPD手术同样会发生感染。术后，复杂的局部疼痛综合征可能会加重，并有导致低位髌骨的可能（图33.40）。突出的顶帽经常引起局部不适或疼痛。使用埋头螺钉能够很好地避免这个问题的发生。

胫骨结节截骨块固定不充分可能将导致截骨块的移位、延迟愈合甚至不愈合。一旦出现这些情况，就必须进一步接受翻修手术治疗。所以选择螺钉长度时，适当在钉道的长度上增加2 mm是至关重要的，可以提供合适的固定强度（图33.41）。太激进的胫骨结节截骨可能会导致经骨干骨折的发生，尤其是远端横行截骨的那一锯，胫骨干骨折甚至可以在术后数周后再发生（图33.42）。

手术纠正不足将导致永久的不稳定和脱位可能。胫骨结节远端移位不足、内移不足及MPFL重建或股内斜肌成形未达到最佳的韧带张力均有可能导致这种情况的发生。

而过度纠正将导致更糟糕的结果。患者经常出现疼痛及髌骨撞击的症状。低位髌骨作为较远期的并发症将会增加髌股关节的应力和疼痛发生率。这些过度纠正导致的并发症更容易引起膝关节的功能缺失而不是不稳定（图33.43）。接受胫骨结节截骨移位操作的患者若存在过度纠正的情况，将可能导致截骨块的骨不愈合。术中确保胫骨结节截骨块长度大于6 cm可以将该风险的发生率降到最低。

接受MPFL重建的患者若存在过度纠正，将可能引起髌骨内侧缘的撕脱性骨折。

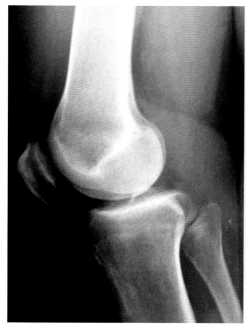
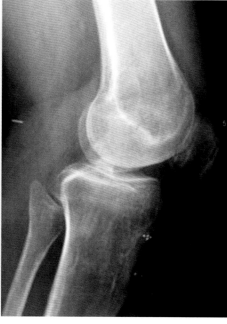

图33.40　低位髌骨

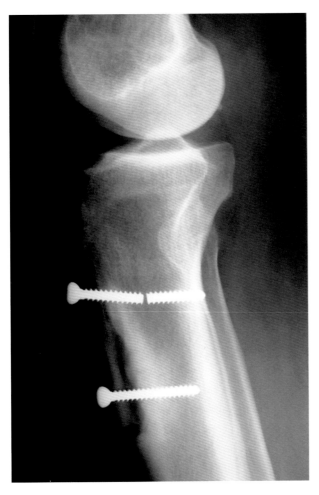

图33.41 胫骨结节不愈合

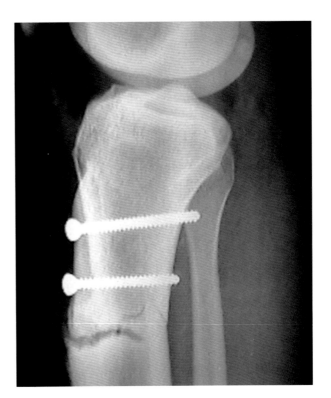

图33.42 经骨干骨折

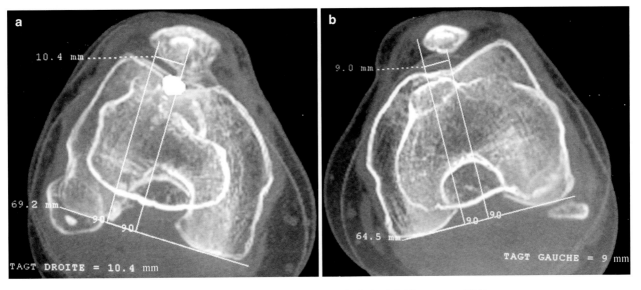

图33.43 a. 术后TT-TG距离=10.4 mm；b. 对侧存在过度纠正TT-TG距离=-9 mm

34 股骨滑车加深成形术

Deepening Femoral Trochleoplasty

E Servien, P Archbold, P Neyret, and C Butcher

引言

除了股骨滑车成形术，对于复发性髌骨脱位（EPD）的其他处理已在上章叙述。股骨滑车发育不良是复发性髌骨脱位患者存在的主要问题，但是处理过大的TT-TG距离和高位髌骨等关键性因素通常足以获得稳定性。股骨滑车成形术是技术要求很高的手术，在日常临床上很少需要使用（每年1次或2次）。手术适应证主要是习惯性髌骨脱位（图34.1）、髌骨轨迹不良及行翻修术的患者。它也能矫正股骨沟突出＞6 mm的4度股骨髁发育不良。该手术常与其他术式联合，以矫正髌骨不稳定的其他病因。

手术技术

H. Dejour 和 G. Walch 认为滑车发育不良的主要问题在于滑车底部向外突出，以致其扁平。因此，手术技术主要包含股骨滑车加深成形术（图34.2）。这可以提高膝关节屈曲早期髌骨与股骨滑车间沟的吻合度。

入路

手术取前内侧切口，切开前内侧关节囊，翻转髌骨。

手术计划

滑车成形术成功的关键在于精确的术中计划。

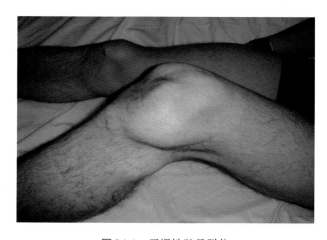

图34.1 习惯性髌骨脱位

E Servien
Service d orthopedie de l Hopital de la Croix Rousse, Lyon 69004, France

P Archbold
Centre Albert Trillat, Lyon, France

P Neyret (✉)
Infirmerie Protestante, Lyon, Caluire, France
e-mail: Philippe.neyret01@gmail.com

C Butcher
Healthpoint, Abu Dhabi, UAE

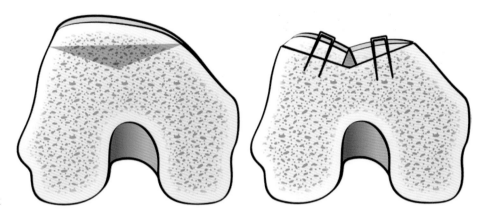

图34.2 股骨滑车加深成形术

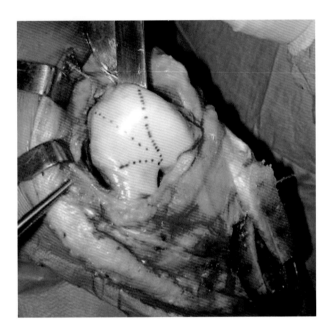

图34.3 滑车成形术中计划

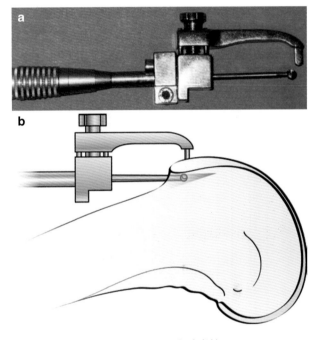

图34.4 a、b.电动磨钻

剥离股骨远端前方骨皮质上的滑膜，暴露滑车间沟上缘。从滑车上缘延伸至滑车凹槽中央，用标记注明新重建的滑车间沟中心，然后标记滑车内外面关节面（图34.3）。

滑车加深

一旦滑车的各个面都显露出来后，剥离股骨滑车周围骨膜。从滑车上缘到至内外侧边缘，用10 mm骨刀凿剔除滑车周边骨皮质，形成3～4 mm的凹槽（图34.3），显露出下面的松质骨。

使用带有可调节探针的电动磨钻可完成滑车加深成形术（图34.4）。该工具用来确定合适的切割深度，避免穿入软骨层或者因切割产生的热量而损伤软骨。推荐保留至少4 mm厚度关节面，包含关节软骨和薄层的软骨下骨，这样形成易于塑性的骨块。用小刮匙去除残余的松质骨，滑车面下的松质骨床应尽量延伸至股骨凹的顶端。一旦获得合适的滑车深度后，仔细处理滑车的内外侧面关节面。

滑车成形

用手术刀滑车沟的中央做一切线（图34.5），使用2 mm直径磨钻沿先前无菌记号笔标记的软骨切割线打薄软骨层，使骨壳能够被打击嵌入形成

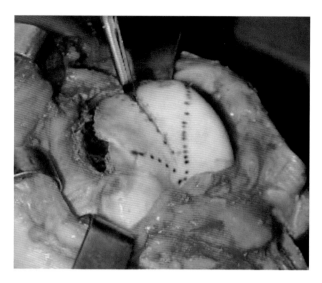

图34.5 用手术刀在滑车沟中央做切割线

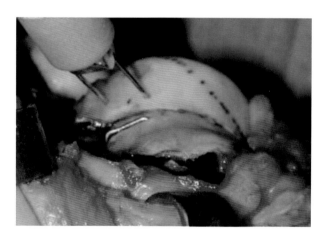

图34.6 滑车成形术的固定

新的滑车沟。在新关节面的上端用2枚门型钉固定（图34.6）。再次检查髌骨轨迹是否良好。固定技术仍有改进空间，我们有时会使用3 mm AO螺钉固定，然后在术后6个月后经关节镜取出。

关闭创口

将滑膜组织重新缝合在滑车边缘，关闭创口。通常3～6个月后，骨钉在关节镜下可以很容易地取出。

术后康复

康复计划取决于滑车成形术是否联合胫骨

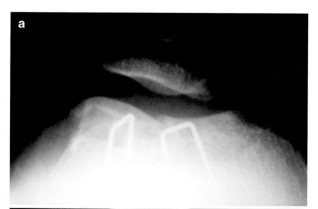

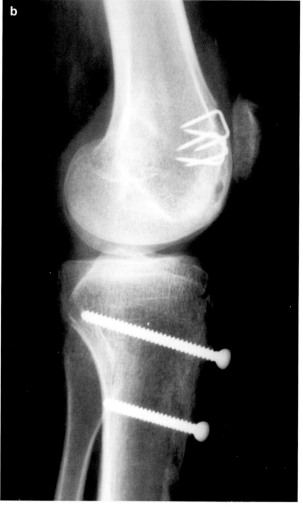

图34.7 a、b. 术后X线片

结节远端移位术或内移术。如对胫骨结节未做处理，则允许术后即刻负重，无制动活动。如联合胫骨结节移位或重建，则45天内限制膝关节屈曲＞95°。一旦牢固骨愈合后，则允许关节屈曲超过95°（图34.7）。

关于股骨滑车加深成形术的思考及未来发展方向

在过去的20年里，这项技术的发展和应用中最大的顾虑是滑车软骨坏死。在这段时期，由于缺乏工业技术的支持和外科医生时间投入少，这项技术几乎没有改进，这是令人遗憾的，因为该技术注重于复发性髌骨脱位中发现的关键解剖异常。该技术的重复性和准确性可以通过计算机辅助手术得以优化，这可能是机器人辅助手术的理想适应证。新建滑车的预定位置和大小可以精确规划，术中操作也可以精确匹配术前规划，最大限度地降低损伤软骨面风险。然而，目前该术式采用传统方法施行对技术要求很高，所以医生们仍不愿意开展该手术方法开展。

其他方法

由 D. Goutallier 提出并经 Beaufils 推广的后缩滑车成形术是处理严重发育不良的股骨滑车间沟凸起的另一种方法。从股骨远端移除一个以近端为基底的楔形骨块，使突出部分"后缩"至股骨前方皮质水平。铰接点是滑车远端，并用2枚螺钉在软骨面外侧固定（图34.8）。

虽然滑车间沟在轴位上的形态没改善，相应的髌股关节的匹配性也没有改变，但术中软骨面损伤的风险更小。

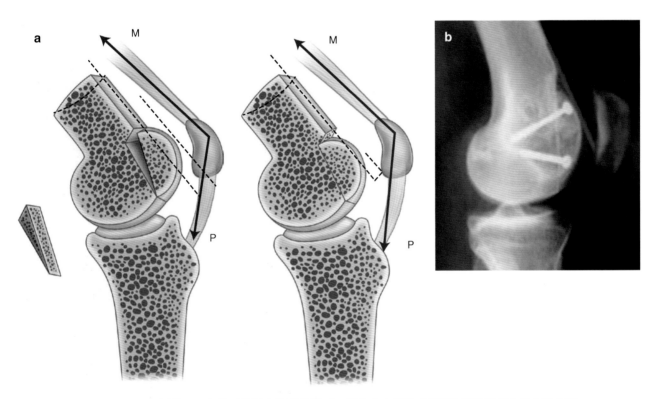

图34.8 a、b. 冠状面上股骨远端闭合楔形截骨后，滑车突出部分"后缩"至股骨前方骨皮质水平

35 髌腱短缩术

Patellar Tendon Shortening

E Servien, P Archbold, and P Neyret

引言

　　高位髌骨伴随着髌腱过长，如果没有异常的TT-TG，缩短髌腱比胫骨结节远端移位更符合逻辑。因此，我们发展了一种技术来纠正这种异常情况。骨骼未发育成熟的患者也能使用这一技术，骨骼未成熟的患者胫骨结节移位具有反指征。但是，运用时必须谨慎。它不是传统的Z字成形，它的优势是保持髌腱后侧半部分的完整，降低了术后髌腱断裂的风险。这种技术常常联合MPFL重建术。最近，Jack Andrish也描述了一种类似技术。

手术技术

切口

　　做正中切口或髌旁切口。抬高全层髌韧带的内、外侧可以完全暴露髌韧带。切开髌前滑囊和腱旁组织，测量髌韧带的宽度（图35.1）。

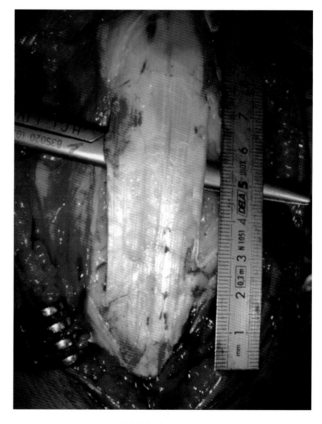

图35.1　手术暴露髌韧带和长度测量

E Servien
Service d orthopedie de l Hopital de la Croix Rousse,
Lyon 69004, France

P Archbold
Centre Albert Trillat, Lyon, France

P Neyret (✉)
Infirmerie Protestante, Lyon, Caluire, France
e-mail: Philippe.neyret01@gmail.com

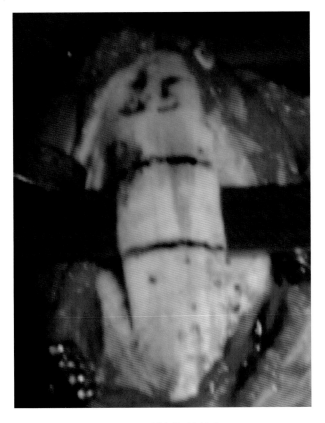

图35.2　计划短缩长度

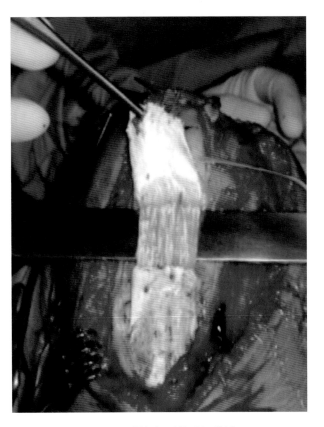

图35.3　提起切开的髌韧带瓣

髌韧带准备

在髌韧带上标记计划缩短的长度，显示部分腱切除的两个水平面（图35.2）。在这个示例中，髌韧带计划短缩25 mm。清楚地标记出腱切除的上下缘。在髌韧带的中央部（髌骨止点和胫骨止点间）进行腱切除。

沿着远端标记线水平切开髌韧带。小心地用刀片切开髌韧带厚度的50%。沿着纤维方向朝向近端逐渐分离至所需的短缩长度（本例是25 mm）（图35.3）。

短缩和修补

使用不吸收缝线（FiberWire®）来短缩和修补髌韧带。在切开的25 mm髌韧带瓣下方，从髌韧带近端向髌韧带远端缝入2～3根缝线，缝线再缝回髌韧带近端（图35.4）。收紧近端缝线并用Kocher钳夹紧，就可以缩短髌韧带（图35.5）。25 mm长的髌韧带瓣再缝回到远端髌韧带的前方，至少用3根缝线全层缝合髌韧带（图35.6）。膝关节屈曲90°位缝线打结固定（图35.7）。检查髌骨活动轨迹。用可吸收缝线缝合腱旁组织。

术后处理

21天内需佩戴伸直位支具，可以允许完全负重。45天内屈曲活动不超过90°。

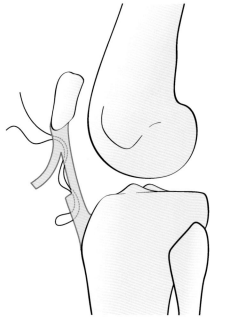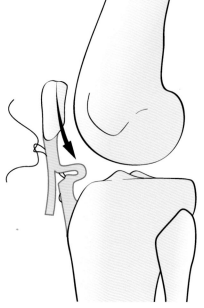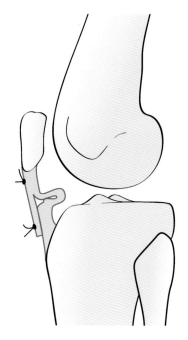

图 35.4　短缩髌韧带的技术

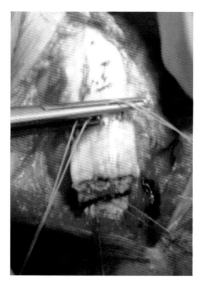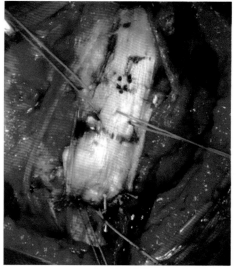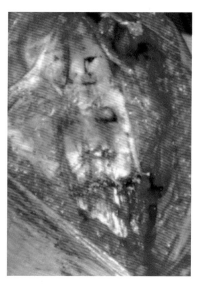

图 35.5　短缩髌韧带的缝线　　　　　　图 35.6　完成修补后的缝线　　　　　　图 35.7　完成短缩和修补

36 急性股四头肌和髌腱撕裂

Acute Ruptures of the Quadriceps and Patellar Tendons

G Demey, R Magnussen, C Fiquet, P Neyret, and C Butcher

急性股四头肌肌腱撕裂

除了髌骨骨折以外，股四头肌撕裂是膝关节伸膝装置断裂的最常见原因。60%的撕裂发生于股四头肌肌腱性部分，而其余40%则是股四头肌肌腱附着于髌骨上极部位的撕脱。Albert Trillat首次描述了之前介绍的第二种损伤类型，定义为股四头肌肌腱止点的骨膜袖状撕脱。

典型的损伤机制均存在股四头肌肌腱的异常应力，如绊倒。症状有些时候比较隐匿，存在一定的延迟性，这主要是因为髌旁支持带能够传递一部分的伸膝装置应力。双侧的股四头肌撕裂患者常存在一些基础病变导致肌腱退变，如使用皮质类固醇激素、肾脏透析及氟喹诺酮抗生素治疗史。股四头肌撕裂容易被漏诊，所以需要临床医生特别注意，尤其是那些存在膝关节创伤病史的患者。膝关节处于屈曲位并出现主动伸膝障碍是典型的症状和体征。

通常会出现髌骨上方肿胀和腱性部分缺失感。膝关节侧位摄片可能会出现髌骨矢状位倾斜。MRI和超声检查能够对疾病诊断和明确撕裂程度提供依据。

治疗方案

手术治疗是金标准。有急诊手术指征，拖延数天后手术可能会导致股四头肌的挛缩和瘢痕化。一旦瘢痕形成将会增加手术修复的难度，膝关节屈曲时修补部位的应力会显著增加，导致术后慢性膝关节强直的发生率增加。

手术技术

手术的目的是修补撕裂部位并达到腱-腱愈合。手术修补必须提供足够的强度以允许患者能够接受早期功能康复。如果单纯修补后的强度不足以允许膝关节达到90°屈曲位，那么使用自体半腱肌肌腱或髌韧带进行局部加强就非常有必要。

G Demey
Clinique de la Sauvegarde, Lyon Ortho Clinic, Lyon, France

R Magnussen
Centre Albert Trillat, Lyon, France

C Fiquet
Infirmerie Protestante, Lyon, Caluire 69300, France
Service d orthopedie de l Hopital de la Croix Rousse,
Lyon 69004, France
Centre Albert Trillat, Lyon, France

P Neyret
Infirmerie Protestante, Lyon, Caluire, France
e-mail: Philippe.neyret01@gmail.com

C Butcher (✉)
Healthpoint, Abu Dhabi, UAE
e-mail: c.butcher@healthpoint.ae

肌腱修补

体位和术前准备

患者仰卧于手术台。在手术台的远端水平放置一个柱状脚蹬，当膝关节屈曲70°位时，足跟与脚蹬接触；而当膝关节屈曲90°位时，足趾与其接触。除此以外，还需放置一个外侧阻挡支架，维持膝关节在中立位。手术开始前放置止血带。当膝关节伸直时，撕裂部位很容易被触及。随后，屈曲膝关节至90°位。

切口

以下描述的是直接修补非加强技术。正中纵向切口切开皮肤，切口需位于撕裂部位中间并向远端延伸直至暴露髌骨上缘。如果腱旁组织完整，纵向分离暴露撕裂断端并清除血肿（图36.1a）。撕裂的残端需要仔细分离暴露，如有需要可进行内侧和/或外侧的解剖分离（图36.1b）。

修补

一旦撕裂断端被完全暴露，我们按以下方法缝合肌腱：撕裂的两个残端分别穿线，使用2号FiberWire缝线采用锁缝法（图36.2）。两根缝线需同时穿过肌腱的近端及远端残端，最终两断端均

有4股缝线（图36.3）。随后，在膝关节伸直位时同时拉紧缝线并打结，以对抗肌腱断端的再扯裂（图36.4）。穿过撕裂断端的4股缝线被要求提供足够的强度。为了进一步加强缝合强度，可额外使用0号Vicryl缝线对断端进行间断缝合修补。

腱骨结合部位的撕裂

当撕裂发生在腱骨结合部位，切口需向远端延伸直至暴露髌骨（图36.5）。向两侧牵开全层软组织皮瓣完全暴露撕裂断端（图36.6）。股四头肌肌腱具有延展性，急性撕裂时股四头肌和髌骨可以较好地贴合（图36.7）。清除髌骨上极的坏死和受损组织，纵向切开髌骨上级骨膜1 cm并向两侧牵开暴露髌骨（图36.8）。于髌骨上极使用钻头制备直径2.5 mm的骨隧道（图36.9～图36.11）。骨隧道开口于髌骨上表面，距离髌骨上极边缘1 cm的位置；出口位于髌骨上极的中点，注意在钻孔过程中不要损伤髌股关节面。FiberWire缝线采用如前所述的锁缝法穿过近端肌腱残端，随后穿过骨隧道后返折至股四头肌肌腱（图36.12和图36.13）。缝线在膝关节伸直位被拉紧打结（图36.14）。缝合骨膜瓣覆盖穿骨缝线（图36.15）。使用0号Vicryl缝线多处间断缝合对修补进行加固，同时缝合髌骨内外侧支持带破损处（图36.16）。

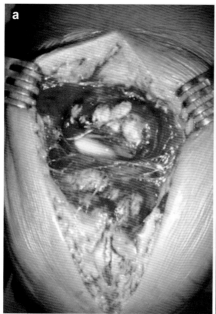
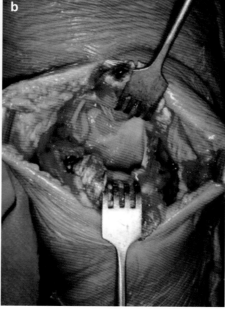

图36.1　a、b.暴露撕裂部位，清除血肿

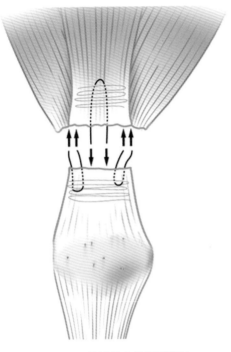

图36.2　缝线缝合使用锁缝法

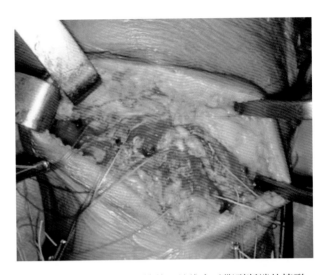

图36.4　在拉紧缝线打结前，缝线穿过撕裂断端的情形

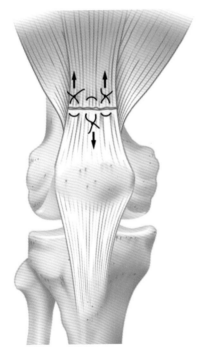

图36.3　缝线穿过撕裂断端

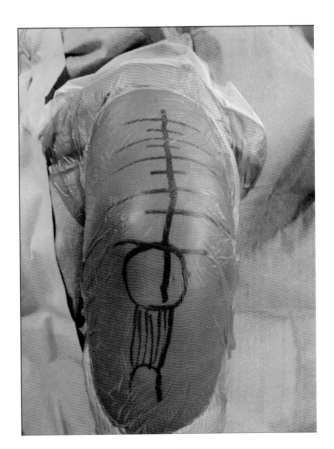

图36.5　皮肤切口

术后处理

术中在膝关节屈曲90°位评估修补的强度（图36.17）。放置引流后于膝关节屈曲70°位缝合关闭切口。伤口使用绷带加压包扎并于术后1小时移除。术后需拍摄膝关节正侧位X线片及15天的深静脉血栓预防治疗。术后给予24小时的预防性抗生素应用，术后15天拆线。

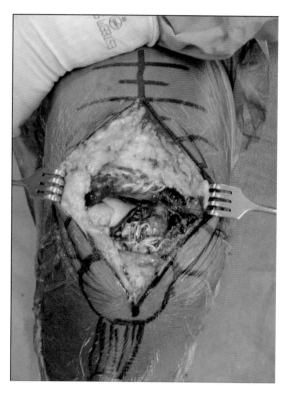

图36.6　外科修补股四头肌肌腱–骨结合部位撕脱损伤的暴露要求

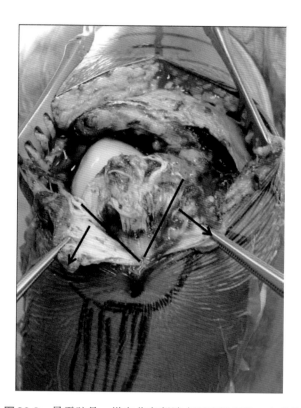

图36.8　暴露髌骨：纵向分离断端表面遮挡组织，由髌骨中线向远端牵开以利于暴露

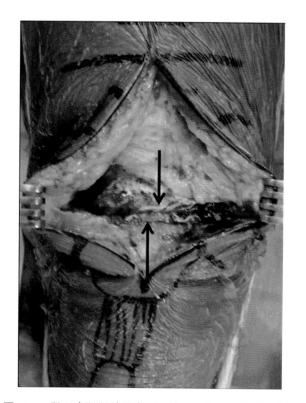

图36.7　股四头肌肌腱具有延展性，急性撕裂时股四头肌和髌骨可以较好地贴合

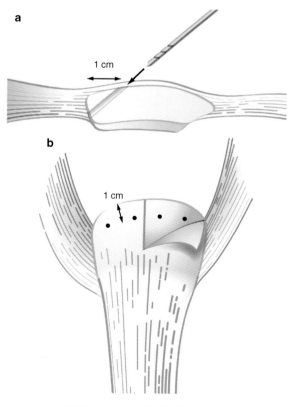

图36.9　a、b.髌骨隧道的方向

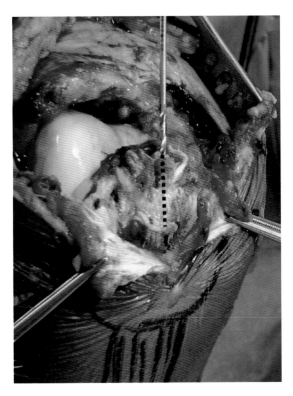

图36.10　使用直径2.5 mm的钻头制备髌骨隧道。骨隧道的方向已被标注（虚线）（1）

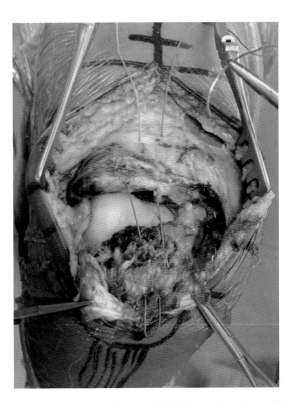

图36.12　一根缝线穿过骨隧道后折返至股四头肌肌腱

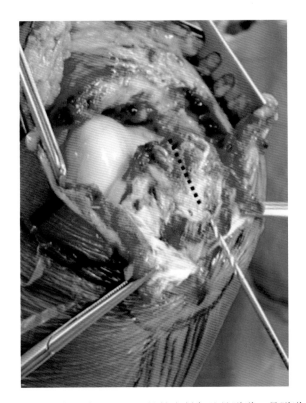

图36.11　使用直径2.5 mm的钻头制备髌骨隧道。骨隧道的方向已被标注（虚线）（2）

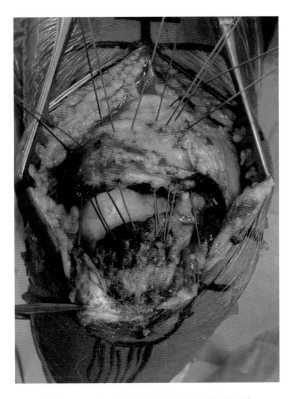

图36.13　在打结前所有的缝线被安放到位

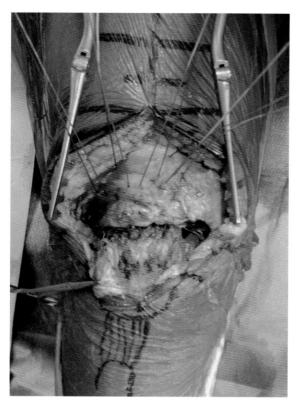

图36.14　缝线在膝关节伸直位被拉紧打结

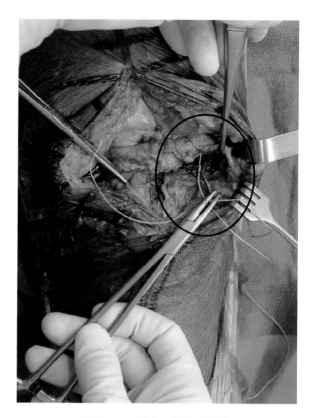

图36.16　缝合支持带破损处

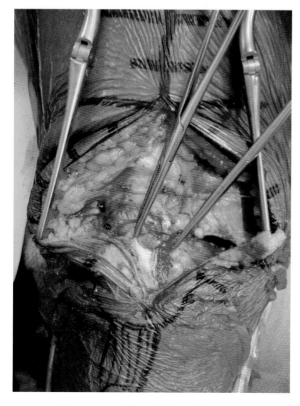

图36.15　缝合骨膜瓣覆盖穿骨缝线

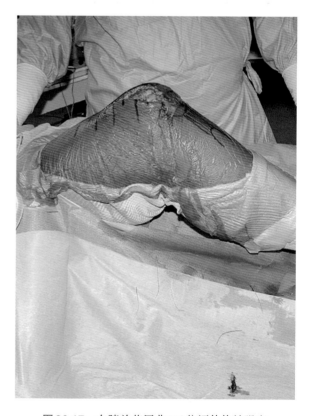

图36.17　在膝关节屈曲90°位评估修补强度

术后患肢使用两个可拆卸的支具固定45天：一个支具固定屈曲30°位，于休息时使用；另一个支具为固定伸直位，于行走时提供支撑。早期即给予物理治疗，目标为术后45天内膝关节屈曲活动度达到90°，具体实施按照以下要求：

手术日至术后15天：0°～45°。

术后16～30天：0°～70°。

术后31～45天：0°～90°。

术后6个月内不允许极度屈曲位活动。术后4～6个月下楼梯活动（斜坡或一格一格的楼梯）需注意。

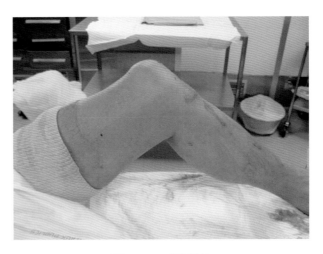

图36.18 高位髌骨

急性髌韧带断裂修补术

髌韧带断裂很少见，通常很容易被诊断，只有小儿的类似袖状骨折容易出现漏诊。患者代表性的表现为明确的膝关节损伤病史和行走能力缺失。体格检查可见高位髌骨（图36.18）伴有髌骨下极的压痛和淤伤髌韧带部位触诊空虚。因伸肌支持带是完整的，患者暂时性地还能完成直腿抬起动作；然而，在这种情况下膝关节从屈曲位置完成直腿抬起通常都存在明显的延迟。绝大部分情况下，髌韧带撕裂发生于髌骨下极止点处，影像学可见高位髌骨，MRI具有诊断意义（图

36.19）。发生于髌韧带中段或远端止点部位的撕裂非常少见。

治疗方案

手术修补是金标准。但与急性股四头肌肌腱断裂不同，髌韧带断裂直接修补不能获得足够的强度来应对早期活动的要求。因此，我们相信髌韧带断裂始终要进行手术加强。我们通常选择位于髌韧带前方的自体半腱肌肌腱作为移植物来进行手术加强。除此以外，根据不同的修补质量要求，条带状PDS在加强手术中可以被单独应用，

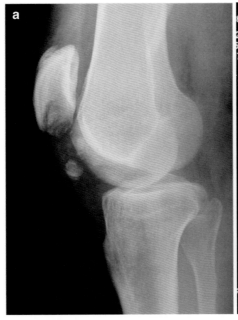
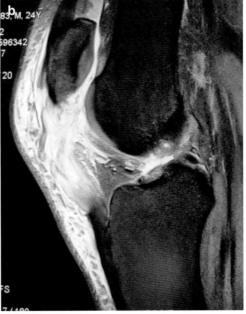

图36.19 a.继发性高位髌骨继发于髌韧带在髌骨下极止点处撕裂；b.MRI可见髌韧带断裂

也可以与半腱肌肌腱联合使用。我们不推荐使用钢丝环扎固定，因为这种固定太过坚强以至于有可能导致矢状面髌骨力线不良。而且钢丝需要再次手术取出，有再发撕裂的风险。

手术技术

术前，对侧膝关节需在屈曲30°位接受影像学摄片，使用C-D指数评估健侧髌骨高度。这样可允许术中进行对比，使患肢达到与健侧相同的C-D指数。

以下是针对髌韧带撕裂发生于髌骨下极止点处的手术修补技术描述。手术计划与前述的股四头肌肌腱修补一样。纵向旁正中切口切开皮肤，范围从股四头肌肌腱的远端止点到胫骨结节。如果可能，腱旁组织应该被显露后切开以更好地暴露髌韧带撕裂断端。通常情况下，通过髌韧带撕裂处可看见膝关节囊内结构，这些组织需要保持湿润，并仔细检查有无损伤。清除髌韧带撕裂断端坏死及磨损组织（图36.20和图36.21）。膝关节被放置于伸直位，而髌韧带残端则相反。

使用缝线和PDS网状材料加强修补髌韧带

将FiberWire缝线穿过髌韧带断端两侧，这些缝线在膝关节半屈曲位被拉紧打结。使用0号Vicryl缝线沿着撕裂部位横向间断缝合对修补进行加强（图36.22），同时缝合内外侧髌旁支持带缺损处。如果近端缺乏腱性组织，可以在髌骨下极使

用锚钉来简便修补过程。

如果完成以上修补后断端闭合没有间隙，则通过将修剪成条带状的PDS缝合于肌腱上表面对髌韧带修补进行局部加强。生物力学上来说，使

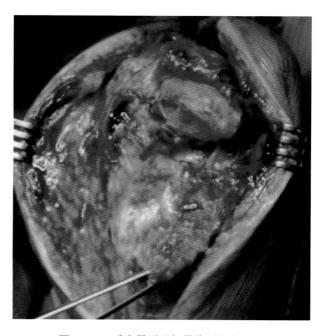

图36.21　手术暴露髌韧带撕裂部位（2）

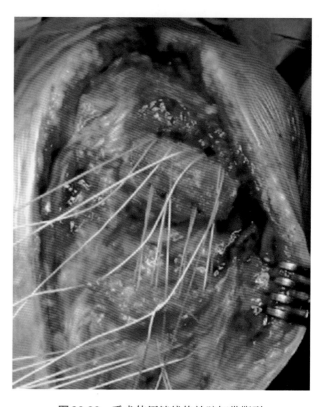

图36.22　手术使用缝线修补髌韧带撕裂

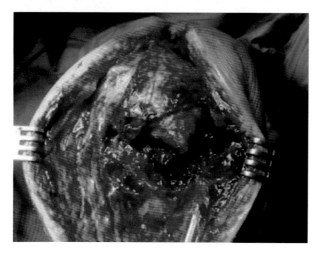

图36.20　手术暴露髌韧带撕裂部位（1）

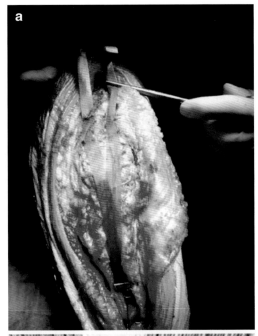

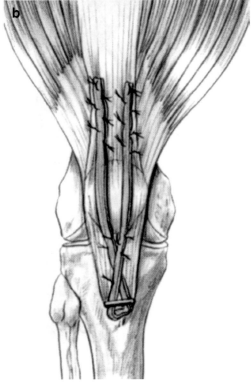

图36.23 a、b.使用条带状PDS加强修补髌韧带

用条带状PDS修补后可将原本伸膝的拉力转化为压力。PDS被折叠后远端使用Orthomed界面钉固定于胫骨结节。随后，PDS的两束被V形缝于髌韧带、髌骨和股四头肌肌腱表面（图36.23）。PDS的缝合在膝关节屈曲60°位完成，这样可以避免髌韧带缩短造成的低位髌骨。术中需要进行影像学摄片与对侧对比评估髌骨高度是否恢复（图36.24）。

使用自体肌腱移植和缝线加强修补髌韧带

如果缝线修补后髌韧带断端之间仍存在间隙，则需要使用自体半腱肌肌腱移植进一步给予局部加强。自体肌腱的获取需要将手术切口向远端延长2 cm。暴露鹅足后获取肌腱并修剪以备使用（图36.25）。在胫骨结节（图36.26）和远端髌骨（图36.27）上使用4.5 mm钻头各钻取一个横行骨隧道。髌骨钻孔的位置不要过高，过高的骨隧道将有可能导致髌骨倾斜（图36.28）。将自体半腱肌肌腱移植物穿过两个骨隧道（图36.29），在膝关节伸直位拉紧肌腱两端并将两端相互缝合。随后将移植物边缘缝合于髌韧带表面。

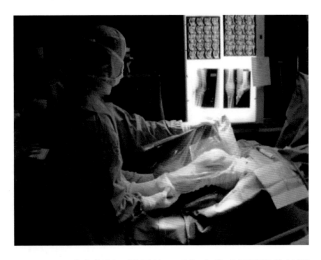

图36.24 手术期间X线摄片，可与术前对侧膝关节的摄片进行对比

图36.25 半腱肌肌腱移植物

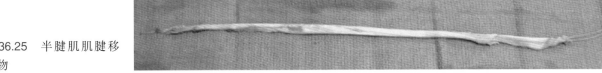

为了帮助避免较小的髌骨远端钻孔后引起骨折的风险，也可以将半腱肌肌腱移植物缝于髌骨表面骨膜下。这样可以将股四头肌的拉力转化为压力，并可避免髌骨发生倾斜的风险。

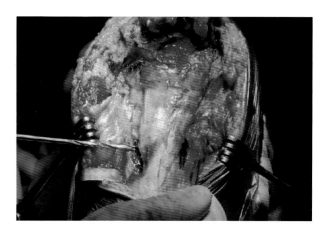

图36.26　4.5 mm直径钻头制备横向的胫骨结节骨隧道

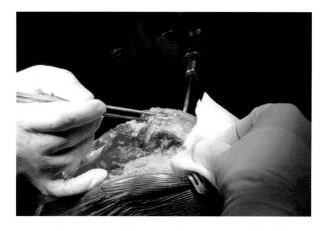

图36.27　4.5 mm直径钻头制备横向的髌骨远端骨隧道

如果在使用自体半腱肌肌腱移植加强后仍旧不能获得满意的修补强度，那么我们需要使用股四头肌移植提供进一步的加强修补。从髌骨上缘中点处获取股四头肌中1/3的腱性部分，长度为15 cm，宽度为15 mm。为了在获取股四头肌移植物时不打开关节囊，我们尝试只获取股四头肌最表浅两层的腱性组织。为了达到这样的效果，我们推荐从股四头肌肌腱性部分的近端水平方向开始寻找，会比较容易找到正确的层次。股四头肌肌腱在远端止点处不要离断，通过向远端分离髌前全层骨膜并延伸至髌骨体中部形成一个骨膜"铰链"，从髌骨前皮质向上

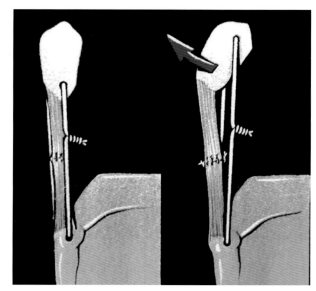

图36.28　髌骨骨隧道过于近端可导致髌骨倾斜的发生

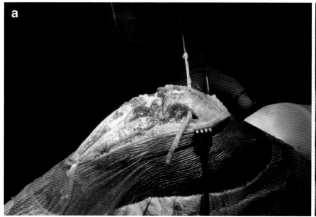

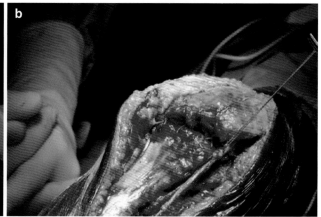

图36.29　a.半腱肌肌腱移植物穿过髌骨骨隧道。b.在穿过胫骨结节骨隧道后，先自己端端缝合后再缝合于髌韧带边缘

牵起骨膜铰链并翻转，就能在保持股四头肌连续性的情况下很好地覆盖髌韧带。随后将股四头肌肌腱移植物边缘缝于髌韧带。这种髌韧带加强修补手术技术在半腱肌肌腱移植物长度不够时尤其推荐使用。

术后处理与急性股四头肌断裂修补术后一致。

37 伸膝装置的慢性撕裂

Chronic Rupture of the Extensor Apparatus

G Demey, R Magnussen, C Fiquet, S Lustig, P Neyret, and C Butcher

股四头肌肌腱的慢性撕裂

通常情况下，伸膝装置的慢性撕裂均存在明显的临床表现。典型的症状有伸膝迟滞、阵发性膝关节无力（俗称打软脚），以及上下楼梯和坐位起立功能的障碍。临床检查需要特别关注发生伸膝迟滞时膝关节的角度、被动伸膝受限（膝关节屈曲挛缩）和髌骨高度。尤其需要评估髌骨活动度。如果髌骨在伸膝过程中不能向近端运动，这就预示着存在髌韧带的挛缩。

MRI检查可以提供诊断依据。同时还能通过测量撕裂断端的距离和显示股四头肌内的退变性改变等来对手术的可行性进行评估（图37.1）。因为慢性撕裂通常伴有股四头肌纤维化和挛缩，所以手术相对于急性撕裂来说更为复杂且需要加强修补。通过与正常侧对比，在体重负荷下的膝关节屈曲30°侧位摄片中如出现低位髌骨，预示髌韧带存在挛缩，这种情况下加强修补是非常有必要的。这种修补技术由 Pierre Chambat 推荐。

本章中我们还将介绍使用异体伸膝装置进行加强修补的技术，但该技术更适用于髌韧带的慢性撕裂。

金属框架保护下的缝合技术

慢性股四头肌肌腱撕裂发生于股四头肌肌腱性部分，或者继发于股四头肌位于髌骨止点处的撕脱。

体位和术前准备

患者仰卧于手术台。在手术台远端放置水平位脚蹬使膝关节处于屈曲60°位。外侧支架维持膝关节中立位，髌骨向上。大腿近端放置止血带但不要充气，因为充气的止血带会限制股四头肌的完全活动度，从而妨碍修补过程。在伴有肌腱挛

G Demey
Clinique de la Sauvegarde, Lyon Ortho Clinic, Lyon, France

R Magnussen
Centre Albert Trillat, Lyon, France

C Fiquet
Infirmerie Protestante, Lyon, Caluire 69300, France

Service d orthopedie de l Hopital de la Croix Rousse,
Lyon 69004, France

Centre Albert Trillat, Lyon, France

S Lustig
Service d orthopedie de l Hopital de la Croix Rousse, Lyon 69004,
France

P Neyret (⊠)
Infirmerie Protestante, Lyon, Caluire, France
e-mail: Philippe.neyret01@gmail.com

C Butcher
Healthpoint, Abu Dhabi, UAE

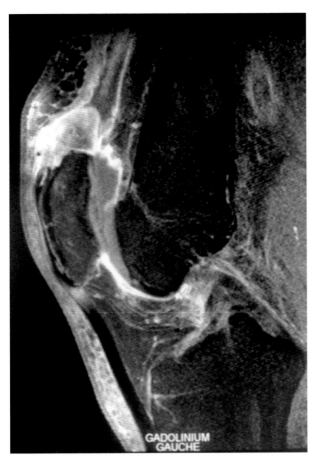

图37.1　MRI检查发现股四头肌的慢性撕裂

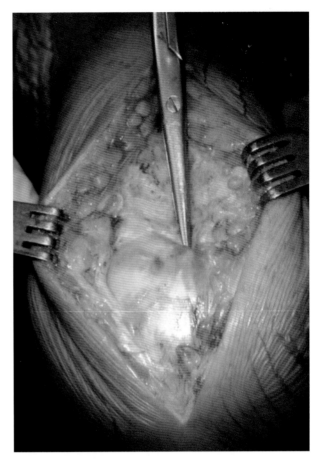

图37.2　外科暴露慢性撕裂断端

缩的慢性撕裂病例中，有时要求手术过程中膝关节能够达到90°屈曲是不太现实的。

手术切口

　　膝关节正中纵向切口切开皮肤，从髌骨下极向上延伸至髌骨上极上方10 cm（图37.2）。

　　沿着中线向下解剖分离，向两侧牵开皮肤和皮下组织瓣，暴露髌骨上极和撕裂的股四头肌肌腱残端。明确撕裂残端大小和范围后，通过切除残端周围瘢痕组织，以及切断内侧和/或外侧软组织粘连对股四头肌肌腱进行松解（图37.3）。在这个过程中尽可能多地保留健康组织是至关重要的。通常情况下无需行关节镜下关节松解或髌旁支持带切开。

松解近端的股四头肌肌腱残端

　　将直径2 mm的克氏针横向穿过股四头肌肌腱

残端。与一般观点不同的是，这样做不存在"切奶酪"效应，克氏针并不会被从肌腱中向远端拉出。第二根直径2 mm的克氏针被横向置入于髌骨上极下方1 cm处。然后分别在2根克氏针的同侧端套上一个由钢丝两端缠绕形成的金属环（这种方法比直接缠绕克氏针同侧端或套上由单根钢丝组成的8字金属环好）（图37.4）。在膝关节伸直位逐渐依次收紧两侧钢丝金属环，将近端的股四头肌肌腱残端拉向髌骨上极（图37.5）。

　　为了完成修补，FiberWire缝线缝合两侧肌腱残端，并在撕裂部位上方拉紧打结。随后，使用0号Vicryl缝线沿着修补部位进行加强缝合，方法与之前介绍的一样。

　　随后在膝关节屈曲60°测试修补强度，也可以屈曲90°测试（如果活动度允许的话）。随后按照解剖层次缝合，于皮下放置引流，使用金属缝合器关闭皮肤切口（图37.6）。

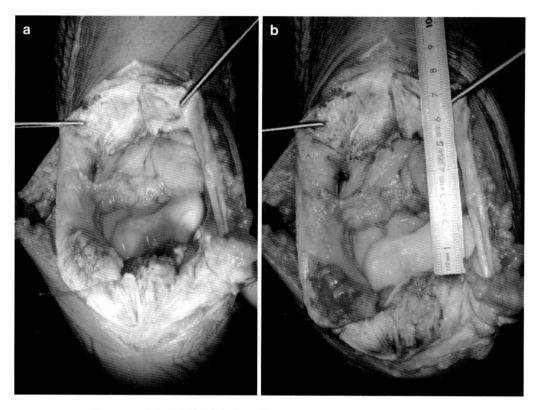

图37.3　对撕裂残端进行松解和清创（a），并测量断端分离距离（b）

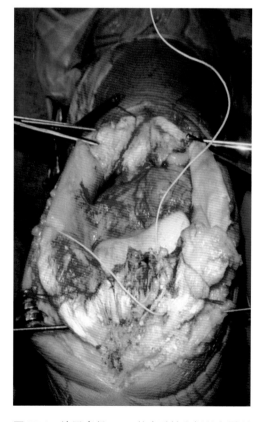

图37.4　放置直径2 mm的克氏针和钢丝金属环

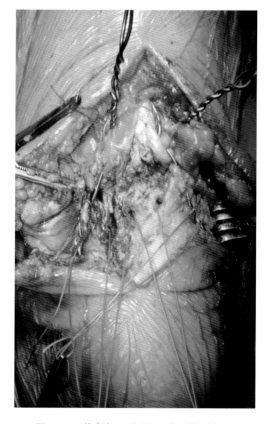

图37.5　收紧钢丝金属环关闭撕裂断端

图37.6 术后X线摄片

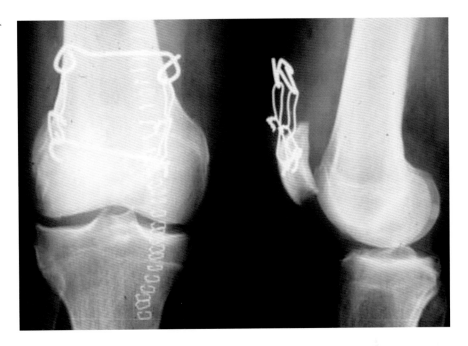

如果是骨肌腱结合部的撕脱，则在上述的克氏针+钢丝金属环放置后使用与急性股四头肌肌腱撕裂相同的技术完成撕裂部位的修补。缝线穿过近端的股四头肌肌腱残端，随后纵向穿过髌骨的骨隧道并拉紧打结（详见上一章伸膝装置的急性撕裂）。

使用自体髌韧带和半腱肌肌腱加强修补撕裂断端

慢性股四头肌肌腱断裂因软组织质量差在接受直接修补时存在高失败率风险。为了达到加强修补的作用可能需要同时使用髌韧带和半腱肌肌腱移植。根据不同修补强度的要求，可选择使用单股或双股肌腱加强。

切口

纵向旁正中切口切开皮肤，向上延伸至髌骨上极上方10 cm，向下至胫骨结节内侧缘。

向两侧牵开全层皮瓣暴露慢性撕裂部位。尽可能在保留健康组织的前提下切除撕裂周围瘢痕组织，暴露髌骨上极和撕裂肌腱的残端（图37.7）。

收集半腱肌肌腱移植物

收集半腱肌肌腱需将切口向远端延伸2 cm。

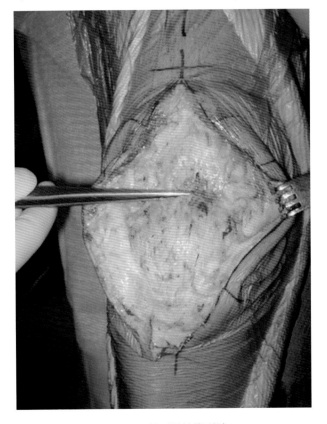

图37.7 暴露慢性撕裂端

暴露鹅足后收集条带状半腱肌肌腱并在后台制备（图37.8～图37.10）。最终制备的移植物长度为25～30 cm（图37.11）。

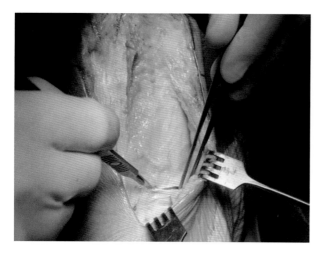

图37.8　收集半腱肌肌腱（1）

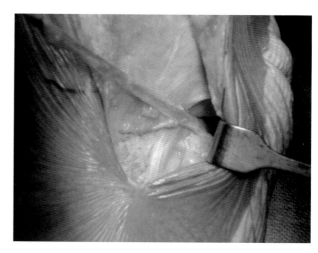

图37.10　收集半腱肌肌腱（2）

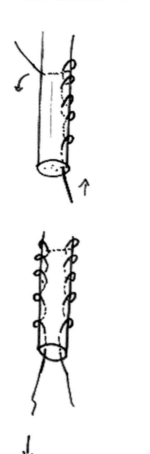

图37.9　肌腱移植物的制备方法

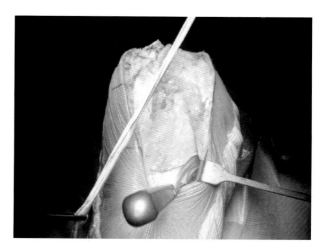

图37.11　收集半腱肌肌腱（3）

将该条带状肌腱移植物从髌骨前表面剥离，操作需仔细并保留肌腱移植物的附着至少达到髌骨长度的一半。在获得足够长度的肌腱移植物和保留足够的髌骨前方附着之间始终存在着相互妥协（图37.12）。

于髌骨上极钻备3个直径2.7 mm骨隧道。骨隧道开口于距离髌骨上极缘1 cm的髌骨上表面，出口位于髌骨上极的中点，注意不要损伤髌骨关节面（图37.13）。

与髌骨中上1/3钻备一个直径4.5 mm的水平位骨隧道。钻孔过程需要特别注意避免减弱髌骨强度导致骨折的可能性（图37.14）。将FiberWire缝线穿过股四头肌肌腱远端和髌骨骨隧道后再次反折至肌腱残端，在膝关节伸直位拉紧打结。

收集髌韧带移植物

在髌韧带中1/3处标记并纵向切开宽度1 cm的条带状切口。使用外科手术刀将移植物远端位于胫骨结节的止点连同骨膜一起松解游离。同时

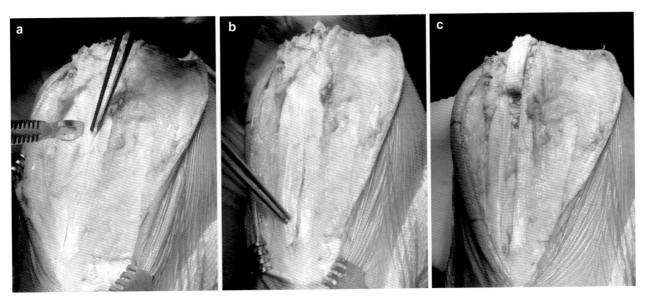

图 37.12　a～c. 收集髌韧带中 1/3 的腱性结构。其在髌骨前方的附着点至少有一半需要被保留

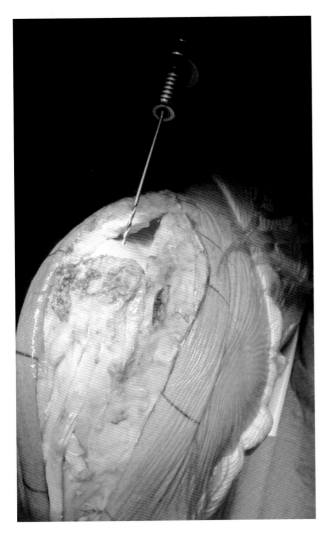

图 37.13　髌骨上极的骨隧道

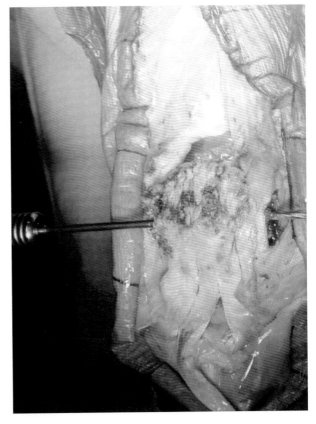

图 37.14　水平位的髌骨骨隧道

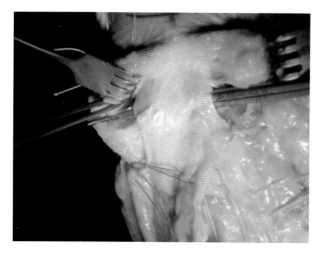

图37.15 于股四头肌肌腱远端制备一个横向隧道，允许半腱肌肌腱移植物穿过

使用导引针将半腱肌肌腱移植物穿过髌骨水平位骨隧道。

于股四头肌肌腱远端切开制备一个横向的隧道，以允许半腱肌肌腱移植物穿过（图37.15）。随后在膝关节屈曲60°位拉紧肌腱移植物，并使用可吸收Vicryl缝线将其两断端多点缝合，并在膝关节伸直位拉紧打结（图37.16）。

最后，将髌韧带移植物翻转，使用2号Vicryl缝线缝于修补部位的表面。将膝关节屈曲60°进行

修补强度测试。根据层次关闭伤口并于皮下放置负压引流。使用金属缝合钉关闭皮肤。术后的处理与急性股四头肌肌腱断裂术后一致。

慢性髌韧带撕裂的重建

股四头肌的挛缩明显增加了慢性髌韧带撕裂重建的难度，很难恢复髌骨的正常高度。

如果正常的髌韧带高度能够被较容易地恢复，则可使用条带状的PDS或自体股四头肌肌腱移植来进行加强修补（见急性髌韧带撕裂）。相反地，如果髌骨下移困难（图37.17），那么伸膝装置移植物的使用就很有必要了。可以选择对侧肢体的自体移植物或异体移植物，手术操作都是一样的。可以在原生膝及TKA术后（尤其是使用旋转铰链膝关节假体的全膝置换手术）两大情况下使用。目前我们更愿意使用异体移植物作为重建材料，根据C. Fiquet报道的结果在原生膝患者中疗效更好。

自体伸膝装置移植

该技术1991年由Henri Dejour于多伦多首次被提出。在翻修手术或髌韧带质量较差不足以获

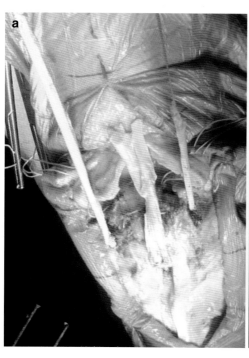
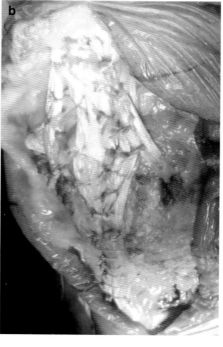

图37.16 髌韧带和半腱肌肌腱移植物被放置到位（a），并在各自体位下拉紧缝合（b）

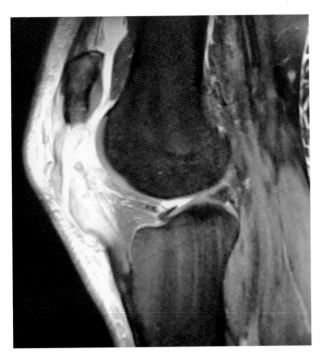

图37.17 MRI检查显示髌韧带的慢性撕裂

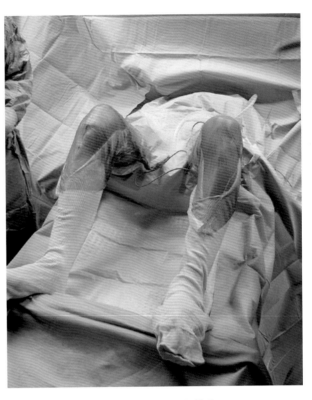

图37.18 患者手术体位

得满意的修复时，我们使用对侧肢体的伸膝装置中1/3部分进行自体移植。这是一种复合的移植物，包括股四头肌肌腱、髌骨骨块、髌韧带和胫骨骨块。对侧肢体的髌韧带必须是健康的且之前无手术史（胫骨髓内钉、胫骨结节移位、ACL重建收集移植物等）。

收集自体的伸膝装置移植物（对侧膝关节）

双下肢均置于手术野中。在双侧大腿根部分别放置止血带（图37.18）。

切口

手术切口从髌韧带位于胫骨的止点下方3 cm开始向上延伸至髌骨上极上方5～7 cm。垂直切开腱旁组织（图37.19）。

移植过程的描述

全长暴露股四头肌肌腱，延伸暴露范围直到可见股直肌最远端的肌性部分。在股四头肌肌腱中1/3沿着肌腱纤维的方向切开宽12～14 mm、长5～6 cm的肌腱组织（图37.20）。只收集最浅表两层的肌腱组织，避免进入膝关节腔。

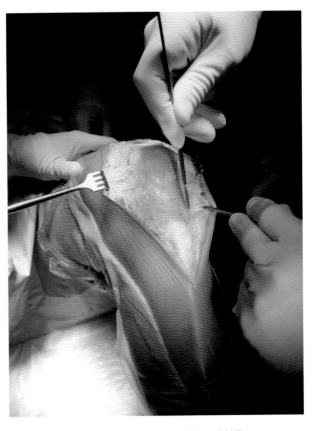

图37.19 暴露自体伸膝装置移植物

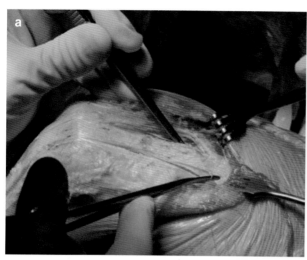
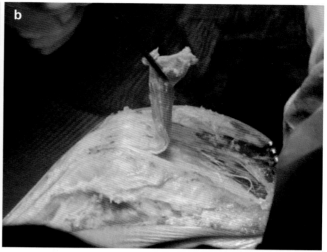

图37.20　a、b. 收集股四头肌肌腱。明确股四头肌肌腱中 1/3 的范围并从近端开始剥离

　　向远端"楔形"切开髌骨表面骨膜。也就是说，获得近端宽 14 mm、远端宽 10 mm 的梯形骨膜组织。随后，收集髌韧带中 1/3 宽 10 mm 的腱性部分（图37.21）。之后，长 35 mm、近端宽 10 mm、底部宽 12 mm 的胫骨骨膜被切开，明确胫骨骨块的范围（图37.22）。需要注意的是，为了避

免出现移植物的移位，胫骨骨块必须拥有梯形的形状。

　　被收集的胫骨骨块也可以是其他形状。例如，近端和远端较宽，中间较窄的腰状骨块（沙漏样形态）。这种形状的骨块能够避免移植物再移位，除此以外还能允许收集更宽的髌韧带移植物，尤

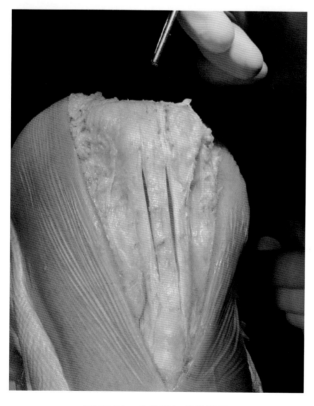

图37.21　收集髌韧带移植物

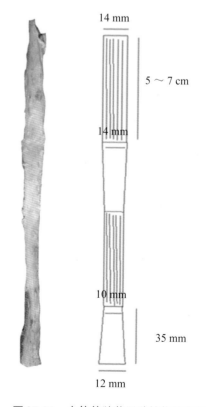

图37.22　自体伸膝装置移植物的形状

其适用于异体伸膝装置移植手术。

移植骨块的收集

使用摆锯收集胫骨和髌骨移植骨块（图37.23）。在进行胫骨骨块远端截骨时，锯片必须倾斜一定的角度以避免骨折风险。随后使用半圆骨凿将移植骨块分离。胫骨骨块游离以后髌韧带移植物会向上缩回，需要将其从下表面的脂肪垫中游离出来。为了评估髌骨骨块截骨厚度，髌骨必须尽量放平避免倾斜。使用10 mm宽的Lambotte骨凿平

行于髌骨前皮质进行截骨，这样有利于获得一整块移植骨块（图37.24）。不应将骨凿作为杠杆翘起骨块，这样做有弄碎移植骨块和导致髌骨骨折的风险（图37.25和图37.26）。如果存在骨质疏松或者需要微调，也可以使用磨钻。

移植接受部位的准备

切口

旁正中切口切开皮肤，从髌骨上极上方10 cm向下延伸至髌韧带远端止点下方3 cm。如果是翻

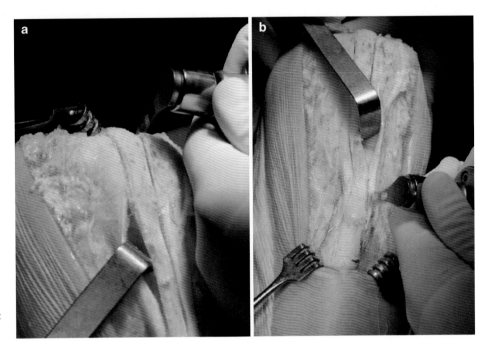

图37.23　收集髌骨移植骨块（a）和胫骨移植骨块（b）

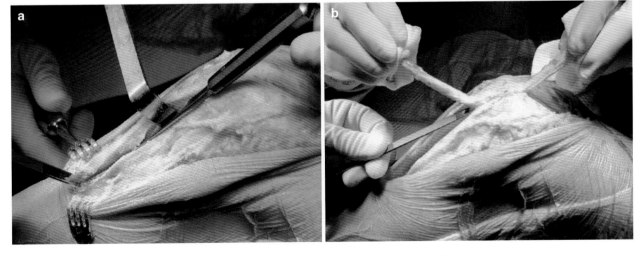

图37.24　仔细地从骨床中分离胫骨移植骨块（a）和髌骨移植骨块（b）

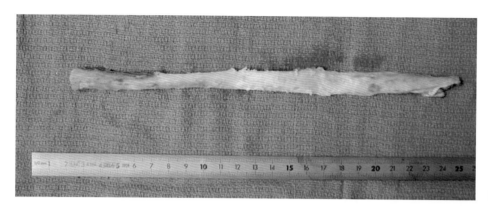

图 37.25　自体伸膝装置移植物

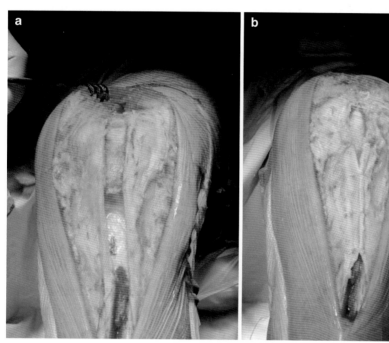

图 37.26　自体伸膝装置被取走后（a），股四头肌肌腱和髌韧带切缘被缝合（b）

修手术，需要考虑到原手术切口的问题。

暴露

分离明确髌韧带的内外侧边缘后，切除周围的瘢痕组织暴露撕裂部位的肌腱残端。使用之前介绍的技术暴露股四头肌肌腱。之后的手术步骤主要是制备胫骨和髌骨的骨槽来容纳之前收集的移植骨块（图 37.27）。

制备骨槽的准备

移植骨块接受部位的范围使用外科手术刀在骨膜上进行标记，随后使用摆锯切割。在胫骨结节部位，骨槽的近端宽 10 mm，远端宽 12 mm，长度为 35 mm。为了取出骨块完成骨槽的制作，从膝腱反射点上方垂直使用骨凿离断骨块底部（图 37.28）。在髌骨移植接受部位，骨槽为近端宽 14 mm、远端宽 10 mm 的梯形结构。为了将骨块从骨槽中取出，在髌骨顶端和上极处使用 Lambotte 骨凿平行于髌骨前皮质离断骨块底部。随后，评估移植骨块和移植接受部位的吻合度，通常需要使用咬骨钳对移植骨块进行修剪。

移植物的固定

髌骨侧固定

首先固定伸膝装置移植物的近端。将髌骨移植骨块放置于受体髌骨的骨槽中。骨槽与移植骨块的大小要吻合，使移植骨块能够被轻松放入，避免用力挤压导致髌骨骨折或髌骨软骨

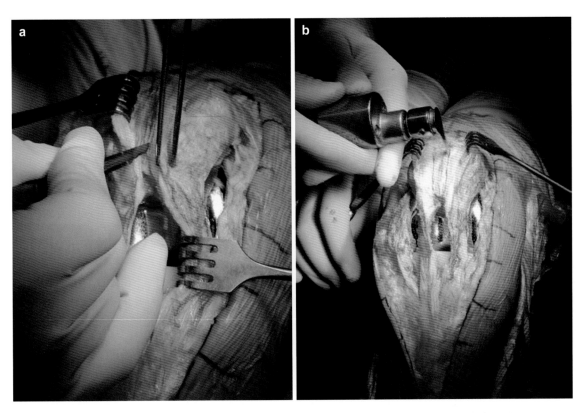

图 37.27　移植接受侧膝关节的准备：髌骨骨槽范围被标记（a），并使用摆锯进行制备（b）

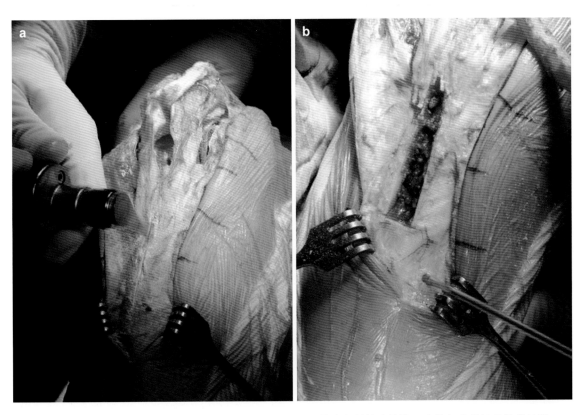

图 37.28　a、b. 移植接受侧膝关节的准备：切割胫骨骨槽移去骨槽内骨块，允许相应移植骨块的放置

损伤。移植骨块的梯形长底被放置于骨槽的近端。移植骨块通过两根分开的横向穿过髌骨和骨块的钢丝固定。钢丝在一侧被旋紧，钢丝扭转尾部被剪短后埋于软组织下。在近端，受体的股四头肌肌腱被从中线处切开，随后使用2号可吸收缝线将股四头肌肌腱移植物缝于该部位（图37.29）。

胫骨结节侧的固定

将一根钢丝横向穿过胫骨移植骨块的远端，随后将胫骨移植骨块挤压放置于受体的胫骨骨槽中。这样可以恢复正确的髌骨高度。通过钢丝和

1枚螺钉（Hooper，Lepine）进行固定。螺钉被放置于远端可以避免移植骨块向近端的移位（图37.30）。除此以外，2枚Orthomed界面钉被用于加强移植骨块的固定。这种界面钉也可应用于条带状PDS材料的固定，使用的固定技术与急性伸膝装置断裂一样。最近我们不再犹豫，如果可以的话使用3枚3.5 mm AO皮质骨螺钉代替界面钉来固定胫骨骨块。

髌韧带移植物的内外缘使用2号可吸收缝线缝于受体髌韧带（图37.31）。在关闭切口前并不一定要摄片，因为判断髌骨高度是否恢复的唯一标准是对照对侧髌韧带的长度（图37.32）。

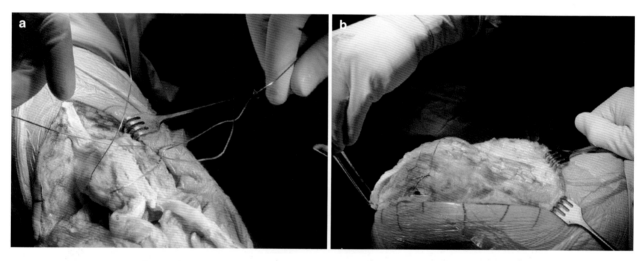

图37.29　a、b.髌骨侧使用穿骨钢丝进行固定，并在移植物前方收紧钢丝

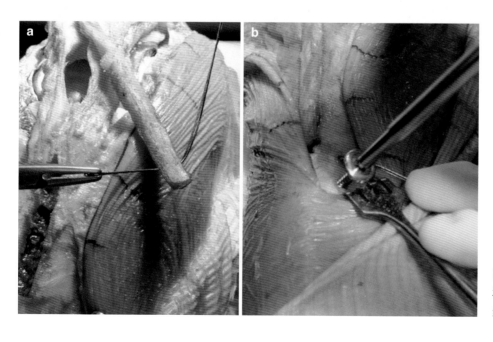

图37.30　a、b.胫骨移植骨块的固定通过将1根穿骨钢丝缠绕在1枚胫骨螺钉上

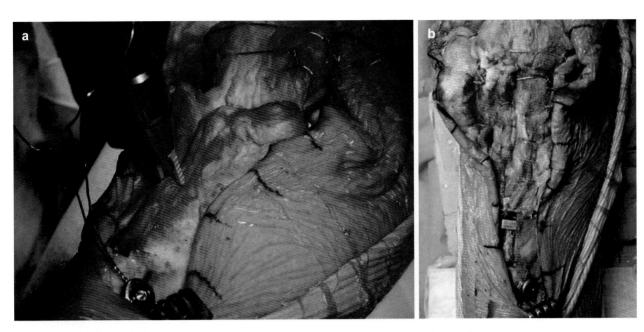

图37.31 a、b.胫骨结节移植骨块通过2枚界面钉加强固定

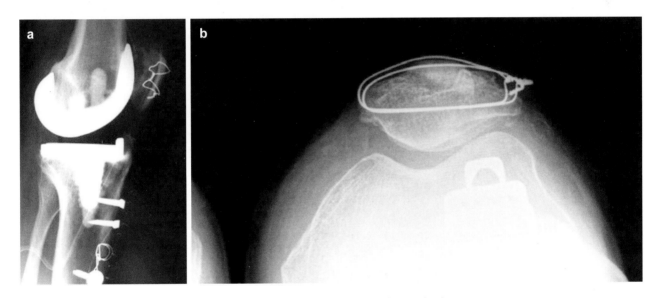

图37.32 术后侧位（a）和轴心位（b）摄片

切口关闭

受体部位

将负压引流管放置于移植物表面。严密止血后根据层次关闭切口，皮肤缝合使用金属关闭器（图37.33）。

供体部位

肌腱的断缘使用2号可吸收缝线缝合拉近。在皮下组织间隙放置负压引流装置后，根据层次关闭切口。我们不使用从移植接受部位获得的骨块来填充移植供应区的骨缺损。

术后处理

术后处理与之前描述的方法一致。除非必要时，不然不推荐常规预防性抗凝治疗。术后需要密切关注伤口愈合情况，尤其是感染和坏死风险。移植侧肢体允许负重，使用支具伸直位固定保护2

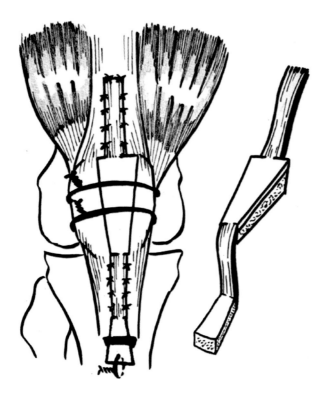

图 37.33 移植物在受体内的图片

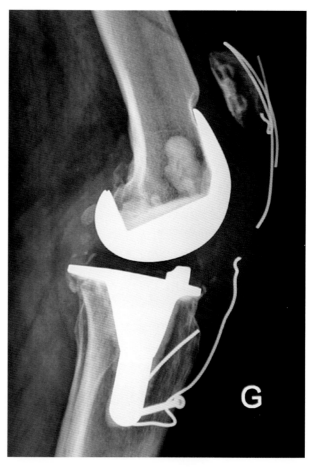

图 37.34 TKA 术后的慢性髌韧带断裂，常规手术技术失败。采用异体伸膝装置移植重建。还可选择使用合成网状材料重建技术（由 Hanssen 和 Browne 在之前介绍过）

个月，需要扶拐。被动膝关节活动度训练需要谨慎进行，前 2 个月允许 45° 范围内的被动活动，随后逐渐小心地增加活动范围，避免发生移植物骨块的不愈合。

异体伸膝装置移植

在伸膝装置重建中使用异体移植物拥有一些优势。首先，使用异体移植物可以避免自体伸膝装置移植带来的对侧肢体移植供应区并发症，如骨折、伸膝装置断裂及疼痛等。其次，异体移植对患有胶原疾病或对侧肢体有损伤或手术史（对侧 TKA，骨折或更常见的骨质疏松）（图 37.34）的患者尤为适用。最后，异体移植物相比自体移植物更长、更厚，可以减少手术时间。异体移植物不需要考虑供侧肢体的功能，宽度可以增加到 14 mm。移植物的髌骨骨块为沙漏型可以增加初始稳定性。异体移植物可以保留伸膝装置前方所有的软组织，提供髌骨骨块更好的固定，移位的风险更低。

当然，事物总是存在两面性，异体移植物同样存在一些不利因素。并不是每个国家都允许异体移植物的使用，而且价格昂贵。虽然发生病毒污染的概率很低（约 $1/10^6$），但是患者还是应该被告知这种可能发生的灾难性的并发症。最后，相比自体移植物，异体移植物有时候组织质量较差。

使用异体伸膝装置时还应考虑到髌韧带和髌骨的长度需与移植接受侧肢体相匹配。这些结构的特殊测量必须在术前的影像学评估中完成。

使用异体移植物重建伸膝装置的外科操作技术与之前描述的自体移植非常相似。主刀医生在进行移植接受侧膝关节的准备工作时，助手可以同时进行移植物的准备工作。

虽说手术技术非常相似，但是异体和自体移植之间还是存在一些关键的区别。因为无需考虑移植供应部位的并发症问题，异体移植物相比自体的更大。通常情况下，异体移植物包括一个完整的伸膝装置：胫骨结节、髌韧带、髌骨和股四头肌肌腱（图37.35）。髌骨移植骨块可以被制备成近端和远端较宽、中间部分内外侧边缘为凹面的形状，这种方法可以允许使用更宽的髌韧带和股四头肌肌腱移植物（图37.36）。

异体移植物与自体的固定方法是一样的。我们通过钢丝捆绑置于骨块远端的螺钉外加2枚界面钉对胫骨移植骨块进行固定（图37.37和图37.38）。髌骨移植骨块通过金属钢丝进行固定，间断缝合异体移植物前方的软组织可帮助避免移植骨块发生移位。肌腱移植物的缝合根据组织质量可选择

使用可吸收缝线，有时使用FiberWire缝线。在膝关节屈曲90°位时，条带状PDS被缝于伸膝装置前方，其远端通过界面钉固定。这样可以在膝关节屈曲时分摊异体伸膝装置部分拉应力起到保护作用（图37.39）。最终异体移植物原位重建的外观图见图37.40。术后膝关节活动度需要尤其小心，渐进性地恢复关节活动度可以给移植骨块的愈合提供必要的时间。在进一步增加关节活动度之前，术后每45天需要接受影像学检查以评估骨块愈合情况。尽管物理治疗需要非常小心地避免移植骨块的移位和促进骨愈合，但是我们并不支持过长时间的伸直位石膏和支具外固定。

图37.35 完整的伸膝装置

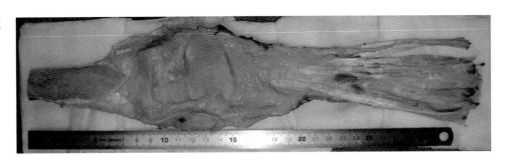

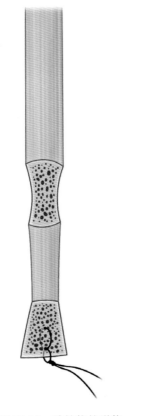

图37.36 移植物的形状

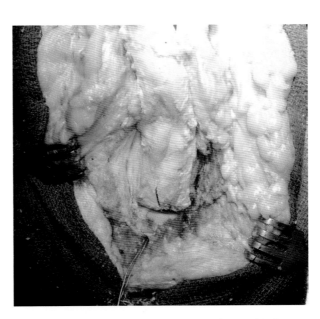

图37.37 胫骨移植骨块：通过1根横向穿过骨块的钢丝和1枚皮质骨螺钉进行固定

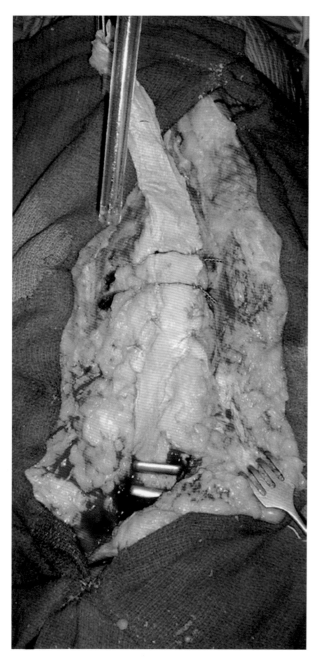

图37.38　胫骨移植骨块：使用2枚钝头的界面钉固定

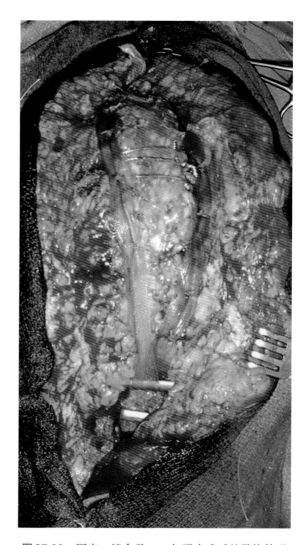

图37.39　固定、缝合及PDS加强完成后的最终外观

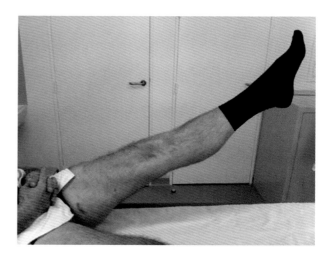

图37.40　1例接受常规缝合外加加强修补手术失败的慢性撕裂病例。接受异体伸膝装置移植重建术后6个月随访，临床结果良好

38 髌骨骨折

Patella Fractures

G Demey, R Magnussen, P Neyret, and C Butcher

髌骨骨折的治疗目标：
- 恢复伸膝装置的连续性。
- 恢复关节面平整。
- 避免最终造成的髌骨切除。
- 减少髌骨的血运破坏。
- 恢复适当的稳定性以满足早期膝关节活动的要求。

治疗方案

（1）非手术治疗
- 稳定的无移位骨折。
- 纵行骨折，骨折断端移位少于1 mm。
- 横行骨折，未累及关节面（分离和台阶约小于1 mm）。

（2）切开复位内固定治疗
- 骨折导致伸膝装置中断（图38.1）。
- 关节面不平整（台阶大于1 mm）。
- 骨软骨骨折。

- 开放性骨折。

非手术治疗

张力较大的关节内血肿会引起疼痛，并可能进一步破坏关节软骨，所以应该给予引流。在患者康复过程中有个重要问题需要被考虑到，膝关节伸直位时，施加在髌骨上的应力较小；但随着屈曲角度的增加应力显著上升。

早期功能康复

早期康复需要小心，在保护下进行。目的是轻柔地运动膝关节，锻炼股四头肌和帮助预防深静脉血栓。在镇痛覆盖下，膝关节屈曲运动开始于伤后第3天或第4天。伤后3周内应避免使用CPM或物理治疗的被动关节活动角度超过45°。3周以后，关节活动度可在15天内逐渐增加到90°。在伸直位支架的保护下允许患者完全负重行走。休息时需换用屈曲30°位固定的支架保护以避免低

G Demey
Clinique de la Sauvegarde, Lyon Ortho Clinic, Lyon, France

R Magnussen
Centre Albert Trillat, Lyon, France

P Neyret
Infirmerie Protestante, Lyon, Caluire, France
e-mail: Philippe.neyret01@gmail.com

C Butcher (✉)
Healthpoint, Abu Dhabi, UAE
e-mail: c.butcher@healthpoint.ae

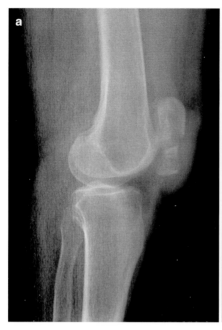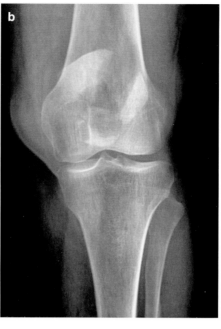

图38.1　a、b. X线摄片提示移位的髌骨骨折

位髌骨的发生。伤后10天、21天和45天需接受影像学摄片，评估良好的骨折复位是否被维持。伤后45天骨折通常已达到稳固愈合，允许患者完全屈曲膝关节。但伤后4～6个月下楼梯（斜坡或台阶）时还需特别小心。

手术治疗

切口

纵向正中或旁正中切口切开皮肤，切口需位于髌骨中线，且需考虑到开放性伤口的影响（图38.2）。通常情况下通过骨折线可看见关节内结构。暴露骨折断端并给予清创。与骨折断端相连的骨膜被牵开，避免影响复位的精确性（图38.3）。复位完成后上内固定之前可使用点状复位钳临时固定（图38.4）。复位内固定完成后，需使用缝线关闭骨膜瓣和髌旁支持带的缺损处。

骨折内固定方法

张力带钢丝

当髌骨骨折断端达到解剖复位时推荐应用此内

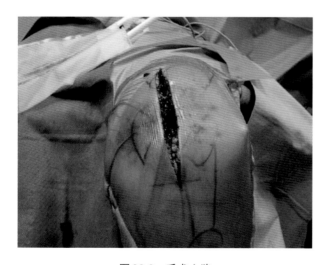

图38.2　手术入路

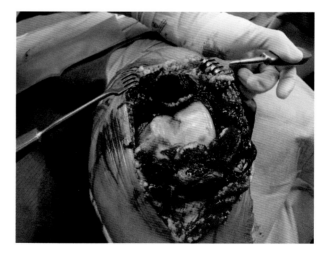

图38.3　暴露并清创后的骨折断端

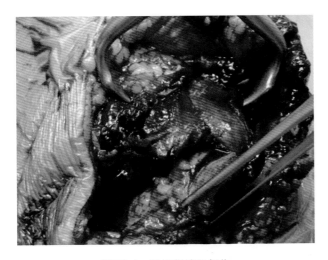

图 38.4　骨折断端的复位

固定技术（图 38.5）。复位首先由 2 枚直径 1.6 mm 垂直于骨折线且相互平行的克氏针固定。随后将钢丝从克氏针下方穿过 8 字环扎于髌骨前表面。钢丝环扎的特殊布局可将膝关节屈曲时施加于髌骨前方导致断端分离的拉力转化为压力。钢丝必须稳固地固定于髌骨上下极边缘，并尽可能靠近克氏针位于髌骨上下极的开口处（图 38.6 和图 38.7）。

钢丝环扎

在髌骨粉碎性骨折中，可应用第二根钢丝沿着髌骨周围环扎固定，有利于维持粉碎骨折块的复位（图 38.8）。

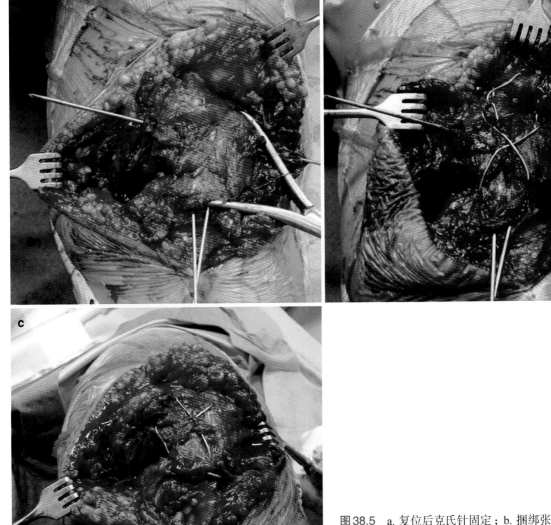

图 38.5　a. 复位后克氏针固定；b. 捆绑张力带钢丝；c. 完成固定

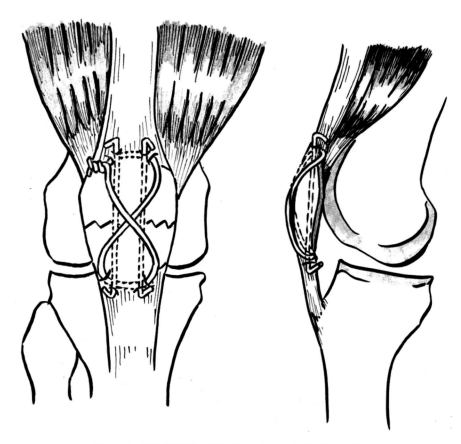

图38.6 正常使用张力带钢丝技术治疗髌骨骨折的图解

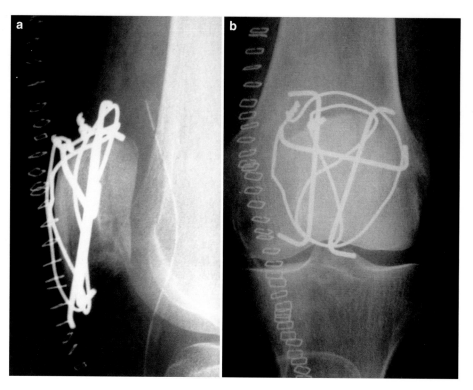

图38.7 a、b. 张力带钢丝固定髌骨的术后X线摄片

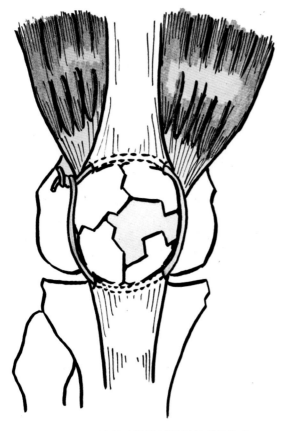

图38.8 髌骨粉碎性骨折的钢丝环扎技术

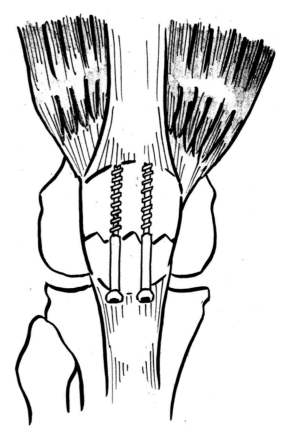

图38.9 髌骨骨折的螺钉内固定技术

螺钉固定

在能够很好解剖复位的横行骨折中，可使用螺钉代替克氏针提供固定（图38.9）。

术后康复

术后早期即要求功能康复，具体康复要求与保守治疗一致。

髌骨切除术

髌骨部分切除术

这种手术方式很少被应用，但还是非常有必要介绍一下，尤其在髌骨骨折导致严重的关节软骨缺损，骨折块必须被移除；以及严重的髌骨粉碎性骨折无法达到满意的复位时。在累及髌骨上极的部分切除时，股四头肌肌腱必须通过骨隧道重新附着于髌骨上极。这种股四头肌肌腱重建技术与之前介绍的股四头肌肌腱远端撕裂修补技术一致。

而在累及髌骨下极的部分切除时，髌韧带需通过骨隧道重新附着于髌骨远端残端的后表面，这样可以避免髌骨出现矢状面的倾斜。这种修补方法（图38.10）必须通过使用条带状的PDS或自体的半腱肌肌腱移植来加强，而不是使用钢丝环扎技术。

在髌骨粉碎性骨折中，需要尽可能地保留髌骨远端骨折块并将其固定于近端残留骨折块。通过将钢丝由远端骨折块穿向近端骨折块达到固定作用，旋转拉紧钢丝并将接口埋于髌骨近端边缘，这样可达到同时加压骨折块的作用。

在髌骨纵行骨折中，较小的骨折块可被单纯切除。然而，当垂直切除的骨折块累及超过髌骨的一半时，则建议行全髌骨切除。因为在这种情况下，关节面不平整将导致髌股活动的异常并引起疼痛。

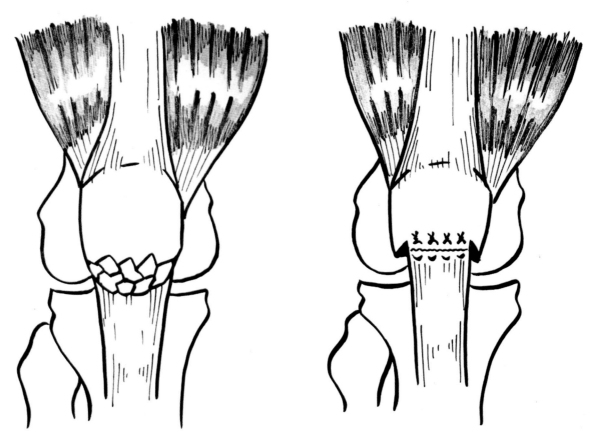

图38.10 髌骨下极的部分切除术

全髌骨切除术

全髌骨切除将导致膝关节乏力，应被作为最终的治疗手段（图38.11）。然而，如果别无选择，那么在切除骨折块时需要特别注意保持伸膝装置的连续性。为了获得连续的伸膝装置，我们选择内侧髌旁入路打开关节囊，并将髌骨向外侧翻转。这样通过缝合关闭保留的髌旁软组织即可恢复伸膝装置的完整性。一些骨外科医师，比如Trillat，建议髌骨的关节外顶端部分应该被保留。

全髌骨切除后，如果保留的软组织不足以恢复伸膝装置的连续性，则可将V形的股四头肌瓣向下翻转覆盖缺损区。所有的全髌骨切除手术均要求适当地缩短伸膝装置的长度，允许膝关节拥有一定的屈曲限制。这是因为修补的伸膝装置在术后有逐渐变长的趋势，膝关节屈曲活动可得到

进一步的改善。除此以外，术中还应将伸膝装置正确地置于股骨滑车的中心，这样能够将残留伸膝装置的效能最大化。

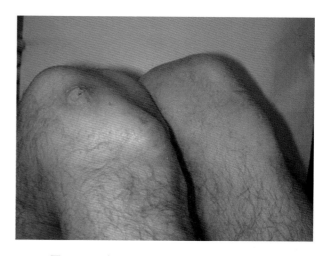

图38.11 全髌骨切除后的右膝关节外观改变

39 僵硬膝的手术处理

Surgical Management of the Stiff Knee

R Debarge, P Archbold, P Neyret, and C Butcher

引言

僵硬膝或更准确地叫膝关节活动受限，是一个定义不清楚的术语。原因是它既是功能性描述，也是一种临床体征。它随着疾病发展和治疗时间变化而变化，因此绝对角度值的价值有限。僵硬膝根据某些变量而做描述：

· 随着时间的演变。

· 耐受性（全膝置换和韧带手术间存在不同点）。

· 病因（如ACL手术、关节内骨折）。

患者的病史中要明确记录精确的膝关节活动范围和其他信息，如术前和术后的体温及动脉血压。一旦患者离开医院，这些数据应该交给物理治疗师。手术中，在麻醉诱导前和手术后分别记录膝关节活动范围是非常重要的。

应当仔细分析临床病史，甚至是初始事件当时的情况、先前的手术操作和采取的不同的康复过程。在每个阶段都必须记录膝关节活动范围，以便有可能记录僵硬的演变。我们知道一些活动的阈值：爬楼梯需要屈曲90°，日常生活不受限需要屈曲120°。三个测量值可以量化膝关节活动范围：第一是过伸；第二是伸直受限；第三是最大屈曲度。例如，活动范围记录为5/0/120，代表过伸5°，伸直受限0°和屈曲120°。临床体格检查应该一直是对比检查，因此对侧膝关节的活动范围也要记录。俯卧位的临床检查对于评估伸直受限非常有用（如ACL的独眼征）（图39.1）。正常功能的内外侧沟和髌上囊对于正常的活动范围非常重要，尤其是屈曲活动。僵硬膝可以根据不同的标准进行分型。

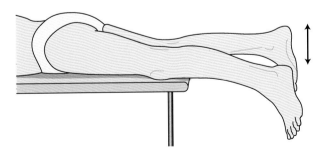

图39.1 俯卧位临床体格检查评估伸膝缺陷

R Debarge · P Archbold
Centre Albert Trillat, Lyon, France

P Neyret (✉)
Infirmerie Protestante, Lyon, Caluire, France
e-mail: Philippe.neyret01@gmail.com

C Butcher
Healthpoint, Abu Dhabi, UAE

根据病因分型

· 反射性交感神经营养不良（RSD）：又称复杂区域疼痛综合征（CRPS），通常是保守治疗开始的。

· 创伤后（股骨骨折、髌骨骨折、胫骨平台骨折、Ⅲ度内侧副韧带扭伤，伴有独眼征的ACL断裂）。

· 术后（ACL重建术、全膝关节置换术、滑膜切除术）。

· 感染后（膝关节化脓性关节炎）。

· 某些肌肉疾病。

Albert Trillat指出，内侧副韧带和股骨内髁间的粘连可能限制内侧关节囊结构的活动（图39.2）。这些粘连会导致内侧副韧带功能性短缩，使旋转中心从股骨内髁移向胫股关节线。这些粘连限制屈曲大约60°。

根据受限类型分型

屈曲受限

在屈曲受限的患者中，有必要松解髌上囊和股骨髁沟处的粘连。根据Judet方法，有时需进一步松解股四头肌和伸膝装置回缩。

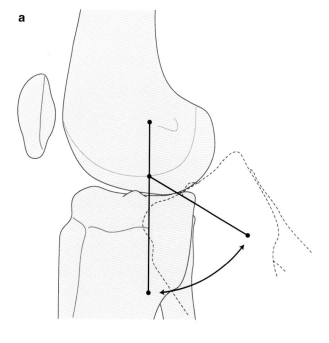

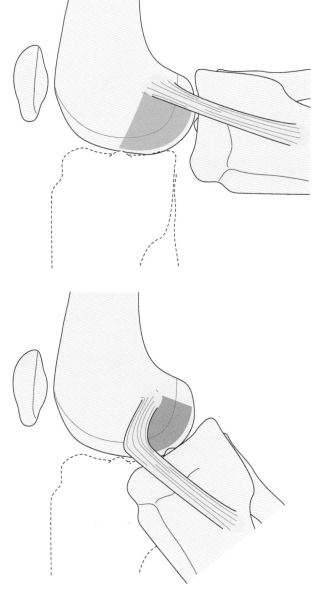

图39.2 a、b. Albert Trillat的图画：僵硬和内侧副韧带病变。粘连限制屈曲大约60°

伸直受限（固定屈曲畸形）

固定屈曲畸形（FFD）导致软骨接触面积下降，产生疼痛和关节炎。处理髋关节或对侧膝关节的固定屈曲畸形是非常重要的，因为这会导致同侧膝关节的固定屈曲畸形。由于伸直受限，应该想到髁间窝前方有阻挡，如游离体或半月板桶柄样撕裂脱入髁间窝。

其他原因可能是ACL近期撕裂（拖把样撕裂）或ACL重建术后继发独眼综合征。最后，重建的ACL也可以导致固定屈曲畸形，绝大多数是股骨隧道或胫骨隧道位置不良引起的，必要时切除重建的ACL来治疗屈曲畸形。

关节囊和韧带瘢痕这一原因比较少见，在慢性患者中，需要进行后关节囊切开。

混合性受限（屈曲和伸直）

与胫骨外旋相关的医源性受限

在Lemaire关节外前外侧腱固定于外旋位时，医生观察到了这种类型的僵硬，H. Jaeger对此有详细描述。

反射性交感神经营养不良

另一个原因导致混合性活动受限，和ACL移植物位置不良一样，是反射性交感神经营养不良。这种情况是关节囊和髌韧带挛缩，常常表现为低位髌骨。

根据解剖进行僵硬分型

关节僵硬（图39.3）

关节囊或关节内。

关节内僵硬可以通过关节镜解决。

关节外僵硬

需要切开手术解决。

在屈曲和伸直都受限的患者中，累及多个解剖结构。共同特征是关节囊挛缩。固定屈曲畸形导致膝关节后关节囊短缩（由于髁间窝前方有阻挡）可以产生永久畸形。后方骨赘导致的屈曲畸

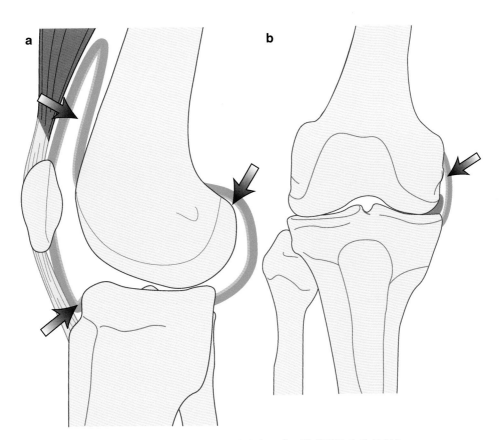

图39.3 a、b. 关节内僵硬（髌上囊、股骨髁沟和前间室）

形不能通过关节镜来处理。

根据功能受限程度进行僵硬分型

运动员的固定屈曲畸形和全膝关节置换术后的屈曲受限是明显不同的。

手术方案选择

手术方案有以下几种选择：
- 麻醉下手法松解（MUA）。
- 关节镜下松解。
- 切开松解，关节囊切开（前方和后方）。
- Judet 松解（本章不介绍）。

麻醉下手法松解

指征和风险

麻醉下手法松解的目的是解决关节内粘连。有时，这些粘连位于关节面之间。但是，有一点必须清楚，那就是在用力手法过程中可能出现骨折或关节面损伤。

因此：

- 麻醉下手术松解应当在皮肤切口愈合后进行。
- 在没有假体植入的患者中（创伤或韧带损伤后），MUA 必须极度小心，应当在早期阶段进行（不超过术后30天）。
- 关节镜松解最好在初次手术产生僵硬后45天内进行。在关节镜术中，要切开滑膜和软骨粘连，避免暴力 MUA。
- 在全膝关节置换的病例中，麻醉下手法松解不要超过术后90天。软骨损伤的风险有限（除了髌骨没有置换的患者和单髁置换的患者）。

手术技术

手法松解前，要知道完整的患者病史和最近的 X 线摄片检查。为避免并发症，应当检查皮肤状态和皮肤切口情况（图39.4）。一旦患者麻醉后，要记录初始的活动范围。开始轻柔地操作，双手置于胫骨结节上，不断地施加作用力。应当固定髋关节。通常粘连比较容易松解。有时会听到咔哒声。

如果按照上述方法，根据计划进行流程操作。操作结束后，记录膝关节活动范围。也要记录自发性屈曲活动度。自发性屈曲活动度是指髋关节屈曲时由于重力作用的最大屈曲度。这种自发性

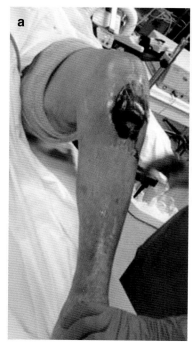
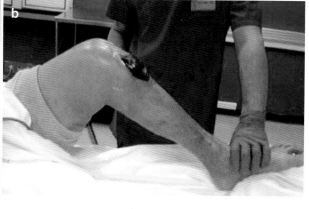

图39.4　a、b. 麻醉下手法松解的严重并发症：髌韧带撕脱合并伤口裂开

屈曲活动度绝大多数在功能康复的最后阶段可以获得。在屈曲受限的患者中，麻醉复苏室中膝关节就要置于特殊设计的屈曲垫子上（图39.5）。如果MUA操作时间相对较晚，医生应当明确操作风险（骨干骨折，伸膝装置断裂）。更重要的是，手法必须慢慢地施加作用力，切忌暴力。在没有假体的膝关节上进行MUA操作，有一点非常重要，而且常常被忽视，那就是关节软骨损伤。

关节镜松解

指征

这种类型的手术指征是关节内原因导致的僵硬，最常见的是韧带手术术后。

可以进行如下手术操作：

· 切除滑膜粘连。
· 取出关节内游离体。
· 切除或缝合半月板桶柄样撕裂。
· 治疗韧带病变（独眼征、拖把样撕裂——处理髁间窝内撕裂的ACL远端部分）。
· 治疗膝关节假体术后的僵硬。

手术技术

使用经典的关节镜入路：前外侧和前内侧，上内侧和上外侧。根据僵硬的原因进行不同的手术操作：

· 松解髌上囊粘连和股骨髁沟粘连。

这一操作可以使用特殊设计的刀片（图39.6～图39.8）。

它的使用非常方便，也不需要皮肤切口。在关节镜监视下操作非常容易。只切除在张力下的粘连，这样出血也少。

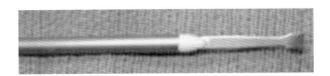

图39.6 特殊设计的刀片

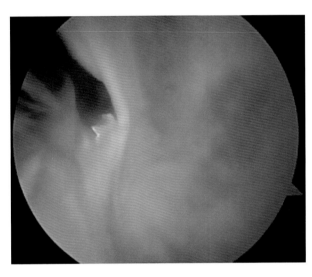

图39.7 髌上囊粘连

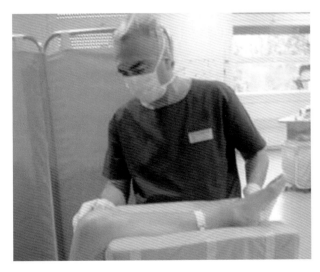

图39.5 屈曲垫子

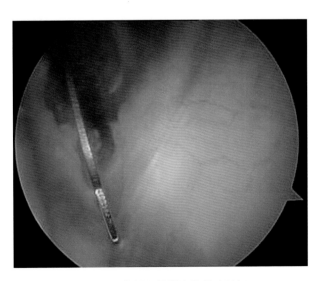

图39.8 内侧股骨髁沟的粘连松解

· 清除异物（独眼征、前方骨赘、骨软骨碎片）。

· 对于移位的半月板桶柄样撕裂进行半月板切除或缝合。

· 全膝关节置换术后僵硬的处理在另一章详细讨论。

W. Clancy提出的情况，我们也观察到了，就是前方半月板间韧带的瘢痕化也可以导致伸直受限。由于韧带挛缩，内侧半月板和外侧半月板被牵向前方，与股骨髁发生撞击。在关节镜下可以切断前方半月板间韧带。在慢性固定屈曲畸形（几个月）的患者中这一操作非常有效。

切开关节松解

我们将不会详细介绍手术入路（见滑膜切除）。

前方关节松解

可使用两个皮肤切口：前内侧和上外侧。皮肤切口可以进行前内侧关节切开和上外侧关节切开。

后方关节松解

后内侧关节切开和后外侧关节切开在相对应的侧副韧带后方进行。在些罕见的病例中，单独进行后内侧关节松解就足够了（在切开内侧半月板缝合或切开松解后内侧关节囊）。其余的病例，都需要两个切口进行后方关节松解。通过后内侧关节切开和后外侧关节切开，手术医生可以轻易地用15号刀片将后内侧和后外侧关节囊从股骨后髁上松解下来。这种松解必须是完全松解，意味着"切口间可以看到光亮"。通常可以获得完全伸直。有时完全伸直在最后的伸直角度有些弹性。这种情况下，我们建议术后使用伸直型支具，而不是切断关节囊或切断腘绳肌。伸直支具至少戴5个晚上，并进行严格的康复锻炼。

评论

· 后方关节松解并不经常使用。

· 前方关节松解更常用于关节镜下操作。

· 在屈曲受限的病例中，手术医生可以考虑切断股四头肌的深层，即股中间肌。最近，这项技术由Philipp Lobenhoffer推荐使用，对于不需要进行Judet松解的患者特别有用。活动范围不依赖于髋关节屈曲，因为股中间肌是单关节肌肉。相反，当髋关节位置影响膝关节屈曲的时候，那么股直肌（双关节肌肉）一定受累及（图39.9）。这种情况下，切断股直肌有待商榷。

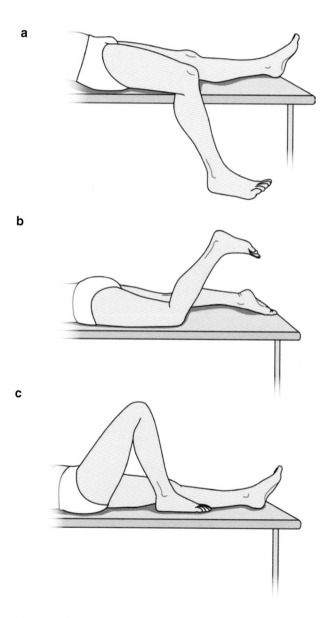

图39.9　当股直肌存在紧张，伸髋会加重膝关节屈曲受限。股直肌挛缩的影响在仰卧位（a.右侧肢体）或俯卧位（b.左侧肢体）伸髋活动时会表现出来。屈髋会减少股直肌紧张的影响（c.右侧肢体）

根据Judet方法进行松解

这种松解超出了本章的目的，在另一章中会详细说明。根据Judet方法松解伸膝装置是一种非常罕见的外科干预手段，因为引入了关节镜下松解和交通事故越来越少。尽管如此，根据Judet方法进行股四头肌松解的手术指征是非常严重的膝关节僵硬。

手术操作包括2个主要步骤。

- 第一步是关节松解。
- 第二步是松解股四头肌。

由于破坏了血供存在骨折风险，这种操作要求非常高。如果膝关节屈曲不受髌关节位置的影响，可以单独切断股四头肌肌腱的深层。

僵硬和前交叉韧带

虽然治疗相似，医生必须从诊断上明确区别这两个不同的情况。

- 前交叉韧带近期断裂，包含拖把样残端（位于髁间窝内撕裂的前交叉韧带远侧残端）。关节镜下清理切除能够获得膝关节完全伸直（图39.10）。同时可以进行前交叉韧带重建。
- 前交叉韧带重建术后出现独眼综合征，是

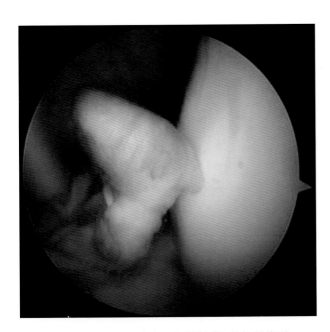

图39.10 近期的前交叉韧带断裂，拖把样撕裂

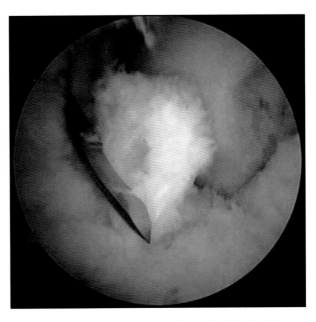

图39.11 在重建的前交叉韧带前方切除纤维软组织反应（独眼综合征）

指在重建的前交叉韧带前方出现的纤维性软组织反应。关节镜下清理切除通常也能获得膝关节完全伸直（图39.11）。通常我们同时还进行髁间窝成形。使用弧形骨刀或磨头就能进行髁间窝成形。

通常，在胫骨隧道前方常常可以看到骨赘。切除这个骨赘也非常方便。通常我们也会同时进行髁间窝成形，为重建的前交叉韧带提供更大的空间。

如果还是不能完全伸直膝关节，就要考虑完全切断或清除重建的前交叉韧带。如果股骨侧隧道和胫骨侧隧道都位置不佳时，也很容易做出上述决定。在这种情况下，前交叉韧带重建的翻修手术通常不必要。

全膝关节置换术后僵硬

一般情况

全膝关节置换术后膝关节僵硬现象并不少见（10% ～ 15%）。重要的是，判断僵硬的原因、程度和对功能的影响，以便制定合适的治疗方案。全膝关节置换术后僵硬是指屈曲不足90°，或伸直

受限超过10°，而不考虑膝关节假体类型。

（1）有4种手术操作可供选择

· 麻醉下手法松解。

· 关节镜下松解（注意避免损伤假体表面）。

· 切开松解。

· 假体翻修。

（2）我们的治疗方式

· 假体位置良好。

－ 术后15～90天：麻醉下手法松解。

－ 术后90～180天：关节镜下松解。

－ 超过180天：切开松解。

· 假体位置不良。

－ 假体翻修。

手术医生应该术后早期随访患者，观察活动度的进展情况。如果患者术后3个月内出现膝关节僵硬，在排除了潜在并发症后，如复杂区域疼痛综合征或感染，可以考虑进行麻醉下手法松解。

在后交叉韧带保留的患者中，切除韧带也是一个选项。建议增加限制性，更换高匹配度的聚乙烯内衬，或者在一些患者中，将股骨侧假体更换为后交叉韧带替代型假体，并更换相应内衬。

关节镜下松解

关节镜下治疗全膝关节置换术后僵硬，是切除髌上囊、内外侧髁沟和膝关节前方的粘连。不能损伤假体的关节面。在一些患者中，有必要进行髌骨内外侧支持带松解以获得更好的屈曲活动度（图39.12）。

辅助治疗和术后处理

伸直位支具固定下可以完全负重（3～5天）。

不需使用低分子量肝素。但是，需要服用强效止痛药和肌肉松弛剂。

屈曲受限

在松解的最后，膝关节下方要用一块特殊设计的90°垫子，术后第1天晚上开始用，此后每6

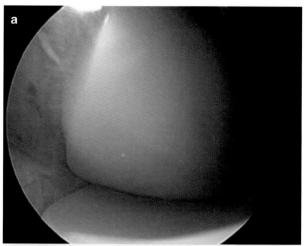
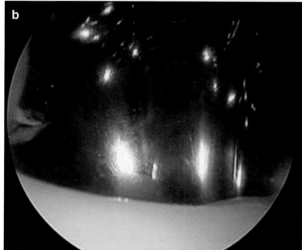
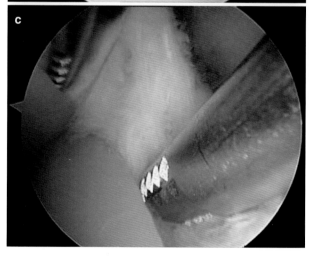

图39.12　a～c. 全膝关节置换术后关节镜下松解粘连

小时用一次（图39.5）。

术后第2天或第3天开始进行持续被动活动（CPM）（图39.13）。

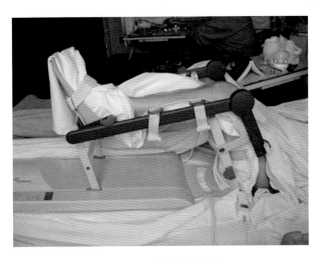

图39.13 连续被动活动

伸直受限

在麻醉结束前就要常规使用伸直位支具。该支具要佩戴到术后第1天早上，此后5～10天，每晚都要佩戴，根据术后的进展和结果而定。

40 髌腱延长术

Lengthening of the Patella Tendon

G Demey, P Archbold, and P Neyret

低位髌骨

C-D指数0.6～0.8的低位髌骨并不少见。如果有临床症状，可以考虑将胫骨结节前部（ATT）向近端转位。

C-D指数小于0.6的低位髌骨常见于术后或创伤后，继发于反射性交感神经营养不良（复杂区域疼痛综合征）。它表现为与原发损伤不匹配的严重疼痛。早期诊断对于治疗获得良好效果至关重要，如果患者康复缓慢，髌骨活动度下降，股四头肌晚期发热，就要怀疑是否有反射性交感神经营养不良。患者典型的主诉是髌前烧灼样疼痛，一种"被钳夹"的感觉，或髌骨下紧缩感。下楼、久坐和起立会加重疼痛。屈曲活动也受限。X线摄片可以发现髌骨骨量减少（图40.1），低位髌骨继发于髌韧带/支持带挛缩和股四头肌张力下降。膝关节轴位X线摄片可以发现典型的"日落"征（图40.2）。如果早期诊断，可以将膝关节屈曲30°支具固定，给予髌韧带一定的张力，并进行主动股四头肌收缩训练。

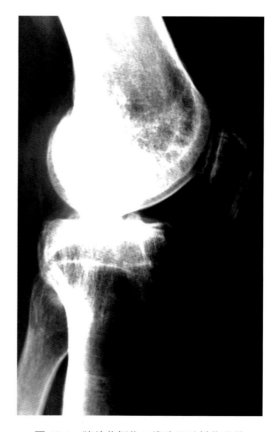

图40.1　膝关节侧位X线片显示低位髌骨

G Demey
Clinique de la Sauvegarde, Lyon Ortho Clinic, Lyon, France

P Archbold
Centre Albert Trillat, Lyon, France

P Neyret (⊠)
Infirmerie Protestante, Lyon, Caluire, France
e-mail: Philippe.neyret01@gmail.com

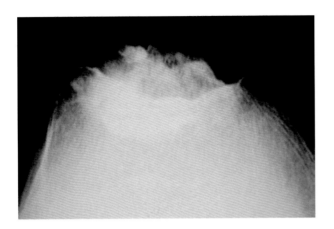

图40.2　膝关节轴位X线片显示典型的"落日"征

一旦出现明显的低位髌骨（C–D指数小于0.6），可以进行髌韧带延长术或胫骨结节近端移位术。通过测量C–D指数，术前髌骨高度和髌韧带长度可以通过X线摄片精确地进行评估。该信息也可通过MRI获得。胫骨结节移位操作比较简单，但是，如果髌韧带短缩的话，延长髌韧带就比胫骨结节移位来得更符合逻辑。对于严重的低位髌骨（C–D指数小于0.6）治疗，胫骨结节移位通常就显得治疗不足了。

髌韧带延长的手术技术

该技术基于H. Dejour首先提出的滑动瓣原则。

切口
考虑到以前的切口，做正中纵行切口。

髌韧带延长
完全暴露髌韧带的宽度和长度，从正中垂直切开髌韧带的全长。切口跨越髌骨表面直达股四头肌肌腱2 cm处（图40.3）。髌韧带从内外侧支持带处游离，切除髌韧带下表面的脂肪垫。

内侧半髌韧带和髌骨相连。游离内侧半髌韧带要带有胫骨结节上至少2 cm的骨膜瓣（图40.4）。内侧半髌韧带的内侧缘一直游离至髌骨水平，直至完全游离。

外侧组织瓣指外侧半的髌韧带。外侧瓣远端保持与胫骨结节相连，向近端游离，包括髌骨骨

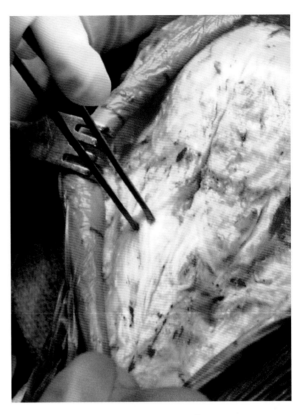

图40.3　切开髌韧带

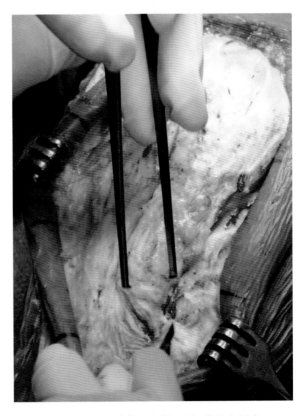

图40.4　移动内侧组织瓣–髌韧带的内侧半

膜和股四头肌肌腱一半的厚度。先前做的垂直切口跨越髌骨中央到达股四头肌肌腱2 cm处。外侧瓣近端直达髌骨上缘2 cm处，切断外侧的股四头肌肌腱和股外侧肌，含有一半厚度的肌腱。形成的外侧瓣包括一半厚度的股四头肌肌腱、全厚的髌骨骨膜和游离的外侧半髌韧带。外侧瓣和胫骨结节相连（图40.5）。提起外侧瓣，完成游离髌骨（图40.6）。

术中X线摄片确认恢复髌骨高度（屈曲30°拍摄真正的膝关节侧位X线片）以确定内侧瓣和外侧瓣的相对位置关系（图40.7）。分别用2枚缝线锚钉，将外侧瓣固定于髌骨外侧半的上极，将内侧瓣固定于胫骨结节前部（图40.8和图40.9）。

外侧瓣和内侧瓣边边缝合，并用PDS®带加强缝合（图40.10）。PDS®带对折后用Orthomed®骑缝钉固定于胫骨结节上。加强带呈V型缝合固定于髌韧带、髌骨和股四头肌肌腱上。在膝关节屈曲60°位完成缝合，这样可以避免髌韧带短缩再次造成低位髌骨。

缝合的时候常常需要在靠近内侧副韧带的内侧关节囊上做数个垂直小切口，目的是延长内侧支持带。

外侧支持带不予缝合。

术后处理

应该进行术后X线摄片（图40.11）。没有特别的髌韧带延长术后的理疗方案。建议术后锻炼和髌韧带急性断裂术后相同，唯一不同的是膝关节要在屈曲60°位固定，保持髌韧带延长后有轻度的张力。因此，在术后膝关节应置于屈曲60°位的垫子上制动（图40.12）。建议术后避免使用抗凝剂，防止血肿和皮肤坏死。

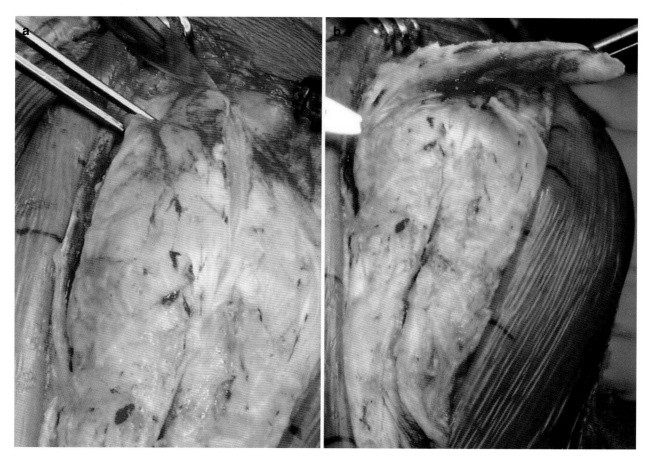

图40.5　移动外侧组织瓣。a. 水平切开股四头肌肌腱厚度的50%，保持深部50%的肌腱完整；b. 用镊子提起一半厚度的股四头肌肌腱瓣，从髌骨上剥离外侧骨膜

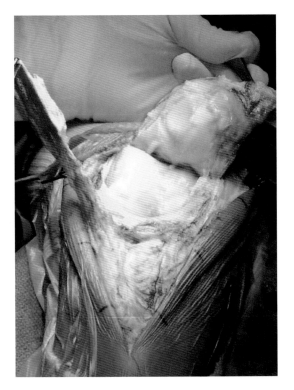

图40.6 完全松解髌骨

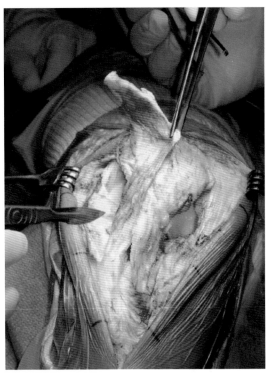

图40.7 规划内侧组织瓣和外侧组织瓣的相对位置，术中X线确认

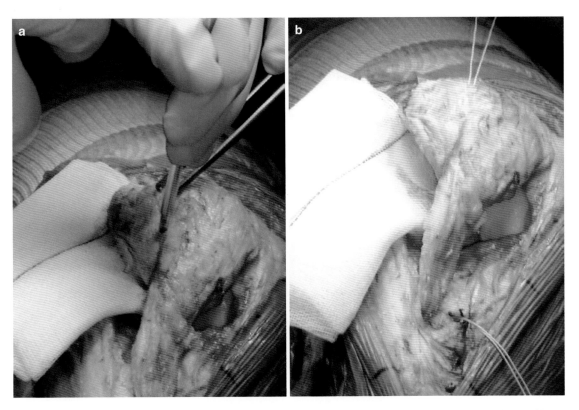

图40.8 用缝线锚钉将外侧组织瓣固定于髌骨，将内侧组织瓣固定于胫骨结节。a. 拧入髌骨锚钉；b. 拧入2枚锚钉，准备缝合修补

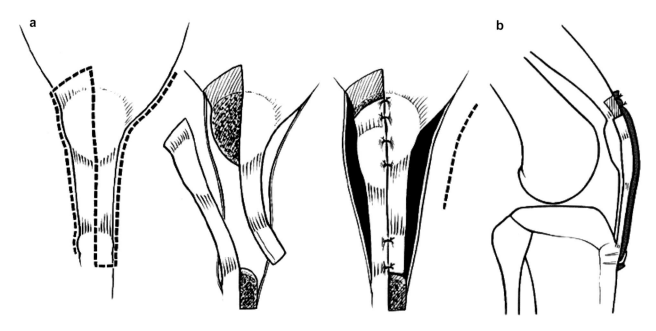

图40.9　a、b.图示滑动组织瓣技术（右膝）

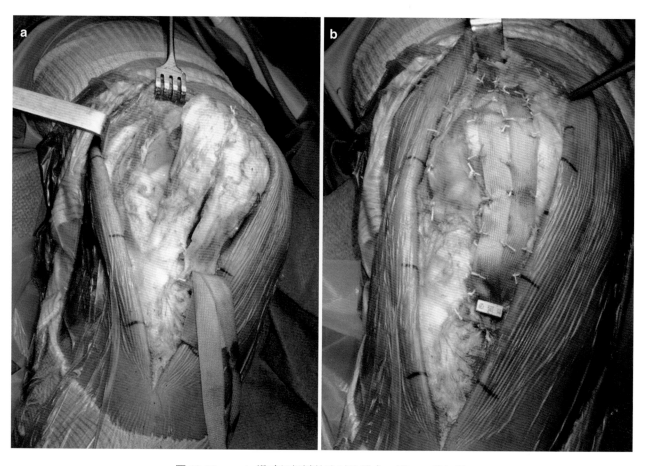

图40.10　a、b.滑动组织瓣的边对边缝合，用PDS带加强

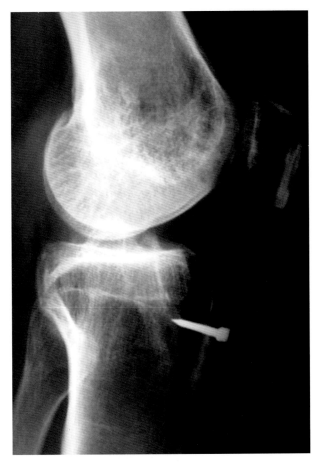

图40.11 术后X线确认

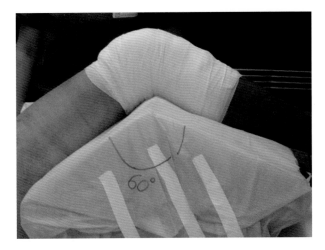

图40.12 术后固定于屈曲60°位

全膝关节置换术后低位髌骨

目前仍然不清楚全膝关节置换术后的低位髌骨为什么会导致疼痛。在那些需要手术的患者中，不推荐使用简单的滑动瓣技术，因为这样有较高的断裂风险。取而代之的是，进行伸膝装置重建，在前文中有过描述。

41 僵硬膝：Judet 松解术

Stiffness of the Knee: Release According to Judet

H Hobbs, J Bruderer, G Demey, and P Neyret

引言

我们不打算精确地描述 Robert 和 Jean Judet 首先提出的技术，但更愿意介绍我们在碰到严重和永久性膝关节僵硬时如何处理。这种情况往往继发于股骨远端骨折。

僵硬膝是指膝关节活动范围受限。缺乏自发的解决方法是其特点。要根据整体情况来仔细考虑活动范围的绝对值。

同样，下文所描述的操作并不是"所有情况都适用"的手术。根据僵硬形成的病因，我们对于不同的患者使用不同的手术步骤。例如，对于骨折后僵硬的患者，只需要局部松解股四头肌下的瘢痕就可以了，但是对于髌骨慢性脱位和整个伸膝装置短缩的患者，需要更完全的肌肉剥离。同样，体格检查可以做出手术判断。对于膝关节屈曲活动不受髋关节伸屈活动影响的患者而言，不适合做股直肌肌腱切断（参见第39章）。

（1）需要考虑以下几个因素

· 膝关节活动范围和患者的活动水平。爬楼梯需要至少屈曲90°（全膝关节置换的首要目标）。

屈曲120°基本可以胜任绝大多数的日常活动。

· 僵硬随着时间而演变。

· 病因（韧带手术、假体周围骨折或关节内骨折）。

· 累及的解剖结构。

· 髋关节位置对于膝关节屈曲活动度的影响。

（2）所有这些因素将决定如何处理僵硬膝

· 保守治疗。

· 全身麻醉下手法松解。

· 关节镜下松解。

· 关节切开松解（前方和后方）。

· Judet 松解。

· Lobenhoffer 松解。

根据 Judet 方法进行伸膝装置松解适合关节外僵硬，但这种方法目前已经很少应用，因为股骨骨折采用坚强内固定治疗和术后更积极的康复训练。尽管如此，Judet 松解还是要进行探讨，它适合治疗严重的僵硬，尤其是股骨骨折后遗症或伸膝装置短缩患者（髌骨永久性脱位）。Lobenhoffer 松解也可以治疗骨折导致的僵硬或全膝关节置换术后引起的僵硬。

H Hobbs · J Bruderer
Centre Albert Trillat, Lyon, France

G Demey
Clinique de la Sauvegarde, Lyon Ortho Clinic, Lyon, France

P Neyret (✉)
Infirmerie Protestante, Lyon, Caluire, France
e-mail: Philippe.neyret01@gmail.com

松解股四头肌

指征

主要的指征是严重僵硬导致的屈曲活动度丧失。这种类型的僵硬常常是创伤后引起的（股骨干或股骨远端骨折固定后）。

僵硬有两个形成机制：

- 关节内：可能是关节囊或关节囊内。
- 关节外：由于先前的外固定引起的粘连，股四头肌与股骨和筋膜间的粘连，瘢痕引起的肌肉短缩，或与皮肤粘连。

由此可知，手术技术有两个主要步骤：

- 关节松解。
- 股四头肌松解。

第二个手术指征是，如果是髌骨永久性脱位，它必定伴有伸膝装置短缩。Judet松解延长伸膝装置，允许股四头肌旋转，重排髌骨对线。

风险

该操作技术难度大，而且疼痛。需要长期进行术后康复。必须告知患者上述情况。

必须确认股骨骨折固定后骨折愈合良好，而且没有现存感染。如果目前有感染，建议感染治愈后至少1年才能进行该操作。

在松解的同时，可以取出骨折内固定物。如果有髓内钉，则不必取出，以防止治疗时出现的股骨骨折。

最后，在进行该手术前，必须特别关注皮肤和软组织条件。

技术

患者取仰卧位。大腿外侧和远端要放置挡板，保持膝关节屈曲60°（实践中，这是患者可能达到的最大屈曲度数）。该手术不用止血带。小腿和髋部可以保持术中被动活动，下肢消毒铺巾一直到髂嵴水平（图41.1）。

切口

松解伸膝装置分为几个步骤。每个步骤，必须确认松解效果。如果屈曲没有达到既定目标，那么继续下一步骤。手术目标是髋关节屈曲位，膝关节在重力下屈曲100°～120°。

需要两个手术切口。做这两个切口时，需要考虑先前的手术切口。目的是关节切开（极少情况是关节镜下）进行关节内松解和外侧（有时候内侧）切口到达股四头肌，进行关节外松解。

切口开始先从内侧胫骨平台至髌骨内侧缘，上达髌骨上3 cm沿着股内侧肌边缘进行切开。切口约10 cm长。在股直肌下进行操作，切开关节进行关节内松解，保持伸膝装置的完整性。

外侧切口从Gerdy结节开始，向上沿着阔筋膜

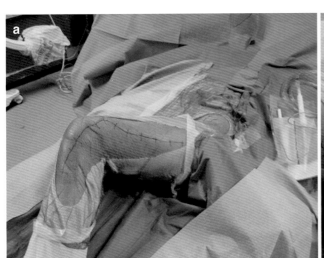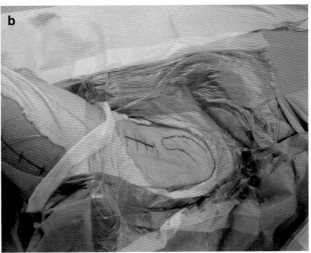

图41.1　a、b. 患者体位。该操作需要2个切口

前缘直达股骨大转子。

如果需要切断股直肌的直头，就采用髋关节前方入路，沿着髂前上棘，在缝匠肌和阔筋膜张肌间进行解剖。在直视下切断股直肌直头。

关节内松解

在关节外松解前先进行关节内松解。我们松解髌上囊和股骨髁内侧沟和外侧沟。髁隐窝用刀片沿着解剖止点进行松解，直到可以看到正常髁（在Trillat方法后）。切除黏膜韧带和脂肪垫。髌骨在滑车间的粘连用刀片松解，最后完成髌骨外侧松解。

这一步骤有时可以获得膝关节屈曲100°～120°，如果不行，接着进行股四头肌松解。

股四头肌松解

有多个部位存在粘连可能，根据需要逐步松解各个部位。第一步是松解阔筋膜和皮肤间的粘连，紧贴着阔筋膜进行松解。接着用钝性骨膜剥离器逐步松解阔筋膜和股四头肌间的粘连。沿着全长阔筋膜的前缘一直切至它与股外侧肌筋膜结合部（刚开始就建议有可能横断阔筋膜）。用刀片而不用钝性骨膜剥离器来松解股外侧肌、中间肌的腱膜和股骨粗线间的粘连（图41.2）。这步松解必须对穿支血管进行仔细解剖和止血。股外侧肌和中间肌在骨膜外从股骨干上松解。从转子下嵴

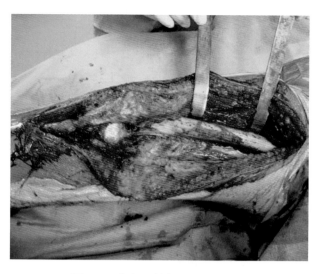

图41.2　松解股外侧肌和股中间肌

和大转子前方切断和松解股外侧肌肌腱。用2把Homan拉钩分离股外侧肌和股中间肌。接着从股骨上分离股内侧肌。做到这一步，如果仍有僵硬的话，医生要探查是否有股内侧肌远端挛缩、阔筋膜挛缩或极度紧张的股直肌肌腱。

如果存在因股内侧肌粘连造成的明显内侧挛缩，应该延长内侧皮肤切口，应注意切口间皮桥宽度，关节切开向近端延伸至股四头肌，松解游离股内侧肌。风险包括皮肤坏死和股四头肌乏力。

如果阔筋膜挛缩，需要进行阔筋膜张肌的Z字成形。如果有股直肌肌腱回缩，要在直视下进行操作，以免损伤股神经（图41.3）。至此，Judet松

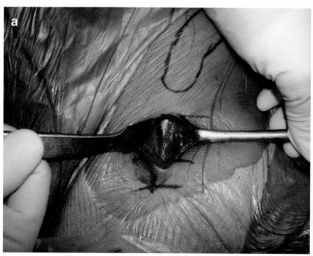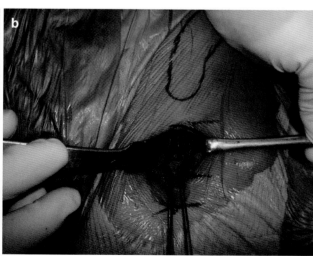

图41.3　a、b. 切断股直肌肌腱

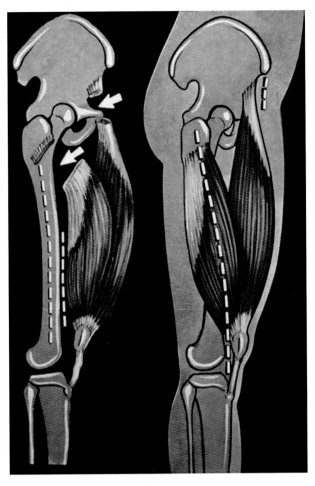

图41.4 Judet操作。右图显示皮肤切口，左侧显示深部松解

解完成（图41.4）。可以活动膝关节，观察膝关节屈曲活动度。

术后，髋关节屈曲位，膝关节至少能屈曲至100°。手术结束时获得的膝关节屈曲度是术后理疗和功能操练所能达到的最大屈曲活动度。重力作用产生的自发性膝关节屈曲活动度是大多数患者能获得的最后屈曲活动度。

仔细止血后，保持膝关节屈曲90°关闭切口。留置2根引流管，1根置于筋膜下，另1根置于关节内。髌骨支持带不用缝合。仔细缝合皮下组织和皮肤。如果必要，皮肤和皮下组织适当地减张操作会减少皮肤缝线的张力。

术后处理

离开手术室前，使用膝枕将膝关节置于屈曲90°位。每6小时，膝关节交替置于屈曲位和伸直位。避免膝关节屈曲超过6小时，是为了维持前方皮肤的血流灌注。术后充分镇痛能保障术后合适的康复训练。硬膜外麻醉、股神经和坐骨神经阻滞、吗啡患者自控镇痛泵在术后早期阶段非常重要。由于切口较多，术后早期皮肤坏死是主要的潜在并发症。髌前血肿能增加这一风险，所以避免使用抗凝治疗。可以进行深静脉血栓形成（DVT）的机械预防，血管超声监测可以排除DVT。

康复训练

手术当天就可以开始康复训练。使用膝枕，膝关节屈曲90°，一天数次的膝关节伸屈活动可以防止屈曲挛缩复发。膝枕要用7天7夜。

常规使用持续被动活动（CPM）操练3周。在最初的3周内，运用被动活动拉伸。3周后，开始进行股四头肌主动收缩活动。

只要术后股四头肌能主动收缩锁定膝关节于完全伸直位，就可以使用双拐进行完全负重。术后拐杖至少使用2个月，因为手术造成的股骨血供破坏会使股骨强度下降，这会增加股骨骨折风险。术后1年禁止剧烈对抗运动。

康复训练时间较长，需持续几个月，可以期待术后几个月内膝关节屈曲活动将持续改善。

Lobenhoffer松解方案

Judet松解的替代方案是Lobenhoffer松解。这种方案也要区分关节内僵硬和关节外僵硬。关节内病变的处理可以关节镜下完成，也可以切开关节进行松解。关节外病变的处理，如果是纤维化，就切除股中间肌。如果是低位髌骨，就进行髌韧带延长或胫骨结节近端移位。

根据Thompson方法切除股中间肌

如果僵硬是股中间肌纤维化造成的，那么膝关节屈曲时髌骨不能向远端移动，而且这并不随髋关节位置而改变。在MRI上可以看到这种纤维化。Judet松解对此种情况无效。

首先进行关节内松解。接着从前内侧开始松解髌骨支持带。做一长的外侧切口，松解股外侧肌和股直肌。在股直肌下方可以发现纤维化的股中间肌。从髌骨上的止点开始直至起点，切除纤维化的股中间肌。

膝关节屈曲位关闭切口。在膝关节置于最大屈曲位时，将股外侧肌和股内侧肌缝合于股直肌前方。缝合髌骨支持带，如果有必要，可能需要再次进行松解，以保持伤口在无张力下缝合。原位置入至少2根引流管。

现在我们已对此操作有了较多的经验，我们认为在关节外因素造成的膝关节僵硬的治疗中，这种操作具有一定的地位。我们认为，该操作对于治疗全膝关节置换术后1年或髁上骨折引起的软组织挛缩而造成的膝关节明显僵硬非常有效。

42 膝关节手术治疗原则：病例分析

Principles of Knee Surgery: Case Examples

P Neyret and C Butcher

引言

虽然大多数膝关节外科医生的工作是常规病例，但偶尔也会面对一些不寻常的和更复杂的病例，常规的治疗方案不能提供足够的指导。这些病例通常既往有创伤史或手术史，在这些情况下，外科医生需要借鉴一些可靠的手术原则，从而能够形成安全有效的治疗计划。通常这些治疗原则不是写下来的，而是通过外科医生自己的经验或病例收集。

那些在手术过程中时刻有老师在身后给予指导的医生是幸运的。

面临的挑战可能在于决定如何手术（如果需要的话），同样重要又困难的是何时进行手术。许多因素影响我们的决策，如文化、法律或规章制度、技术条件和人为因素（涉及外科医生和患者两方面）。对于常规病例，已具有特定的治疗先例，院内外的治疗方法都已经很熟悉。然而，在一个宗教、司法管辖区或医院中都合适的治疗方法未必适用于另一个不同背景的地区。因此，如何对不同地理区域下常规病例的治疗方案进行评估，常常需要横向思维。但是非常规病例能够提供大量潜在的选择，我们需要进行广泛思考。有时手术干预结果是令人满意的，有时不满意，但是这两种结果都能获得有用的学习经验。本章我们介绍一系列这样的病例，并总结一些经验教训和手术原则，希望可以引导医生面对手术中可能遇到的未知领域。

愚者从经验中学习。我更喜欢从别人的经验中学习（Otto von Bismark）。

病例 1　UKA 到 UKA/HTO 翻修或 UKA/HTO 到 TKA 翻修

病史介绍

55 岁女性患者，多次膝关节手术后出现膝关节疼痛和畸形（图 42.1）。

P Neyret (✉)
Infirmerie Protestante, Lyon, Caluire, France
e-mail: Philippe.neyret01@gmail.com

C Butcher
Healthpoint, Abu Dhabi, UAE

既往手术史包括闭合楔形外翻截骨术，2年后进行内侧UKA术。

UKA术后获得满意的软组织平衡，但是关节外的外翻畸形未得到矫正。

治疗过程

手术方案是通过少量胫骨截骨对UKA术后胫骨侧假体进行翻修，同时在其下方进行内侧闭合楔形截骨术来纠正关节外畸形（图42.2）。另一种选择方案是TKA翻修。这样做的优势是疗效比UKA到UKA翻修更为确切，但是这种关节内力线纠正的手术方案可能会出现内侧松弛。

翻修后下肢力线纠正的结果令人满意（胫骨假体轻度内翻），术后软组织平衡和关节松弛度也是令

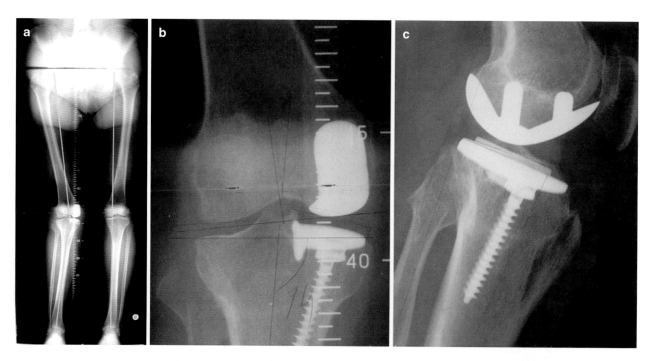

图42.1　a～c. X线摄片显示膝外翻畸形，主要位于干骺端

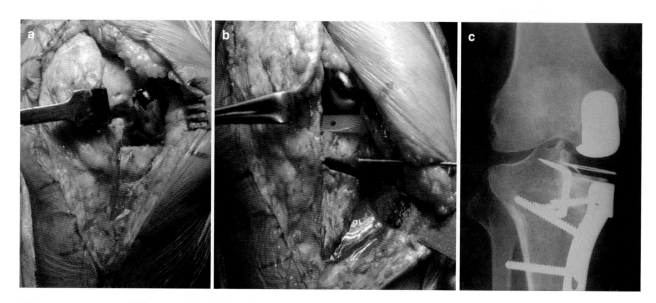

图42.2　a～e. UKA翻修UKA，同时内侧闭合楔形HTO。股骨侧假体没有翻修。下肢全长力线恢复满意，尽管胫骨假体轻度内翻

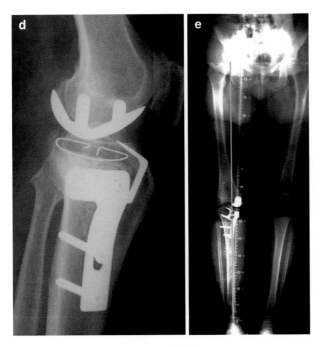

图42.2 （续）

人满意的。然而患者出现持续性的内侧疼痛，取出钢板后，证实内侧胫骨出现缺血性坏死（图42.3）。

随后进行TKA翻修，虽然需要使用垫块填充内侧骨缺损，但手术过程还是相对简单，因为关节外畸形已经在第一次翻修手术中得到了纠正（图42.4）。最终取得了满意的临床结果。

经验和教训

· UKA初次置换的理想指征是作为关节内间隔应用于关节内磨损所致的对线不良。

· 在初次单髁置换手术中，之前存在的关节外畸形没有得到纠正。在后续的手术中很难在不引起内侧松弛的情况下治疗关节内磨损。

· 成功的手术需要修复下肢机械轴线和恢复良好的生物学特性。初次单髁置换失败的原因是机械轴线所致。然而，在后续单髁翻修手术中，尽管纠正了力线问题，却导致了生物学并发症。胫骨侧少量节段性截骨术可能妨碍了良好的血液供应。

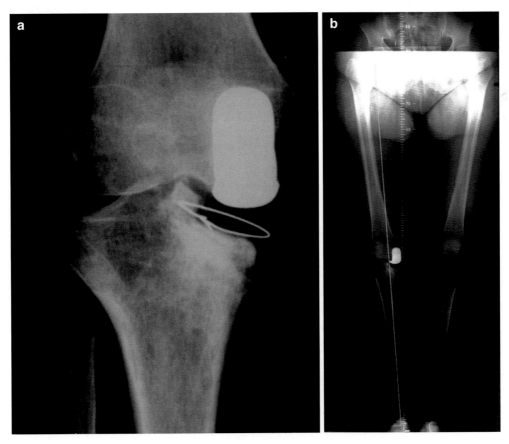

图42.3 a. 由于持续性疼痛，取出钢板和骑缝钉，证实近端胫骨缺血性坏死；b. 维持下肢力线

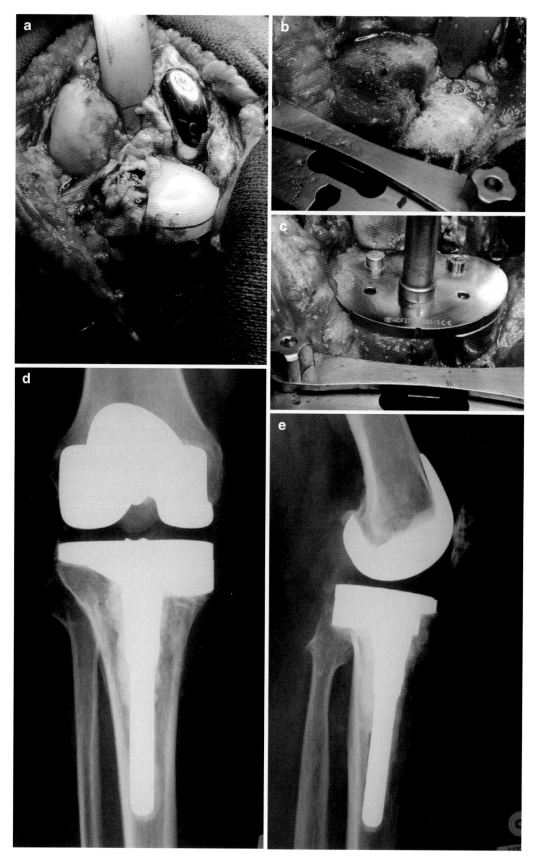

图 42.4　a～e. TKA 翻修，内侧是使用垫块

病例2　HTO术后TKA翻修

病例2a

病史介绍

66岁男性患者，内侧间室骨关节炎导致膝内翻，HTO术后6年（图42.5）。

近端胫骨干骺端明显内翻。

治疗过程

TKA翻修，同时实施胫骨楔形撑开外翻截骨术（图42.6）。

畸形矫正通过关节外截骨术，而不是采用胫骨近端TKA截骨，因此不需要松解内侧软组织来达到良好的内外侧平衡；可以使用标准限制性假体。

远端进行截骨术，既可以避免之前近端截骨手术后的干扰，而且还允许远端截骨块平移，同时更利于狭窄的胫骨假体柄植入，不会同皮质骨产生冲突，这是HTO术后常见的问题。这种更远端截骨术需要ATT术。

锁定钢板进行内固定是目前的选择手段，并且允许早期负重。

病例2b

病史介绍

70岁女性患者，继发于佩吉特病，膝内翻和内侧间室骨关节炎（图42.7）。

下肢明显内翻，内翻主要位于胫骨近端干骺端。

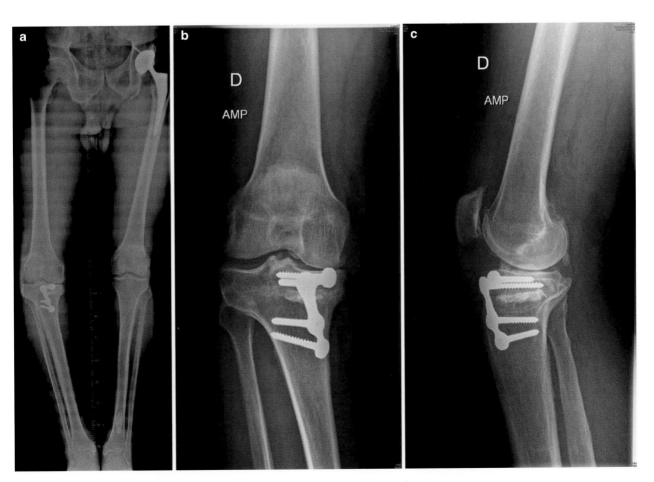

图42.5　a～c. X线摄片显示，HTO术后6年，干骺端明显内翻

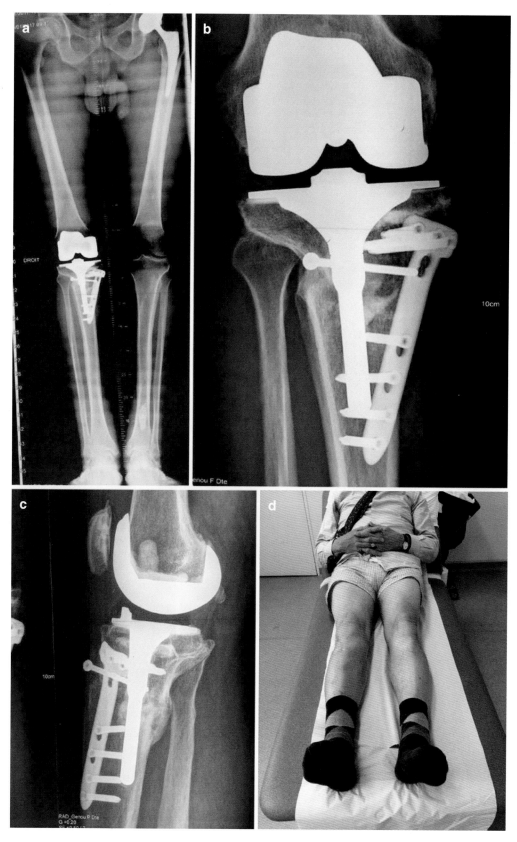

图42.6　a～d. 术后X线显示下肢力线良好。注意胫骨横向平移以防止假体柄/骨皮质冲突，胫骨结节截骨后内固定

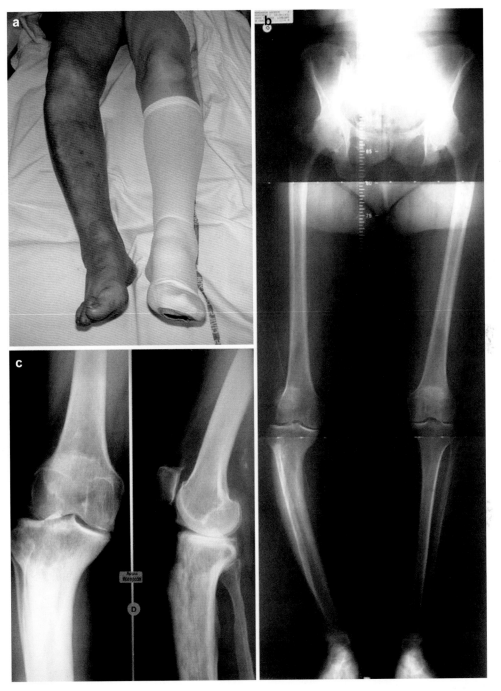

图42.7 a～c.临床和放射学外观。佩吉特病和明显胫骨内翻

治疗过程

TKA联合外翻撑开楔形截骨术进行手术治疗（图42.8）。术中矫正不需要松解内侧软组织，使用标准限制性假体。对于这个老年患者来说，术后残留的膝内翻可以接受（图42.9）。

经验和教训

· 区分关节内畸形和关节外畸形非常重要。畸形最严重的部位进行标准胫骨截骨纠正内翻力线不会引起术后外侧结构松弛，同时可以获得更加平衡和稳定的膝关节。

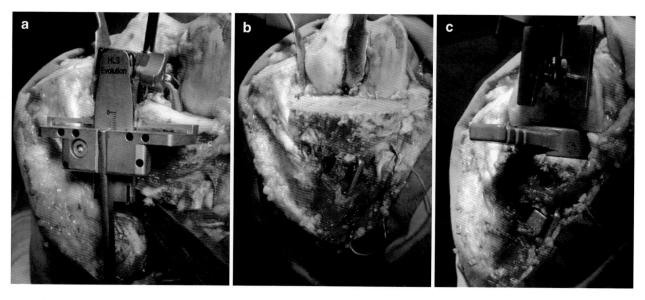

图42.8　a～c. 术中图片显示胫骨截骨前抬高胫骨平台。楔形金属垫块和骑缝钉内固定。现在使用间隔撑开器

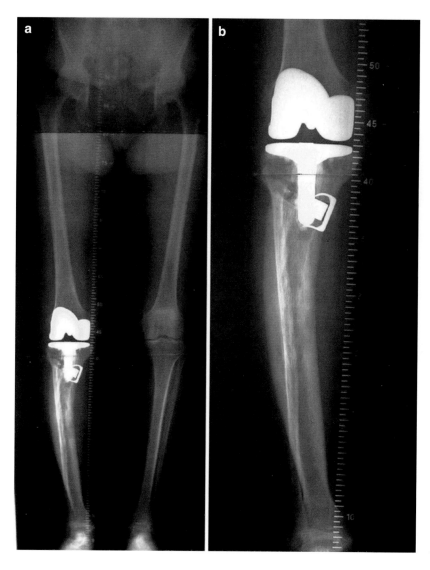

图42.9　a、b. 术后X线显示残留轻度内翻。没有龙骨嵴/骨皮质冲突；长柄可用可不用

· 如果在关节内进行矫正，为了补偿切除后外侧结构松弛，内侧结构延长有限制（根据我们的经验是 8 ~ 10 mm）。

· 残余一些内翻减少了截骨后间隙的不对称，但是可能有松动的风险。决定所需要矫正量的因素包括患者年龄和活动度。

· HTO 后行 TKA 时需要术前分析胫骨近端形态，避免胫骨假体龙骨嵴同骨皮质冲突。

· 目前可选择锁定钢板内固定。

病例3　假体周围骨折非常规内固定

病史介绍

68 岁女性患者，在家中摔倒后胫骨假体周围骨折伴轻微移位（图 42.10）。

既往手术史包括 8 年前行撑开楔形 HTO 及随后 TKA（受伤前 6 年）。

治疗过程

胫骨假体被认为很好地固定于近端骨折块，但是骨块太小不能采用传统的钢板内固定。使用张力带结构固定，一旦解剖复位后，胫骨假体柄周围注射低黏度骨水泥。

骨折愈合，6 年后假体仍维持良好的稳定性（图 42.11）。

另一种选择是翻修胫骨假体，但预计在假体植入过程中可能会出现明显的骨量丢失，使后续手术操作变得复杂。

经验和教训

· 借鉴骨科手术和内固定的基本原则来提供非常规的解决方案。

· 虽然这次治疗是成功的，但是要谨慎使用非常规的治疗方法。然而同样的，严格遵守常规手术操作可能并不总是符合患者的最佳利益。开放性思维对善于思考的外科医生来说是一笔财富。

智商的衡量标准是应变的能力（阿尔伯特·爱因斯坦）。

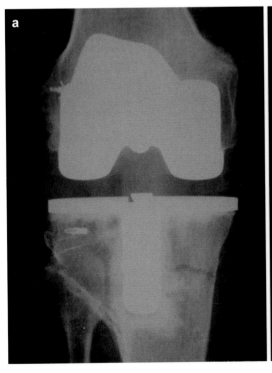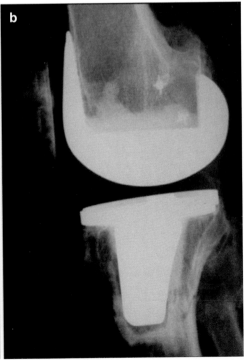

图 42.10　a、b. 胫骨假体周围骨折伴轻度移位

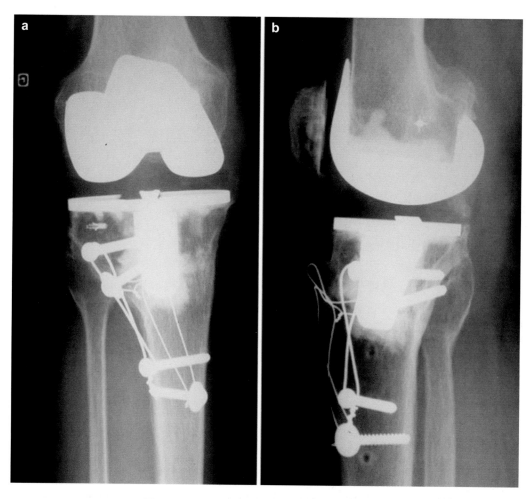

图42.11　a、b. 内固定术后6年。胫骨假体稳定

病例4　复杂创伤后的不稳定和僵硬：一种微创治疗方法

病史介绍

16岁女孩，摩托车事故（踏板车与拖拉机）后6个月出现膝关节僵硬和半脱位。最初使用外固定支架治疗胫骨骨折，几周后对胫骨结节进行再次固定（图42.12）。

临床和放射学评估显示严重的PCL功能不全、运动受限（0/10/70）和骨折愈合，但存在胫后动脉及腓总神经和胫神经损伤的证据（图42.13）。

治疗过程

应用铰链式外固定支架，并进行前后方关节松解术（图42.14）。随后强化物理治疗。在这种情况下，外固定支架常见的钉道感染不是问题。

损伤后2年获得满意的功能结果，运动范围和膝关节稳定性足以满足日常生活需求。

临床和放射学上PCL功能不全得到改善，但出现明显低位髌骨表现（图42.15）。

经验和教训

· 慢性后脱位不能被接受，预后功能恢复差。

· 成功的PCL重建需要良好的术前活动度以避免复发性僵硬。

· 同时进行韧带重建和关节松解术也会导致复发性僵硬。

· 铰链式膝关节固定支架是一种选择。

· 面对这种严重创伤，考虑到软组织条件，采

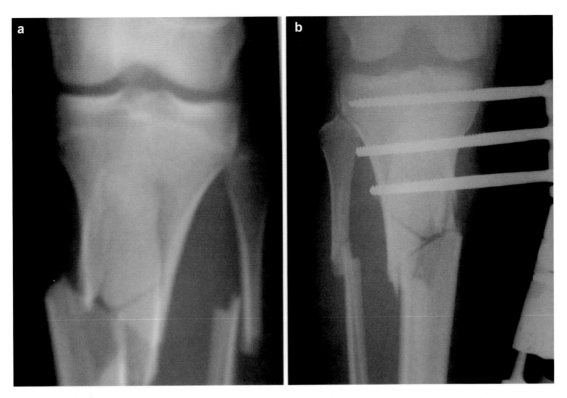

图42.12　a、b.胫骨初始损伤和外固定支架治疗

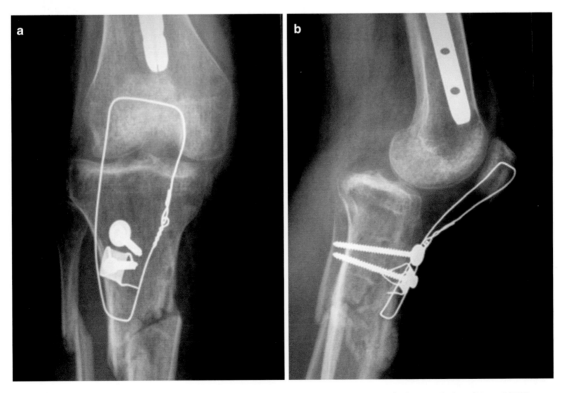

图42.13　a～e.受伤后6个月X线平片、血管造影、关节内造影CT和临床表现。临床证据显示慢性PCL
功能不全和胫后血管损伤，但是关节面完整

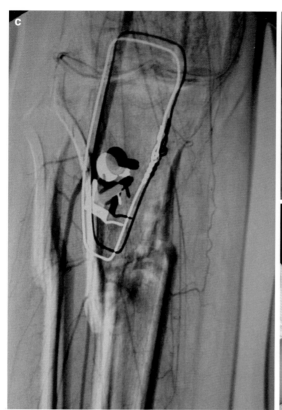

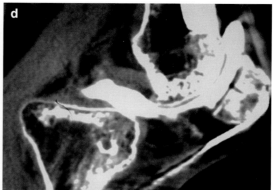

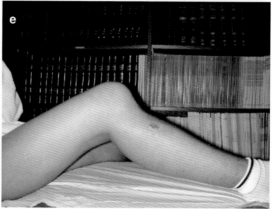

图 42.13 （续）

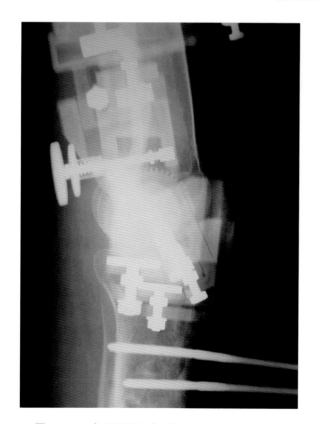

图 42.14 减少胫骨后移，应用铰链式外固定支架

用微创手术操作是一种妥协。

· 处理低位髌骨可能降低晚期疼痛的风险，但由于多处挛缩不一定会增加屈曲活动度。

外科医生治疗不当可以使情况更糟糕。

病例5　复杂创伤后的畸形和不稳定：截骨术

病史介绍

26岁男性患者，摩托车事故8年后出现膝关节疼痛和外翻畸形。最初损伤出现浮膝，股骨和胫骨同时进行内固定（图42.16）。

检查显示外翻畸形，股骨侧15°外旋畸形和后交叉韧带缺失（图42.17）。

X线显示外翻5°，肢体短缩11 mm，胫骨平台无后倾（图42.16）。

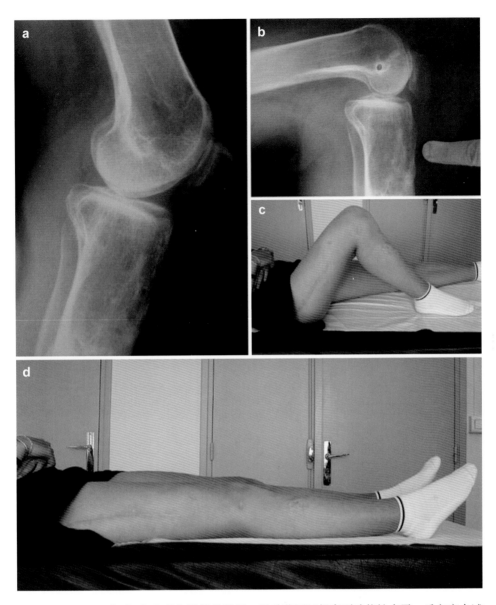

图 42.15　a～d. 术后 2 年临床和影像学结果。活动范围已提高到功能性水平。后方应力试验显示后方移位，但小于术前。明显低位髌骨

治疗过程

实施了股骨和胫骨联合截骨术（图 42.18）。股骨侧采用远端外侧撑开楔形截骨术，用于矫正外翻和旋转畸形。胫骨采用前方撑开楔形截骨术。

1 年后随访无症状，尽管后抽屉试验约为 10 mm，但不需要 PCL 重建（图 42.19）。

经验和教训

· 多平面畸形的分析具有挑战性。虽然有复杂

的计算方法，但是对大多数患者不适用。单平面畸形分析容易，双平面困难，三平面畸形更加困难。这个病例，一期手术矫正畸形，但是分期手术矫正也是一个选择，优先矫正一个畸形，从而能够提高对每一个畸形的分析能力。

· 矢状面畸形分析与冠状面不同。膝关节运动的动态评估是决定矫正参数的关键。例如，如果不考虑关节运动，矢状面骨畸形矫正可能会导致不可接受的屈曲畸形。

· 旋转畸形是骨关节炎发展的关键。例如，股

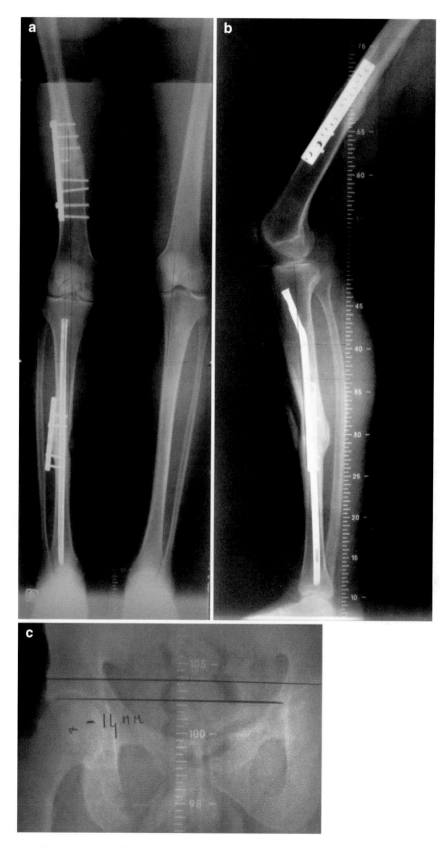

图42.16　a～c. 外伤后股骨胫骨内固定术后8年X线摄片。显示股骨5°外翻，14 mm短缩和胫骨平台无后倾

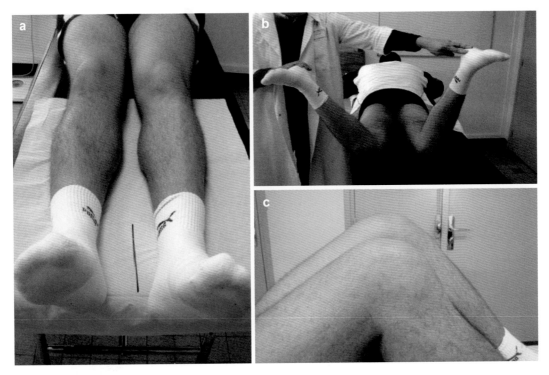

图42.17 a～c. 外翻、外旋畸形和胫骨后陷

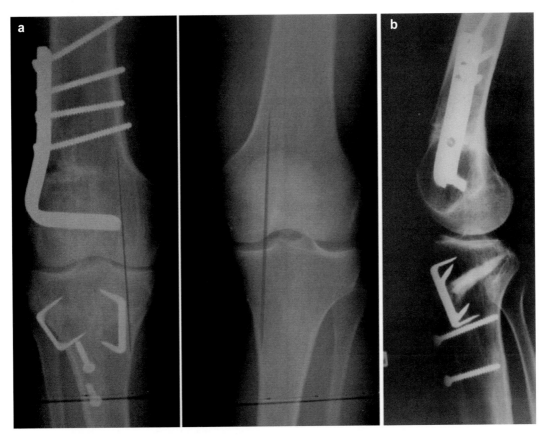

图42.18 a、b. 股骨胫骨截骨术后放射影像显示冠状面力线对称和胫骨后倾改善

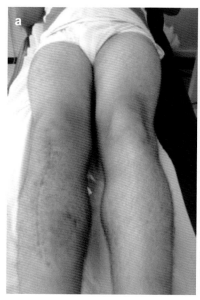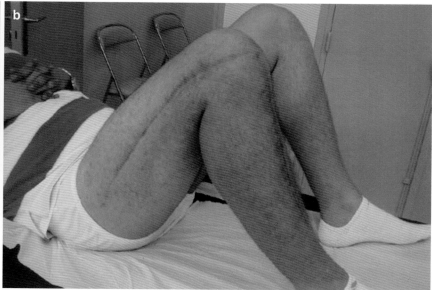

图42.19　a、b. 截骨术后1年临床结果

骨10°外旋畸形比相同度数的内翻畸形产生的影响更大。

· 可以选择在骨干或干骺端进行矫正（畸形顶点或其他地方），内固定选择钢板、髓内钉或外固定支架。每种方法都有其优点和潜在的并发症。这个病例，畸形矫正和内固定方法的选择是为了降低下肢不等长、骨不愈合与感染的风险。

· 撑开楔形截骨术可以多点矫正畸形，而不会引起肢体进一步短缩。

· 膝关节的对线和稳定性是相互关联的。膝关节矢状面稳定性与软组织（静态和动态）和骨/软骨结构有关。这个病例中，一旦矢状面胫骨对线得到改善，就不需要进行PCL重建。

· 这个病例中胫骨内固定使用骑缝钉和骨水泥楔形垫块。目前髓外固定装置（锁定钢板）比以前的方法提供了更好的稳定性，这可能扩大了多平面矫正的适应证和干骺端截骨术的疗效。

病例6　关节内骨折：一例年轻患者的外侧UKA

病史介绍

29岁男性患者，130 kg，表现为膝关节外侧疼痛和外翻畸形。3年前发生外侧胫骨平台骨折，最初采用的内固定治疗（图42.20）。影像学显示由于关节面塌陷导致明显的关节内外翻畸形（图42.21）。

治疗过程

手术方案确定行外侧UKA术。标准胫骨截骨后出现胫骨外侧缺损，使用钢板作为全聚乙烯胫骨假体的直接支撑（图42.22和图42.23）。这样允许早期负重同时允许下方骨生长。

术后随访至今9年，患者症状缓解，ROM良好。影像学表现上聚乙烯假体有些形变，但是没有松动（图42.24）。内侧间隙轻度狭窄，但没有症状。

经验和教训

· 创伤病例中，力线的矫正很重要，可以卸载受累间室的应力。

· UKA的手术指征有所扩大，适用于胫骨假体下方骨量丢失。可以通过多种方法支撑假体；通过骨、骨水泥和金属垫块，在TKA病例中使用延长柄。这个UKA病例所使用的方法非常规，但在极具挑战的情况下行之有效。可能20年随访才能得到最终的结论。

· 默认的选择是仅采用关节内截骨术，将残余

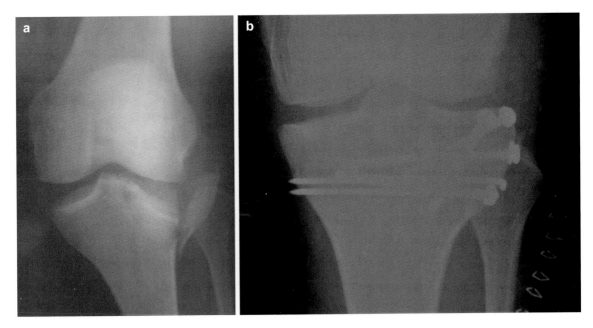

图42.20 a、b. 初始损伤和内固定

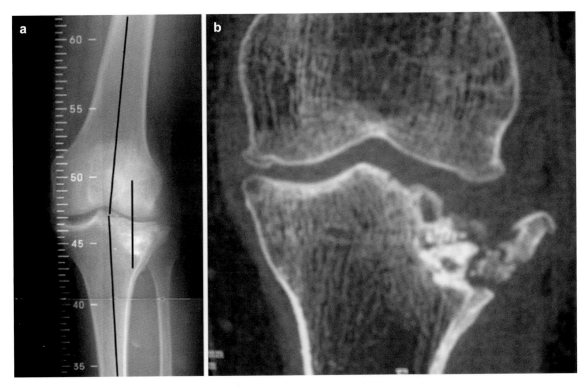

图42.21 a、b. 损伤后3年X线片和CT影像显示膝关节外翻畸形和关节面

关节面进行复位。但是这个病例关节内受损太严重没有救治的可能。

· 另一种选择是TKA，但劣势是骨量丢失，后期翻修复杂及功能恢复可能低于UKA。

· 年龄是关节置换的一个重要因素，但不是唯一考虑因素。

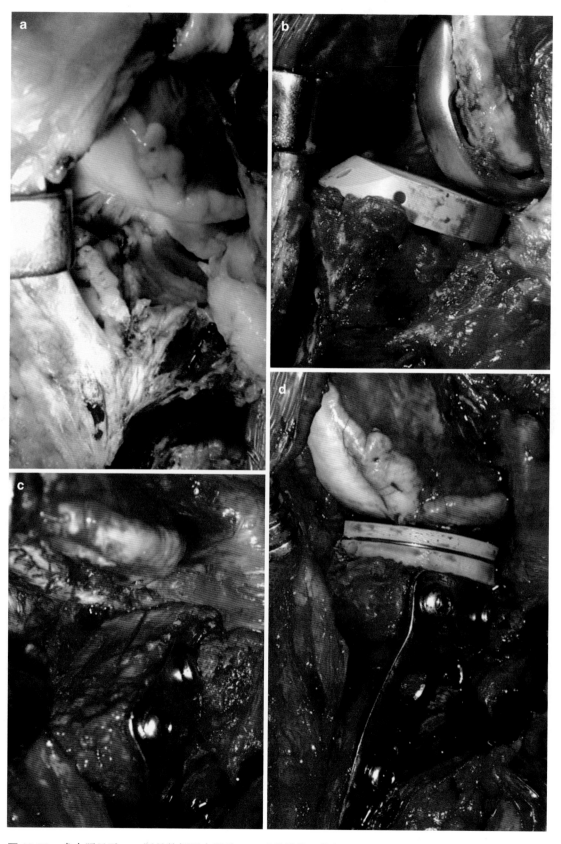

图42.22　术中照显示：a. 胫骨外侧平台塌陷；b. 试模就位和外侧骨缺损；c. 缺损部位应用钢板；d. 钢板直接支撑假体

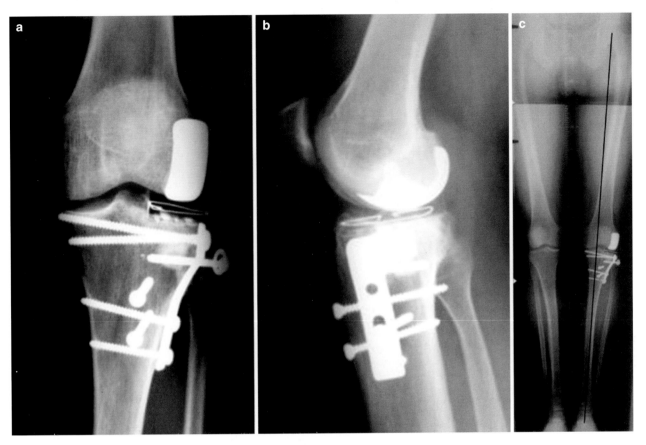

图42.23　a～c.术后影像学结果

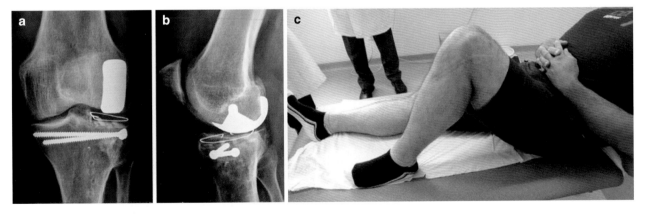

图42.24　a～c.UKA术后9年影像学和临床结果

病例7 关节内骨折：关节内截骨术

病例7a

病史介绍

38岁男性患者，外伤几年后表现为疼痛和畸形。他接受过胫骨ORIF术，固定胫骨后内侧大的骨块和胫骨干（图42.25）。X线平片显示明显畸形愈合，内侧髁塌陷导致内翻（图42.26）。CT影像显示内侧间室中残留一些关节面（图42.27）。

治疗过程

采用内侧髌旁入路（利用原来的外侧切口），保留部分内侧软组织覆盖（图42.28）。内侧髁截骨，抬高并用锁定钢板固定。尽管关节面受损严重，残留轻度内翻，但5年的随访，他对结果感到满意（图42.29）。

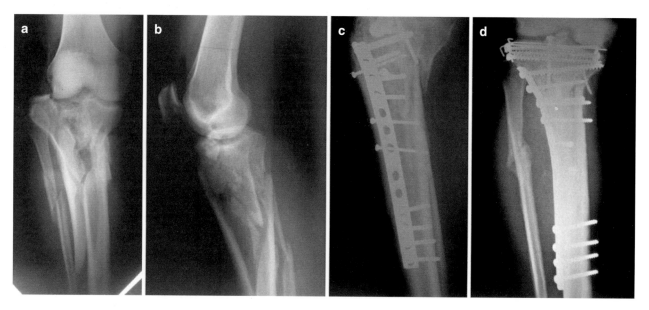

图42.25　a～d. 损伤后最初的内固定

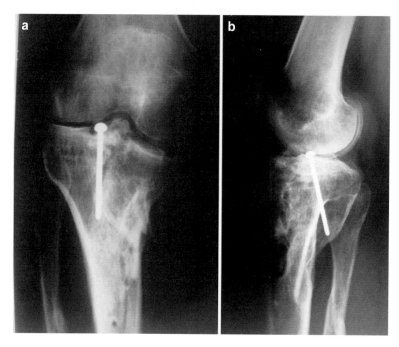

图42.26　a、b. X线片显示损伤后数年骨折畸形愈合，胫骨内侧髁塌陷导致膝外翻

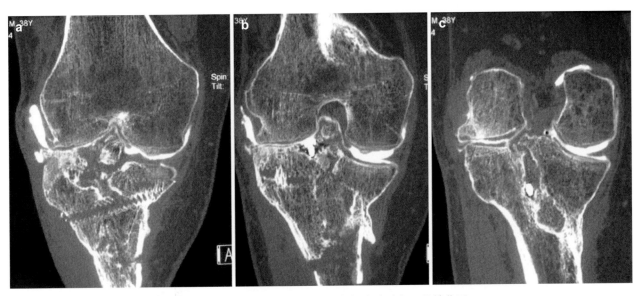

图42.27　a～c.CT影像显示内侧间室中残留一些关节面

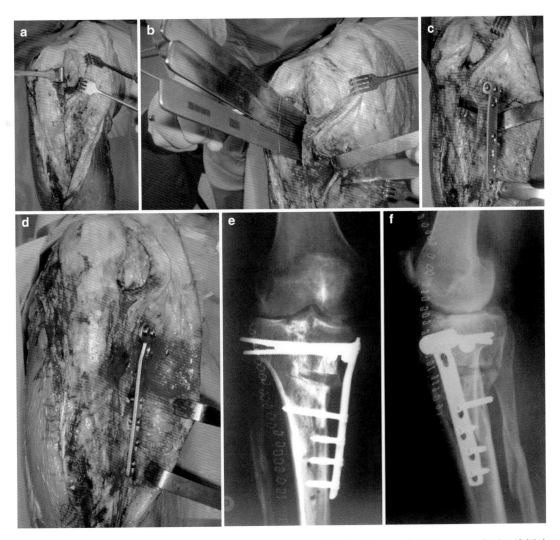

图42.28　a～d.术中显示通过关节外截骨抬高并固定胫骨内侧髁，保留了内侧结构；e、f.术后X线摄片

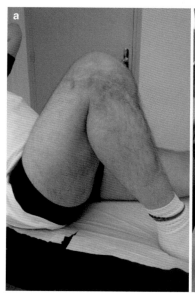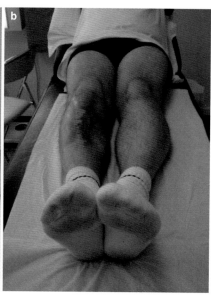

图42.29　a、b. 临床检查膝关节活动度好，轻度膝内翻

经验和教训

· 保留内侧软组织覆盖可以降低AVN的风险。

· 当后内侧髁畸形愈合是主要问题时，可以采用后内侧入路。这个病例，需要松动整个内侧髁。

· 恢复力线是目标，但是仅依靠关节内截骨术在技术上可能有困难。

病例7b

病史介绍

49岁男性患者，受伤后1年表现为疼痛和畸形。他已经接受ORIF术，但是出现明显的畸形愈合（图42.30）。

治疗过程

前方胫骨结节截骨后进行关节内截骨术，松动和固定内外侧髁（图42.31和图42.32）。切除髁间区域骨赘复位内外侧髁宽度。术后13年随访功能和影像学结果令人满意，下肢对线良好（图42.33）。

经验和教训

· 如果可能，关节内矫正关节内畸形。

· 如果下肢力线好，关节内创伤的年轻患者通常可以耐受软骨损伤的症状。

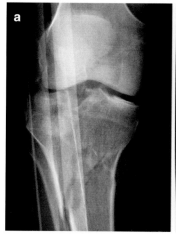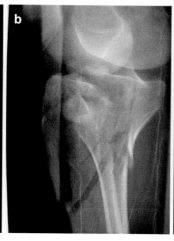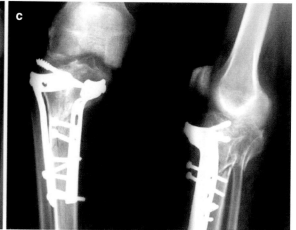

图42.30　a、b. 初始X线摄片显示胫骨近端髁间骨折；c. 已进行了ORIF术，但有明显的畸形愈合

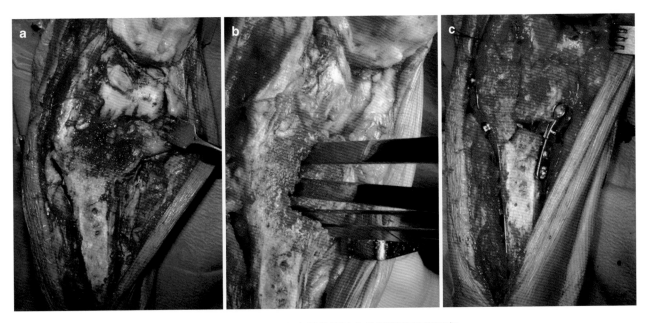

图42.31 a～c. 术中照片显示内外侧髁截骨和固定

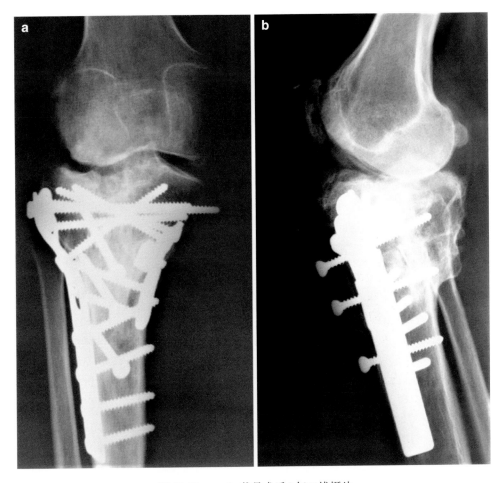

图42.32 a、b. 截骨术后6年X线摄片

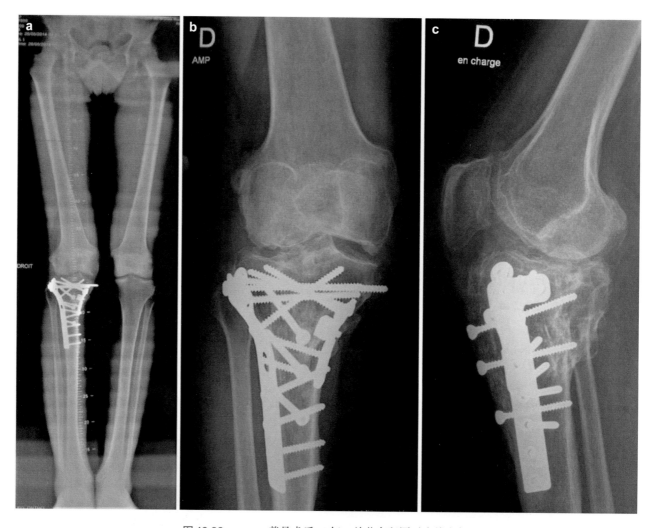

图42.33　a～c.截骨术后13年，关节存留同时力线良好

· 由于髁间畸形愈合常导致胫骨近端变宽，截骨术不仅可以纠正骨组织尺寸，还能纠正力线和骨块轴向排列。

病例8　下肢扭转：双侧股骨和胫骨截骨术

病史介绍

23岁女性患者，行走时出现膝前痛，尤其是在斜坡上或进行滑水等运动时。5年前右侧进行了胫骨结节内移术。

临床评估显示双侧轻度内翻，对称性胫骨外旋扭转，CT证实右侧36°，左侧40°（图42.34

和图42.35）。股骨前倾角右侧19°和左侧16°。髌骨稳定，无滑车发育不良或髌骨倾斜（有/无股四头肌收缩）。TT-TG值为右侧2 mm，左侧5 mm。

治疗过程

手术方案决定分期进行股骨和胫骨去旋转截骨术。先行股骨截骨术（去旋转将股骨颈恢复至正常前倾位），2周后进行胫骨侧截骨术（胫骨矫正至10°内旋并提供轻度外翻）（图42.36）。既往手术内移的胫骨结节被外移至更加正常位置。患者术后2年再入院行对侧肢体手术。

8年后随访，患者无膝关节疼痛主诉，并且进行有规律的体育运动。

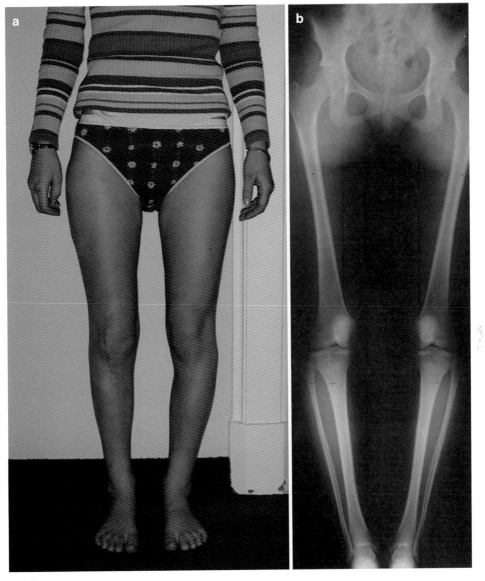

图 42.34　a. 右下肢手术后左下肢手术前临床表现，左侧膝内翻，左髌骨内旋位；b. 双下肢术前 X 线片，双侧膝关节内旋位，踝关节解剖中立位

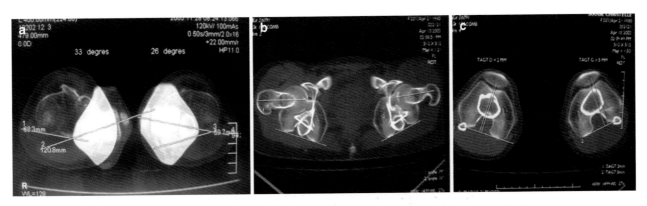

图 42.35　a～c. 轴向 CT 显示胫骨外旋，股骨颈前倾，TT-TG 值右侧为 2 mm，左侧为 5 mm

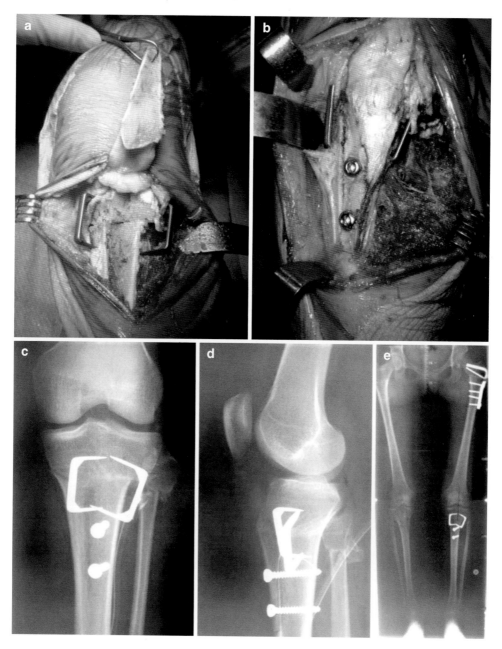

图42.36 a～e. 术中照片及术后左膝X线片

经验和教训

· 这些病例的手术指征并不明确，关键是患者对症状和手术及康复的态度。

· 患者自己进行测量而不是依赖放射科医生的报告才能够确保熟悉病例，提高准确性，并且提供备份以避免严重错误。不仅要对数据确认无误，还必须确认相关方向。

· 对于多点畸形实施分阶段手术矫正具有优势。同时对多处骨畸形进行分析具有挑战性，一旦先恢复一根骨骼正常力线后对另一根骨骼的畸形进行再评估将变得容易很多。如果手术间隔2周，康复过程不会受到显著影响。

· 很容易认为需要外翻截骨术，但通常情况并非如此。

· 在这些病例中，TT-TG值常常较低。胫骨去旋转截骨中，为了保持TT-TG值不变，只需要将胫骨结节维持在与近端骨块相对应的位置。

截骨术就像是厨房里的盐和胡椒。你必须添加足量但不能过量，测量并不是一切。

病例9　复发性髌骨脱位：综合手术

病史介绍

40岁男性患者，表现为复发性右髌骨不稳定病史30年。

临床评估显示不对称性膝外翻和恐惧试验阳性。下肢全长片显示股骨外翻10°，CT显示TT-TG值23 mm，滑车严重发育不良，髌骨倾斜（股四头肌收缩和不收缩相同）（图42.37）。C-D指数大于1.2。

治疗过程

联合进行了股骨远端截骨术、滑车成形术、胫骨结节远端/内侧转位和使用股四头肌肌腱重建MPFL术（图42.38和图42.39）。

这样广泛的手术术后康复需要付出相当大的努力，但患者还是再次经历同样手术治疗另一侧肢体。

经验和教训

· 由于潜在的微创入路和相对简单的康复等优势，软组织重建术治疗髌骨不稳定已经成为一种

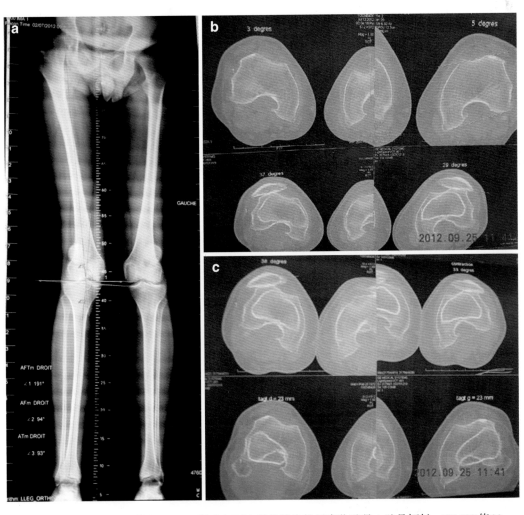

图42.37　a.远端股骨10°外翻；b、c.轴向切面上髌骨缺失提示高位髌骨。髌骨倾斜，TT-TG值23 mm

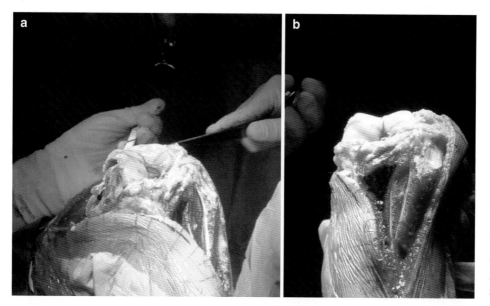

图42.38　a.右膝：从远端看胫骨结节已截骨。这个角度看发育不良很明显。滑车成形术已经标记好，正在进行中。b.滑车成形术完成

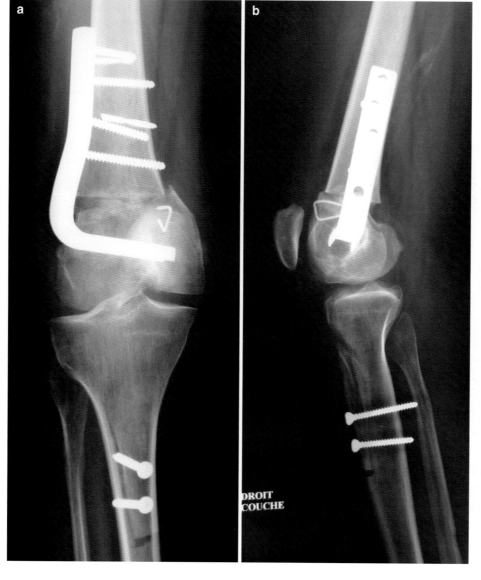

图42.39　a、b.术后X线摄片。注意滑车成形术的固定骑缝钉

标准和流行的手术方式。由于手术创伤大和术后康复时间长，选择骨性矫形手术对外科医生来说很困难，对患者来说更是如此。这个病例属于极端情况，但是仍然有许多患者可能会受益于考虑突破软组织手术的约束。

病例10　股骨内翻畸形愈合后骨关节炎：TKA

病史介绍

78岁女性患者，表现为夜间痛和活动受限。几年前她曾有过股骨骨折非手术治疗史（图42.40）。

临床和影像学评估显示内侧胫股关节炎，短缩25 mm，内翻12°，但是CT扫描没有旋转畸形。

治疗过程

术前计划，建议股骨髓内定位点设置在原始解剖轴的出口点（图42.41）。选择股骨远端3°外翻截骨（图42.42），希望股骨假体内移，使其位于胫骨内外侧髁中心点（图42.43）。最终下肢力线轻度内翻，允许在内侧松解最少的情况下达到膝关节软组织平衡。

经验和教训

· 手术选择包括关节外畸形矫正联合一期或分期股骨远端截骨/TKA，或者TKA术中关节内畸形矫正。联合手术允许进行常规截骨操作和直接获得关节平衡，但劣势是手术创伤大、更高的潜在并发症和更长的康复时间。

· 常规TKA术中畸形矫正是利用与下肢力线垂直的股骨远端截骨来实现的，截除的外侧髁多于内侧髁，造成外侧松弛。为了获得矩形的伸直间隙需要进行广泛的内侧松解。为了将矩形的伸直间隙转化为同样的屈曲间隙，需要内旋股骨假体，造成梯形前方间隙（图42.44）。更理想的替代方案是正确旋转股骨假体调整前方间隙，或者使用限制性假体来控制胫股关节稳定性（图42.45）。

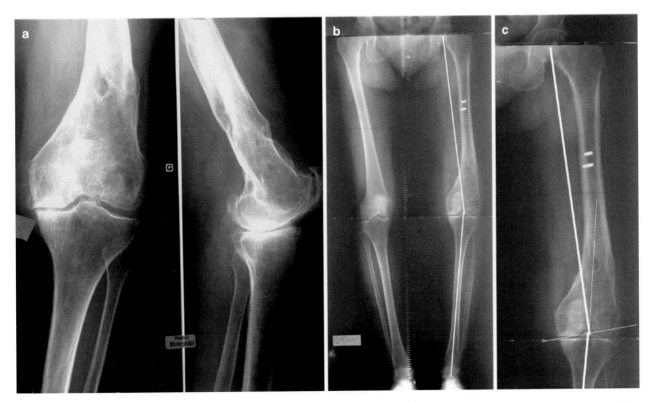

图42.40　a、b. 内侧胫股关节炎，干骺端/骨干内翻畸形愈合，HKA为168°。c. 垂直于机械轴的股骨远端截骨显示，外侧的截骨量明显多于内侧

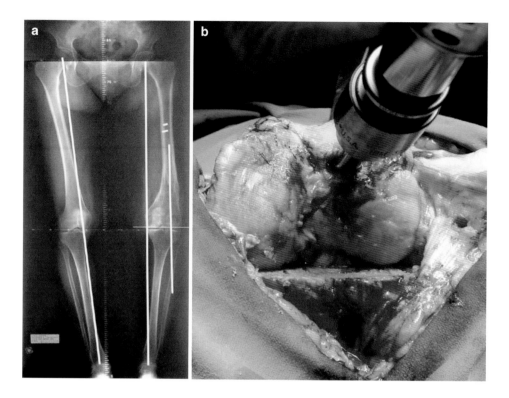

图 42.41　a、b. 股骨髓内定位点的规划和实施

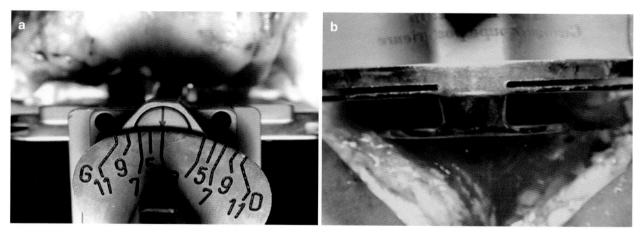

图 42.42　a. 股骨远端截骨导向器设置为 3° 外翻，截除的骨量外侧略多于内侧。b. 股骨后方截骨是对称的，不需要旋转，因为股骨远端截骨也是对称的

　　· 这个病例，假体内移是为了减少下肢内翻力线，从而实现可靠的髓内定位、更对称的股骨远端截骨，并且减少内侧松解的需求。

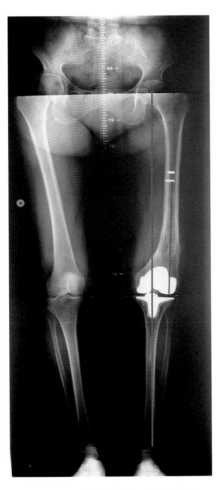

图42.43 最终力线，轻度内翻

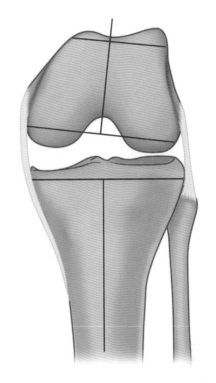

图42.45 适当旋转髌股关节，这种情况的屈曲间隙需要限制性假体来稳定胫股关节

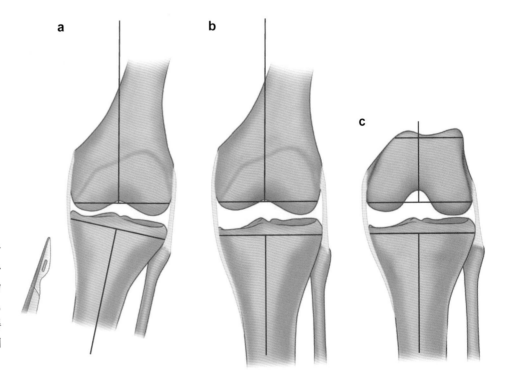

图42.44 a. 本例中股骨和胫骨截骨后都会造成外侧松弛。b. 松解MCL为了获得对称的伸直间隙。c. 随后内旋股骨假体获得伸屈间隙平衡，但是前间隙为梯形

43 术后并发症
Postoperative Complications

G Demey, R Magnussen, and P Neyret

引言

术后阶段，手术医生、麻醉师、理疗师和全科医生的指导都具有一个共同的目标：如有可能，在最短的康复期内，让患者获得最好的结果。如今，快速康复影响着许多选择。围手术期的治疗结果取决于好的团队工作，以患者为中心做出所有努力。

因此，我们乐于探讨一些术后方案。我们再次强调，这些方案可以公开讨论。

预防血栓形成

虽然抗凝剂广泛使用，但它的使用很大程度上受到生产行业因素的"推动"，这种影响力大于科学数据因素。我们认为预防血栓形成的风险效益在膝关节手术中低于髋关节手术。

对患者和医生而言，术后血肿是非常严重的并发症。血肿可以导致疼痛（复杂区域疼痛综合征）、坏死、感染和膝关节僵硬。预防血栓形成的功效不仅应该进行生物学检验测量，而且应该进行临床评估。

在法国，通常的临床实践是在术后有限的时间内应用低剂量的抗凝剂。根据我们自己的经验，随着经验的增加，处方药物的时间越来越短。例如，0.3 mL速碧林（低分子量肝素）在全膝关节置换术后或截骨术后连用1个月（也许15天就足够了），在韧带手术后和单髁置换术后连用15天。如果临床出现明显的血肿，我们会毫不犹豫地中断抗凝治疗数天，并且进行仔细观察。由于皮肤坏死的风险，当出现明显的血肿时，我们也会减少术后锻炼。我们对全膝关节置换术后的选择是服用1个月的口服抗凝剂来替代低分子量肝素（每天口服10 mg拜瑞妥，我们已经使用了很长时间）。它避免了常规血小板控制，也避免了注射。它不能用于有风险的患者（例如，定向障碍、经常受伤）。

要记住预防血栓形成不是只有使用药物，也可以采取其他措施：抬高患肢、弹力袜、小腿或足泵、活动踝关节、早期负重、鼓励行走。

如果怀疑静脉血栓形成，可以进行静脉超声检查。超声可以提供血栓范围等重要信息。如果静脉血栓位于小腿，我们不建议完全抗凝。术后静脉血

G Demey
Clinique de la Sauvegarde, Lyon Ortho Clinic, Lyon, France

R Magnussen
Centre Albert Trillat, Lyon, France

P Neyret (✉)
Infirmerie Protestante, Lyon, Caluire, France
e-mail: Philippe.neyret01@gmail.com

栓形成的治疗应当与自发性静脉血栓形成的治疗不一样，因为前者的病因（如机械性、应用止血带、胫骨前脱位、麻醉）与后者（如高凝综合征、癌症）不同。治疗应当是合适的，治疗导致的伤害不应该高于疾病本身。初次血栓形成的抗凝治疗导致的腘窝血肿又产生血栓形成复发，这一情况并不少见。虽然存在栓塞风险，浅静脉血栓形成极少导致致命的栓塞和严重的并发症。因此，我们推荐速碧林0.3 mL每日2次使用1个月，不需按患者体重调整，然后超声复查。使用弹力袜，继续理疗，建议患者继续使用助步器。如果静脉血栓形成的症状持续几天的话，复查超声，排除血栓是否有进展。心血管风险最重要了，基于这点考虑，应该使用抗凝药物治疗。告知患者使用抗凝药物会增加血肿风险，术后康复和用药需要调整。

虽然近端的静脉血栓形成非常罕见（少于1%），如股静脉或腘静脉，但是这种情况具有潜在致命性。患者必须进行完全抗凝，术后康复应该中断，直到完成完全抗凝。治疗期应延长。

肺栓塞

虽然肺栓塞的诊断并不少见，但必须区分深静脉血栓形成导致的肺栓塞和脂肪栓塞。因为后者往往导致不必要的抗凝治疗，并产生潜在的并发症。如果术后怀疑肺栓塞，需要紧急进行肺通气/灌注（V/Q）显像或肺部螺旋CT检查，可以看到具有特征性的灌注缺损。应该进行下肢的血管超声检查。如果检查阴性，那就应该诊断为脂肪栓塞。如果检查阳性，近端的深静脉血栓形成可能是导致肺栓塞的原因。在做出最后的治疗决定时，应该综合考虑所有的检查结果。叙述这段的目的是提醒我们全膝关节置换术后脂肪栓塞的发生率，它往往被误认为是深静脉血栓形成。

出血

和输血一样，术中出血和术后出血可以导致疼痛、住院时间延长和再次住院。全膝关节置换术后输血率应该低于5%，可能的话控制在1%左右。应该优化术前血红蛋白，向内科同事咨询停用抗凝药。为了减少出血，术中我们静脉使用和/或局部使用1 g氨甲环酸，术后3小时再次使用1 g氨甲环酸。我们目前的方式是缝合伤口前放止血带并进行止血。

术后疼痛

麻醉学在疼痛管理方面有明显的进步。但疼痛管理并不是麻醉医生的唯一领域。团队合作可以进行多模式镇痛。

开放手术，尤其是全膝关节置换术，局部注射可以减少术后疼痛和出血。在全膝关节置换术中，100 mL深部软组织注射和50 mL皮下注射（罗哌卡因300 mg、肾上腺素0.5 mg、酮洛酸30 mg，用生理盐水稀释至150 mL）。

如果经典止痛治疗包括吗啡仍然不能解决术后疼痛，医生应该注意排除以下几点：

· 关节血肿：考虑中断抗凝剂、减缓康复、穿刺抽吸和冷冻疗法。

· 包扎过紧。

但更重要的是：

· 血管损伤。

· 骨筋膜室综合征。

· 皮肤坏死。

· 感染。

感染

在术后早期和晚期都要排除感染，不应该被忽视。感染的治疗也包括多种手段。这并不意味着感染科医生是患者的唯一治疗医生。外科医生必须决定是否进行关节切开（我们建议关节镜手术），是否取出内植物（接骨装置或假体）和更换聚乙烯内衬。根据我们的经验，制动在感染治疗中具有重要作用。

关键在于预防。我们希望提出一些关键点：无接触技术、常规更换手套、控制手术室数量和循环、使用预防性抗生素（根据患者体重和医生的偏好）。术中关节内使用抗生素也许起到一定作用。麻醉师、感染科医生和手术医生每年应碰头制定明确的治疗方案。

皮肤问题

应该常规观察皮肤切口和伤口，防止皮肤问题。我们都知道的某些易感因素是：多切口和糖尿病。

在这些情况下，应该更频繁地观察伤口。如果担心切口问题，可以使用血管扩张药，应该限制屈曲活动甚至停止屈曲活动。应该限制冷冻治疗。如果出现皮肤坏死，伤口应该进行覆盖。在早期可以进行皮瓣和腓肠肌瓣覆盖伤口，因此早期请整形外科医生会诊至关重要。

除了比较严重的并发症外，不美观的瘢痕问题和皮肤色素沉着问题也不应被忽视。在某些患者中，皮肤问题有时候也是不容忽视的并发症（巨大瘢痕、色素瘢痕、瘢痕疙瘩）。它多见于髌骨脱位术后的年轻女孩，这些问题需要转诊到整形医生处理。皮肤色素沉着常见于关节血肿或软组织血液渗透。虽然医生大多忽略这一问题，但患者却注意这一问题，体贴的手术入路是有回报的。